Fisiologia Endócrina

Tradução:
André Garcia Islabão (prefácio e índice)
Patricia Lydie Josephine Voeux

Revisão técnica:

Giovanna A. Balarini Lima
Médica endocrinologista. Professora associada de Endocrinologia da Universidade Federal Fluminense. Mestra e Doutora em Medicina: Endocrinologia pela Universidade Federal do Rio de Janeiro.

Giselle Fernandes Taboada
Médica endocrinologista. Professora associada de Endocrinologia da Universidade Federal Fluminense. Professora assistente da Universidade Estácio de Sá. Mestra e Doutora em Medicina: Endocrinologia pela Universidade Federal do Rio de Janeiro.

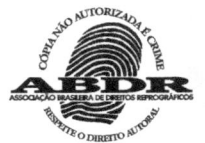 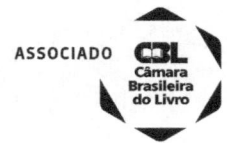

M722f Molina, Patricia E.
   Fisiologia endócrina / Patricia E. Molina ; tradução: André Garcia Islabão, Patricia Lydie Josephine Voeux ; revisão técnica: Giovanna A. Balarini Lima, Giselle Fernandes Taboada. – 5. ed. – Porto Alegre : AMGH, 2021.
   xii, 308 p. : il. ; 23 cm.

   ISBN 978-65-5804-001-9

   1. Fisiologia endócrina. I. Título.

CDU 612.43

Catalogação na publicação: Karin Lorien Menoncin – CRB 10/2147

Um livro médico LANGE

Fisiologia Endócrina

5ª Edição

Patricia E. Molina, MD, PhD
*Richard Ashman, PhD Professor and
Department Head of Physiology
Louisiana State University Health Sciences Center
New Orleans, Louisiana*

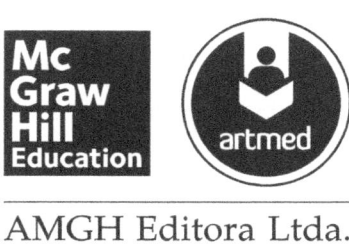

AMGH Editora Ltda.
Porto Alegre
2021

Obra originalmente publicada sob o título *Endocrine physiology*, 5th Edition.
ISBN 1260019357 / 9781260019353

Original edition copyright (c)2018 by McGraw-Hill Global Education Holdings, LLC, New York, New York 10121. All Rights Reserved.

Portuguese language translation copyright (c) 2021 by AMGH Editora Ltda, a Grupo A Educação S.A. company. All Rights Reserved.

Gerente editorial: *Letícia Bispo de Lima*

Colaboraram nesta edição

Editora: *Tiele Patrícia Machado*

Preparação de originais: *Taína Rana Winter de Lima*

Leitura final: *Heloísa Stefan*

Arte sobre capa original: *Kaéle Finalizando Ideias*

Editoração: *Estúdio Castellani*

Nota

A medicina é uma ciência em constante evolução. À medida que novas pesquisas e a própria experiência clínica ampliam o nosso conhecimento, são necessárias modificações na terapêutica, incluindo o uso de medicamentos. A autora desta obra consultou as fontes consideradas confiáveis, em um esforço para oferecer informações completas e, geralmente, de acordo com os padrões aceitos à época da publicação. Entretanto, tendo em vista a possibilidade de falha humana ou de alterações nas ciências médicas, os leitores devem confirmar essas informações com outras fontes. Por exemplo, e em particular, os leitores são aconselhados a conferir a bula completa de qualquer medicamento que pretendam administrar, para se certificarem de que a informação contida neste livro está correta e de que não houve alteração na dose recomendada nem nas precauções e contraindicações para seu uso. Essa recomendação é particularmente importante em relação a medicamentos introduzidos recentemente no mercado farmacêutico ou raramente utilizados.

Reservados todos os direitos de publicação, em língua portuguesa, à AMGH EDITORA LTDA., uma parceria entre GRUPO A EDUCAÇÃO S.A. e McGRAW-HILL EDUCATION
Av. Jerônimo de Ornelas, 670 – Santana
90040-340   Porto Alegre   RS
Fone: (51) 3027-7000   Fax: (51) 3027-7070

É proibida a duplicação ou reprodução deste volume, no todo ou em parte, sob quaisquer formas ou por quaisquer meios (eletrônico, mecânico, gravação, fotocópia, distribuição na Web e outros), sem permissão expressa da Editora.

SÃO PAULO
Rua Doutor Cesário Mota Jr., 63 – Vila Buarque
01221-020 – São Paulo – SP
Fone: (11) 3221-9033

SAC 0800 703-3444 – www.grupoa.com.br

IMPRESSO NO BRASIL
PRINTED IN BRAZIL

*Para meu amigo, colega e marido
Miguel F. Molina, MD, por seu
apoio e encorajamento incondicionais.
Para meus filhos, por me ensinarem a me
tornar um ser humano melhor.
Para meus alunos, por nunca deixarem
de ser minha fonte de contínua inspiração.*

Prefácio

Esta 5ª edição de *Fisiologia Endócrina* oferece uma cobertura abrangente dos conceitos fundamentais da ação biológica dos hormônios. O conteúdo foi revisado e editado para melhorar a clareza e a compreensão, e foram acrescentadas ilustrações para enfatizar os principais conceitos de cada capítulo. Além disso, as respostas das questões ao final dos capítulos foram expandidas a fim de incluir explicações para as respostas corretas. Foram acrescentadas várias figuras e outras foram revisadas para melhorar a compreensão de conceitos importantes de fisiologia endócrina.

Os conceitos aqui presentes fornecem as bases para que os estudantes de primeiro e segundo anos de medicina compreendam melhor os mecanismos fisiológicos envolvidos na regulação neuroendócrina da função dos órgãos. As informações apresentadas também visam servir como referência para residentes e especialistas. Os objetivos listados no início de cada capítulo seguem aqueles estabelecidos e continuamente atualizados pela American Physiological Society para cada sistema hormonal e correspondem aos tópicos testados na Etapa I do United States Medical Licensing Exam (USMLE).

Como ocorre com qualquer disciplina nas ciências e na medicina, nossa compreensão da fisiologia molecular endócrina mudou e continua a evoluir, abrangendo a regulação e interação neural, imune e metabólica. As sugestões de leitura foram atualizadas para orientar uma compreensão mais aprofundada dos conceitos apresentados: embora não estejam aqui em sua totalidade, serão muito úteis na hora de reunir as informações.

O Capítulo 1 descreve a organização do sistema endócrino, além de conceitos gerais sobre a produção e liberação, o transporte e destino metabólico e os mecanismos de ação celulares dos hormônios. Os Capítulos 2 a 9 discutem sistemas endócrinos específicos e descrevem os hormônios específicos produzidos pelos diferentes sistemas no contexto da regulação de sua produção e liberação, das ações fisiológicas previstas e das implicações clínicas de seu excesso ou deficiência. Cada capítulo inicia com uma breve descrição da anatomia funcional do órgão, salientando características importantes pertinentes a circulação, localização ou composição celular que tenham impacto direto em sua função endócrina. A compreensão dos mecanismos subjacentes à fisiologia endócrina normal é fundamental para entender a transição entre a saúde e a doença, além do raciocínio envolvido nas intervenções farmacológicas, cirúrgicas ou genéticas. Assim, também são descritas as características importantes envolvidas na determinação de anormalidades na produção, regulação ou função dos hormônios. Cada capítulo inclui diagramas simples que ilustram os principais conceitos apresentados e termina com algumas questões que visam testar a assimilação geral das informações apresentadas. Os conceitos-chave fornecidos em cada capítulo correspondem àquela seção particular do capítulo que os descreve. O Capítulo 10 ilustra a forma como os sistemas endócrinos individuais descritos ao longo do livro interagem de maneira dinâmica para a manutenção da homeostasia.

Como ocorreu nas edições anteriores deste livro, as modificações foram feitas com base em questões levantadas pelos meus alunos durante as aulas ou ao estudarem para algum exame. Essas questões foram a melhor maneira de avaliar a clareza da escrita e me alertaram para descrições desnecessárias que complicavam ou dificultavam a compreensão de um conceito básico. A melhora do aprendizado e compreensão dos conceitos por nossos estudantes continua a ser minha inspiração. Isso aumentou com a minha participação em cursos mais aprofundados para estudantes: a avaliação do conhecimento dos estudantes sobre os princípios fisiológicos básicos e a identificação de áreas de dificuldade inspiraram várias mudanças e adendos desta edição. Agradeço aos cientistas e colegas por sua dedicação ao ensino dessa disciplina e por enriquecerem minha compreensão sobre o que seja o conhecimento fundamental para estudantes de medicina dos primeiros anos.

Lista de siglas

ACh: acetilcolina, de *acetylcholine*
ACTH: hormônio adrenocorticotrófico, de *adrenocorticotropic hormone*
ADH: hormônio antidiurético, de *antidiuretic hormone*
ADP: difosfato de adenosina, de *adenosine diphosphate*
AMPc: monofosfato de 3',5'-adenosina cíclico, de *cyclic 3',5'-adenosine monophosphate*
ATP: trifosfato de adenosina, de *adenosine triphosphate*
ATPase: adenosina-trifosfatase, de *adenosine triphosphatase*
AVP: arginina vasopressina, de *arginine vasopressin*
CBG: globulina de ligação do cortisol, de *cortisol-binding globulin*
CCK: colecistoquinina, de *cholecystokinin*
CRF: fator de liberação da corticotrofina, de *corticotropin-releasing factor*
CRH: hormônio de liberação da corticotrofina, de *corticotropin-releasing hormone*
DA: dopamina, de *dopamine*
DHEA: deidroepiandrosterona, de *dehydroepiandrosterone*
DHEAS: sulfato de deidroepiandrosterona, de *dehydroepiandrosterone sulfate*
FSH: hormônio folículo-estimulante, de *follicle-stimulating hormone*
GABA: ácido γ-aminobutírico, de *γ-aminobutyric acid*
GH: hormônio do crescimento, de *growth hormone*
GHRH: hormônio de liberação do hormônio do crescimento, de *growth hormone-releasing hormone*
GLP-1: peptídeo semelhante ao glucagon 1, de *glucagon-like peptide-1*
GnRH: hormônio de liberação das gonadotrofinas, de *gonadotropin-releasing hormone*
GPCR: receptor acoplado à proteína G, de *G protein-coupled receptor*
hCG: gonadotrofina coriônica humana, de *human chorionic gonadotropin*
hGH: hormônio do crescimento humano, de *human growth hormone*
HHSR: (eixo) hipotalâmico-hipofisário-suprarrenal, de *hypothalamic-pituitary-adrenal axis*
IGF: fator de crescimento semelhante à insulina, de *insulin-like growth factor*
LH: hormônio luteinizante, de *luteinizing hormone*

LHRH: hormônio de liberação do hormônio luteinizante, de *luteinizing hormone-releasing hormone*
LPH: lipotrofina, de *lipotropin*
MAPK: proteína-quinase ativada por mitógenos, de *mitogen-activated protein kinase*
MSH: hormônio melanócito-estimulante, de *melanocyte-stimulating hormone*
NF: neurofisina, de *neurophysin*
OT: ocitocina, de *oxytocin*
PKA: proteína-quinase A, de *protein kinase A*
PKC: proteína-quinase C, de *protein kinase C*
PLC: fosfolipase C, de *phospholipase C*
POMC: pró-opiomelanocortina, de *proopiomelanocortin*
Prl: prolactina, de *prolactin*
PTH: paratormônio, de *parathyroid hormone*
PTHrP: peptídeo relacionado com o PTH, de *PTH-related peptide*
SS: somatostatina, de *somatostatin*
T_3: tri-iodotironina, de *triiodothyronine*
T_4: tetraiodotironina (tiroxina), de *tetraiodothyronine*
TBG: globulina de ligação da testosterona, de *testosterone-binding globulin*
Tg: tireoglobulina, de *thyroglobulin*
TH: hormônio tireoidiano, de *thyroid hormone*
TRH: hormônio de liberação da tireotrofina, de *thyrotropin-releasing hormone*
TSH: hormônio tireoestimulante, de *thyroid-stimulating hormone*

Sumário

Capítulo 1	**Princípios gerais da fisiologia endócrina**	**1**
	Sistema endócrino: componentes e funções fisiológicas / 1	
	Química e mecanismos de ação dos hormônios / 3	
	Efeitos celulares dos hormônios / 7	
	Receptores hormonais e transdução de sinais / 8	
	Controle da liberação dos hormônios / 15	
	Avaliação da função endócrina / 20	
Capítulo 2	**Hipotálamo e neuro-hipófise**	**25**
	Anatomia funcional / 26	
	Hormônios da neuro-hipófise / 32	
Capítulo 3	**Adeno-hipófise**	**49**
	Anatomia funcional / 49	
	Controle hipotalâmico da liberação de hormônios adeno-hipofisários / 51	
	Hormônios da adeno-hipófise / 52	
	Doenças da adeno-hipófise / 69	
Capítulo 4	**Glândula tireoide**	**75**
	Anatomia funcional / 75	
	Regulação da biossíntese, do armazenamento e da secreção dos hormônios da tireoide / 77	
	Doenças da produção excessiva e da secreção deficiente dos hormônios da tireoide / 90	
	Avaliação do eixo hipotalâmico-hipofisário-tireoidiano / 95	
Capítulo 5	**Glândulas paratireoides e regulação do Ca^{2+} e do PO_4^-**	**101**
	Anatomia funcional / 102	
	Biossíntese e transporte do paratormônio / 102	
	Órgãos-alvo e efeitos fisiológicos do paratormônio / 105	
	Homeostasia do cálcio / 113	
	Doenças da produção de paratormônio / 126	
Capítulo 6	**Glândula suprarrenal**	**131**
	Anatomia e zonalidade funcionais / 132	
	Hormônios do córtex suprarrenal / 134	
	Hormônios da medula suprarrenal / 154	

xii SUMÁRIO

Capítulo 7   **Pâncreas endócrino**   **167**
Anatomia funcional / 167
Hormônios pancreáticos / 168
Doenças associadas aos hormônios pancreáticos / 182
Complicações do diabetes / 185

Capítulo 8   **Sistema reprodutor masculino**   **191**
Anatomia funcional / 192
Regulação da função gonadal pelas gonadotrofinas / 194
Função gonadal / 198
Efeitos fisiológicos dos androgênios sobre os órgãos-alvo / 202
Controles neuroendócrino e vascular da ereção e
    da ejaculação / 210
Doenças de excesso ou deficiência de testosterona / 211

Capítulo 9   **Sistema reprodutor feminino**   **217**
Anatomia funcional / 218
Regulação da função ovariana pelas gonadotrofinas / 220
Síntese dos hormônios ovarianos / 221
Ciclo ovariano / 224
Ciclo endometrial / 231
Efeitos fisiológicos dos hormônios ovarianos / 233
Alterações do sistema reprodutor feminino
    relacionadas com a idade / 247
Contracepção e o sistema reprodutor feminino / 249
Doenças da produção excessiva e da secreção
    deficiente dos hormônios ovarianos / 250

Capítulo 10   **Integração endócrina do balanço energético e
do equilíbrio eletrolítico**   **253**
Regulação neuroendócrina do armazenamento, da
    mobilização e da utilização da energia / 254
Equilíbrio eletrolítico / 269
Regulação neuroendócrina da resposta ao estresse / 279

**Apêndice: valores normais dos parâmetros metabólicos e das
provas de função endócrina**   **285**
Tabela A. Valores séricos e plasmáticos / 285
Tabela B. Níveis urinários / 287

Respostas das questões para estudo   **288**

Índice   **295**

Princípios gerais da fisiologia endócrina

OBJETIVOS

- Contrapor os termos endócrino, parácrino e autócrino.
- Definir os termos hormônio, célula-alvo e receptor.
- Compreender as principais diferenças nos mecanismos de ação dos hormônios peptídicos e esteroides, bem como dos hormônios tireoidianos.
- Comparar e contrapor as ações hormonais exercidas por receptores de membrana plasmática com aquelas mediadas por receptores intracelulares.
- Entender o papel desempenhado pelas proteínas de ligação dos hormônios.
- Compreender os mecanismos de controle da secreção hormonal por retroalimentação.
- Explicar os efeitos da secreção, degradação e excreção hormonais nas concentrações plasmáticas de hormônios.
- Entender a base das dosagens hormonais e sua interpretação.

O sistema endócrino tem como função coordenar e integrar a atividade das células em todo o organismo por meio da regulação das funções celular e orgânica e pela manutenção da **homeostasia** durante toda a vida. A homeostasia, isto é, a manutenção dinâmica do equilíbrio no meio interno independentemente de alterações nas condições, é crucial para assegurar a função celular.

SISTEMA ENDÓCRINO: COMPONENTES E FUNÇÕES FISIOLÓGICAS

Algumas das principais funções do sistema endócrino são as seguintes:

- Regulação do equilíbrio do sódio e da água, além de controle do volume sanguíneo e da pressão arterial.
- Regulação do equilíbrio do cálcio e do fosfato para preservar as concentrações no líquido extracelular necessárias à integridade da membrana celular e à sinalização intracelular.
- Regulação do balanço energético e controle da mobilização, da utilização e do armazenamento da energia para assegurar o suprimento das demandas metabólicas celulares.

- Coordenação das respostas contrarreguladoras hemodinâmicas e metabólicas do hospedeiro ao estresse.
- Regulação da reprodução, do desenvolvimento, do crescimento e do processo de envelhecimento.

Na descrição clássica do sistema endócrino, um mensageiro químico, denominado **hormônio**, produzido por determinado órgão, é liberado na circulação para produzir um efeito sobre um órgão-alvo distante. Na atualidade, o sistema endócrino é definido como uma rede integrada de múltiplos órgãos, de diferentes origens embriológicas, que liberam hormônios, incluindo desde pequenos peptídeos até glicoproteínas, que exercem seus efeitos em células-alvo próximas ou distantes. Essa rede endócrina de órgãos e mediadores não atua de maneira isolada e está

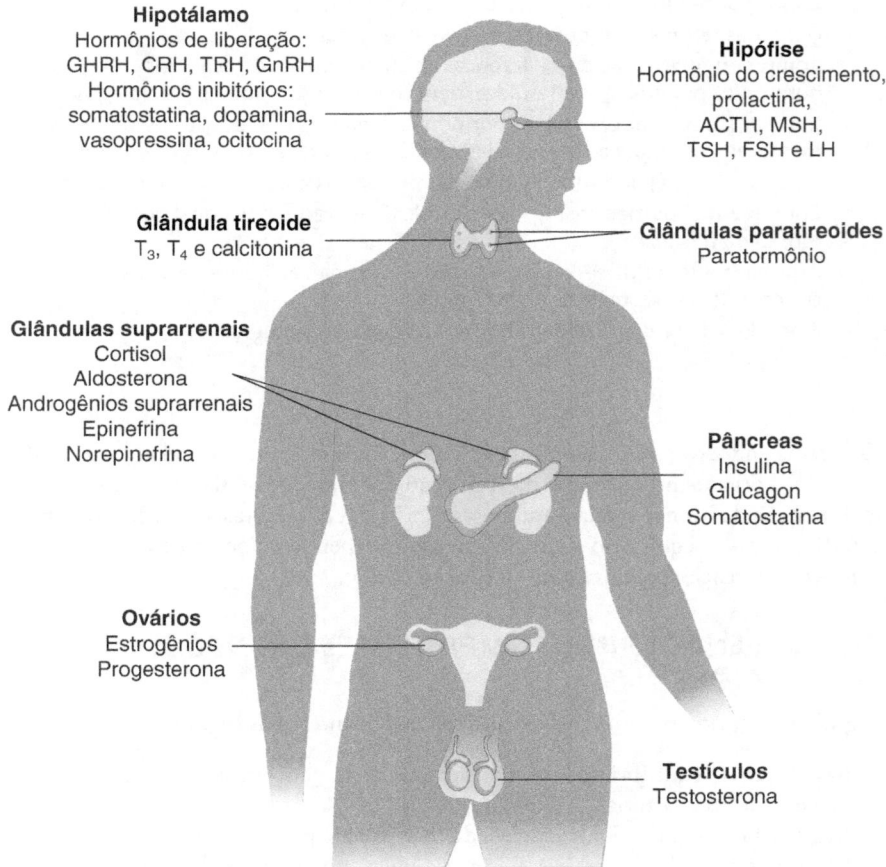

FIGURA 1-1. Sistema endócrino. Os órgãos endócrinos estão distribuídos por todo o corpo, e sua função é controlada por estimulação neuroendócrina direta ou por hormônios liberados no sistema circulatório ou produzidos localmente. A integração da produção hormonal pelos órgãos endócrinos é regulada pelo hipotálamo.

estreitamente integrada com os sistemas nervosos central e periférico e com o sistema imune, dando origem a termos usados atualmente, como sistemas "neuroendócrino" ou "neuroendócrino-imune", para descrever essas interações. O sistema endócrino é constituído essencialmente por três componentes básicos.

Glândulas endócrinas – As glândulas endócrinas clássicas carecem de ductos e, por isso, secretam seus produtos químicos (hormônios) no espaço intersticial, a partir do qual passam para a circulação. Diferentemente dos sistemas cardiovascular, renal e digestório, as glândulas endócrinas não têm conexão anatômica e estão distribuídas por todo o corpo (Figura 1-1). A comunicação entre os diferentes órgãos é assegurada pela liberação de hormônios ou neurotransmissores.

Hormônios – Os hormônios são produtos químicos liberados em quantidades muito pequenas que exercem uma ação biológica sobre uma célula-alvo. Eles podem ser liberados das glândulas endócrinas (p. ex., insulina e cortisol), do cérebro (p. ex., hormônio de liberação da corticotrofina [CRH], ocitocina e hormônio antidiurético) e de outros órgãos, como o coração (peptídeo natriurético atrial), o fígado (fator de crescimento semelhante à insulina 1) e o tecido adiposo (leptina).

Órgão-alvo – O órgão-alvo contém células que expressam receptores hormonais específicos, os quais respondem à ligação de determinado hormônio com uma ação biológica demonstrável.

QUÍMICA E MECANISMOS DE AÇÃO DOS HORMÔNIOS

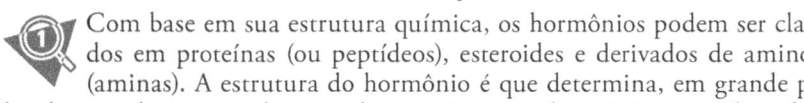

Com base em sua estrutura química, os hormônios podem ser classificados em proteínas (ou peptídeos), esteroides e derivados de aminoácidos (aminas). A estrutura do hormônio é que determina, em grande parte, a localização do receptor hormonal; as aminas e os hormônios peptídicos ligam-se a receptores situados na superfície celular, enquanto os hormônios esteroides têm a capacidade de atravessar as membranas plasmáticas, ligando-se a receptores intracelulares. Uma exceção a essa generalização é o hormônio tireoidiano, um hormônio derivado de aminoácido que é transportado para dentro da célula para poder se ligar ao seu receptor nuclear. Além disso, os receptores de membrana celular também podem se ligar a hormônios esteroides (p. ex., estradiol) para exercer efeitos não genômicos. A estrutura do hormônio também influencia sua meia-vida. As aminas são as que apresentam meia-vida mais curta (2-3 minutos), seguidas pelos polipeptídeos (4-40 minutos), pelos esteroides e pelas proteínas (4-170 minutos) e pelos hormônios tireoidianos (0,75-6,7 dias).

Hormônios proteicos ou peptídicos

Os hormônios proteicos ou peptídicos constituem a maioria dos hormônios. São moléculas que variam de 3 a 200 resíduos de aminoácidos. Esses hormônios são sintetizados como pré-pró-hormônios e sofrem processamento pós-traducional, produzindo a forma ativa do hormônio. Os hormônios peptídicos são armazenados em grânulos secretores antes de sua liberação por exocitose (Figura 1-2), por meio de um processo que lembra a liberação dos neurotransmissores das terminações nervosas. Entre os exemplos de hormônios peptídicos, destacam-se a insulina, o glucagon e o hormônio adrenocorticotrófico (ACTH). Alguns dos incluídos nessa categoria,

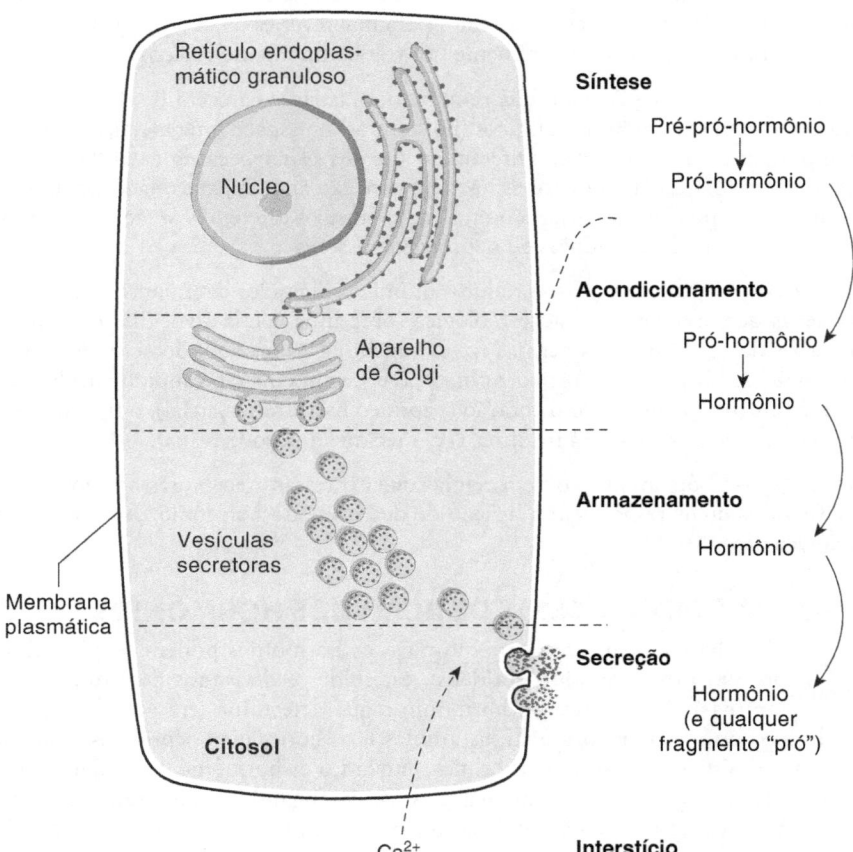

FIGURA 1-2. Síntese dos hormônios peptídicos. Os hormônios peptídicos são sintetizados na forma de pré-pró-hormônios nos ribossomos e processados em pró-hormônio no retículo endoplasmático. No aparelho de Golgi, o hormônio, ou pró-hormônio, é acondicionado em vesículas secretoras, que são liberadas da célula em resposta a um influxo de Ca^{2+}. É necessária a elevação do Ca^{2+} citoplasmático para o encaixe das vesículas secretoras na membrana plasmática e para a exocitose do conteúdo vesicular. O hormônio e os produtos do processamento pós-traducional que ocorre no interior das vesículas secretoras são liberados no espaço extracelular. Exemplos de hormônios peptídicos: ACTH, insulina, hormônio do crescimento e glucagon.

como os hormônios gonadotróficos, o hormônio luteinizante (LH) e o hormônio folículo-estimulante (FSH), juntamente com o hormônio tireoestimulante (TSH) e a gonadotrofina coriônica humana (hCG), contêm carboidratos e, por isso, são denominados glicoproteínas. Os resíduos de carboidrato desempenham um importante papel na determinação das atividades biológicas e das taxas de depuração dos hormônios glicoproteicos na circulação.

Hormônios esteroides

Os hormônios esteroides derivam do colesterol e são sintetizados no córtex da suprarrenal, nas gônadas e na placenta. São lipossolúveis, circulam no plasma ligados às proteínas e atravessam a membrana plasmática para se ligarem a receptores intracelulares citosólicos ou nucleares. A vitamina D e seus metabólitos também são considerados hormônios esteroides. A síntese desses hormônios é descrita nos Capítulos 5 e 6.

Hormônios derivados de aminoácidos

Os hormônios derivados de aminoácidos são sintetizados a partir do aminoácido tirosina e incluem as catecolaminas norepinefrina (noradrenalina), epinefrina (adrenalina) e dopamina, além dos hormônios tireoidianos, que derivam da combinação de dois resíduos iodados do aminoácido tirosina. A síntese do hormônio tireoidiano e das catecolaminas é descrita nos Capítulos 4 e 6, respectivamente.

Efeitos dos hormônios

Dependendo do local onde o efeito biológico de determinado hormônio é produzido em relação ao local de sua liberação, ele pode ser classificado de três maneiras (Figura 1-3). O efeito é **endócrino** quando o hormônio é liberado na circulação e, em seguida, transportado pelo sangue para produzir um efeito biológico sobre células-alvo distantes do local de liberação do hormônio. O efeito é **parácrino** quando o hormônio liberado de uma célula exerce efeito biológico sobre uma célula vizinha,

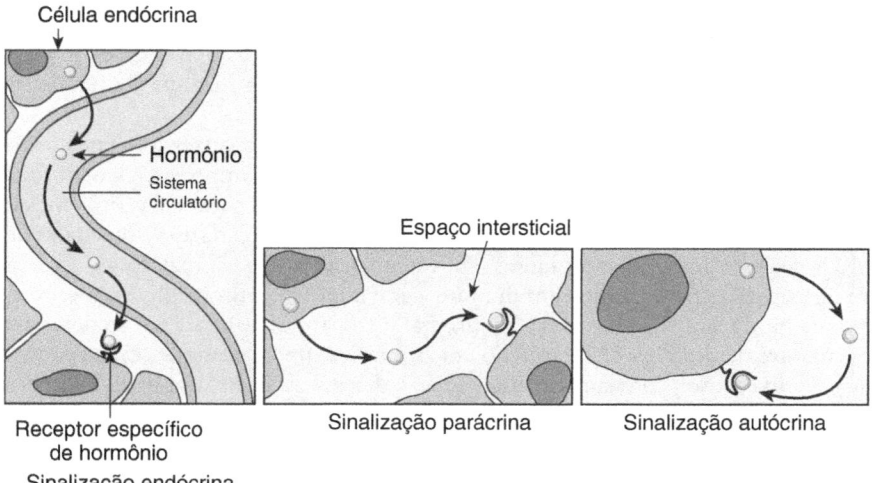

FIGURA 1-3. Mecanismos de ação hormonais. Dependendo do local onde os hormônios exercem seus efeitos, suas ações podem ser classificadas em endócrinas, parácrinas e autócrinas. Os hormônios que penetram na corrente sanguínea e se ligam a receptores hormonais em células-alvo de órgãos distantes mediam efeitos endócrinos. Aqueles que se ligam a células localizadas próximo à célula que os liberou mediam efeitos parácrinos. E aqueles que produzem seus efeitos fisiológicos pela ligação a receptores situados na mesma célula que os sintetizou mediam efeitos autócrinos.

frequentemente localizada dentro do mesmo órgão ou tecido. O efeito é **autócrino** quando o hormônio produz um efeito biológico sobre a mesma célula que o libera.

Recentemente, foi proposto um mecanismo adicional de ação hormonal, em que um hormônio é sintetizado e atua intracelularmente na mesma célula que o produziu. Esse mecanismo, denominado **intrácrino**, foi identificado nos efeitos do peptídeo relacionado com o paratormônio em células malignas, bem como em alguns dos efeitos dos estrogênios derivados de androgênios (ver Capítulo 9).

Transporte dos hormônios

Os hormônios liberados na circulação podem circular em sua forma livre ou ligados a proteínas carreadoras, também conhecidas como *proteínas de ligação*. Essas proteínas atuam como reservatório para o hormônio e prolongam sua **meia-vida**, isto é, o tempo durante o qual a concentração de determinado hormônio diminui em 50% de sua concentração inicial. O hormônio livre ou não ligado constitui a forma ativa, que se liga ao receptor hormonal específico. Por conseguinte, a ligação de um hormônio a sua proteína carreadora serve para regular a atividade hormonal, estabelecendo a quantidade de hormônio livre para exercer uma ação biológica. As proteínas carreadoras são, em sua maioria, globulinas sintetizadas no fígado. Algumas das proteínas de ligação são específicas para determinado hormônio, como as proteínas de ligação do cortisol, do androgênio e do hormônio tireoidiano. Como a maior parte dessas proteínas é sintetizada no fígado, a ocorrência de alterações na função hepática pode resultar em anormalidades nos níveis de proteínas de ligação (níveis mais baixos ou mais altos), podendo afetar indiretamente os níveis totais dos hormônios (soma de hormônios ligados a proteínas + hormônios livres). Em geral, a maioria das aminas, dos peptídeos e dos hormônios proteicos (hidrofílicos) circula em sua forma livre. Entretanto, uma notável exceção a essa regra é a ligação dos fatores de crescimento semelhantes à insulina a uma de seis diferentes proteínas de ligação de alta afinidade.

A interação entre determinado hormônio e sua proteína carreadora encontra-se em **equilíbrio dinâmico**, possibilitando adaptações que impedem as manifestações clínicas de deficiência ou excesso hormonal quando a síntese das proteínas de ligação flutua. A secreção do hormônio é rapidamente regulada após alterações nos níveis das proteínas transportadoras. Por exemplo, os níveis plasmáticos de proteína de ligação do cortisol aumentam durante a gravidez. O cortisol é um hormônio esteroide produzido pelo córtex da suprarrenal (ver Capítulo 6). A elevação dos níveis circulantes de proteína de ligação do cortisol leva a um aumento da capacidade de ligação do cortisol, com consequente redução dos níveis de cortisol livre. Essa redução do cortisol livre estimula a liberação hipotalâmica do CRH, que estimula a liberação do ACTH pela adeno-hipófise e, consequentemente, a síntese e a liberação do cortisol pelas glândulas suprarrenais. Liberado em maiores quantidades, o cortisol restaura os níveis de cortisol livre e impede a manifestação da deficiência de cortisol.

Conforme assinalado antes, a ligação de um hormônio a uma proteína de ligação prolonga sua meia-vida. A meia-vida de um hormônio está inversamente relacionada com sua remoção da circulação. A remoção dos hormônios da circulação também é conhecida como **taxa de depuração metabólica**: o volume de depuração plasmática do hormônio por unidade de tempo. Uma vez liberados na circulação, os hormônios podem seguir diferentes caminhos: eles podem se ligar a seus receptores específicos

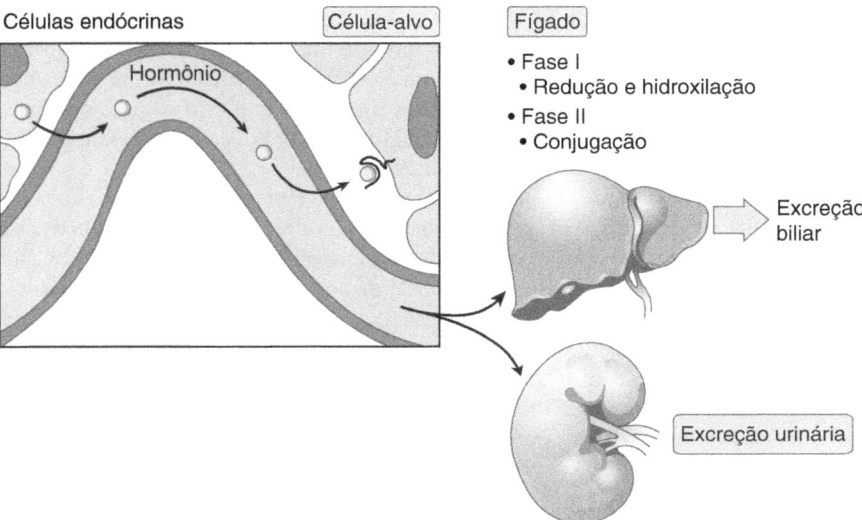

FIGURA 1-4. Destino metabólico dos hormônios. A remoção dos hormônios do organismo resulta de sua degradação metabólica, que ocorre principalmente no fígado por meio de processos enzimáticos, que incluem as reações de Fase I (i.e., oxidação, redução, hidroxilação, descarboxilação) e de Fase II (i.e., metilação, glicuronidação, sulfatação), entre outras. A excreção de metabólitos hormonais ocorre por meio da bile ou da urina. Além disso, a célula-alvo pode internalizar o hormônio e degradá-lo. O rim desempenha um importante papel na eliminação de hormônios e de seus produtos de degradação do corpo. Em alguns casos, as dosagens de um hormônio ou de seu metabólito na urina são utilizadas para avaliar a função de algum órgão endócrino, com base na pressuposição de que a função e o processamento renais do hormônio estejam normais.

em um órgão-alvo, sofrer transformação metabólica pelo fígado ou ser excretados na urina (Figura 1-4). No fígado, os hormônios podem ser inativados pelas reações de fase I (hidroxilação ou oxidação) e/ou de fase II (glicuronidação, sulfatação ou redução com glutationa) e, em seguida, ser excretados pelo fígado por meio da bile ou pelo rim. Em alguns casos, o fígado pode, na verdade, ativar um precursor hormonal, como na síntese de vitamina D, discutida no Capítulo 5. Os hormônios podem ser degradados em suas células-alvo pela internalização do complexo hormônio-receptor, seguida da degradação lisossomal do hormônio. Apenas uma fração muito pequena da produção total de hormônio é excretada de modo intacto na urina e nas fezes.

EFEITOS CELULARES DOS HORMÔNIOS

A resposta biológica aos hormônios é desencadeada pela ligação a receptores hormonais específicos no órgão-alvo. Os hormônios circulam em concentrações muito baixas (10^{-7} a 10^{-12} M), de modo que o receptor deve ter afinidade e especificidade elevadas pelo hormônio para produzir uma resposta biológica.

A **afinidade** é determinada pelas taxas de dissociação e associação do complexo hormônio-receptor em condições de equilíbrio. A constante de dissociação em equilíbrio (K_d) é definida como a concentração hormonal necessária para a ligação de

50% dos sítios dos receptores. Quanto mais baixa a K_d, maior a afinidade de ligação. Basicamente, a afinidade é um reflexo do grau de intensidade da interação entre o hormônio e o receptor. A **especificidade** refere-se à capacidade de um receptor hormonal de discriminar entre vários hormônios com estruturas correlatas. Trata-se de um conceito essencial que possui relevância clínica e será discutido no Capítulo 6, que trata dos receptores de cortisol e de aldosterona.

A ligação dos hormônios a seus receptores é passível de saturação, existindo um número finito de receptores ao qual um hormônio pode se ligar. Na maioria das células-alvo, a resposta biológica máxima a determinado hormônio pode ser alcançada sem haver 100% de ocupação dos receptores hormonais. Os receptores que não são ocupados são denominados *receptores de reserva*. Com frequência, a ocupação do receptor necessária para produzir uma resposta biológica em determinada célula-alvo é muito baixa; por conseguinte, a redução do número de receptores nos tecidos-alvo não necessariamente provoca um comprometimento imediato da ação hormonal. Por exemplo, são observados efeitos celulares mediados pela insulina quando menos de 3% do número total de receptores nos adipócitos estão ocupados.

A função endócrina anormal resulta de um excesso ou de uma deficiência na ação dos hormônios, e essas anormalidades podem ser genéticas ou adquiridas. A função endócrina anormal pode resultar de alterações em várias etapas da cascata da função dos receptores hormonais. Pode resultar de um aumento ou de uma redução na produção de determinado hormônio, de uma redução no número ou na função dos receptores, ou de receptores constitutivamente ativados, ou de uma redução no conteúdo ou na função da segunda proteína mensageira. Os agonistas e os antagonistas dos receptores hormonais são amplamente utilizados em clínica para restaurar a função endócrina em pacientes com deficiência ou excesso de hormônios. Os agonistas dos receptores hormonais são moléculas que se ligam ao receptor hormonal e produzem um efeito biológico semelhante ao induzido pelo hormônio. Os antagonistas desses receptores são moléculas que se ligam ao receptor hormonal e inibem os efeitos biológicos de um hormônio específico.

RECEPTORES HORMONAIS E TRANSDUÇÃO DE SINAIS

Conforme mencionado anteriormente, os hormônios exercem seus efeitos biológicos por sua ligação a receptores hormonais específicos nas células-alvo, e o tipo de receptor ao qual se ligam é determinado, em grande parte, pela estrutura química do hormônio. Com base em sua localização celular, os receptores hormonais são classificados em **receptores de membrana celular** ou **receptores intracelulares**. Os peptídeos e as catecolaminas são incapazes de atravessar a bicamada lipídica da membrana celular e, em geral, ligam-se a receptores de membrana celular. Os hormônios tireoidianos derivam da tirosina e são transportados para dentro da célula, onde se ligam a receptores nucleares. Os hormônios esteroides, que são lipossolúveis, atravessam a membrana plasmática e se ligam a receptores intracelulares, mas também podem se ligar a receptores associados à membrana.

Receptores de membrana celular

Essas proteínas receptoras localizam-se dentro da dupla camada fosfolipídica da membrana celular das células-alvo (Figura 1-5). A ligação do hormônio (p. ex., catecolaminas,

PRINCÍPIOS GERAIS DA FISIOLOGIA ENDÓCRINA 9

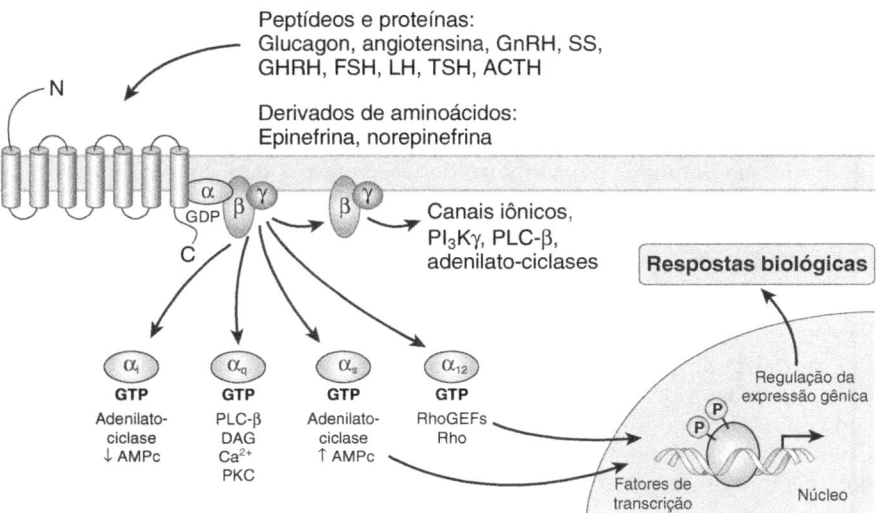

FIGURA 1-5. Receptores acoplados à proteína G. Os hormônios peptídicos e proteicos ligam-se aos receptores de superfície celular acoplados às proteínas G. A ligação do hormônio ao receptor provoca uma mudança de conformação que possibilita a interação do receptor com as proteínas G. Esse processo resulta na troca do difosfato de guanosina (GDP) pelo trifosfato de guanosina (GTP) e na ativação da proteína G. Os sistemas de segundos mensageiros ativados variam dependendo do receptor específico, da subunidade α da proteína G associada ao receptor e do ligante ao qual se ligam. Exemplos de hormônios que se ligam a receptores acoplados à proteína G: TSH, arginina vasopressina, paratormônio, epinefrina e glucagon. DAG, diacilglicerol; $PI_3K\gamma$, fosfatidil-3-quinase; RhoGEFs, fatores de troca de nucleotídeo guanina Rho.

hormônios peptídicos e proteicos) aos receptores de membrana celular e a formação do **complexo hormônio-receptor** desencadeiam uma cascata de sinalização de eventos intracelulares, resultando em uma resposta biológica específica. Do ponto de vista funcional, os receptores de membrana celular podem ser divididos em canais iônicos regulados por ligantes e em receptores que regulam a atividade das proteínas intracelulares.

Canais iônicos regulados por ligantes

Esses receptores estão funcionalmente acoplados aos canais iônicos. A ligação de um hormônio a esse receptor produz uma mudança de conformação que altera a probabilidade de abertura dos canais iônicos na membrana celular, afetando os fluxos de íons no interior da célula-alvo. Os efeitos celulares são observados poucos segundos após a ligação do hormônio.

Receptores que regulam a atividade das proteínas intracelulares

Esses receptores consistem em proteínas transmembrana que transmitem sinais a alvos intracelulares quando ativadas. A ligação do ligante ao receptor sobre a superfície celular e a ativação da proteína associada desencadeiam uma cascata de sinalização de eventos que ativa as proteínas e as enzimas intracelulares, podendo induzir alterações na transcrição e na expressão dos genes. Os principais tipos de receptores hormonais de membrana celular pertencentes a essa categoria são os **receptores acoplados à proteína G** e os **receptores tirosina-quinases**. Outro tipo de receptor, o **receptor de citocinas de classe 1**, ativa a atividade de tirosina (Janus) quinase (JAK2) intracelular, que fosforila não apenas determinados resíduos de tirosina no domínio citoplasmático do receptor, mas também outros substratos proteicos diretamente. Esse tipo de receptor é utilizado na produção dos efeitos fisiológicos do hormônio do crescimento (GH) e da prolactina (ver Figura 1-6 e Capítulo 3). Esses receptores liberam o seu domínio extracelular na circulação, e, no caso do receptor de GH, essa etapa produz a proteína de ligação de GH circulante.

Receptores acoplados à proteína G – Os receptores acoplados à proteína G (GPCRs) são cadeias polipeptídicas simples que possuem sete domínios transmembrana e estão acopladas a proteínas heterotriméricas de ligação da guanina (proteínas G) constituídas de três subunidades: α, β e γ. A ligação do hormônio ao receptor acoplado à proteína G produz uma mudança de conformação que induz a interação do receptor com a proteína G reguladora, estimulando a liberação do difosfato de guanosina (GDP) em troca do trifosfato de guanosina (**GTP**), resultando em ativação da proteína G (ver Figura 1-5). A proteína G ativada (ligada ao GTP) dissocia-se do receptor, o que é seguido de **dissociação da subunidade α das subunidades $\beta\gamma$**. As subunidades ativam alvos intracelulares, que podem ser um canal iônico ou uma enzima. Os hormônios que utilizam esse tipo de receptor são o TSH, o glucagon, a vasopressina ou o hormônio antidiurético, o ACTH, o LH, o FSH e as catecolaminas.

As duas principais enzimas que interagem com as proteínas G são a adenilato-ciclase e a fosfolipase C (PLC), sendo essa seletividade de interação determinada pelo tipo de proteína G ao qual o receptor se associa. Com base na subunidade $G\alpha$, as proteínas G podem ser classificadas em quatro famílias associadas a diferentes proteínas efetoras. A ligação do hormônio ao GPCR inicia vias de sinalização da seguinte maneira: a $G\alpha_s$ ativa a adenilato-ciclase, a $G\alpha_i$ inibe a adenilato-ciclase, a $G\alpha_q$ ativa a PLC e a $G\alpha_{12/13}$ ativa RhoA (membro A da família homóloga do vírus de sarcoma de rato). As três primeiras ($G\alpha_s$, $G\alpha_i$ e $G\alpha_q$) constituem as principais proteínas G que medeiam efeitos hormonais.

A interação da $G\alpha_s$ com a adenilato-ciclase e a sua ativação resultam em aumento da conversão do trifosfato de adenosina em monofosfato de 3',5'-adenosina cíclico (AMPc), sendo a resposta oposta induzida pela ligação aos receptores acoplados à $G\alpha_i$. A elevação do AMPc intracelular ativa a proteína-quinase A, a qual, por sua vez, fosforila as proteínas efetoras, produzindo respostas celulares. A ação do AMPc termina com sua degradação pela enzima fosfodiesterase. Além disso, a cascata de ativação proteica também pode ser controlada pelas fosfatases, que desfosforilam as proteínas. A fosforilação proteica não resulta necessariamente em ativação de uma enzima. Em alguns casos, a fosforilação de determinada proteína leva à inibição de sua atividade.

A ativação da PLC pela $G\alpha_q$ resulta em hidrólise de bifosfato de fosfatidilinositol (PIP2) e produção de diacilglicerol (DAG) e trifosfato de inositol (IP_3). O DAG ativa a proteína-quinase C (PKC), que fosforila as proteínas efetoras. O IP_3 liga-se aos canais de cálcio no retículo endoplasmático, com o consequente aumento do influxo de Ca^{2+} para o citosol. O Ca^{2+} também pode atuar como segundo mensageiro

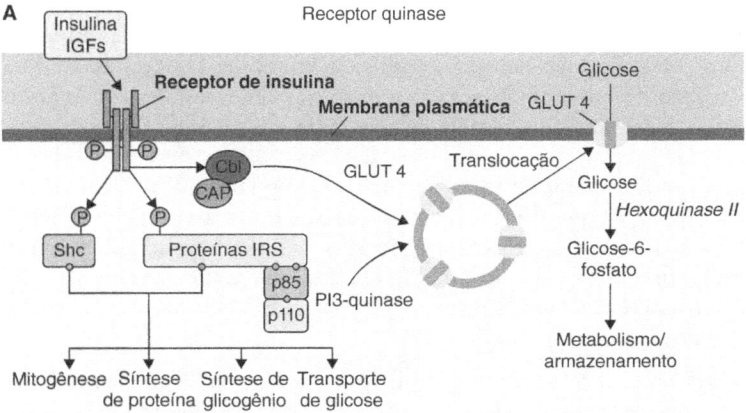

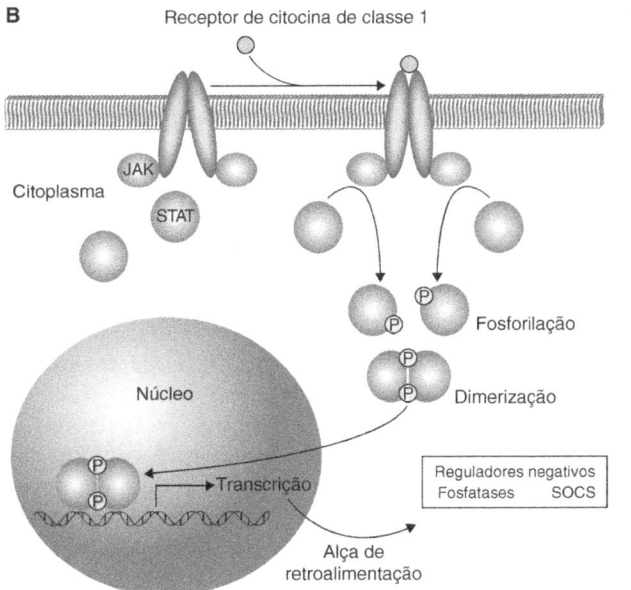

FIGURA 1-6. Receptor quinase e receptores de citocinas de classe 1. **A.** Os receptores quinase são receptores que possuem atividade intrínseca de tirosina-quinase e serina-quinase, que é ativada pela ligação do hormônio à extremidade aminoterminal do receptor de membrana celular. A quinase ativada recruta e fosforila proteínas distalmente, produzindo uma resposta celular. Exemplos de hormônios que utilizam essa via de receptores são a insulina e os fatores de crescimento semelhantes à insulina. **B.** Os receptores de citocinas de classe 1 não possuem atividade intrínseca em seu domínio intracelular, porém estão estreitamente associados a quinases que são ativadas com a ligação do hormônio. Exemplos de hormônios que utilizam esse mecanismo são o GH e a prolactina. JAK, quinase associada a Janus; STAT, transdutores de sinais e ativadores da transcrição; IRS, substrato do receptor de insulina; SOCS, supressores da sinalização de citocinas; GLUT 4, transportador de glicose. (B, Reproduzida com permissão de LeRoith D, Nissley P. Knock your SOCS off! *J Clin Invest.* 2005 Feb;115(2):233-236.)

por sua ligação às proteínas citosólicas. A **calmodulina** é uma importante proteína na mediação dos efeitos do Ca^{2+}. A ligação do Ca^{2+} à calmodulina resulta na ativação de proteínas, algumas das quais consistem em quinases, levando a uma cascata de fosforilação de proteínas efetoras e a respostas celulares. A ocitocina, discutida no Capítulo 2, fornece um exemplo de hormônio que utiliza o Ca^{2+} como molécula sinalizadora.

A $G\alpha_{12/13}$ ativa o fator de troca de nucleotídeo guanina Rho (RhoGEF), levando à ativação de RhoA. Alguns ligantes que ativam essa via incluem a trombina, o ácido lisofosfatídico, a esfingosina-1-fosfato e o tromboxano A2, resultando em proliferação, diferenciação e inflamação em uma variedade de células e tecidos por meio da ativação de fatores de transcrição, coativadores da transcrição e programas gênicos "a jusante".

Receptores de proteína tirosina-quinase – Esses receptores em geral são proteínas transmembrana simples com atividade enzimática intrínseca (Figura 1-6). Entre os hormônios que utilizam esses tipos de receptores, destacam-se a insulina e os fatores de crescimento semelhantes à insulina. A ligação do hormônio a esses receptores ativa sua atividade de quinase intracelular, resultando em fosforilação dos resíduos de tirosina no domínio catalítico do próprio receptor, com consequente aumento de sua atividade de quinase. A fosforilação fora do domínio catalítico cria sítios de ligação ou de encaixe específicos para proteínas adicionais que são recrutadas e ativadas, dando início a uma cascata de sinalização distalmente. A maioria desses receptores consiste em polipeptídeos simples, embora alguns deles, como o receptor de insulina, sejam constituídos por dímeros consistindo em dois pares de cadeias polipeptídicas.

A ligação do hormônio aos receptores da superfície celular resulta na rápida ativação das proteínas citosólicas e em respostas celulares. Pela fosforilação proteica, a ligação do hormônio aos receptores de superfície celular também pode alterar a transcrição de genes específicos por intermédio da fosforilação dos fatores de transcrição. Um exemplo desse mecanismo de ação é a fosforilação do fator de transcrição, proteína de ligação ao elemento de resposta ao AMPc (CREB, de *cAMP response element-binding protein*), pela proteína-quinase A em resposta à ativação da adenilato-ciclase. Esse mesmo fator de transcrição (CREB) pode ser fosforilado por cálcio-calmodulina depois da ligação do hormônio ao receptor de tirosina-quinase e da ativação da PLC. Por conseguinte, a ligação do hormônio a receptores de superfície celular pode deflagrar uma resposta imediata quando o receptor está acoplado a um canal iônico, ou pela rápida fosforilação das proteínas citosólicas pré-formadas, podendo ativar também a transcrição gênica por meio de fosforilação dos fatores de transcrição.

Receptores intracelulares

Os receptores incluídos nessa categoria pertencem à **superfamília dos receptores de esteroides** (Figura 1-7). Eles consistem em fatores de transcrição que possuem locais de ligação para o hormônio (ligante) e para o DNA e funcionam como fatores de transcrição regulados por ligantes (hormônios). A formação do complexo hormônio-receptor e a ligação ao DNA resultam em ativação ou repressão da transcrição gênica. A ligação a receptores hormonais intracelulares exige que o hormônio seja hidrofóbico e atravesse a membrana plasmática, ou que seja transportado ativamente para dentro da célula, como no caso do hormônio tireoidiano. Os hormônios esteroides e o derivado esteroide 1,25 $(OH)_2$ vitamina D preenchem esse critério (ver Figura 1-7).

A distribuição do receptor hormonal intracelular não ligado pode ser citosólica ou nuclear. A formação do complexo hormônio-receptor com receptores citosólicos provoca uma mudança de conformação que possibilita a entrada do complexo hormônio-receptor no núcleo e sua ligação a sequências específicas de DNA para regular a transcrição gênica. Uma vez no interior do núcleo, os receptores regulam a transcrição pela ligação, em geral na forma de dímeros, a elementos de resposta hormonal normalmente localizados em regiões reguladoras de genes-alvo. Em todos os casos, a ligação do hormônio leva à localização nuclear quase completa do complexo hormônio-receptor. Os receptores intracelulares não ligados podem estar situados no núcleo, como no caso dos receptores do hormônio tireoidiano. O receptor do hormônio tireoidiano não ocupado reprime a transcrição de genes. A ligação do hormônio tireoidiano ao receptor ativa a transcrição gênica.

Regulação dos receptores de hormônios

Os hormônios podem influenciar a responsividade da célula-alvo pela modulação da função dos receptores. As células-alvo têm a capacidade de detectar alterações no sinal hormonal em uma variedade de intensidades de estímulo. Isso requer a capacidade de sofrer um processo reversível de adaptação ou **dessensibilização**, por meio do qual a exposição prolongada a determinado hormônio diminui a resposta da célula a esse nível hormonal. Isso permite que as células respondam a *mudanças* na concentração de um hormônio (em vez de responder à concentração absoluta do hormônio) ao longo de uma faixa muito ampla de concentrações hormonais. Diversos mecanismos podem estar envolvidos na dessensibilização a um hormônio. Por exemplo, a ligação do hormônio a receptores de superfície celular pode induzir a endocitose e o sequestro temporário em endossomas. Essa endocitose de receptores induzida pelo hormônio pode levar à destruição dos receptores nos lisossomos, um processo conhecido como *infrarregulação (downregulation) do receptor*. Em outros casos, a dessensibilização resulta de uma rápida inativação dos receptores, como, por exemplo, em consequência da fosforilação do receptor. A dessensibilização também pode ser causada pela alteração em uma proteína envolvida na transdução de sinais após a ligação do hormônio ao receptor ou pela produção de um inibidor que bloqueia o processo de transdução. Além disso, um hormônio pode exercer uma infrarregulação ou diminuir a expressão dos receptores de outro hormônio e reduzir a eficiência desse último hormônio.

Os receptores hormonais também podem sofrer suprarregulação (*upregulation*). A suprarregulação dos receptores envolve um aumento no número de receptores hormonais específicos e, com frequência, ocorre quando os níveis prevalentes do hormônio se encontram baixos durante certo período. O resultado consiste no aumento de responsividade aos efeitos fisiológicos hormonais no tecido-alvo quando os níveis dos hormônios são restaurados ou quando se administra um agonista do receptor. Um hormônio também pode suprarregular os receptores de outro hormônio, aumentando sua eficiência no tecido-alvo. Um exemplo desse tipo de interação é a suprarregulação dos receptores adrenérgicos dos miócitos cardíacos após elevação sustentada dos níveis de hormônio tireoidiano.

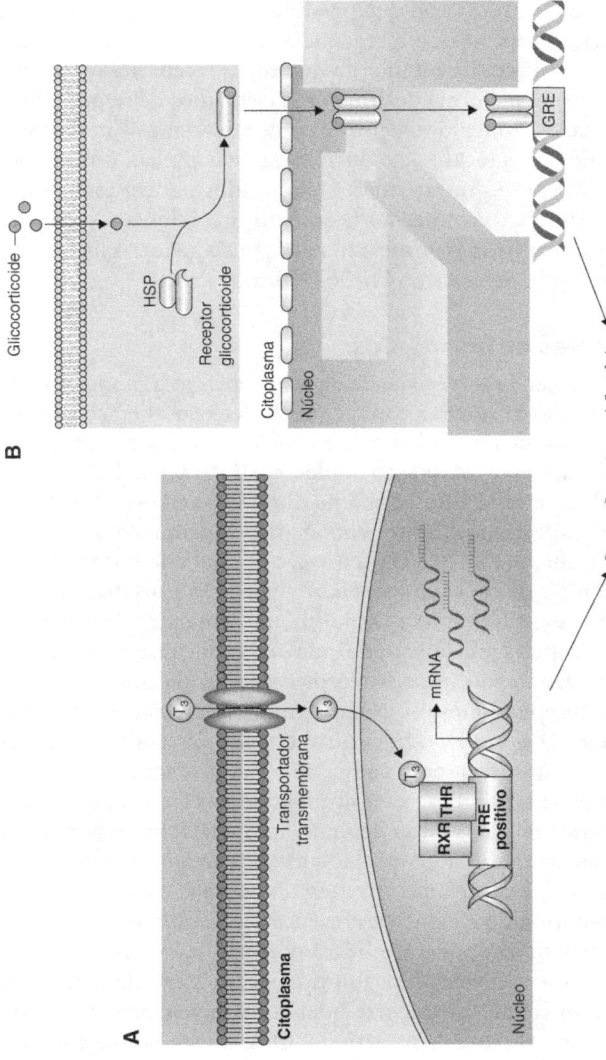

FIGURA 1-7. Receptores intracelulares. Podem ser identificados dois tipos gerais de receptores intracelulares. **A.** O receptor de hormônio tireoidiano não ocupado liga-se ao DNA e suprime a transcrição. A ligação do hormônio tireoidiano ao receptor possibilita a ocorrência de transcrição gênica. Por conseguinte, o receptor de hormônio tireoidiano atua como supressor na ausência do hormônio, porém a ligação hormonal o converte em um ativador, que estimula a transcrição de genes induzíveis pelo hormônio tireoidiano. **B.** O receptor de esteroides, como aquele usado por estrogênio, progesterona, cortisol e aldosterona, não é capaz de se ligar ao DNA na ausência do hormônio. Após a ligação do hormônio esteroide a seu receptor, o receptor dissocia-se das proteínas chaperonas associadas a ele. O complexo hormônio-receptor (HR) é translocado para o núcleo, onde se liga a seu elemento de resposta específico no DNA, dando início à transcrição gênica. TRE, elemento de resposta ao hormônio tireoidiano, de *thyroid responsive element*; THR, receptor do hormônio tireoidiano, de *thyroid hormone receptor*; RXR, receptor X retinoide, de *retinoid X receptor*; HSP, proteína de choque térmico, de *heat-shock protein*; GRE, elemento de resposta ao glicocorticoide, de *glucocorticoid responsive element*.

CONTROLE DA LIBERAÇÃO DOS HORMÔNIOS

A secreção hormonal envolve a síntese ou produção do hormônio e a sua liberação da célula. Em geral, a discussão da regulação da liberação hormonal nesta seção refere-se tanto à síntese quanto à secreção; os aspectos específicos relativos ao controle diferencial da síntese e da liberação de hormônios específicos serão discutidos nos respectivos capítulos, onde será considerada sua relevância.

Os níveis plasmáticos hormonais oscilam durante o dia, exibindo picos e depressões específicos de cada hormônio (Figura 1-8). Esse padrão variável de liberação hormonal é determinado pela interação e pela integração de múltiplos mecanismos de controle, os quais incluem fatores hormonais, neurais, nutricionais e ambientais que regulam a secreção constitutiva (basal) e estimulada (níveis máximos) dos hormônios. A liberação periódica e pulsátil dos hormônios é de suma importância na manutenção da função endócrina normal e nos efeitos fisiológicos exercidos sobre o órgão-alvo. O papel importante do hipotálamo e, em particular, do sistema fotoneuroendócrino no controle da pulsatilidade dos hormônios é discutido no Capítulo 2. Embora os mecanismos que determinam a pulsatilidade e a periodicidade da liberação hormonal não estejam totalmente elucidados para todos os diferentes hormônios conhecidos, podem ser identificados três mecanismos gerais como reguladores comuns da liberação hormonal.

Controle neural

O controle e a integração pelo sistema nervoso central constituem um componente-chave da regulação hormonal, mediado pelo controle direto da liberação hormonal endócrina pelos neurotransmissores (Figura 1-9A). O papel fundamental do hipotálamo no controle neural da liberação hormonal é discutido no Capítulo 2 e exemplificado pelo controle dopaminérgico da liberação de prolactina pela hipófise. O controle neural também desempenha um importante papel na regulação da liberação endócrina periférica dos hormônios. Certos órgãos endócrinos, como o pâncreas, recebem um influxo simpático e parassimpático, que contribui para a regulação da liberação de insulina e glucagon. O controle neural da liberação de hormônios é mais bem exemplificado pela regulação simpática da glândula suprarrenal, que funciona como gânglio simpático modificado, recebendo o influxo neural direto do sistema nervoso simpático. A liberação da acetilcolina das terminações nervosas simpáticas pré-ganglionares da medula suprarrenal estimula a liberação de epinefrina na circulação (ver Figura 1-9A).

Controle hormonal

A liberação de hormônios por um órgão endócrino com frequência é controlada por outro hormônio (Figura 1-9B). Quando o resultado consiste na estimulação da liberação hormonal, o hormônio que exerce esse efeito é denominado trófico (ver Figura 1-9B), como no caso da maioria dos hormônios produzidos e liberados pela adeno-hipófise. A regulação da liberação de glicocorticoides pelo ACTH fornece um exemplo desse tipo de controle sobre a liberação hormonal. Os hormônios também podem suprimir a liberação de outro hormônio. Um exemplo é fornecido pela inibição da liberação do GH pela somatostatina.

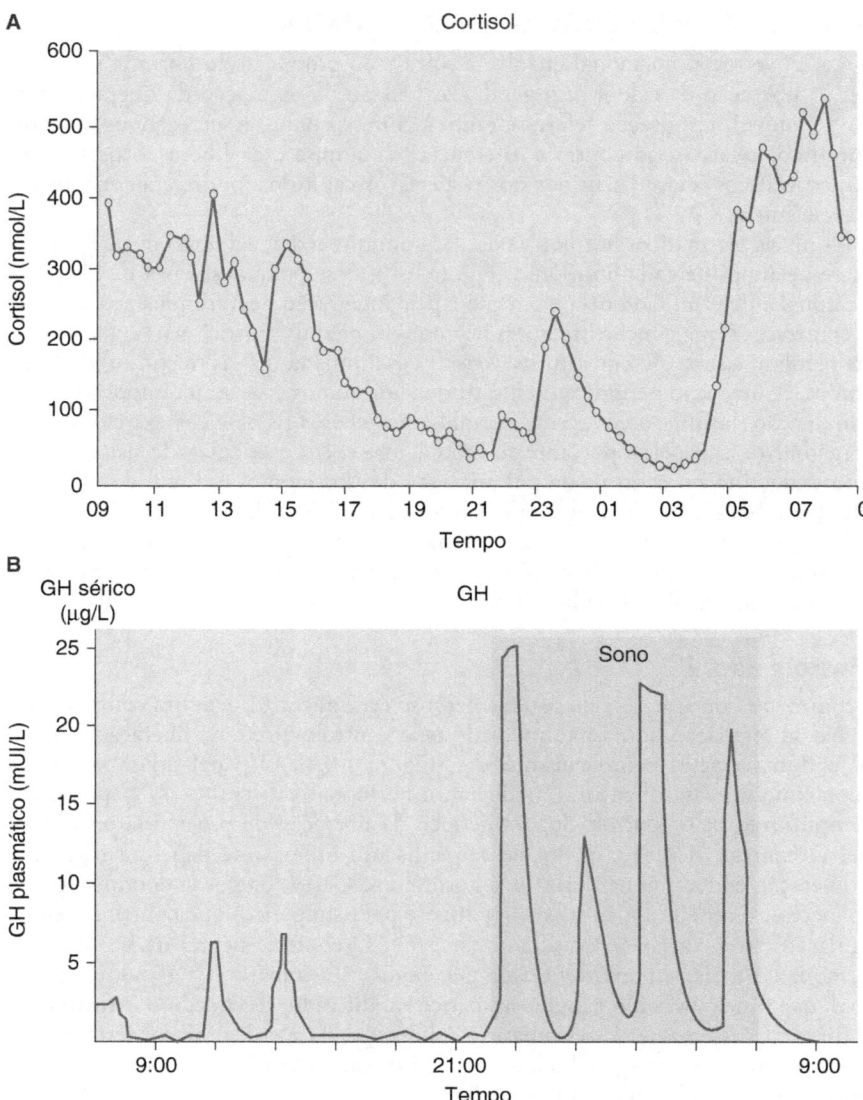

FIGURA 1-8. Padrões de liberação dos hormônios. As concentrações plasmáticas dos hormônios flutuam durante o dia, ao longo do mês e no estado de jejum/alimentado. Por conseguinte, as dosagens dos níveis plasmáticos hormonais nem sempre refletem a função de determinado sistema endócrino. Tanto o cortisol **(A)** quanto o GH **(B)** sofrem variações consideráveis nos seus níveis sanguíneos durante o dia, ao longo do mês e no estado de jejum/alimentado. Esses níveis também podem ser afetados por sono prejudicado, luz, estresse e presença de doença e dependem de sua taxa de secreção, metabolismo e excreção, taxa de depuração metabólica, padrão circadiano, estímulos ambientais variáveis e osciladores endógenos internos, bem como de desvios induzidos por doença, trabalho noturno, padrão do sono, mudanças de longitude e repouso prolongado no leito. (B, Reproduzida com permissão de Melmed S: Medical progress: Acromegaly, *N Engl J Med*. 2006 Dec 14;355(24):2558-2573.)

PRINCÍPIOS GERAIS DA FISIOLOGIA ENDÓCRINA

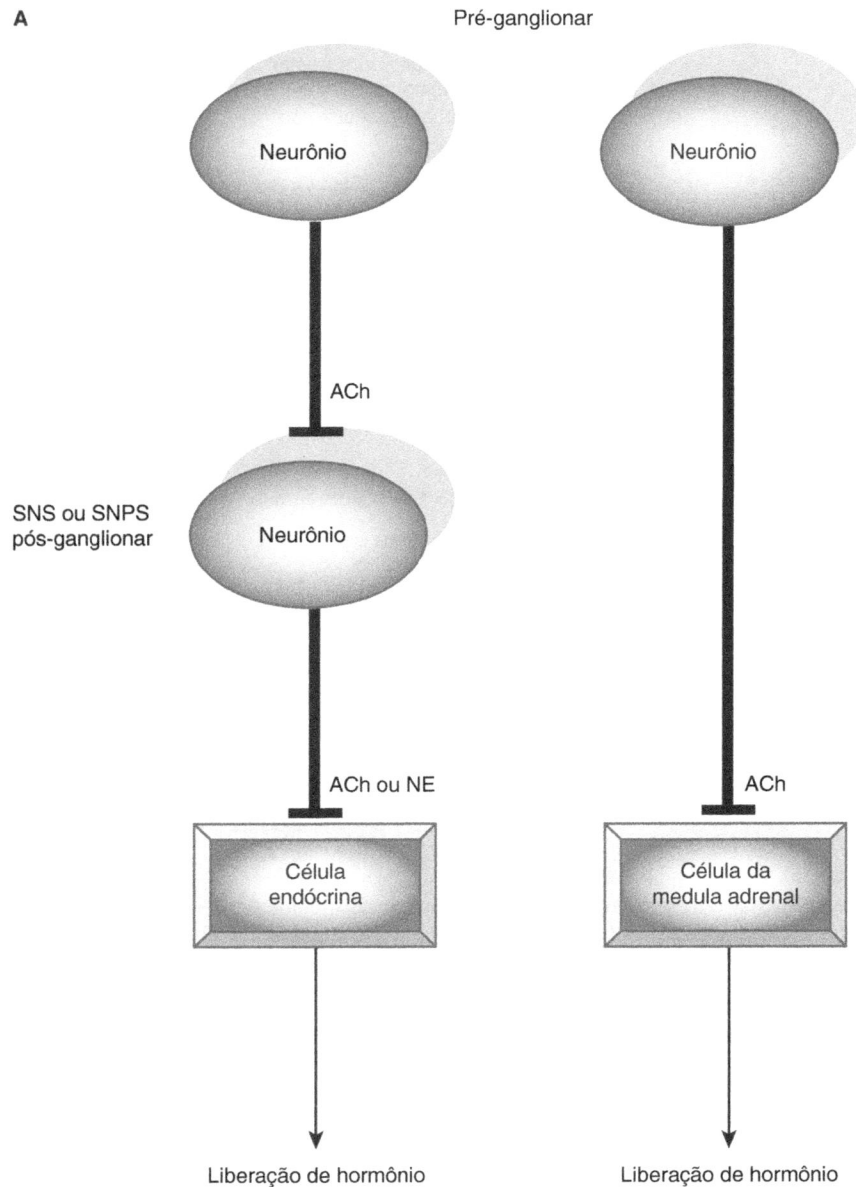

FIGURA 1-9. Controle neural, hormonal e nutricional da liberação dos hormônios. A função endócrina é estreitamente regulada pelo sistema nervoso, daí o termo *neuroendócrino*.
A. Neural: a liberação de hormônios pelas células endócrinas pode ser modulada por neurônios pós-ganglionares do sistema nervoso simpático (SNS) ou do sistema nervoso parassimpático (SNPS), utilizando a acetilcolina (ACh) ou a norepinefrina (NE) como neurotransmissores, ou diretamente por neurônios pré-ganglionares, utilizando a ACh como neurotransmissor. Por conseguinte, os agentes farmacológicos que interagem com a produção ou liberação de neurotransmissores afetarão a função endócrina.

B | Controle hormonal da liberação de hormônios

- O hormônio feito pela glândula 1 estimula a produção do hormônio da glândula 2
- O hormônio 2 suprime a produção do hormônio 1

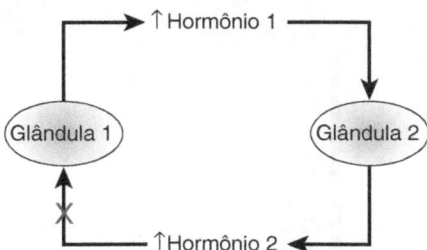

C | Controle da liberação de hormônios por nutrientes

- Glicose/insulina: glucagon
- Ca^{2+}/PTH: calcitonina

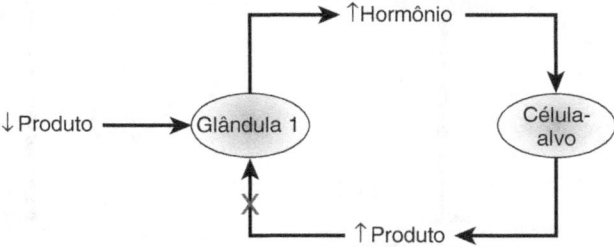

FIGURA 1-9. (*Cont.*) **B.** Hormonal: em alguns casos, a própria glândula endócrina atua como órgão-alvo de outro hormônio. Esses tipos de hormônios são denominados tróficos, e todos são liberados pela adeno-hipófise. Exemplos de glândulas controladas principalmente por hormônios tróficos incluem a glândula tireoide e o córtex da suprarrenal. **C.** Nutriente ou íon: trata-se da forma mais simples de mecanismo de controle, em que o hormônio é diretamente influenciado pelos níveis sanguíneos circulantes do substrato controlado pelo próprio hormônio. Isso estabelece uma alça de controle simples, em que o substrato controla a liberação do hormônio, cuja ação altera o nível do substrato. Exemplos desse tipo de controle incluem a calcitonina e o PTH (cujo substrato é o cálcio), a aldosterona (cujo substrato é o potássio) e a insulina (cujo substrato é a glicose). Esse mecanismo de controle é possível em virtude da capacidade das células endócrinas de perceber as alterações que ocorrem na concentração de substrato.

A inibição hormonal da liberação de hormônios desempenha um importante papel no processo de regulação da liberação hormonal por **retroalimentação negativa**, conforme descrito adiante e na Figura 1-10. Além disso, os hormônios podem estimular a liberação de um segundo hormônio em um mecanismo conhecido como anteroalimentação, como no caso do aumento de LH mediado pelo estradiol na metade do ciclo menstrual (ver Capítulo 9).

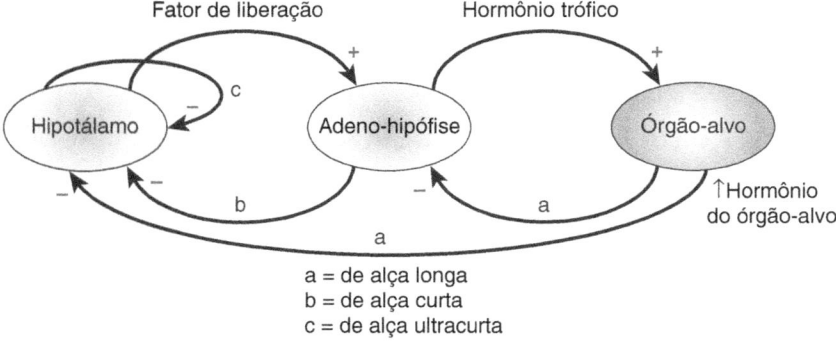

a = de alça longa
b = de alça curta
c = de alça ultracurta

FIGURA 1-10. Mecanismos de retroalimentação. Podem ser identificados três níveis de mecanismos de retroalimentação no controle da síntese hormonal: de alça longa, de alça curta e de alça ultracurta. Os hormônios que estão sob regulação por retroalimentação negativa estimulam a produção de outro hormônio pelos órgãos-alvo. A seguir, a elevação dos níveis circulantes desse hormônio inibe a produção adicional do hormônio inicial. Os fatores de liberação do hipotálamo estimulam a liberação dos hormônios tróficos pela adeno-hipófise. O hormônio trófico estimula a produção e a liberação hormonal do órgão-alvo. O hormônio sintetizado pelo órgão-alvo pode inibir a liberação do hormônio trófico e do fator hipofisiotrófico por retroalimentação negativa de alça longa. O hormônio trófico pode inibir a liberação do fator hipotalâmico por retroalimentação negativa de alça curta. O fator hipofisiotrófico pode inibir sua própria liberação por um mecanismo de retroalimentação negativa de alça ultracurta. A acurácia desse mecanismo de controle possibilita o uso dos níveis circulantes de hormônios, hormônios tróficos e nutrientes para avaliar o estado funcional do órgão endócrino específico.

Regulação por nutrientes ou íons

Os níveis plasmáticos de nutrientes ou de íons também podem regular a liberação hormonal (Figura 1-9C). Em todos os casos, o hormônio específico regula a concentração do nutriente ou do íon no plasma, direta ou indiretamente. Entre os exemplos de regulação da liberação hormonal por nutrientes e íons, destacam-se o controle da liberação de insulina pelos níveis plasmáticos de glicose e o controle da liberação do paratormônio pelos níveis plasmáticos de cálcio e fosfato.

Em vários casos, a liberação de determinado hormônio pode ser influenciada por mais de um desses mecanismos. Por exemplo, a liberação de insulina é regulada por nutrientes (níveis plasmáticos de glicose e aminoácidos), por mecanismos neurais (estimulação simpática e parassimpática) e por mecanismos hormonais (somatostatina). A função final desses meios de controle é fazer o sistema neuroendócrino se adaptar a mudanças do ambiente, integrar sinais e manter a homeostasia. A responsividade das células-alvo à ação hormonal, com a regulação da liberação de hormônio, constitui um mecanismo de controle por **retroalimentação**. A redução ou inibição do estímulo inicial é denominada **retroalimentação negativa** (Figura 1-10). A estimulação ou intensificação do estímulo original é conhecida como **retroalimentação positiva**. A retroalimentação negativa constitui o mecanismo de controle mais comum que regula a liberação hormonal. A integridade do sistema assegura que as alterações adaptativas nos níveis de hormônios não irão levar a distúrbios patológicos. Além disso, o mecanismo de controle desempenha um importante papel nas adaptações em curto e longo prazo a mudanças do ambiente. Podem ser identificados três níveis de retroalimentação: de alça longa, de alça curta e de alça ultracurta. Esses níveis são descritos na Figura 1-10.

AVALIAÇÃO DA FUNÇÃO ENDÓCRINA

Em geral, os distúrbios do sistema endócrino resultam de alterações na secreção hormonal ou na responsividade da célula-alvo à ação hormonal. As alterações na resposta das células-alvo podem ser decorrentes de um aumento ou diminuição da responsividade biológica a determinado hormônio (Figura 1-11). A abordagem inicial para a avaliação da função endócrina consiste na dosagem dos níveis plasmáticos hormonais.

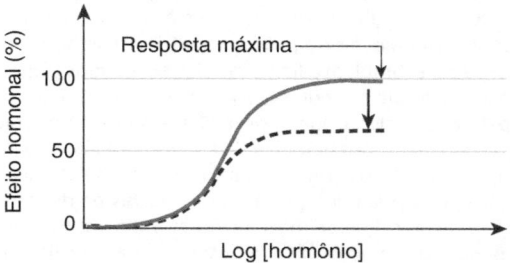

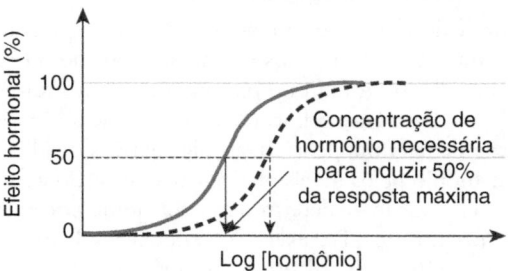

FIGURA 1-11. Alterações na resposta biológica ao hormônio. **A.** A resposta máxima produzida por doses do hormônio em níveis de saturação pode ser diminuída como consequência de uma redução do número de receptores hormonais, de uma diminuição da concentração da enzima ativada pelo hormônio, de um aumento da concentração de inibidor não competitivo ou de uma redução do número de células-alvo. Quando a responsividade está diminuída, não é possível alcançar uma resposta máxima, por mais elevada que seja a concentração hormonal. **B.** A sensibilidade dos tecidos ou das células à ação hormonal é refletida pela concentração do hormônio necessária para produzir 50% da resposta máxima. A diminuição da sensibilidade ao hormônio exige concentrações hormonais maiores para produzir 50% da resposta máxima, como mostrado na linha pontilhada. Isso pode ser causado pela diminuição da afinidade hormônio-receptor, pela diminuição do número de receptores hormonais, pelo aumento da taxa de degradação hormonal e pelo aumento de hormônios competitivos ou antagônicos.

Dosagens hormonais

As concentrações dos hormônios nos líquidos biológicos são medidas por imunoensaios. Esses ensaios dependem da capacidade de anticorpos específicos de reconhecer hormônios específicos. A especificidade para a dosagem de um hormônio depende da capacidade dos anticorpos de reconhecer sítios antigênicos hormonais. Os níveis dos hormônios podem ser medidos em amostras de plasma, soro, urina ou outra amostra biológica. As dosagens dos hormônios na urina de 24 horas fornecem uma avaliação integrada da produção de um hormônio ou seu metabólito, que pode variar consideravelmente durante o dia, como no caso do cortisol.

Interpretação das dosagens hormonais

Devido à variabilidade dos níveis circulantes de hormônios em consequência da liberação pulsátil, dos ritmos circadianos, do ciclo sono/vigília e do estado nutricional, a interpretação de dosagens isoladas dos níveis plasmáticos hormonais deve ser feita sempre com muita cautela e com o conhecimento dos componentes do eixo hormonal em questão. Esses componentes serão identificados para cada um dos sistemas hormonais discutidos nos respectivos capítulos. As dosagens dos hormônios no plasma só refletem a função endócrina quando interpretadas no contexto correto. Pode-se identificar uma anormalidade da função endócrina pelas dosagens dos níveis hormonais, dos pares de hormônios-nutrientes ou hormônios-hormônios tróficos, ou por provas funcionais do estado hormonal, com a avaliação clínica do indivíduo. É importante ter em mente que os níveis circulantes de determinado hormônio refletem o estado imediato do indivíduo. A regulação da liberação hormonal é um processo dinâmico, que se modifica constantemente para se adaptar às necessidades de manutenção da homeostasia do indivíduo. Por exemplo, os níveis plasmáticos de insulina refletem o estado pós-prandial ou de jejum; os níveis de estrogênio e progesterona refletem a fase do ciclo menstrual. Além disso, os níveis hormonais podem refletir o momento do dia em que foi obtida a amostra. Por exemplo, devido ao ritmo circadiano de liberação do cortisol, os níveis de cortisol apresentam-se mais elevados pela manhã do que no final da tarde. A idade, o estado de saúde, o sexo e o padrão de sono estão entre os inúmeros fatores que influenciam os níveis hormonais. As doenças e os períodos de iluminação de 24 horas, como os encontrados em uma unidade de terapia intensiva, alteram a pulsatilidade e a ritmicidade de liberação hormonal.

Alguns aspectos gerais a considerar quando se interpretam as dosagens hormonais são os seguintes:

- Os níveis dos hormônios devem ser avaliados com seus fatores reguladores apropriados (p. ex., insulina com glicose, cálcio com paratormônio, hormônio tireoidiano com TSH).
- A elevação simultânea dos pares (elevação tanto do hormônio quanto do substrato por ele regulado, como níveis plasmáticos elevados de glicose e insulina) sugere um estado de resistência hormonal.
- A excreção urinária do hormônio ou de seus metabólitos em 24 horas em indivíduos com função renal normal pode constituir uma melhor estimativa da secreção hormonal do que uma única dosagem dos níveis plasmáticos.
- O excesso de hormônio-alvo deve ser avaliado com o hormônio trófico apropriado para excluir a possibilidade de produção hormonal ectópica, que em geral é causada por um tumor secretor de hormônio.

TABELA 1-1. Interpretação dos níveis hormonais

Nível de hormônio hipofisário	Nível de hormônio-alvo		
	Baixo	Normal	Elevado
Elevado	Insuficiência primária do órgão endócrino-alvo		Secreção autônoma do hormônio hipofisário ou resistência à ação do hormônio-alvo
Normal		Faixa normal	
Baixo	Insuficiência hipofisária		Secreção autônoma pelo órgão endócrino-alvo

As possíveis interpretações das alterações dos pares de hormônio e fator regulador estão resumidas na Tabela 1-1. O aumento dos níveis de hormônio trófico com baixos níveis do hormônio-alvo indica uma insuficiência primária do órgão endócrino-alvo. O aumento dos níveis do hormônio trófico com a elevação dos níveis hormonais da glândula-alvo indica uma secreção autônoma do hormônio trófico ou a incapacidade do hormônio da glândula-alvo de suprimir a liberação de hormônio trófico (comprometimento dos mecanismos de retroalimentação negativa). Os baixos níveis de hormônio trófico com baixos níveis de hormônio da glândula-alvo indicam uma deficiência de hormônio trófico, como a observada na insuficiência hipofisária. Os baixos níveis de hormônio trófico com níveis elevados de hormônio da glândula-alvo indicam uma secreção hormonal autônoma pelo órgão endócrino-alvo.

Dosagens dinâmicas da secreção hormonal

Em alguns casos, a detecção de concentrações hormonais anormalmente elevadas ou baixas pode não ser suficiente para estabelecer de modo conclusivo o local da disfunção endócrina. As dosagens dinâmicas da função endócrina fornecem mais informações do que aquelas obtidas pela determinação dos hormônios e seus pares e baseiam-se na integridade dos mecanismos de controle por retroalimentação que regulam a liberação hormonal. Essas provas de função endócrina têm como base a estimulação ou a supressão da produção hormonal endógena.

Testes de estímulo

Os testes de estímulo têm por objetivo determinar a capacidade da glândula-alvo de responder a seu mecanismo de controle, seja um hormônio ou um substrato que estimula sua liberação. Como exemplos desses testes, destacam-se o uso do ACTH para estimular a liberação de cortisol (ver Capítulo 6) e a administração de uma carga de glicose oral para estimular a liberação de insulina (ver Capítulo 7).

Testes de supressão

Esses testes são utilizados para determinar a integridade dos mecanismos de retroalimentação negativa que controlam a liberação hormonal. Um exemplo é o uso da dexametasona, um glicocorticoide sintético, para suprimir a secreção de ACTH e a liberação do cortisol das glândulas suprarrenais.

Dosagens de receptores hormonais

A determinação da presença, do número e da afinidade dos receptores hormonais tornou-se um instrumento diagnóstico útil, particularmente na instituição da terapia hormonal para o tratamento de alguns tumores. As dosagens dos receptores efetuadas em amostras de tecido obtidas cirurgicamente permitem determinar a responsividade do tecido ao hormônio e deduzir a responsividade do tumor à terapia hormonal. Um exemplo é a avaliação dos receptores de estrogênio nos tumores da mama para determinar a aplicabilidade da terapia hormonal.

CONCEITOS-CHAVE

Com base em sua química, os hormônios são classificados em proteínas, derivados de aminoácidos e esteroides.

As proteínas de ligação regulam a disponibilidade dos hormônios e prolongam sua meia-vida.

Os efeitos fisiológicos dos hormônios exigem sua ligação a receptores específicos presentes nos órgãos-alvo.

A liberação dos hormônios encontra-se sob regulações neural, hormonal e do produto.

Os hormônios podem controlar sua própria liberação por meio de regulação por retroalimentação.

A interpretação dos níveis hormonais exige o reconhecimento dos pares de hormônios ou do nutriente ou fator controlados pelo hormônio.

QUESTÕES PARA ESTUDO

1-1. Considerando determinado hormônio (hormônio X), qual das seguintes afirmativas está correta?
   a. O hormônio liga-se aos receptores de membrana celular em todos os tipos de células.
   b. O hormônio é lipossolúvel e possui um receptor intracelular.
   c. O hormônio circula ligado a uma proteína, o que diminui sua meia-vida.
   d. Trata-se de um pequeno peptídeo; por conseguinte, seu receptor localiza-se no núcleo.

1-2. Qual dos seguintes fatores pode alterar os níveis hormonais?
   a. Alterações nos níveis plasmáticos de minerais e nutrientes.
   b. Tumor hipofisário.
   c. Voo transatlântico.
   d. Treinamento para as Olimpíadas.
   e. Todas as alternativas acima.

1-3. Quanto à regulação hormonal, qual das seguintes afirmativas está correta?
   a. Um hormônio não inibe sua própria liberação.
   b. O substrato regulado por um hormônio não afeta sua liberação.
   c. A regulação por retroalimentação negativa ocorre somente no nível da adeno-hipófise.
   d. A inibição por retroalimentação pode ser exercida por nutrientes e hormônios.

1-4. A estrutura de um hormônio recém-descoberto mostra que se trata de um grande peptídeo com uma subunidade glicosilada. O hormônio provavelmente irá:
   a. Ligar-se ao DNA e afetar a transcrição gênica.
   b. Ligar-se à adenilato-ciclase e estimular a proteína-quinase C.
   c. Ligar-se a um receptor de membrana celular.
   d. Ser secretado em sua forma intacta na urina.

1-5. A ligação de um hormônio a um receptor acoplado à $G\alpha_s$ resultará em:
   a. Estimulação da fosfolipase C.
   b. Inativação da tirosina-quinase.
   c. Aumento do efluxo de K^+.
   d. Ativação da adenilato-ciclase.

LEITURAS SUGERIDAS

Aranda A, Pascual A. Nuclear hormone receptors and gene expression. *Physiol Rev.* 2001;81:1269.

Morris AJ, Malbon CC. Physiological regulation of G protein–linked signaling. *Physiol Rev.* 1999;79:1373.

Hipotálamo e neuro-hipófise

2

OBJETIVOS

- Descrever as relações fisiológicas e anatômicas entre o hipotálamo, a adeno-hipófise e a neuro-hipófise.
- Compreender a integração das funções hipotalâmica e hipofisária e identificar as duas vias distintas utilizadas para as interações entre o hipotálamo e a hipófise.
- Identificar os fatores de liberação e de inibição hipotalâmicos apropriados que controlam a secreção de cada um dos hormônios da adeno-hipófise.
- Diferenciar as vias de transporte dos neuropeptídeos hipotalâmicos para a neuro-hipófise e a adeno-hipófise.
- Identificar os mecanismos que controlam a liberação da ocitocina e da arginina vasopressina.
- Compreender as respostas fisiológicas dos órgãos-alvo e os mecanismos celulares de ação da ocitocina e da arginina vasopressina.

O hipotálamo é a região do cérebro envolvida na coordenação das respostas fisiológicas de diferentes órgãos que, em seu conjunto, mantêm a homeostasia. Para desempenhar essa função, o hipotálamo integra os sinais provenientes do ambiente, de outras regiões do cérebro e de aferentes viscerais e, a seguir, estimula as respostas neuroendócrinas apropriadas. Dessa maneira, ele influencia inúmeros aspectos da função diária, como a ingestão de alimentos, o consumo de energia, o peso corporal, a ingestão de líquido e o equilíbrio hídrico, a pressão arterial, a sede, a temperatura corporal e o ciclo do sono. Essas respostas hipotalâmicas são mediadas, em sua maioria, pelo controle da função hipofisária pelo hipotálamo (Figura 2-1). Esse controle é obtido por dois mecanismos: (1) liberação dos neuropeptídeos hipotalâmicos sintetizados dos neurônios hipotalâmicos e transportados através do trato hipotalâmico-hipofisário até a neuro-hipófise; e (2) controle neuroendócrino da adeno-hipófise por meio da liberação dos peptídeos que medeiam a liberação dos hormônios adeno-hipofisários (hormônios hipofisiotróficos) (Figura 2-2). Devido a essa estreita interação entre o hipotálamo e a hipófise no controle da função fisiológica endócrina básica, ambos são considerados tópico integrado.

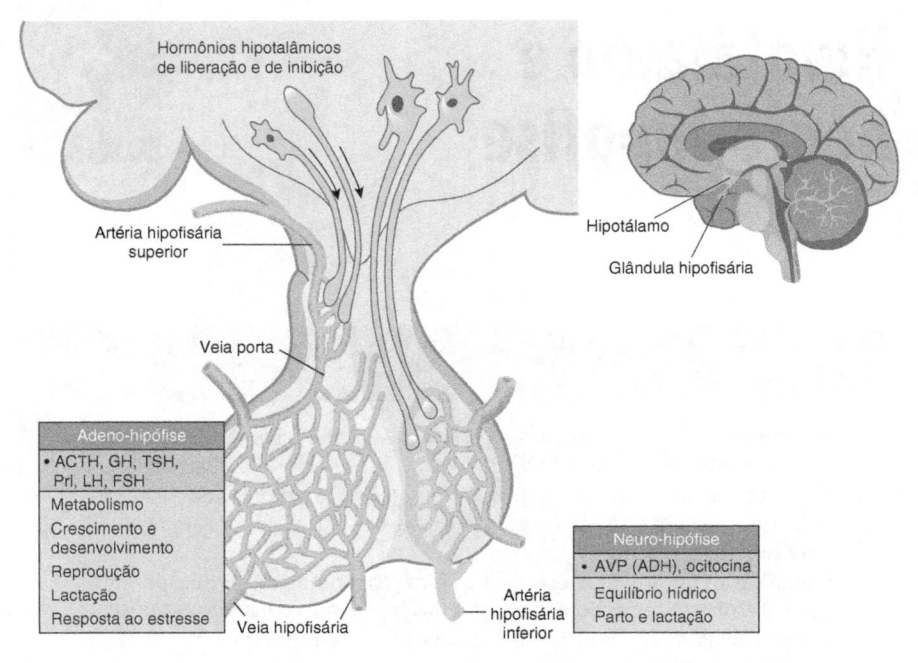

FIGURA 2-1. Relações anatômica e funcional entre o hipotálamo e a hipófise. O hipotálamo está ligado tanto anatômica quanto funcionalmente à adeno-hipófise e à neuro-hipófise. Eles estão estreitamente relacionados devido ao sistema porta de suprimento sanguíneo. As artérias hipofisária superior, hipofisária medial e hipofisária inferior fornecem o suprimento sanguíneo arterial à eminência mediana e à hipófise. Os neurônios magnocelulares dos núcleos supraópticos e dos núcleos paraventriculares possuem axônios longos que terminam na neuro-hipófise. Os axônios dos neurônios parvocelulares terminam na eminência mediana, onde liberam seus neuropeptídeos. As longas veias porta hipofisárias drenam a eminência mediana, transportando os peptídeos do plexo capilar primário para o plexo secundário, que fornece o suprimento sanguíneo à adeno-hipófise. A liberação dos neuropeptídeos hipotalâmicos é regulada por sinais aferentes provenientes de outras regiões do cérebro, de aferentes viscerais pelos níveis circulantes de substratos e hormônios. O estado de sono/vigília do indivíduo, as variações na intensidade luminosa, os ruídos, o medo, a ansiedade e as imagens visuais são exemplos de sinais integrados pelo hipotálamo e envolvidos na regulação da liberação hipotalâmica dos neuropeptídeos, bem como no controle da função hipofisária. Os hormônios liberados pela adeno-hipófise e pela neuro-hipófise regulam funções orgânicas vitais para manter a homeostasia. (Adaptada com permissão de Melmed S: Medical progress: Acromegaly, *N Engl J Med*. 2006 Dec 14;355(24):2558-2573.)

ANATOMIA FUNCIONAL

O hipotálamo constitui a parte do diencéfalo localizada abaixo do tálamo e entre a lâmina terminal e os corpos mamilares, formando as paredes e o assoalho do terceiro ventrículo. Nesse assoalho, as duas metades do hipotálamo são unidas, formando uma região semelhante a uma ponte, conhecida como *eminência mediana* (ver Figura 2-2). A eminência mediana é importante, visto que constitui o local onde os terminais axônicos dos neurônios hipotalâmicos liberam os neuropeptídeos envolvidos

Diagrama

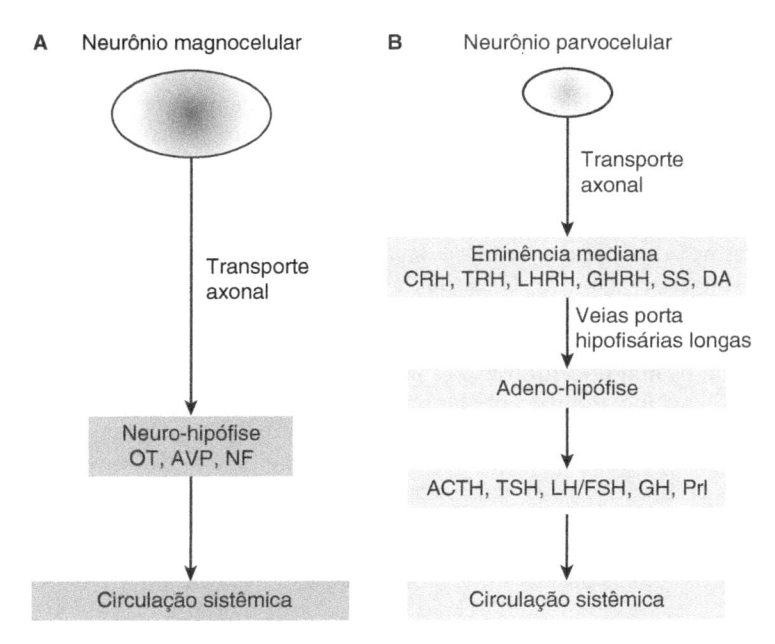

A Neurônio magnocelular → Transporte axonal → Neuro-hipófise (OT, AVP, NF) → Circulação sistêmica

B Neurônio parvocelular → Transporte axonal → Eminência mediana (CRH, TRH, LHRH, GHRH, SS, DA) → Veias porta hipofisárias longas → Adeno-hipófise → ACTH, TSH, LH/FSH, GH, Prl → Circulação sistêmica

FIGURA 2-2. Neurônios neurossecretores hipotalâmicos. **A.** Os neurônios magnocelulares são maiores e produzem grandes quantidades de neuro-hormônios. Localizados predominantemente nos núcleos paraventriculares e nos núcleos supraópticos do hipotálamo, seus axônios não mielinizados formam o trato hipotalâmico-hipofisário que atravessa a eminência mediana, terminando na neuro-hipófise. Eles sintetizam os neuropeptídeos (hormônios) ocitocina e vasopressina, que são transportados em vesículas neurossecretoras pelo trato hipotalâmico-hipofisário e armazenados em varicosidades nas terminações nervosas da neuro-hipófise. **B.** Os neurônios parvocelulares são de tamanho pequeno e possuem projeções que terminam na eminência mediana, no tronco encefálico e na medula espinal. Eles liberam pequenas quantidades de neuro-hormônios de liberação ou de inibição (hormônios hipofisiotróficos) que controlam a função da adeno-hipófise, discutida no próximo capítulo. São transportados nas veias porta hipofisárias longas até a adeno-hipófise, onde estimulam a liberação dos hormônios hipofisários na circulação sistêmica.

no controle da função da adeno-hipófise. Além disso, ela é atravessada pelos axônios dos neurônios hipotalâmicos que terminam na neuro-hipófise e se afunila para formar a porção infundibular da neuro-hipófise (também denominada *pedículo hipofisário* ou *infundibular*). Em termos práticos, a neuro-hipófise ou hipófise posterior pode ser considerada uma extensão do hipotálamo.

Núcleos hipotalâmicos

No hipotálamo, os corpos neuronais estão organizados em núcleos. Trata-se de aglomerados ou grupos de neurônios cujas projeções alcançam outras regiões cerebrais e também terminam em outros núcleos hipotalâmicos. Esse complexo sistema de conexões neuronais assegura uma comunicação contínua entre os neurônios hipotalâmicos e as outras regiões do cérebro. Os núcleos do hipotálamo podem ser classificados com base em sua localização anatômica ou no neuropeptídeo principal produzido por suas células. Entretanto, essas não são definições de grupos celulares distintos; com efeito, alguns núcleos hipotalâmicos podem conter mais de um tipo de célula neuronal. É mais apropriado considerar os grupos de neurônios como aglomerados de neurônios, e não como núcleos bem definidos e delineados constituídos por um único tipo neuronal.

Alguns dos neurônios que compõem os núcleos do hipotálamo são de natureza neuro-hormonal. O termo *neuro-hormonal* refere-se à capacidade desses neurônios de sintetizar neuropeptídeos que atuam como hormônios, liberando esses neuropeptídeos das terminações axonais em resposta à despolarização neuronal. Dois tipos de neurônios são importantes na mediação das funções endócrinas do hipotálamo: os **magnocelulares** e os **parvocelulares** (Figura 2-3). Os neurônios magnocelulares localizam-se predominantemente nos núcleos paraventriculares (NPV) e nos núcleos supraópticos (NSO) do hipotálamo e produzem grandes quantidades dos neuropeptídeos (hormônios) **ocitocina** e **arginina vasopressina** (AVP). Os axônios não mielinizados desses neurônios formam o **trato hipotalâmico-hipofisário**, a estrutura semelhante a uma ponte que atravessa a eminência mediana e termina na neuro-hipófise. A ocitocina e a AVP são liberadas da neuro-hipófise em resposta a um potencial de ação. Os neurônios parvocelulares

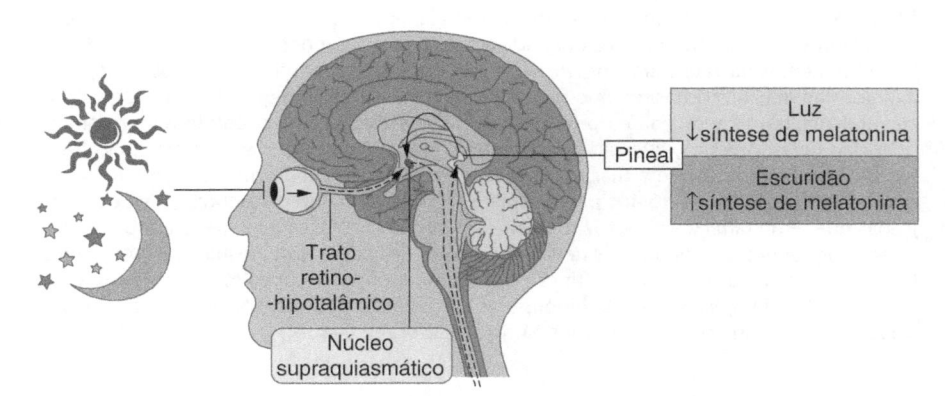

FIGURA 2-3. Sistema fotoneuroendócrino. O sistema fotoneuroendócrino integra informações ambientais com osciladores circadianos intrínsecos e é constituído pela glândula pineal e pelo núcleo supraquiasmático do hipotálamo. A glândula pineal é uma estrutura do encéfalo na linha mediana, parte do epitálamo, localizada atrás do terceiro ventrículo. As células dessa glândula, denominadas pinealócitos, atuam como "transdutores neuroendócrinos" e secretam melatonina durante a fase escura do ciclo de luz/escuridão; por esse motivo, a melatonina é frequentemente denominada "hormônio da escuridão". A regulação da biossíntese de melatonina depende de sinais provenientes dos fotorreceptores da retina, que percebem e transmitem estímulos luminosos do ambiente, e de um oscilador circadiano, localizado no núcleo supraquiasmático do hipotálamo. Esses componentes estão conectados por vias neuronais e neuroendócrinas. As vias neuronais envolvem circuitos dos sistemas nervosos central e periférico e as fibras nervosas simpáticas noradrenérgicas como uma importante conexão final. O núcleo supraquiasmático aparece como importante alvo da melatonina nos mamíferos. Assim, o hormônio pineal pode estar envolvido em uma alça de retroalimentação do sistema fotoneuroendócrino dos mamíferos.

possuem projeções que terminam na eminência mediana, no tronco encefálico e na medula espinal. Esses neurônios liberam pequenas quantidades de neuropeptídeos de liberação ou de inibição (**hormônios hipofisiotróficos**) que controlam a função da adeno-hipófise.

Suprimento sanguíneo

A rede especializada de capilares que fornece sangue à eminência mediana, ao pedículo infundibular e à hipófise desempenha um importante papel no transporte dos neuropeptídeos hipofisiotróficos até a adeno-hipófise. Os peptídeos hipofisiotróficos liberados próximo à eminência mediana são transportados ao longo do pedículo infundibular até a adeno-hipófise, onde exercem seus efeitos fisiológicos. O suprimento sanguíneo da hipófise é constituído por ramos da artéria carótida interna. As artérias hipofisárias superiores formam o plexo capilar que fornece sangue à eminência mediana. A partir dessa rede de capilares, o sangue drena para veias paralelas, denominadas *veias porta hipofisárias longas*, que descem pelo pedículo infundibular até o plexo secundário (ver Figura 2-2). Os peptídeos hipofisiotróficos liberados na eminência mediana penetram nos capilares do plexo primário. A partir daí, são transportados até a adeno-hipófise pelas veias porta hipofisárias longas até o plexo secundário. Esse plexo consiste em uma rede de capilares sinusoides fenestrados que são responsáveis pelo suprimento sanguíneo da hipófise anterior ou **adeno-hipófise**. Devido à arquitetura fenestrada desses vasos capilares, os neuropeptídeos difundem-se facilmente da circulação para alcançar as células da adeno-hipófise. Essas células expressam receptores da superfície celular específicos acoplados à proteína G (ver Capítulo 1, Figura 1-5) que se ligam aos neuropeptídeos, ativando cascatas de segundos mensageiros intracelulares que produzem a liberação dos hormônios adeno-hipofisários.

O suprimento sanguíneo da neuro-hipófise e do pedículo hipofisário é fornecido principalmente pelas artérias hipofisárias mediais e inferiores e, em menor grau, pelas artérias hipofisárias superiores. Vasos portais curtos estabelecem conexões venosas que se originam no lobo neural e atravessam o lobo intermediário da hipófise até o lobo anterior. Essa estrutura assegura que os neuropeptídeos liberados pela neuro-hipófise tenham acesso às células da adeno-hipófise, de modo que as funções das duas principais regiões da hipófise não possam ser dissociadas uma da outra. O sangue da adeno-hipófise e da neuro-hipófise drena no seio intercavernoso e, a seguir, na veia jugular interna, passando para a circulação venosa sistêmica.

Neuropeptídeos hipotalâmicos

Conforme descrito anteriormente, o hipotálamo endócrino é constituído por dois tipos gerais de neurônios: os magnocelulares, cujos axônios terminam na neuro-hipófise, e os parvocelulares, cujos axônios terminam na eminência mediana. Os neuropeptídeos liberados das terminações dos neurônios parvocelulares na eminência mediana – hormônio de liberação da corticotrofina (CRH), hormônio de liberação do hormônio do crescimento (GHRH), hormônio de liberação da tireotrofina (TRH), dopamina, hormônio de liberação do hormônio luteinizante (LHRH) e somatostatina – controlam a liberação de hormônios da

TABELA 2-1. Principais aspectos dos peptídeos (hormônios) hipofisiotróficos

Peptídeo hipofisiotrófico	Núcleos hipotalâmicos predominantes	Hormônio adeno-hipofisário controlado	Célula-alvo
Hormônio de liberação da tireotrofina	Núcleo paraventricular	Hormônio tireoestimulante e prolactina	Tireotrofo
Hormônio de liberação do hormônio luteinizante	Partes anterior e medial do hipotálamo; áreas septais pré-ópticas	Hormônio luteinizante e hormônio folículo-estimulante	Gonadotrofo
Hormônio de liberação da corticotrofina	Parte parvocelular medial do núcleo paraventricular	Hormônio adrenocorticotrófico	Corticotrofo
Hormônio de liberação do hormônio do crescimento	Núcleo arqueado, próximo à eminência mediana	Hormônio do crescimento	Somatotrofo
Somatostatina ou hormônio de inibição do hormônio do crescimento	Área paraventricular anterior	Hormônio do crescimento	Somatotrofo
Dopamina	Núcleo arqueado	Prolactina	Lactotrofo

Os seis fatores hipofisiotróficos reconhecidos e a localização predominante de suas células de origem estão relacionados nas colunas da esquerda. As colunas da direita listam os hormônios adeno-hipofisários regulados por cada peptídeo hipofisiotrófico e a célula que libera os hormônios específicos.

adeno-hipófise (Tabela 2-1). Os produtos liberados pela adeno-hipófise (**hormônio adrenocorticotrófico [ACTH]**, **prolactina**, **hormônio do crescimento [GH]**, **hormônio luteinizante [LH]**, **hormônio folículo-estimulante [FSH]** e **hormônio tireoestimulante [TSH]**), bem como pela neuro-hipófise (ocitocina e AVP), são transportados no sangue venoso que drena a hipófise, penetrando no seio intercavernoso e nas veias jugulares internas para alcançar a circulação sistêmica (ver Figura 2-2). Seu controle e sua regulação são discutidos repetidamente em todo este livro, sempre que forem citados os sistemas hormonais específicos aos quais pertencem. Diversos neuropeptídeos foram isolados do hipotálamo, e muitos continuam sendo descobertos. Entretanto, serão discutidos apenas os que demonstraram controlar a função da adeno-hipófise (hormônios hipofisiotróficos) e que, portanto, desempenham um importante papel na fisiologia endócrina.

Regulação da liberação hormonal

Como o hipotálamo recebe e integra os sinais aferentes de múltiplas regiões do cérebro, ele não funciona isoladamente do restante do sistema nervoso central (SNC) (ver Figura 2-1). Alguns desses sinais aferentes conduzem informações sensoriais sobre o ambiente do indivíduo, como luminosidade, calor, frio e ruídos. Entre os fatores ambientais, a luz desempenha um importante papel na geração do ritmo circadiano da secreção hormonal. Esse ritmo endógeno é gerado pela interação entre a retina, o núcleo supraquiasmático do hipotálamo e a glândula pineal por meio da liberação de melatonina. A melatonina é um hormônio sintetizado e secretado pela glândula pineal à noite. Seu ritmo de secreção está associado ao ciclo de luz/escuridão. Ela transporta a informação sobre o ciclo diário de luz e escuridão ao corpo, participando na organização dos ritmos circadianos. Outros sinais percebidos pelo hipotálamo incluem os aferentes viscerais que fornecem informações ao SNC sobre órgãos periféricos, como o intestino, o coração, o fígado e o estômago. Pode-se considerar o hipotálamo como um centro de integração de informações continuamente processadas pelo corpo. Os sinais neuronais são transmitidos por diversos neurotransmissores liberados das fibras aferentes, incluindo o glutamato, a norepinefrina (noradrenalina), a epinefrina (adrenalina), a serotonina, a acetilcolina, a histamina, o ácido γ-aminobutírico e a dopamina.

Alterações locais no ambiente do hipotálamo, como elevações ou reduções da glicose e da osmolaridade, também podem ser percebidas por neurônios especializados. Nessa categoria, dois tipos de neurônios desempenham funções importantes na regulação endócrina. São os **neurônios sensores de glicose** e os **osmorreceptores**. Como o seu nome indica, os neurônios hipotalâmicos sensores de glicose compreendem um subgrupo de células nas regiões lateral, arqueada e ventromedial do hipotálamo, podendo ser inibidos ou excitados por mudanças nas concentrações extracelulares de glicose. A atividade dessas células é crucial na resposta a flutuações no estado energético do corpo, desencadeando respostas coordenadas, que incluem alterações na liberação de hormônios, na taxa metabólica e na ingestão de alimento (ver Capítulo 10). Os osmorreceptores são neurônios especializados na detecção de pequenas mudanças da osmolalidade dos líquidos, que estão localizados no hipotálamo e em três estruturas associadas à lâmina terminal: o órgão subfornical, o núcleo pré-óptico mediano e o órgão vascular da lâmina terminal. A função dos osmorreceptores consiste em manter a pressão osmótica do líquido extracelular próximo a um ponto de ajuste ideal por meio da manutenção de um equilíbrio entre a ingestão de água (sede) e a excreção (diurese). Por conseguinte, os neurotransmissores, os substratos e os hormônios podem influenciar a liberação dos hormônios hipotalâmicos, refletindo uma regulação ambiental, neural e hormonal. A capacidade do hipotálamo de integrar esses sinais torna-o um centro de comando para a regulação da função endócrina e para a manutenção da homeostasia.

Os hormônios podem fornecer sinais ao hipotálamo para inibir ou estimular a liberação de hormônios hipofisiotróficos. Esse mecanismo de controle da regulação por retroalimentação negativa (ou positiva), discutido em detalhe no Capítulo 1, consiste na capacidade de um hormônio de regular sua própria cascata de liberação (ver Figura 1-9). Por exemplo, conforme discutido mais detalhadamente no Capítulo 6, o cortisol produzido pela glândula suprarrenal pode inibir a liberação do CRH, inibindo, assim, a produção da pró-opiomelanocortina e do ACTH e diminuindo, consequentemente, a síntese de cortisol pela suprarrenal. Essa alça de controle hormonal e de regulação de sua própria síntese é de importância crítica na manutenção da homeostasia e na prevenção de doenças. Existe também uma alça mais curta de inibição por retroalimentação negativa, que depende da inibição da liberação dos neuropeptídeos hipofisiotróficos pelo hormônio hipofisário estimulado. Nesse caso, o exemplo é a capacidade do ACTH de inibir a liberação de CRH pelo hipotálamo. Alguns neuropeptídeos também possuem uma alça ultracurta de retroalimentação, em que o próprio neuropeptídeo hipofisiotrófico tem a capacidade de modular sua liberação. Por exemplo, a ocitocina estimula sua própria liberação, criando uma regulação da liberação do neuropeptídeo por retroalimentação positiva. Essas alças de retroalimentação estão ilustradas na Figura 1-10, no Capítulo 1.

Essa regulação contínua da liberação hormonal é dinâmica e está continuamente em adaptação a mudanças do ambiente e do meio interno do indivíduo. No decorrer de um dia, o hipotálamo integra inúmeros sinais para assegurar que os ritmos de liberação hormonal possam suprir as necessidades do organismo para manter a homeostasia. A ruptura desses fatores pode alterar os padrões de liberação hormonal. Assim, por exemplo, um paciente internado na unidade de terapia intensiva, submetido a uma luminosidade nas 24 horas do dia, terá seu ciclo de liberação hormonal afetado. Outras situações que comprometem os ciclos normais de liberação hormonal incluem viagens para locais com fusos horários diferentes, emprego noturno e envelhecimento.

HORMÔNIOS DA NEURO-HIPÓFISE

A neuro-hipófise é uma extensão do hipotálamo que contém as terminações axonais dos neurônios magnocelulares localizados nos NSO e nos NPV (ver Figuras 2-2 e 2-3). Esses neurônios geram e propagam potenciais de ação, produzindo a despolarização da membrana e a exocitose do conteúdo de seus grânulos secretores. Os neuropeptídeos sintetizados pelos neurônios magnocelulares e, consequentemente, liberados pela neuro-hipófise são a ocitocina e a AVP. Ao deixarem os NSO e os NPV, os axônios emitem colaterais, alguns dos quais terminam na eminência mediana.

A ocitocina e a AVP são peptídeos estreitamente correlatos que consistem em 9 aminoácidos (nonapeptídeos) com estruturas em anel (Figura 2-4). Ambas são sintetizadas como parte de uma proteína precursora maior, que consiste em um peptídeo sinalizador, o hormônio, um peptídeo denominado *neurofisina 2* e um glicopeptídeo denominado *copeptina*. Após a clivagem do peptídeo sinalizador no retículo endoplasmático, o precursor remanescente dobra-se, sofre dimerização, sai do aparelho de Golgi e é transportado ao longo dos axônios neuro-hipofisários, acondicionados dentro de vesículas neurossecretoras (ver Figura 2-4).

No interior das vesículas neurossecretoras, à medida que migra ao longo dos axônios, a proteína precursora sofre processamento pós-tradução, produzindo os peptídeos AVP, ocitocina, neurofisinas (definidas adiante) e copeptina, que são todos armazenados nas vesículas. A liberação do conteúdo vesicular é desencadeada pelo influxo neuronal de íons cálcio por meio dos canais de cálcio regulados por voltagem, que se abrem quando a onda de despolarização atinge as terminações axonais. A elevação do cálcio intracelular deflagra o movimento e o encaixe das vesículas secretoras na membrana plasmática, resultando em exocitose do conteúdo vesicular no espaço extracelular. Esses neuropeptídeos penetram na circulação sistêmica pela drenagem venosa da neuro-hipófise no seio intercavernoso e na veia jugular interna. Na circulação sistêmica, a ocitocina e a AVP circulam na

HIPOTÁLAMO E NEURO-HIPÓFISE 33

A ocitocina e a vasopressina são hormônios peptídicos

Corpo celular

Núcleo

Axônio

A síntese do pré-pró-hormônio no RE, seguida de acondicionamento em grânulos secretores no AG, ocorre no corpo celular dos neurônios magnocelulares.

As vesículas neurossecretoras são transportadas ao longo do trato hipotalâmico-hipofisário. O processamento hormonal ocorre durante esse estágio, com a produção do hormônio e das neurofisinas.

AVP NH_2–Cys–Tyr–Phe–Gln–Asp–Cys–Pro–L–Arg–Gly–NH_2
Ocitocina NH_2–Cys–Tyr–Ile–Gln–Asp–Cys–Pro–L–Leu–Gly–NH_2

O conteúdo das vesículas neurossecretoras é liberado dos terminais nervosos na neuro-hipófise. A exocitose é deflagrada pelo influxo de Ca^{2+} através dos canais regulados por voltagem, que se abrem durante a despolarização neuronal.

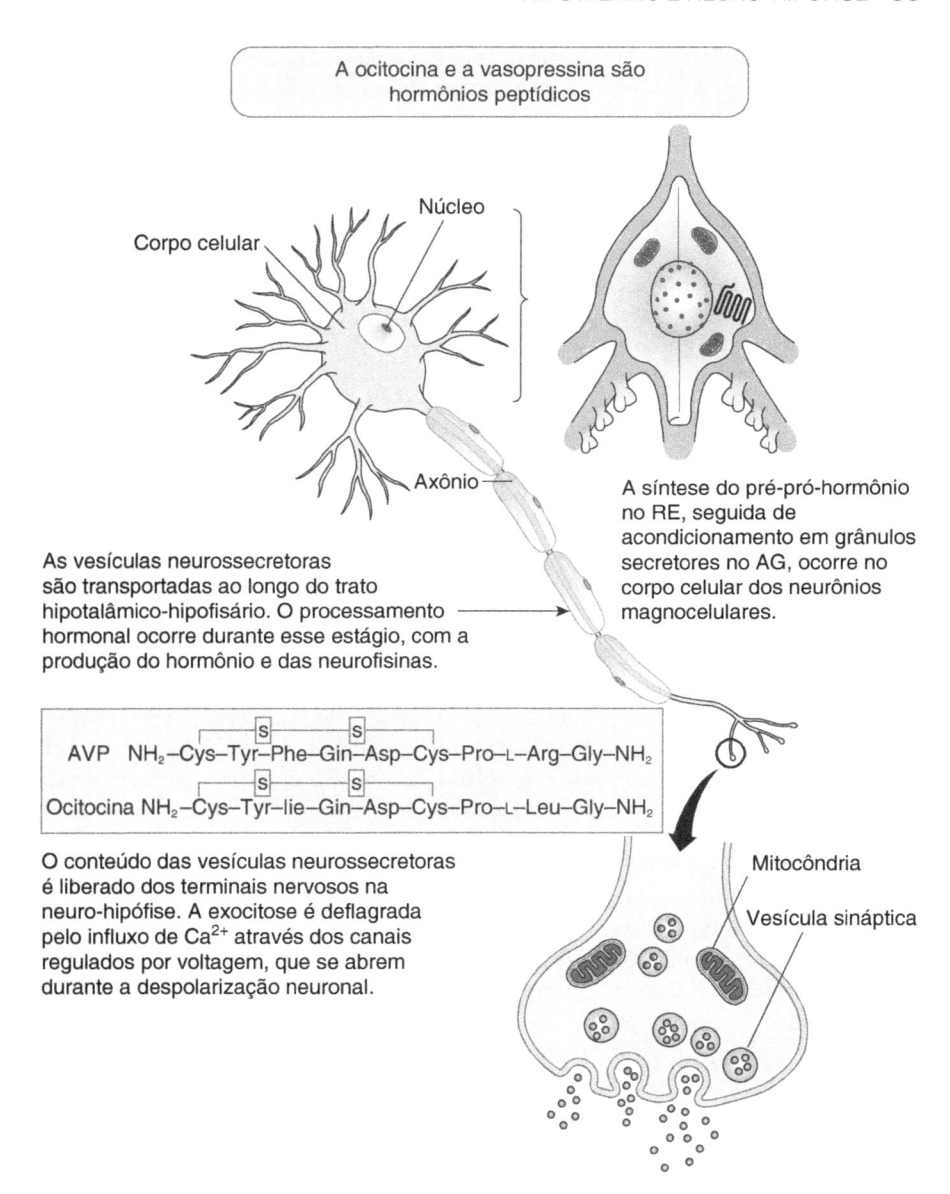

Mitocôndria
Vesícula sináptica

FIGURA 2-4. Síntese e processamento da ocitocina e da vasopressina. A ocitocina e a vasopressina são sintetizadas no retículo endoplasmático (RE) dos neurônios magnocelulares hipotalâmicos na forma de pré-pró-hormônios. No aparelho de Golgi (AG), elas são acondicionadas em grânulos secretores e transportadas ao longo do trato hipotalâmico-hipofisário. Durante o transporte, os precursores hormonais são processados, produzindo o hormônio final e as respectivas neurofisinas. O conteúdo das vesículas neurossecretoras é liberado dos terminais axonais por exocitose na neuro-hipófise. A exocitose é deflagrada pelo influxo de Ca^{2+} ao longo dos canais regulados por voltagem, que se abrem durante a despolarização neuronal. A elevação do Ca^{2+} facilita o encaixe das vesículas secretoras na membrana plasmática axonal e a liberação dos neuropeptídeos no espaço intersticial.

forma não ligada. Elas são rapidamente depuradas da circulação pelo rim e, em menor grau, pelo fígado e pelo cérebro. Sua meia-vida é curta, sendo estimada entre 1 e 5 minutos.

Neurofisinas

As neurofisinas são subprodutos do processamento pós-tradução do pró-hormônio nas vesículas secretoras. A liberação de AVP e ocitocina é acompanhada da liberação de neurofisinas pelos grânulos secretores. Embora a função exata desses subprodutos ainda não esteja bem esclarecida, parece que as neurofisinas desempenham um papel fundamental na síntese da AVP. Essa função tornou-se mais evidente a partir da identificação do diabetes insípido (DI) neurogênico familiar, uma doença hereditária. O DI caracteriza-se pela deficiência de AVP causada por mutações nas neurofisinas e pelo alvo incorreto do hormônio nos grânulos neurossecretores. Por conseguinte, as neurofisinas desempenham um importante papel no transporte da AVP dos corpos celulares dos neurônios magnocelulares até sua liberação final pela neuro-hipófise. O comprometimento no alvo hormonal resulta em retenção do precursor neuropeptídeo que sofreu mutação no retículo endoplasmático dos neurônios magnocelulares, e essas células sofrem morte celular programada (apoptose).

Ocitocina

O neuropeptídeo ocitocina é sintetizado pelos neurônios magnocelulares nos NSO e nos NPV do hipotálamo, sendo liberado pela neuro-hipófise na circulação periférica. A liberação da ocitocina é estimulada pela sucção durante a lactação e pela distensão do colo do útero durante o parto (Figura 2-5).

Efeitos fisiológicos da ocitocina

A mama em fase de lactação e o útero durante a gravidez constituem os dois principais órgãos-alvo dos efeitos fisiológicos da ocitocina (ver Figura 2-5). Na mama durante a lactação, a ocitocina estimula a ejeção do leite ao produzir contração das células mioepiteliais que revestem os alvéolos e os ductos da glândula mamária. No útero grávido, a ocitocina produz contrações rítmicas do músculo liso para ajudar a induzir o trabalho de parto e promover a regressão do útero após o parto (ver Capítulo 9). Análogos da ocitocina podem ser usados clinicamente durante o trabalho de parto e o parto para promover as contrações uterinas, bem como durante o período pós-parto para ajudar a diminuir o sangramento e propiciar o retorno do útero a seu tamanho normal (involução uterina) (Tabela 2-2).

Os efeitos fisiológicos da ocitocina no útero grávido são intensificados por um notável aumento da sensibilidade ao hormônio no início do trabalho de parto. Essa sensibilidade aumentada deve-se a um aumento na densidade (suprarregulação, ou *upregulation*) dos receptores de ocitocina no músculo uterino. Os níveis de receptores podem ser 200 vezes maiores no início do trabalho de parto do que no útero não grávido. Devido a esse aumento, os níveis de ocitocina que normalmente não seriam efetivos podem produzir contrações uterinas vigorosas até o final da gravidez. O aumento na densidade dos receptores de ocitocina é mediado pela regulação da síntese desses receptores pelo hormônio esteroide (estrogênio). A responsividade

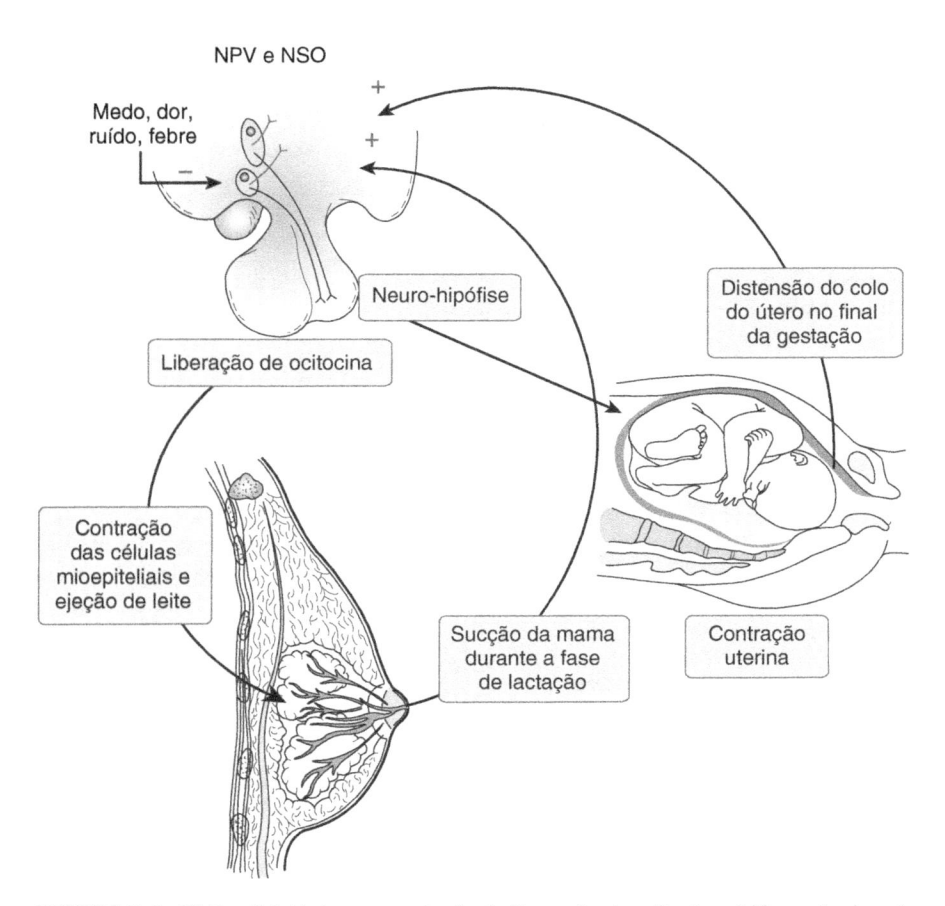

FIGURA 2-5. Efeitos fisiológicos e regulação da liberação de ocitocina. A liberação de ocitocina é estimulada pela distensão do colo do útero na gravidez a termo e pela contração do útero durante o parto. Os sinais são transmitidos aos NPV e NSO do hipotálamo, onde asseguram a regulação da liberação de ocitocina por retroalimentação positiva. O aumento no número de receptores de ocitocina, o aumento no número das junções comunicantes (*gap junctions*) entre as células musculares lisas e o aumento na síntese das prostaglandinas intensificam a responsividade do músculo uterino. A sucção do mamilo da mama em fase de lactação também estimula a liberação de ocitocina. Os sinais sensoriais aferentes desencadeiam um aumento na liberação de ocitocina na circulação. Os efeitos fisiológicos do aumento na liberação de ocitocina consistem em aumento da contratilidade uterina, que ajuda durante o parto, e na involução do útero após o parto. Nas mamas, a ocitocina produz contração das células mioepiteliais que revestem os ductos, resultando na ejeção de leite.

do útero também é intensificada pelo aumento na formação das junções comunicantes (*gap junctions*) entre as células musculares lisas, facilitando a condução dos potenciais de ação entre uma célula e outra, bem como pelo aumento na síntese da prostaglandina, um conhecido estimulador da contração uterina até o final da gestação. Todos esses fatores aumentam a atividade contrátil do miométrio em resposta à ocitocina ao final da gestação (ver Capítulo 9). Outros efeitos

TABELA 2-2. Principais aspectos dos hormônios da neuro-hipófise

	Ocitocina	Arginina vasopressina
Receptor	Acoplado à proteína $G_{q/11}$	Acoplado à proteína G (V_1R, $G_{q/11}$, V_2R, G_s)
Segundo mensageiro	Fosfolipase C ↑ $[Ca^{2+}]_i$	(V_1R) Fosfolipase C ↑ $[Ca^{2+}]_i$ (V_2R) Adenilato-ciclase AMPc
Órgão-alvo ou células-alvo	Útero Células mioepiteliais da mama	V_2R; ductos coletores renais V_1R; células musculares lisas
Efeitos fisiológicos	Contração uterina Ejeção do leite	Aumento da permeabilidade a H_2O Vasoconstrição

secundários atribuídos à ocitocina incluem a potencialização da liberação de ACTH pelo CRH, a interação com o receptor de AVP, produzindo vasoconstrição, a estimulação da liberação de prolactina, bem como uma influência sobre o comportamento materno e a amnésia.

Controle da liberação de ocitocina

O principal estímulo para a liberação de ocitocina consiste na estimulação mecânica do colo do útero pelo feto no final da gestação. A liberação de ocitocina também é estimulada pelas contrações vigorosas do útero durante o reflexo de expulsão fetal. Por conseguinte, a atividade contrátil do útero atua por mecanismos de retroalimentação positiva durante o parto para estimular os neurônios de ocitocina, aumentando ainda mais a secreção de ocitocina. Para que esses neurônios possam secretar o hormônio, devem ser liberados de sua inibição por outros neurônios contendo opioides endógenos, óxido nítrico e ácido γ-aminobutírico. Essa modulação da liberação de ocitocina deve-se, em parte, ao declínio dos níveis sanguíneos de progesterona e ao aumento dos níveis de estrogênio no final da gravidez. Acredita-se que os neurotransmissores envolvidos na estimulação da liberação de ocitocina sejam a acetilcolina e a dopamina.

A liberação de ocitocina também é desencadeada pela estimulação de receptores táteis nos mamilos da mama em fase de lactação durante a sucção (ver Figura 2-5). O aleitamento materno gera impulsos sensoriais que são transmitidos à medula espinal e, a seguir, aos neurônios produtores de ocitocina no hipotálamo. A informação transmitida por esses aferentes sensoriais produz um surto sincronizado intermitente de descarga dos neurônios de ocitocina, resultando na liberação pulsátil de ocitocina e no aumento de suas concentrações no sangue.

Além de sua secreção pelas terminações neuro-hipofisárias na hipófise posterior, a ocitocina é liberada nos NSO e nos NPV do hipotálamo. A função dessa liberação intra-hipotalâmica consiste em controlar a atividade dos neurônios de ocitocina de modo autócrino por meio de um mecanismo de retroalimentação positiva, aumentando a liberação neuro-hipofisária de ocitocina. A liberação é inibida pela ocorrência de dor intensa, pelo aumento da temperatura corporal e por ruídos altos.

Observe como os mecanismos ambientais, hormonais e neurais da regulação dos hormônios do hipotálamo desempenham um papel na regulação da liberação de ocitocina no momento apropriado da gestação e em resposta a estímulos relevantes. O papel da ocitocina no sexo masculino ainda não foi esclarecido, embora estudos recentes tenham sugerido que ela possa participar na ejaculação.

Receptores de ocitocina

Os efeitos fisiológicos da ocitocina são alcançados por sua ligação aos receptores de ocitocina da membrana celular acoplados à proteína $G_{q/11}$, expressos no útero, nas glândulas mamárias e no cérebro (Figura 2-6). A ligação da ocitocina ao receptor ativa a fosfolipase C (PLC), produzindo um aumento do trifosfato de inositol (IP_3) e do 1,2-diacilglicerol, o que resulta, por sua vez, em aumento das concentrações citosólicas de cálcio, levando à contração do músculo liso.

Distúrbios da produção de ocitocina

Não foi descrita qualquer doença causada por excesso de ocitocina. Apesar de a deficiência de ocitocina causar dificuldade no aleitamento materno, devido ao comprometimento da ejeção do leite, ela não está associada a uma alteração da fertilidade

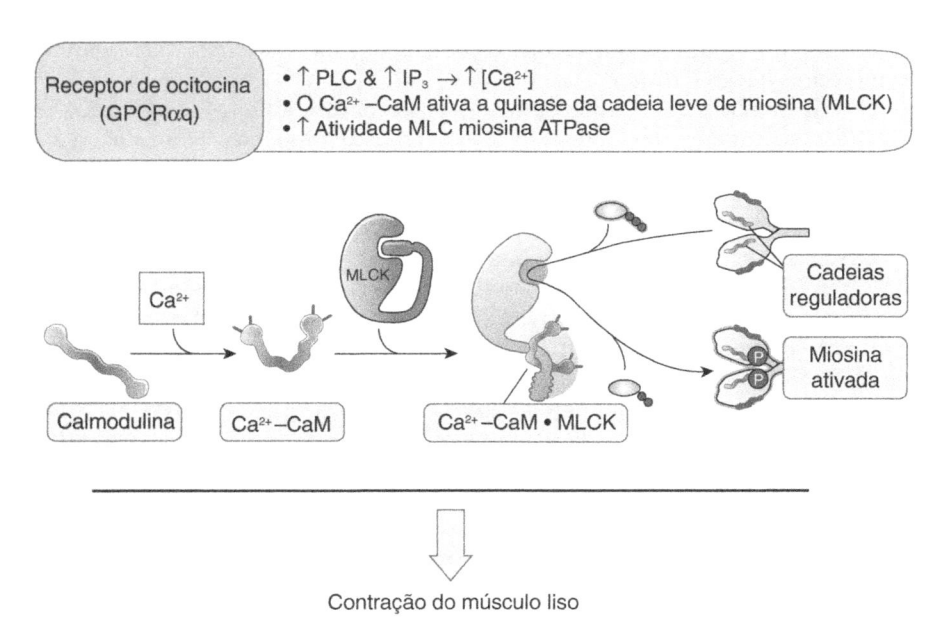

FIGURA 2-6. Efeitos da ocitocina mediados pelos receptores. A ocitocina liga-se a receptores de membrana celular acoplados à proteína $G_{\alpha q/11}$, que são expressos no útero, nas glândulas mamárias e no cérebro. A ligação da ocitocina ao receptor ativa a PLC, produzindo aumento do IP_3 e do 1,2-diacilglicerol, o que, por sua vez, resulta em aumento das concentrações citosólicas de cálcio. O cálcio liga-se à calmodulina (CaM), e o complexo Ca^{2+}-CaM ativa a quinase da cadeia leve de miosina (MLCK), que, por sua vez, fosforila (ativando) as cadeias (leves) reguladoras de miosina, aumentando a atividade da ATPase da miosina. O filamento de miosina fosforilado combina-se com o filamento de actina, levando à contração do músculo liso. MLC, cadeia leve de miosina.

ou do parto. Foram detectados níveis normais de ocitocina em mulheres com DI, uma síndrome que resulta da deficiência de ação da AVP.

Arginina vasopressina

A AVP, também conhecida como *hormônio antidiurético* (ADH), constitui o outro neuropeptídeo sintetizado pelos neurônios magnocelulares do hipotálamo e liberado pela neuro-hipófise. O principal efeito da AVP consiste em aumentar a reabsorção de água por um aumento da permeabilidade à água nos túbulos convolutos distais e nos ductos coletores medulares do rim. Além disso, a AVP aumenta a resistência vascular. Essa função da AVP pode ser importante durante os períodos de acentuada falta de responsividade a outros vasoconstritores, como a que pode ser observada durante uma perda grave de sangue (choque hemorrágico) ou uma infecção sistêmica (sepse). As concentrações circulantes de AVP variam de 1,5 a 6 ng/L.

Receptores de arginina vasopressina

Os efeitos celulares da AVP são mediados por sua ligação aos receptores da membrana acoplados à proteína G. Foram caracterizados, até o momento, três receptores de AVP, que diferem quanto ao local onde são expressos e quanto às proteínas G específicas com as quais estão acoplados e, portanto, quanto aos sistemas de segundos mensageiros que eles ativam.

O V_1R (também conhecido como V_{1a}) está acoplado à $G_{q/11}$ e é específico da AVP. Esse receptor é encontrado no fígado, no músculo liso, no cérebro e nas glândulas suprarrenais. Ele ativa as fosfolipases C, D e A_2 e estimula a hidrólise do fosfatidilinositol, resultando em aumento das concentrações intracelulares de cálcio. Os efeitos vasopressores da AVP são mediados pelo receptor V_1R.

O V_2R está acoplado à G_s e é expresso nas células principais dos ductos coletores no néfron distal. A ligação da AVP ao receptor V_2R ativa a adenilato-ciclase e aumenta a formação de monofosfato de 3',5'-adenosina cíclico (AMPc) e a fosforilação e inserção da aquaporina 2 (AQP2) na membrana luminal. Os efeitos reabsortivos da AVP sobre a água são mediados por esses receptores V_2R.

O V_3R (também conhecido como V_{1b}) está acoplado à $G_{q/11}$ e é expresso na maioria das células corticotróficas da adeno-hipófise e em vários tecidos, incluindo rim, timo, coração, pulmão, baço, útero e mama. A ligação da AVP ao receptor V_3R estimula a atividade da PLC, resultando em aumento do cálcio intracelular.

Efeitos fisiológicos da arginina vasopressina

O ducto coletor do rim constitui o principal local-alvo de ação do ADH (Figura 2-7). A permeabilidade à água nesse ducto é relativamente baixa em comparação com a do túbulo proximal e do ramo descendente delgado da alça de Henle. No túbulo proximal e no ramo descendente da alça de Henle, a proteína dos canais de água, a aquaporina 1 (AQP1), é constitutivamente expressa tanto na membrana apical (luminal) quanto na membrana basolateral (intersticial) das células epiteliais (Tabela 2-3). O túbulo proximal responde pela reabsorção de cerca de 90% da água filtrada. A reabsorção dos outros 10% nos ductos coletores distais é rigorosamente controlada pela AVP. Embora possa parecer que apenas uma pequena fração da reabsorção de água filtrada total esteja sob o

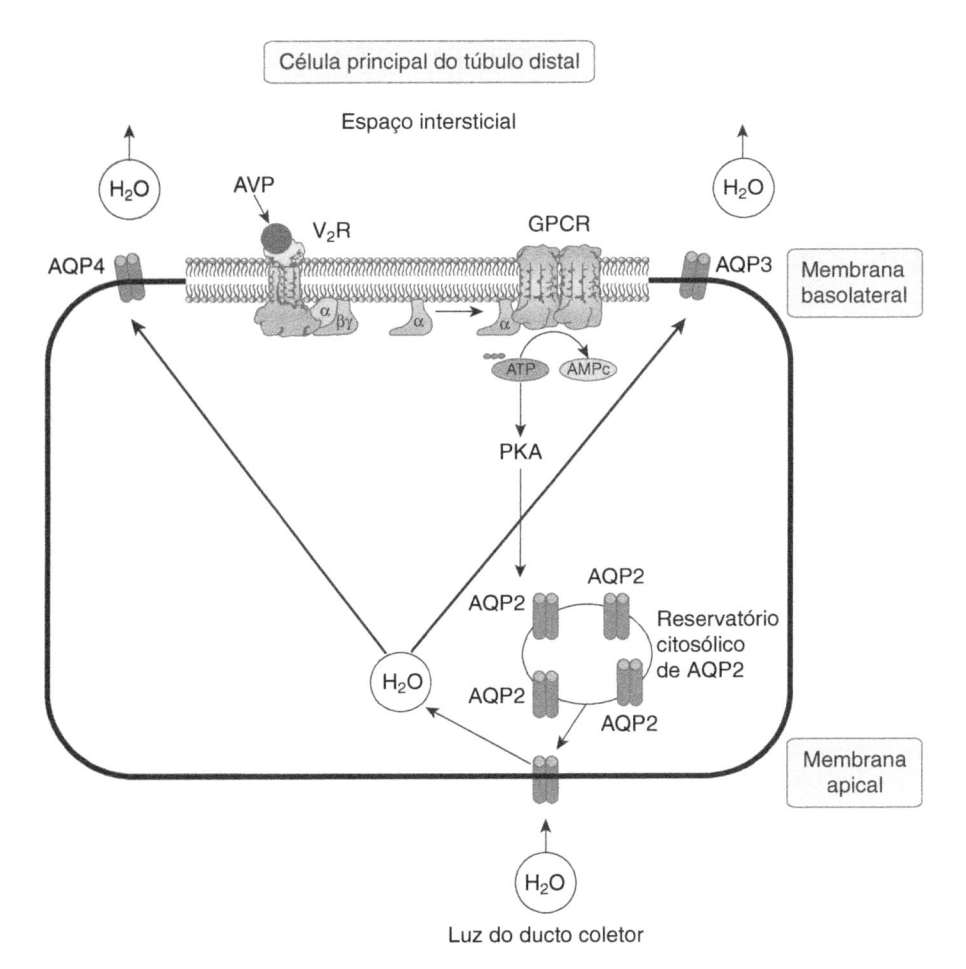

FIGURA 2-7. Mecanismo celular de conservação da água pela AVP. A principal função da AVP consiste em aumentar a reabsorção de água e conservá-la. A AVP liga-se ao receptor $G\alpha_s$ V_2 acoplado à proteína G (V_2R) nas células principais dos ductos coletores no néfron distal. Essa ligação deflagra a ativação da adenilato-ciclase e a formação de AMPc, com a consequente ativação da PKA. A PKA fosforila o canal de água AQP2, resultando na inserção da AQP2 na membrana celular luminal. A inserção de canais de água na membrana aumenta sua permeabilidade à água. A água reabsorvida por esses canais hídricos abandona a célula através da AQP3 e da AQP4, que são constitutivamente expressas na membrana basolateral das células principais.

controle da AVP, a permeabilidade do ducto coletor à água pode ser notavelmente aumentada (em poucos minutos) pela produção de AMPc após a ligação da AVP aos receptores V_2 presentes na membrana basolateral das células principais (ver Figura 2-7).

A importância da AVP é mais bem percebida em termos da quantidade total de urina que seria excretada em sua ausência. Por exemplo, em um indivíduo sadio, são

TABELA 2-3. Principais características das aquaporinas

Aquaporina	Características
AQP1	Expressa constitutivamente nas membranas apical e basolateral das células epiteliais dos túbulos proximais e do ramo descendente da alça de Henle. Envolvida em 90% da reabsorção de água.
AQP2	Exclusivamente expressa nos ductos coletores. Única AQP diretamente regulada pelo ADH. A ligação ao receptor V_2 de AVP estimula sua inserção na membrana luminal.
AQP3, AQP4	Constitutivamente expressas nas membranas basolaterais das células epiteliais dos ductos coletores. Aumentam a reabsorção de água após a inserção da AQP2 na membrana luminal.

formados em média 180 L de filtrado glomerular por dia. Por conseguinte, sem a reabsorção mediada pela AVP de 10% da água filtrada nos ductos coletores distais, a produção de urina estaria próximo de 18 L/dia. Isso representa uma quantidade 10 vezes maior que o volume de produção de urina em condições normais (1,5-2 L/dia).

O aumento do AMPc, estimulado pela ligação da AVP ao receptor localizado na membrana basolateral, ativa a proteína-quinase A e, subsequentemente, a fosforilação da AQP2, uma outra proteína. A fosforilação da AQP2 é essencial para seu movimento dos reservatórios citoplasmáticos e sua inserção na membrana luminal (apical) das células dos ductos coletores. O resultado consiste no aumento do número de canais funcionais de água na membrana luminal, tornando-a mais permeável à água. Por conseguinte, a inserção da AQP2 mediada pela AVP na membrana luminal resulta em conservação da água e concentração da urina. Esse evento representa uma regulação de curto prazo da permeabilidade à água em resposta a uma elevação dos níveis circulantes de AVP. Além disso, acredita-se que a AVP regule a permeabilidade à água no decorrer de várias horas a dias em consequência de um aumento na quantidade celular total de AQP2 causado por um aumento na síntese das proteínas.

A AQP2, um dos vários membros da família das AQPs, é exclusivamente expressa nos ductos coletores do rim. Trata-se da única AQP diretamente regulada pelo ADH por meio do receptor V_2 de AVP. A água que se difunde para dentro das células através da AQP2 sai pelo lado basolateral através da aquaporina 3 (AQP3) e da aquaporina 4 (AQP4), entrando enfim na rede vascular. A AQP3 e a AQP4 são expressas constitutivamente nas membranas basolaterais dos ductos coletores.

A reabsorção de água por meio desse mecanismo é impulsionada pelo gradiente hidrosmótico gerado por um mecanismo de contracorrente na medula renal. O resultado consiste em aumento da concentração e redução do volume de urina, minimizando a perda de água urinária. Esse mecanismo antidiurético pode aumentar a osmolaridade urinária para cerca de 1.200 mmol/L e reduzir o fluxo urinário para cerca de 0,5 mL/min. Na ausência dos efeitos mediados pela AVP, as células principais do ducto coletor são impermeáveis à água, resultando na entrada de grandes volumes de urina diluída nos túbulos coletores, provenientes do ramo ascendente

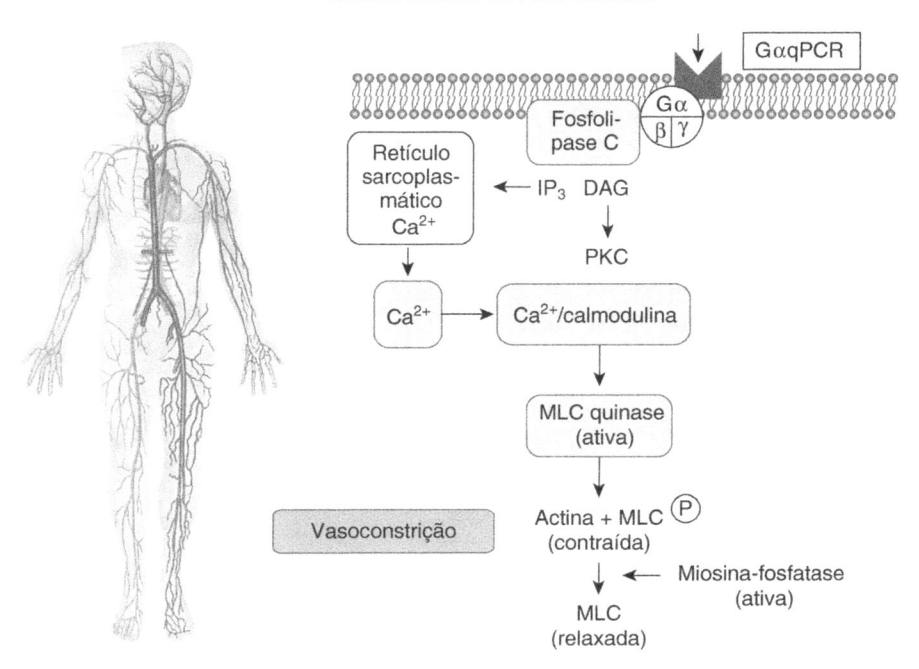

FIGURA 2-8. Mecanismo celular dos efeitos vasoconstritores da AVP. A AVP, também conhecida como vasopressina, liga-se ao receptor $G\alpha_q$ V_1, expresso no músculo liso vascular, produzindo contração e aumentando a resistência vascular periférica. DAG, diacilglicerol; MLC, cadeia leve de miosina; PCR, receptor acoplado à proteína.

da alça de Henle. Conforme assinalado anteriormente, isso pode ser traduzido em débito urinário excessivo e redução da osmolaridade urinária.

A AVP liga-se também ao receptor V_1, expresso no músculo liso vascular, produzindo contração e aumento da resistência vascular periférica (Figura 2-8). O hormônio é conhecido como *vasopressina* em virtude desses efeitos vasoconstritores. Em particular, foi demonstrado que o fluxo sanguíneo da medula renal se encontra sob regulação da AVP. A AVP circula em sua forma não ligada e se distribui por um volume aproximadamente igual ao do espaço extracelular. A AVP tem um peso molecular baixo. Ela penetra prontamente nos capilares periféricos e glomerulares e é excretada na urina.

Controle da liberação de arginina vasopressina

A AVP é liberada na circulação após um aumento da osmolaridade plasmática ou uma redução do volume sanguíneo (Figura 2-9). Em condições fisiológicas, o estímulo mais importante para a liberação de AVP consiste na osmolaridade plasmática "efetiva". As alterações que ocorrem na pressão osmótica são detectadas por osmorreceptores situados no hipotálamo e na lâmina terminal, que são responsáveis pelo controle da maioria das respostas osmorreguladoras.

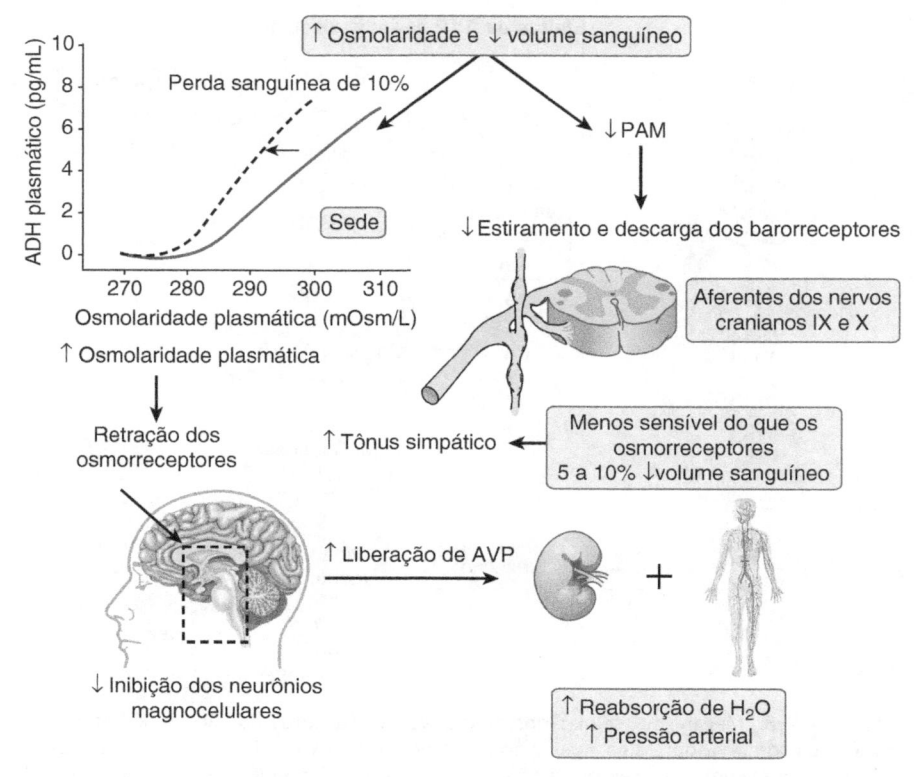

FIGURA 2-9. Integração dos sinais que deflagram a liberação de AVP. Os dois sinais fisiológicos que deflagram a liberação do hormônio antidiurético (vasopressina) são o aumento da osmolaridade plasmática e a diminuição do volume sanguíneo, com maior sensibilidade a pequenas alterações da osmolaridade plasmática. Aumentos da osmolaridade plasmática acima de um limiar de 280 a 284 mOsm são percebidos pelos osmorreceptores hipotalâmicos e estimulam a liberação do ADH antes da estimulação da sede. Uma redução do volume sanguíneo sensibiliza o sistema e aumenta a responsividade a pequenas alterações da osmolaridade plasmática, o que se reflete no desvio para a esquerda da liberação de AVP em resposta a um aumento da osmolalidade plasmática. A perda de sangue e a consequente redução da pressão arterial média (PAM) acima de 10% resultam em diminuição da pressão nos barorreceptores. Os barorreceptores no seio carotídeo e no arco da aorta são sensíveis a reduções da pressão do pulso, e aqueles situados nas câmaras direitas do coração e nos vasos pulmonares respondem mais a alterações do volume sanguíneo. Os sinais aferentes provenientes desses barorreceptores são transmitidos pelos nervos cranianos IX e X, e o consequente aumento do tônus simpático diminui a inibição dos neurônios magnocelulares, levando a um aumento da liberação de AVP. A liberação aumentada de AVP ajuda a restaurar o equilíbrio hídrico e a PAM, aumentando a reabsorção de água e produzindo vasoconstrição.

A desidratação provoca a perda de água intracelular dos osmorreceptores, resultando em retração celular, o que fornece um sinal aos neurônios magnocelulares de AVP para estimular a liberação de AVP, a qual ocorre mesmo antes da sensação de sede. Assim, em um dia quente, já foi desencadeado um aumento da AVP, que atua na conservação dos líquidos até mesmo antes de o indivíduo sentir o desejo de ingerir água. Em contrapartida, os estímulos hipotônicos, como o excesso de aporte de líquidos ou a administração intravenosa de líquido em um ambiente hospitalar, resultam em tumefação e distensão das células e em hiperpolarização dos neurônios magnocelulares, levando a uma diminuição da despolarização e da descarga, com consequente liberação diminuída de AVP. A sensibilidade desse sistema é muito alta, ou seja, alterações muito pequenas da osmolaridade plasmática (de apenas 1%) acima do limiar osmótico de 280 a 284 mOsm/L produzem aumentos significativos na liberação de AVP.

A secreção de AVP também é estimulada por uma redução da pressão arterial superior a 10% (ver Figura 2-9). As diminuições no volume sanguíneo ou na pressão arterial são detectadas por receptores sensíveis à pressão nos átrios cardíacos, na aorta e no seio carotídeo. Os fatores que reduzem o débito cardíaco, como redução do volume sanguíneo, hipotensão ortostática e respiração com pressão positiva, são poderosos estímulos para a liberação de AVP. A redução da pressão arterial diminui o estiramento dos barorreceptores e sua taxa de disparo. Esses sinais são transmitidos ao SNC por neurônios dos nervos vago e glossofaríngeo. A estimulação diminuída provoca uma redução na inibição tônica da liberação de AVP, com consequente aumento de sua liberação pelos neurônios neurossecretores magnocelulares. Além de fornecer um sinal ao cérebro para estimular a liberação de AVP, a redução da pressão arterial também é percebida pela mácula densa no rim. Isso resulta em estimulação da liberação de renina pelo aparelho justaglomerular no rim. A renina catalisa a conversão do angiotensinogênio produzido no fígado em angiotensina I, que é convertida em angiotensina II pela enzima conversora de angiotensina. A consequente elevação nos níveis circulantes de angiotensina II sensibiliza os osmorreceptores e aumenta a liberação de AVP. Esse é outro exemplo da regulação hormonal da liberação hipotalâmica de neuropeptídeos.

A sensibilização da liberação de AVP induzida pelo volume resulta em uma resposta mais pronunciada da AVP a alterações da osmolaridade plasmática. Contudo, a secreção de AVP é muito mais sensível a pequenas alterações da osmolaridade plasmática do que a alterações do volume sanguíneo. A AVP é quase indetectável abaixo de determinado limiar da osmolaridade plasmática (287 mOsm/L). Acima desse limiar, a concentração plasmática de AVP aumenta de modo acentuado em proporção direta à osmolaridade do plasma. Um aumento de apenas 1% na osmolaridade produz um aumento do nível de AVP de 1 pg/mL, em média, ou seja, uma quantidade suficiente para alterar de modo significativo a concentração da urina (aumento) e seu débito (diminuição). Os níveis circulantes de AVP podem alcançar 15 a 20 pg/mL em condições de acentuado estresse osmótico. Em virtude dessa extraordinária sensibilidade, o osmorreceptor desempenha um papel primário na mediação da resposta antidiurética a alterações do equilíbrio hídrico. Por outro lado, a resposta a alterações de pressão-volume é exponencial. Reduções de 5 a 10% no volume plasmático costumam exercer pouco efeito sobre os níveis de AVP, enquanto uma redução de 20 a 30% leva a uma intensa secreção hormonal, produzindo uma elevação da AVP para níveis muitas vezes acima dos necessários para produzir antidiurese máxima (até 50-100 pg/mL). Em outras palavras, a ocorrência de pequenas alterações na osmolaridade plasmática é mais efetiva do que a de pequenas alterações na pressão arterial e no volume sanguíneo para a estimulação da liberação de AVP. O estrogênio e a progesterona, os opiáceos, a nicotina, as bebidas alcoólicas e o fator natriurético atrial podem modular a liberação de AVP.

Distúrbios da produção de arginina vasopressina

A deficiência ou o excesso de AVP pode resultar em doença clínica. A deficiência na liberação de ADH leva ao desenvolvimento de diabetes insípido (DI), uma síndrome clínica decorrente da incapacidade de formar uma urina concentrada. A liberação excessiva de AVP é conhecida como *síndrome de secreção inapropriada de hormônio antidiurético* (SIADH). As concentrações de AVP podem ficar alteradas em diversas condições fisiopatológicas crônicas, incluindo insuficiência cardíaca congestiva, cirrose hepática e síndrome nefrótica.

Diabetes insípido – O DI caracteriza-se pela excreção de volumes anormalmente grandes de urina (30 mL/kg de peso corporal por dia em adultos) diluída (< 250 mmol/kg) e por sede excessiva. Foram identificados três defeitos básicos em sua etiologia. Apenas os dois primeiros (neurogênico e nefrogênico) envolvem alterações relacionadas com os componentes do próprio sistema de AVP. No terceiro, o aporte excessivo de água não envolve alterações na liberação de ADH.

Diminuição central na liberação de arginina vasopressina – O DI neurogênico (central ou hipotalâmico), que constitui o defeito mais comum, é decorrente de uma diminuição da liberação de AVP pela neuro-hipófise, causada por doenças que afetam o eixo hipotalâmico-neuro-hipofisário. Três causas podem ser identificadas: traumatismo; inflamação ou infecção; e câncer.

Responsividade renal diminuída à arginina vasopressina – O DI renal (nefrogênico) resulta da insensibilidade renal ao efeito antidiurético da AVP. A produção e a liberação de AVP não são afetadas, porém ocorre comprometimento da responsividade no néfron distal. O DI nefrogênico pode ser hereditário ou adquirido e caracteriza-se pela incapacidade de concentrar a urina apesar de concentrações plasmáticas normais ou elevadas de AVP. Cerca de 90% dos casos são de indivíduos do sexo masculino com a forma da doença recessiva ligada ao X, que apresentam mutações no gene do receptor de AVP tipo 2. Um pequeno número de casos de DI nefrogênico herdado é causado por mutações no gene do canal de água AQP2.

Outras causas de alterações nos níveis de arginina vasopressina – O DI nefrogênico adquirido pode resultar do tratamento com lítio, da presença de hipopotassemia e de poliúria pós-obstrutiva.

Diagnóstico diferencial – O diagnóstico diferencial do DI baseia-se na compreensão da regulação fisiológica da liberação de AVP e dos seus efeitos sobre o rim. Os níveis plasmáticos de AVP são interpretados com a avaliação indireta da atividade antidiurética deflagrada por um teste de desidratação. Esse teste determina a capacidade do corpo de aumentar a produção e a liberação de AVP durante a privação de água. A ingestão de líquidos é interrompida, e mede-se a elevação da osmolaridade urinária, que indica a resposta do indivíduo à conservação de líquido. A função normal consiste em aumento da osmolaridade urinária e diminuição do débito urinário durante a privação de água.

Outra maneira de avaliar o sistema consiste em um teste provocativo com AVP sintética. Os indivíduos com função hipofisária normal não exibem qualquer elevação adicional da osmolaridade urinária após a administração de um análogo sintético da AVP (desmopressina). Os indivíduos com DI central apresentam um aumento de mais de 9% na osmolaridade urinária após a administração de desmopressina, indicando que o corpo é incapaz de produzir a liberação máxima de AVP e, consequentemente, desempenha melhor sua função quando se administra um análogo sintético da AVP. Outra abordagem para o diagnóstico de DI central tem como base também a regulação fisiológica da liberação de AVP e utiliza a resposta à estimulação osmótica induzida pela infusão intravenosa de solução salina hipertônica (5%). Esses exemplos ilustram que a identificação da etiologia da doença requer a compreensão da regulação fisiológica normal do sistema endócrino em questão.

Síndrome de secreção inapropriada de hormônio antidiurético — A ocorrência de um aumento ou excesso na liberação de ADH, na ausência de estímulos fisiológicos para sua liberação (daí o termo inapropriada), é conhecida como SIADH. A SIADH consiste em hiponatremia, elevação inapropriada da osmolalidade urinária, concentração excessiva de sódio na urina e osmolalidade sérica diminuída em um paciente euvolêmico sem edema. A SIADH pode resultar de lesão cerebral ou da produção tumoral de AVP. O tumor pode estar localizado no cérebro; entretanto, também foi constatado que neoplasias malignas de outros órgãos, como o pulmão, produzem níveis elevados de AVP. O tratamento dessa afecção consiste em restrição hídrica e, em alguns casos, no uso de soluções salinas para restaurar os níveis plasmáticos adequados de sódio. Outras causas de liberação aumentada de ADH incluem medicamentos (p. ex., inibidores da recaptação de serotonina, opiáceos e inibidores da monoaminoxidase), distúrbios do SNC (p. ex., acidente vascular encefálico, lesão traumática e infecções), doença pulmonar e cirurgia (particularmente cirurgia de cérebro).

CONCEITOS-CHAVE

1. Os peptídeos hipotalâmicos liberados na eminência mediana são transportados até a adeno-hipófise, onde regulam a liberação dos hormônios adeno-hipofisários.

2. O hipotálamo integra informações de várias regiões do cérebro, do ambiente e dos órgãos periféricos, e medeia as respostas sistêmicas para ajudar a manter a homeostasia.

3. A ocitocina e a AVP são neuropeptídeos sintetizados nos neurônios hipotalâmicos e liberados pela neuro-hipófise na circulação sistêmica.

4. A modificação pós-traducional dos pró-hormônios e o processamento da ocitocina e da AVP ocorrem nos grânulos secretores durante o transporte axonal e levam à produção de neurofisinas.

5. A AVP liga-se ao receptor V_2 nas células principais do néfron distal, estimulando a inserção da AQP2 na membrana apical (luminal), resultando em aumento da reabsorção de água.

6 A liberação de AVP é mais sensível a pequenas alterações da osmolaridade plasmática do que a pequenas alterações do volume sanguíneo.

7 A deficiência de AVP resulta na produção de grandes quantidades de urina diluída.

8 A liberação excessiva de AVP resulta em pequenos volumes de urina concentrada e hemodiluição, com consequente hiponatremia.

QUESTÕES PARA ESTUDO

2-1. Um homem de 55 anos de idade, vítima de traumatismo, esteve internado na unidade de terapia intensiva cirúrgica nos últimos seis dias. Durante os plantões, o paciente está semiconsciente, a frequência cardíaca é de 85 batimentos por minuto, a pressão arterial é de 120/90 mmHg e a frequência respiratória é de 18 incursões por minuto. Os registros indicam um débito urinário médio de 15 L/24 h. Você suspeita de anormalidade neuroendócrina de origem traumática. Que conjunto de resultados laboratoriais seria compatível com seu diagnóstico diferencial?

	Na sérico (135-145 mEq/L)	Osmolaridade sérica (280-310 mOsm/L)
A	125	245
B	156	356
C	136	356
D	160	250
E	125	380

2-2. Você solicita exames adicionais de urina desse paciente. Qual dos seguintes conjuntos de resultados é compatível com a condição dele?

	Na urinário (20-40 mEq/L)	Osmolaridade urinária (< 150 mOsm/L)
A	45	140
B	10	100
C	15	300
D	25	150
E	40	200

2-3. O problema desse paciente mais provavelmente está associado a:
   a. Aumento na produção e na liberação de AVP.
   b. Aumento da liberação urinária de AMPc.
   c. Diminuição da reabsorção de água livre.
   d. Aumento da reabsorção de sódio.

2-4. Devido à ruptura das membranas, sem trabalho de parto ativo, em uma paciente de 32 anos de idade com 40 semanas de gestação, você iniciou a indução do trabalho de parto e o parto com gotejamento intravenoso de análogo da ocitocina. Qual das seguintes opções resume melhor as alterações uterinas (aumento ↑ ou diminuição ↓) que ocorreram durante a gravidez e que irão contribuir para um aumento da responsividade à ocitocina?

	Síntese de prostaglandinas	Expressão dos receptores β-adrenérgicos	Formação de junções comunicantes	Expressão dos receptores de ocitocina
A	↑	↑	↓	↑
B	↓	↑	↑	↓
C	↑	↓	↑	↑
D	↓	↑	↓	↑
E	↑	↓	↓	↓

2-5. Um homem de 74 anos de idade que se recupera de um procedimento cirúrgico se queixa de cefaleia, dificuldade de concentração, comprometimento da memória, câimbras musculares e fraqueza de 48 horas de duração. Ao exame, todos os sinais vitais estão dentro da faixa normal, e não há qualquer sinal de desidratação ou de edema. Os exames laboratoriais demonstram um nível sérico de sódio de 130 mmol/L. Qual das seguintes opções seria compatível com um diagnóstico diferencial de SIADH?

a. Baixos níveis plasmáticos de AVP.
b. Osmolaridade sérica de 275 mOsm/L.
c. Glicose plasmática de 300 mg/dL.
d. Osmolaridade urinária > 400 mOsm/L.

LEITURAS SUGERIDAS

Bourque CW, Oliet SHR. Osmoreceptors in the central nervous system. *Annu Rev Physiol*. 1997;59:601.
Burdakov D, Luckman SM, Verkhratsky A. Glucose-sensing neurons of the hypothalamus. *Philos Trans R Soc Lond B Biol Sci*. 2005;360(1464):2227–2235.
de Bree FM. Trafficking of the vasopressin and oxytocin prohormone through the regulated secretory pathway. *J Neuroendocrinol*. 2000;12:589.
Gimpl G, Fahrenholz F. The oxytocin receptor system: structure, function, and regulation. *Physiol Rev*. 2001;81:629.
Melmed S. Medical progress: acromegaly. *N Engl J Med*. 2006;355(24):2558–2573.

Adeno-hipófise

3

OBJETIVOS

- Identificar as três famílias de hormônios da adeno-hipófise e suas principais diferenças estruturais.
- Compreender os mecanismos que regulam a produção hormonal pela adeno-hipófise e descrever suas ações sobre os órgãos-alvo.
- Fazer um diagrama do controle da secreção dos hormônios adeno-hipofisários por retroalimentação negativa de alça curta e de alça longa.
- Deduzir as alterações nas taxas de secreção dos hormônios do hipotálamo, da adeno-hipófise e das glândulas-alvo produzidas pela secreção excessiva ou deficiente de qualquer um desses hormônios ou pelo déficit dos receptores de qualquer um desses hormônios.
- Explicar a importância da secreção hormonal pulsátil e diurna.

A adeno-hipófise, ou hipófise anterior, desempenha um papel fundamental na regulação da função endócrina, por meio da produção e da liberação dos **hormônios tróficos** (Figura 3-1). A função da adeno-hipófise e, consequentemente, a produção dos hormônios tróficos são reguladas pelo hipotálamo por meio dos neuropeptídeos hipofisiotróficos liberados na eminência mediana, conforme discutido no Capítulo 2 e resumido na Tabela 3-1. Os hormônios tróficos produzidos pela adeno-hipófise são liberados na circulação sistêmica, por meio da qual alcançam seus órgãos-alvo para produzir uma resposta fisiológica, envolvendo mais frequentemente a liberação de um hormônio do órgão-alvo (ver Figura 3-1). Os hormônios produzidos pelos órgãos-alvo afetam a função da adeno-hipófise, bem como a liberação dos neuropeptídeos hipofisiotróficos, mantendo um sistema integrado de controle da função endócrina por retroalimentação (ver Capítulo 1, Figura 1-10).

ANATOMIA FUNCIONAL

A hipófise, ou glândula pituitária, é constituída por um lobo anterior e um lobo posterior, que diferem em sua origem embriológica, modo de desenvolvimento e estrutura. O lobo anterior, também conhecido como **adeno-hipófise**, é maior e consiste em uma parte anterior e uma *pars intermedia*, separadas por uma estreita

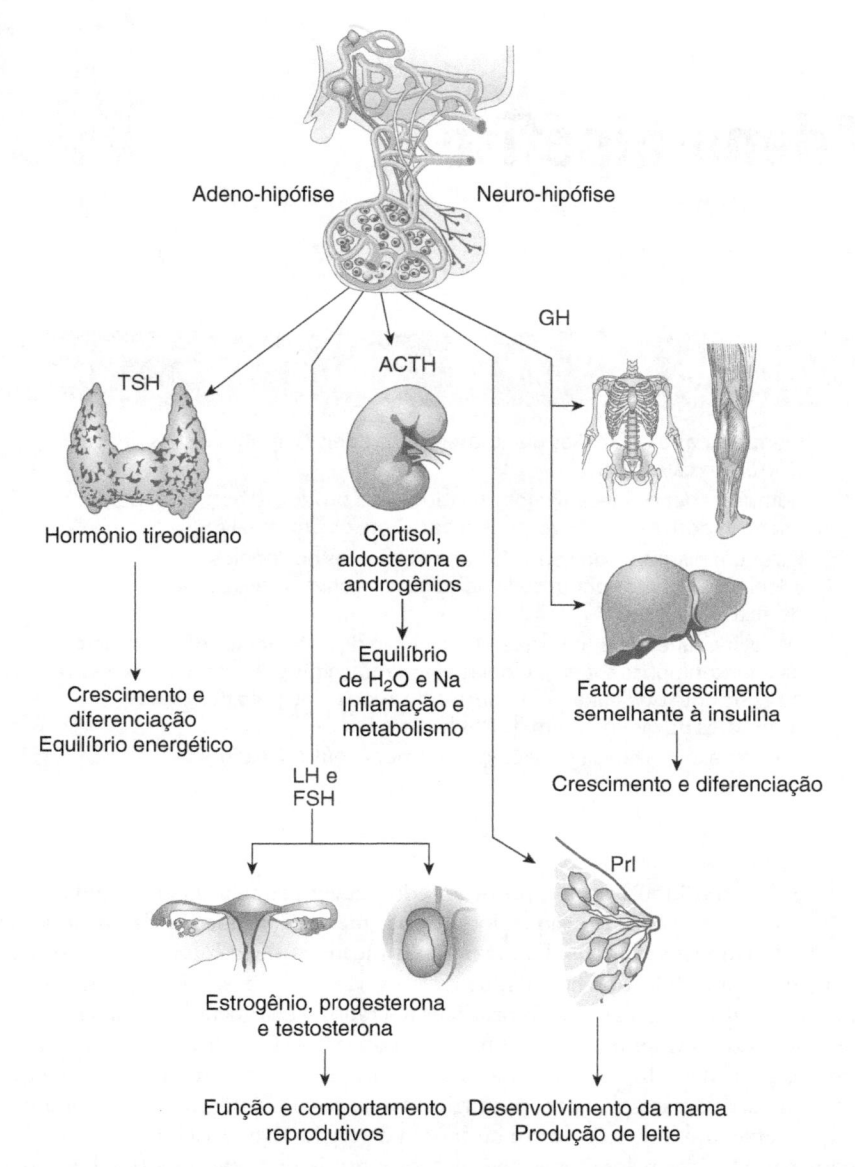

FIGURA 3-1. Hormônios da adeno-hipófise, seus órgãos-alvo e efeitos fisiológicos. O TSH estimula a glândula tireoide a produzir e liberar os hormônios tireoidianos, que regulam o crescimento, a diferenciação e o equilíbrio energético. O LH e o FSH estimulam a produção gonadal de esteroides sexuais, a espermatogênese e a ovulação, mediando a função e o comportamento reprodutivos. O ACTH estimula as glândulas suprarrenais a produzir os hormônios esteroides, que regulam o metabolismo, o equilíbrio da água e do sódio e a inflamação. A prolactina estimula o desenvolvimento da mama e a produção de leite. O GH exerce efeitos diretos sobre o crescimento e a diferenciação dos tecidos, bem como efeitos indiretos pela estimulação da produção do fator de crescimento semelhante à insulina 1, que medeia alguns dos efeitos do GH sobre o crescimento e a diferenciação.

TABELA 3-1. Tipos de células da adeno-hipófise, fatores reguladores do hipotálamo e produtos hormonais

Células da adeno-hipófise	Fator hipotalâmico	Hormônio hipofisário produzido
Lactotrofos	Dopamina	Prolactina
Corticotrofos	CRH	POMC: ACTH, β-LPH, α-MSH, β-endorfina
Tireotrofos	TRH	TSH
Gonadotrofos	GnRH	LH e FSH
Somatotrofos	GHRH	GH

fenda, o remanescente da bolsa de Rathke. A *pars intermedia* é de pouca importância na fisiologia humana. A adeno-hipófise é uma estrutura altamente vascularizada, constituída por células epiteliais derivadas do revestimento ectodérmico do palato. As células hipofisárias que revestem os capilares produzem os hormônios tróficos: hormônio adrenocorticotrófico (**ACTH**), hormônio tireoestimulante (**TSH**), hormônio do crescimento (**GH**), prolactina (**Prl**) e gonadotrofinas – hormônio luteinizante (**LH**) e hormônio folículo-estimulante (**FSH**) (ver Figura 3-1). Todos são liberados na circulação sistêmica.

As células da adeno-hipófise são denominadas de acordo com o hormônio que produzem. Com base em sua distribuição específica, podem ser mais ou menos suscetíveis à lesão traumática. Por exemplo, os gonadotrofos e os somatotrofos (células produtoras de GH) são mais numerosos na região posterolateral da adeno-hipófise, sendo mais vulneráveis à lesão mecânica da hipófise. Os corticotrofos (células produtoras de ACTH) e os tireotrofos (células produtoras de TSH) localizam-se predominantemente na região anteromedial, sendo mais resistentes à lesão traumática. Os lactotrofos (células produtoras de Prl) estão espalhados pela hipófise e também constituem uma população de células resilientes. A neuro-hipófise é de origem nervosa e consiste em fibras nervosas não mielinizadas e terminações axonais dos neurônios magnocelulares hipotalâmicos, estando os corpos celulares localizados principalmente nos núcleos supraóptico e paraventricular do hipotálamo. Os neuro-hormônios liberados pela neuro-hipófise já foram discutidos no Capítulo 2. Este capítulo terá como foco a função endócrina da adeno-hipófise.

CONTROLE HIPOTALÂMICO DA LIBERAÇÃO DE HORMÔNIOS ADENO-HIPOFISÁRIOS

A produção de hormônios tróficos pela hipófise é regulada diretamente pelos neuropeptídeos hipotalâmicos liberados das terminações neuronais na eminência mediana. Os neuropeptídeos alcançam a adeno-hipófise por uma rede especializada de capilares, descrita no Capítulo 2 e ilustrada na Figura 2-2. Os neuropeptídeos hipotalâmicos são transportados pelas longas veias porta hipofisárias até a adeno-hipófise, onde se ligam a receptores específicos de superfície celular acoplados à proteína G, ativando cascatas intracelulares de segundos mensageiros que levam a liberação ou supressão dos hormônios hipofisários pelas respectivas células-alvo.

A responsividade da adeno-hipófise aos efeitos inibitórios ou estimuladores dos neuro-hormônios hipofisiotróficos pode ser modificada por diversos fatores, como os níveis hormonais, a inibição por retroalimentação negativa e os ritmos circadianos, conforme discutido no Capítulo 1. A liberação dos hormônios adeno-hipofisários é de natureza cíclica, sendo esse padrão cíclico de liberação hormonal governado pelo sistema nervoso. Os ritmos são, em sua maioria, impulsionados por um relógio biológico interno localizado no **núcleo supraquiasmático** do hipotálamo. Esse relógio é sincronizado ou influenciado por sinais externos, como períodos de luz e escuridão. Tanto o sono quanto os efeitos circadianos interagem para produzir o padrão rítmico global de liberação dos hormônios hipofisários e as respostas associadas. Alguns dos ritmos hormonais de 24 horas dependem do relógio circadiano (p. ex., ACTH, cortisol e melatonina), enquanto outros estão relacionados com o sono (p. ex., Prl, GH e TSH). Por exemplo, a secreção de GH é influenciada pelo primeiro episódio de sono de ondas lentas no início da noite. Os pulsos de Prl e de GH estão ligados de modo positivo aos aumentos na atividade das ondas delta que ocorrem durante as fases mais profundas do sono e principalmente durante o primeiro terço da noite. Os pulsos de TSH e de cortisol estão relacionados com as fases superficiais do sono.

Embora a regulação dos padrões de liberação hormonal não esteja bem elucidada, é evidente que os respectivos padrões de liberação dos hormônios adeno-hipofisários desempenham um papel crucial na produção de seus efeitos fisiológicos e, portanto, na manutenção da homeostasia. A importância dessa regulação tornou-se evidente com a administração constante ou contínua de hormônio exógeno, que produz efeitos que diferem dos efeitos fisiológicos naturais do hormônio. Essas observações ressaltam a importância de se procurar simular tanto quanto possível os padrões cíclicos endógenos de liberação hormonal quando se administra terapia de reposição hormonal a um paciente. Além disso, foi identificada uma ruptura dos padrões cíclicos de liberação hormonal em estados patológicos, e acredita-se que isso possa desempenhar um importante papel no comprometimento da função endócrina que ocorre com o envelhecimento. A ruptura dos ritmos circadianos leva a sintomas de fadiga, desorientação, alteração dos perfis hormonais e maior morbidade. Por conseguinte, o padrão cíclico natural de liberação hormonal do hipotálamo, da hipófise e dos órgãos-alvo é de suma importância para a função endócrina normal.

HORMÔNIOS DA ADENO-HIPÓFISE

Os hormônios da adeno-hipófise podem ser classificados em três famílias: as **glicoproteínas**, os hormônios derivados da pró-opiomelanocortina (**POMC**) e os pertencentes à família do **GH** e da **Prl** (Figura 3-2).

Glicoproteínas

Os hormônios glicoproteicos estão entre os maiores hormônios conhecidos. Consistem no TSH, no FSH, no LH e na gonadotrofina coriônica humana (hCG) produzida pela placenta. Esses hormônios são glicoproteínas heterodiméricas, constituídas

Hormônios da adeno-hipófise

Glicoproteínas; TSH, FSH, LH
- Subunidade α-comum
- **Subunidade β-única e singular**
  - **Confere especificidade biológica**

Pró-opiomelanocortina (POMC)
- Clivagem pós-tradução
- **ACTH, β-endorfina** e hormônios α-, β- e γ-melanócito-estimulantes (MSHs)

Hormônio do crescimento e prolactina
- Prolactina
- Hormônio do crescimento
  - **Estrutura e genética ~ lactogênio placentário humano**

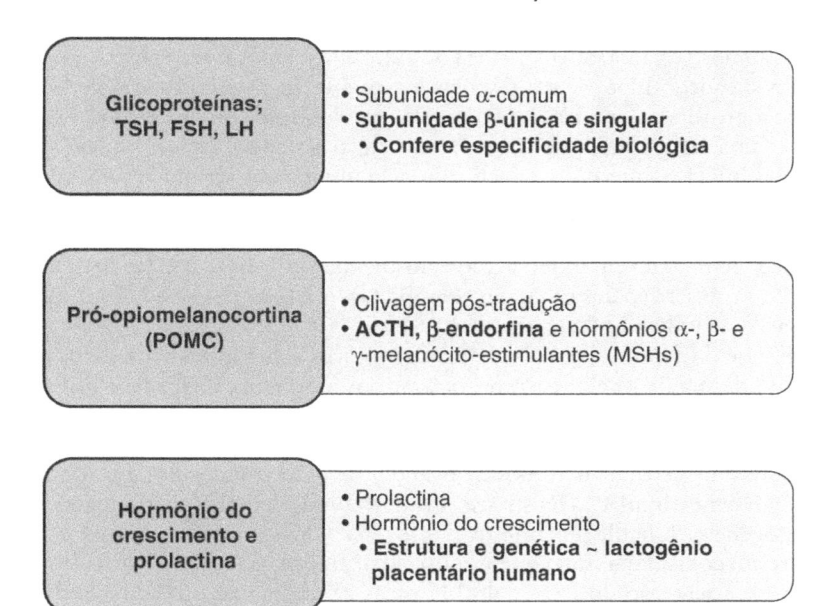

FIGURA 3-2. Classificação dos hormônios da adeno-hipófise. O TSH, o LH e o FSH são glicoproteínas com estruturas muito semelhantes. A POMC é um hormônio polipeptídico que, após o processo de tradução, é clivado, produzindo adrenocorticotrofina (ACTH), β-endorfina e MSHs. O GH e a Prl assemelham-se estruturalmente ao lactogênio placentário humano.

por uma subunidade α-comum e uma subunidade β-única, que confere especificidade biológica a cada hormônio.

Hormônio tireoestimulante

O TSH é uma glicoproteína sintetizada e secretada pelos tireotrofos da adeno-hipófise. Os tireotrofos sintetizam e liberam TSH em resposta à estimulação do hormônio de liberação da tireotrofina (TRH), o qual é sintetizado no núcleo paraventricular do hipotálamo, predominantemente por neurônios parvocelulares, e é liberado a partir das terminações nervosas na eminência mediana. O TRH liga-se a um receptor acoplado à proteína $G\alpha_{q/11}$, que ativa a fosfolipase C, resultando em aumento da renovação do fosfoinositídeo, mobilização do cálcio e liberação de TSH na circulação. O TSH liga-se a um receptor acoplado à proteína $G\alpha_s$ na glândula tireoide, ativando a adenilato-ciclase e levando a um aumento na formação intracelular de monofosfato de 3′,5′-adenosina cíclico (AMPc) e à estimulação da via de sinalização da proteína-quinase A. O TSH estimula todos os eventos envolvidos na síntese e na liberação dos hormônios tireoidianos (ver Capítulo 4). Além disso, atua como fator de crescimento e sobrevida para a glândula tireoide. A liberação de TSH pela adeno-hipófise é inibida pelo hormônio tireoidiano, particularmente a tri-iodotironina, por retroalimentação negativa, conforme discutido em detalhe no Capítulo 4.

Gonadotrofinas (hormônio folículo-estimulante e hormônio luteinizante)

Os hormônios gonadotróficos LH e FSH são sintetizados e secretados pelos gonadotrofos da adeno-hipófise em resposta à estimulação pelo hormônio de liberação das gonadotrofinas (GnRH). A maioria dos gonadotrofos produz tanto LH quanto FSH, e uma fração da população dessas células sintetiza exclusivamente LH ou FSH. O GnRH é sintetizado e secretado pelo hipotálamo de modo pulsátil. Ele se liga ao receptor de GnRH acoplado à proteína $G\alpha_{q/11}$ presente nos gonadotrofos hipofisários e produz a ativação da fosfolipase C, resultando em renovação do fosfoinositídeo, bem como em mobilização e influxo de Ca^{2+}. Essa cascata de sinalização aumenta a transcrição dos genes das subunidades α e β do FSH e do LH, bem como a liberação de FSH e LH na circulação.

O FSH e o LH exercem seus efeitos fisiológicos sobre os testículos e os ovários por meio de sua ligação a receptores acoplados à proteína $G\alpha_s$ e pela ativação da adenilato-ciclase. Entre as células-alvo das gonadotrofinas, destacam-se as células da granulosa do ovário, as células internas da teca, as células testiculares de Sertoli e as células de Leydig. As respostas fisiológicas produzidas pelas gonadotrofinas consistem em estimulação da síntese dos hormônios sexuais (esteroidogênese), espermatogênese, foliculogênese e ovulação. Por conseguinte, seu papel principal consiste em controlar a função reprodutiva em ambos os sexos. O GnRH controla a síntese e a secreção do FSH e do LH pelas células gonadotróficas da hipófise. A síntese e a liberação das gonadotrofinas, bem como sua expressão diferencial, estão sob controle por retroalimentação positiva ou negativa pelos esteroides e peptídeos gonadais (Figura 3-3). Os hormônios gonadais podem diminuir a liberação das gonadotrofinas reduzindo a liberação de GnRH pelo hipotálamo e afetando a capacidade do GnRH de estimular a secreção de gonadotrofinas pela própria hipófise. O estradiol intensifica a liberação de LH (no meio do ciclo) e inibe a de FSH, enquanto as inibinas A e B, os peptídeos gonadais, reduzem a secreção de FSH (ver Capítulo 9).

A complexidade da regulação da síntese e da liberação dos hormônios adeno-hipofisários é mais bem ilustrada pela natureza cíclica da liberação de FSH e LH. O padrão de pulsos do GnRH modifica-se na mulher durante o ciclo menstrual, conforme resumido na Tabela 3-2 e discutido em detalhe no Capítulo 9. Durante a transição da fase lútea para a folicular, os pulsos de liberação de GnRH ocorrem a cada 90 a 120 minutos, e a secreção de FSH predomina. Na metade da fase folicular até o final dessa fase, a frequência de pulsos de GnRH aumenta para 1 pulso a cada 60 minutos, favorecendo a secreção de LH em relação à de FSH. Após a ovulação, a produção de progesterona pelo ovário passa a predominar. A progesterona aumenta a atividade opioide do hipotálamo e retarda a secreção dos pulsos de GnRH. Esse padrão mais lento de pulsos de GnRH (1 pulso a cada 3-5 horas) favorece a produção de FSH. Contudo, ao mesmo tempo, o estradiol e a inibina A produzidos pelo corpo lúteo inibem a liberação de FSH, resultando em aumento das reservas de FSH. Com a involução do corpo lúteo e o acentuado declínio do estradiol, da inibina A e da progesterona, a frequência de secreção dos pulsos de GnRH aumenta. Na ausência de estradiol e inibina A (inibidores da liberação de FSH), a liberação seletiva de FSH predomina, dando início à próxima onda de desenvolvimento folicular.

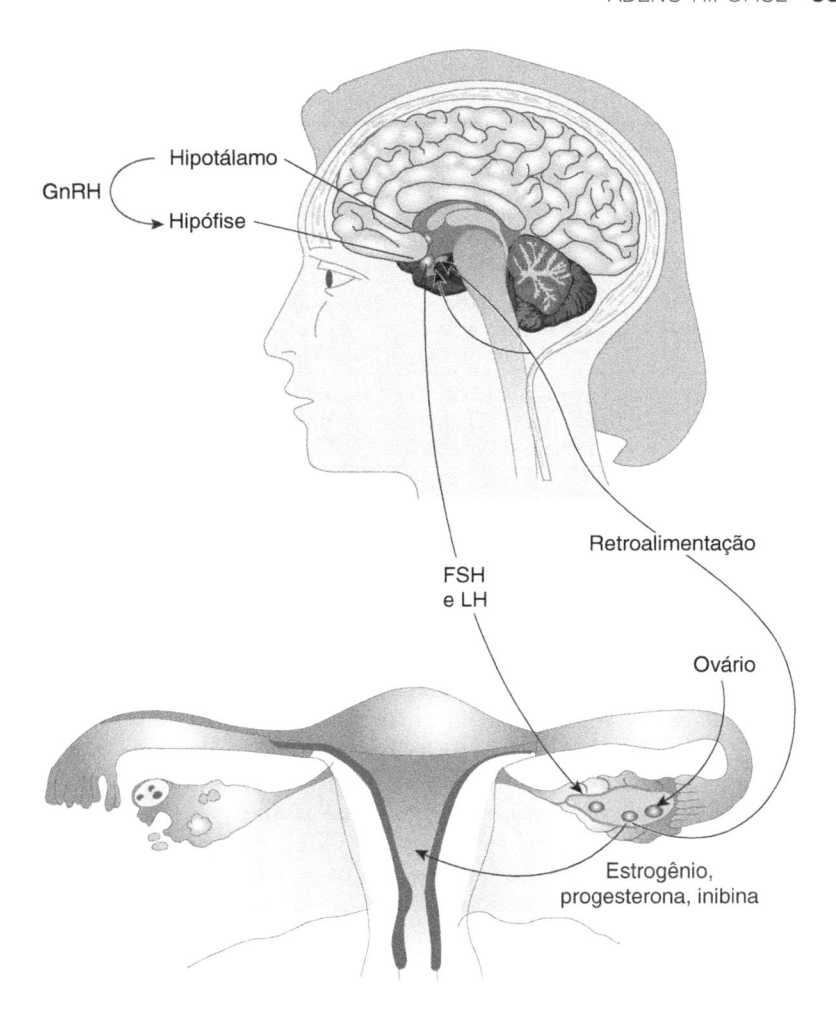

FIGURA 3-3. Regulação da liberação dos hormônios hipofisários por retroalimentação. Os neuro-hormônios hipotalâmicos (p. ex., o GnRH) estimulam a adeno-hipófise a produzir e liberar os hormônios tróficos (p. ex., FSH e LH). Os hormônios tróficos ligam-se a receptores nos órgãos-alvo e produzem uma resposta fisiológica. Na maioria dos casos, a resposta envolve a produção de um hormônio pelo órgão-alvo, que, por sua vez, medeia efeitos fisiológicos no órgão-alvo (p. ex., útero). Além disso, o hormônio do órgão-alvo está envolvido em mecanismos de retroalimentação (negativa ou positiva) que regulam a produção e a liberação do hormônio trófico e do fator hipotalâmico que regula a liberação do hormônio hipofisário.

Hormônios derivados da pró-opiomelanocortina

A POMC é um pró-hormônio precursor sintetizado pelos corticotrofos da adeno-hipófise. A produção e a secreção dos hormônios derivados da POMC pela adeno-hipófise são reguladas predominantemente pelo hormônio de liberação da corticotrofina (CRH), que é produzido no hipotálamo e liberado na eminência

TABELA 3-2. Regulação da liberação de gonadotrofinas em mulheres que ovulam

Fase do ciclo menstrual	Hormônios gonadais	Pulsos de GnRH	Liberação de gonadotrofinas
Transição da fase lútea para a folicular	Baixo nível de estradiol, baixo nível de inibina	90-120 minutos	FSH > LH
Da metade da fase folicular até o final dessa fase	Aumento do estradiol e da inibina B	Aumento da pulsatilidade; 60 minutos	LH > FSH
Pós-ovulação	Aumento do estradiol, da inibina A e da progesterona	Diminuição da pulsatilidade do GnRH	Aumento da síntese de FSH; liberação inibida
Involução do corpo lúteo	Diminuição do estradiol, da inibina A e da progesterona	Aumento da pulsatilidade do GnRH	FSH

mediana. O CRH liga-se a um receptor acoplado à proteína Gα_s, cujas ações são mediadas pela ativação da adenilato-ciclase e pela elevação da produção de AMPc (ver Figura 3-3). Foram identificados dois tipos de receptores de CRH notavelmente homólogos (cerca de 70% de identidade dos aminoácidos). Tanto o receptor 1 de CRH quanto o receptor 2 de CRH pertencem à família de receptores transmembrana que fornecem sinais por meio de seu acoplamento às proteínas G e utilizam AMPc como segundo mensageiro. A estimulação da síntese da POMC e a liberação de peptídeos são mediadas pelo receptor 1 de CRH, expresso em muitas áreas do cérebro, bem como na hipófise, nas gônadas e na pele. Os receptores 2 de CRH são expressos em neurônios cerebrais localizados nas regiões neocortical, límbica e do tronco encefálico do sistema nervoso central (SNC), nos corticotrofos hipofisários e nos tecidos periféricos (p. ex., miócitos cardíacos, trato gastrintestinal, pulmão, ovário e músculo esquelético). A função dos receptores 2 de CRH não está totalmente elucidada.

Após o processo de tradução, a POMC é clivada em ACTH; em β-endorfina, um peptídeo opioide endógeno; e nos hormônios melanócito-estimulantes (MSHs) α, β e γ (ver Figura 3-5). Os efeitos biológicos dos peptídeos derivados da POMC são mediados, em grande parte, pelos receptores de melanocortina (MCRs), dos quais cinco foram descritos. O MC1R, o MC2R e o MC5R desempenham funções definidas na pele, na produção de hormônios esteroides pela suprarrenal e na termorregulação, respectivamente. O MC4R é expresso no cérebro e foi implicado no comportamento alimentar, bem como na regulação do apetite. O papel do MC3R não está bem definido.

Hormônio adrenocorticotrófico

O principal hormônio de interesse produzido pela clivagem da POMC é o ACTH. A liberação de ACTH é estimulada por estresses psicológicos e físicos, como medo, infecção, hipoglicemia, cirurgia e traumatismo, sendo considerada de suma importância na mediação do estresse ou da resposta adaptativa do indivíduo ao estresse (ver Capítulo 10). O ACTH é liberado em pequenas quantidades, e os níveis circulantes são, em média, de 2 a 19 pmol/L em indivíduos sadios. O hormônio é liberado em pulsos, e as maiores concentrações são observadas em torno das 4 horas da manhã, enquanto as menores concentrações ocorrem à tarde. O ACTH liberado na circulação sistêmica liga-se a um receptor MC2R acoplado à proteína $G\alpha_s$, que pertence à superfamília dos MCRs, e ativa a adenilato-ciclase, aumenta a formação de AMPc e ativa a proteína-quinase A (Figura 3-4). O MC2R é o receptor clássico de ACTH no córtex da suprarrenal; é ativado apenas pelo ACTH. Os efeitos fisiológicos do ACTH no córtex suprarrenal consistem em estimular a produção e a liberação de glicocorticoides (cortisol), bem como, em menor grau, de mineralocorticoides (aldosterona) (ver Capítulo 6). Embora todos os cinco MCRs possam se ligar em certo grau ao ACTH, o MC2R liga-se ao ACTH com maior afinidade, sendo expresso quase exclusivamente no córtex da suprarrenal; por conseguinte, é

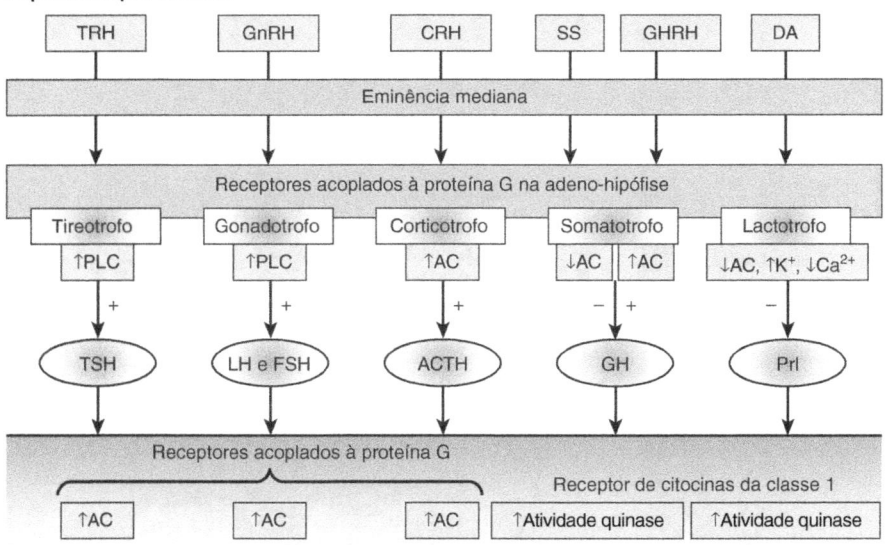

FIGURA 3-4. Vias de sinalização celular envolvidas nos efeitos mediados pelos hormônios hipotalâmicos e hipofisários. Todos os fatores hipotalâmicos de liberação e inibição medeiam seus efeitos predominantemente por meio de receptores acoplados à proteína G. Os hormônios da adeno-hipófise ligam-se aos receptores acoplados à proteína G (TSH, LH, FSH e ACTH), ou aos receptores de citocinas da classe 1 (GH e Prl). As respostas celulares induzidas pelos hormônios adeno-hipofisários que se ligam aos GPCRs são mediadas, em sua maioria, pela modulação da atividade da adenilato-ciclase. As respostas celulares produzidas pela ligação do GH e da Prl aos receptores de citocinas da classe 1 são mediadas pela ativação da proteína-quinase. AC, adenilato-ciclase; IRS, substrato do receptor da insulina; JAK, Janus-quinase; PI_3K, fosfatidilinositol-3-quinase; STAT, transdutor do sinal e ativador da transcrição.

considerado o receptor fisiológico de ACTH. A liberação de cortisol segue o mesmo ritmo diurno do ACTH (ver Capítulo 1, Figura 1-8). A inibição por retroalimentação da liberação de ACTH e CRH pelo cortisol é mediada pela ligação dos receptores de glicocorticoides no hipotálamo e na adeno-hipófise.

Hormônio melanócito-estimulante

O α-MSH é produzido pela clivagem proteolítica da POMC, principalmente na *pars intermedia* da hipófise (Figura 3-5). Apenas pequenas quantidades de α-MSH são produzidas na hipófise em condições normais. Os peptídeos da melanocortina exercem seus efeitos pelo MC1R presente nos melanócitos, que são componentes essenciais do sistema pigmentar da pele, das células endoteliais, dos monócitos e dos queratinócitos. A ligação do α-MSH ao MC1R ativa a adenilato-ciclase, que provoca elevação do AMPc intracelular. Essa é a via clássica pela qual o α-MSH aumenta a síntese da melanina nos melanócitos. A produção periférica de α-MSH por células não

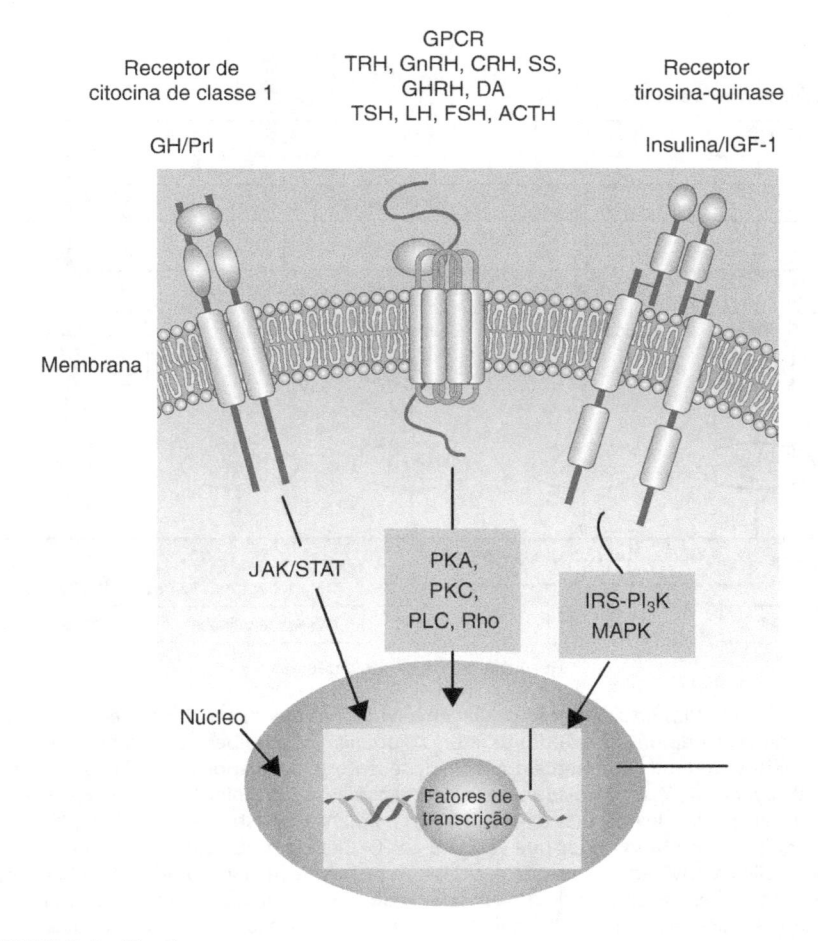

FIGURA 3-4. (*Cont.*)

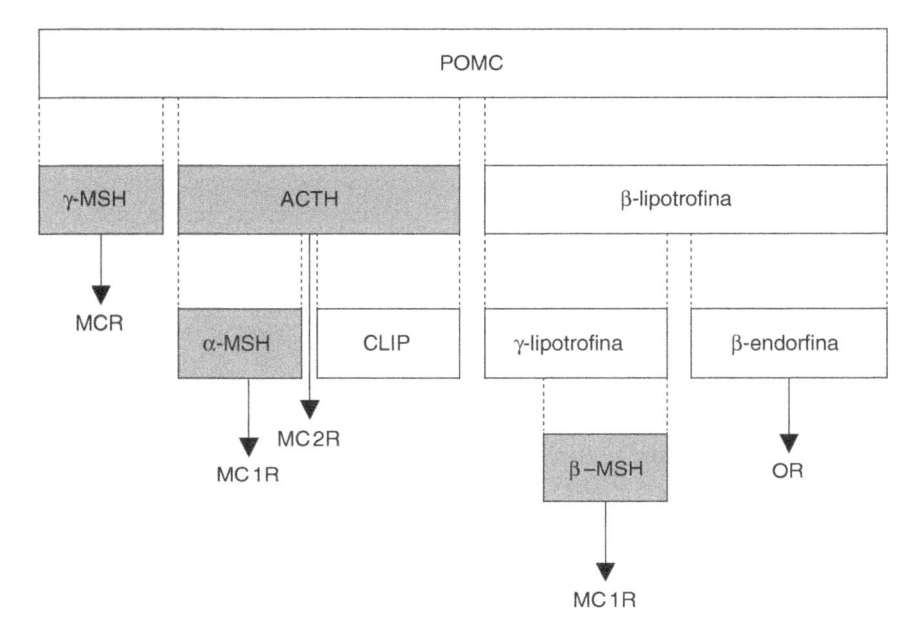

FIGURA 3-5. Processamento da POMC. O CRH estimula a produção e o processamento da POMC, um pré-pró-hormônio sintetizado na adeno-hipófise. A POMC é clivada após a tradução em ACTH; em β-endorfina, um peptídeo opioide endógeno; e nos MSHs α, β e γ, também conhecidos como melanocortinas. Os efeitos celulares desses peptídeos são mediados pelos receptores de melanocortina (ACTH e MSH) ou de opiáceos (β-endorfina). MCR; receptor de melanocortina, OR; receptor de opiáceos; CLIP, peptídeo intermediário semelhante à corticotrofina.

endócrinas, particularmente por melanócitos, já foi descrita. O comprometimento desse sistema parácrino no desenvolvimento do câncer de pele recebeu considerável atenção devido à produção localizada e às ações parácrinas desse peptídeo, bem como à maior expressão do MC1R no melanoma do que na pele normal. O MC1R liga-se também ao ACTH, e essa ligação é relevante no contexto da insuficiência suprarrenal, quando a produção excessiva de ACTH pode contribuir para a alteração da pigmentação nos indivíduos afetados.

β-endorfina

A β-endorfina, o peptídeo opioide endógeno mais abundante, é outro produto do processamento da POMC na hipófise (ver Figura 3-4). Os efeitos fisiológicos desse peptídeo opioide são mediados por sua ligação aos receptores de opiáceos. Como esses receptores são expressos em múltiplos tipos de células no cérebro, bem como nos tecidos periféricos, seus efeitos são pleiotrópicos. As ações fisiológicas das endorfinas incluem analgesia, efeitos comportamentais e funções neuromoduladoras. Entre os efeitos sobre a função endócrina, destaca-se a inibição da liberação de GnRH. Os opioides endógenos também foram implicados nos mecanismos envolvidos na adicção ao álcool e a substâncias em geral e levaram ao desenvolvimento de terapias, como o uso da naltrexona, um antagonista dos receptores de opiáceos, no tratamento da dependência do álcool.

Família do hormônio do crescimento e da prolactina

Hormônio do crescimento

O GH é um hormônio peptídico de 191 aminoácidos, com peso molecular de cerca de 22 kDa e semelhança estrutural com a Prl e a somatomamotrofina coriônica, um hormônio derivado da placenta. Ele ocorre em várias isoformas moleculares, e essa heterogeneidade reflete-se na ampla variabilidade dos níveis de GH determinados por diferentes imunoensaios. Contudo, o GH de 22 kDa constitui a principal forma com efeitos fisiológicos encontrada nos seres humanos. Ele é liberado dos somatotrofos, um tipo celular presente na adeno-hipófise em quantidades abundantes. A liberação ocorre em surtos pulsáteis, e a maior parte da secreção é noturna, ocorrendo em associação ao sono de ondas lentas (Figura 1-8). A base da liberação pulsátil do GH e a função desse padrão não estão totalmente esclarecidas; entretanto, acredita-se que os mecanismos nutricionais, metabólicos e dos esteroides sexuais relacionados com a idade, os glicocorticoides suprarrenais e os hormônios tireoidianos, bem como as funções renal e hepática, contribuam para a liberação pulsátil do GH e possam ser essenciais na obtenção da potência biológica ótima do hormônio. A maior parte do GH na circulação está ligada à proteína de ligação do GH.

Regulação da liberação de GH – Os dois principais reguladores hipotalâmicos da liberação de GH pela adeno-hipófise são o hormônio de liberação do hormônio do crescimento (GHRH) e a somatostatina, que exercem influências excitatórias e inibitórias, respectivamente, sobre os somatotrofos (Figura 3-6). A liberação do GH também é inibida pelo fator de crescimento semelhante à insulina 1 (**IGF-1**), o hormônio produzido nos tecidos periféricos em resposta à estimulação do GH. O IGF-1 derivado da síntese hepática faz parte de um mecanismo de liberação de GH por retroalimentação negativa clássica. A grelina é um peptídeo liberado predominantemente pelo estômago, mas também expresso no pâncreas, no rim, no fígado e no núcleo arqueado do hipotálamo (ver Capítulo 10), que foi identificado como outro secretagogo do GH. A contribuição geral da grelina na regulação da liberação do GH nos seres humanos ainda não está totalmente elucidada.

Hormônio de liberação do GH – O GHRH estimula a secreção do GH pelos somatotrofos por aumentos na transcrição do gene e biossíntese do GH e proliferação dos somatotrofos. O GHRH liga-se aos receptores acoplados à proteína Gα_s nos somatotrofos da adeno-hipófise, ativando a subunidade catalítica da adenilato-ciclase. A estimulação da adenilato-ciclase leva ao acúmulo intracelular de AMPc e à ativação da subunidade catalítica da proteína-quinase A (ver Figura 3-4). A proteína-quinase A fosforila a proteína de ligação do elemento de resposta ao AMPc (CREB, de *cAMP response element-binding protein*), com consequente ativação da CREB e transcrição aumentada do gene que codifica o fator de transcrição específico da hipófise (Pit-1, de *pituitary-specific transcription factor*). O Pit-1 ativa a transcrição do gene do GH, resultando em aumento do RNA mensageiro (mRNA) do GH, bem como da proteína, e em reposição das reservas celulares do GH. O Pit-1 também estimula a transcrição do gene do receptor de GHRH, resultando em aumento do número de receptores de GHRH na célula somatotrófica responsiva.

Somatostatina – A liberação estimulada do GH é inibida pela somatostatina, um peptídeo sintetizado na maioria das regiões do cérebro, predominantemente no

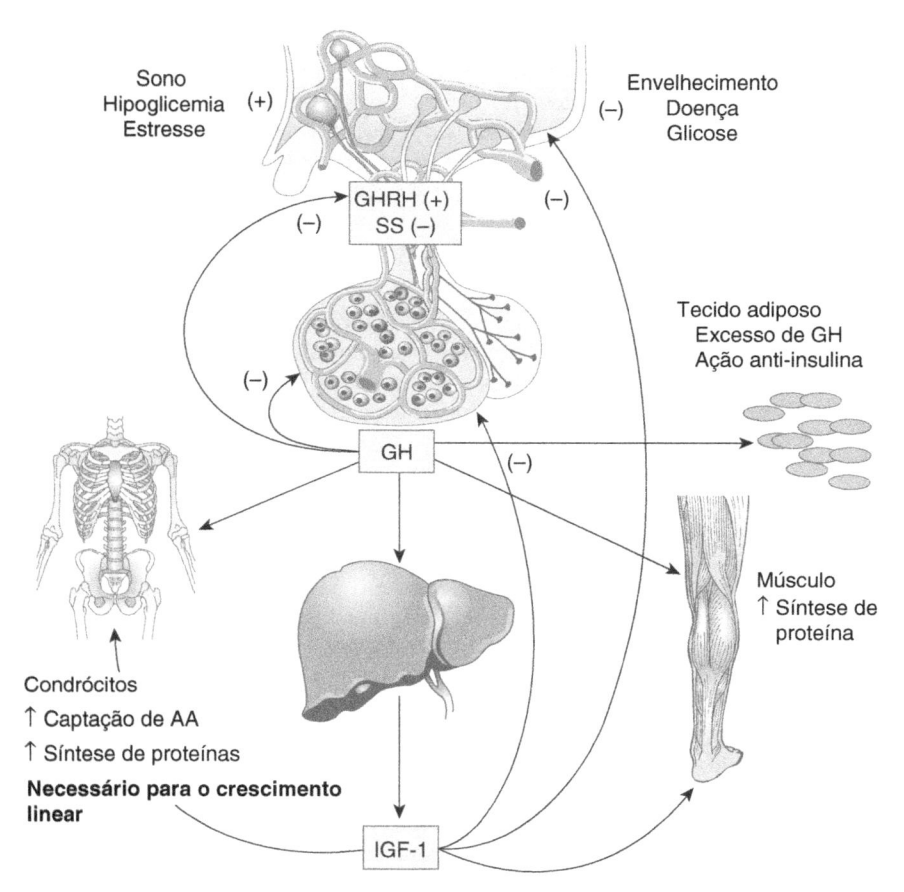

FIGURA 3-6. Liberação e efeitos do GH. A liberação do GH pela adeno-hipófise é modulada por diversos fatores. Os principais controladores dessa liberação são o GHRH, que estimula tanto a síntese quanto a secreção de GH, e a somatostatina, que inibe a liberação de GH em resposta ao GHRH e a outros fatores estimuladores, como baixos níveis de glicemia. A secreção de GH também faz parte de uma alça de retroalimentação negativa envolvendo o IGF-1. O IGF-1 suprime a secreção de GH não apenas pela supressão direta do somatotrofo, mas também pela estimulação da liberação hipotalâmica de somatostatina. O GH também exerce um efeito de retroalimentação ao inibir a secreção de GHRH e, provavelmente, exerce um efeito inibitório direto (autócrino) sobre a secreção do somatotrofo. A integração de todos os fatores que afetam a síntese e a secreção de GH leva a um padrão pulsátil de liberação hormonal. Os efeitos do GH nos tecidos periféricos são mediados diretamente por sua ligação ao receptor e pela síntese de IGF-1 pelo fígado e em nível tecidual. Os efeitos globais do GH e do IGF-1 são anabólicos. AA, aminoácido.

núcleo periventricular, no núcleo arqueado e no núcleo ventromedial do hipotálamo. A somatostatina também é produzida em órgãos periféricos, como o pâncreas endócrino, onde também desempenha um papel na inibição da liberação hormonal. Os axônios dos neurônios de somatostatina seguem um trajeto caudal ao longo do hipotálamo para formar uma via distinta em direção à linha mediana que penetra na eminência mediana. A somatostatina produz seus efeitos fisiológicos por sua ligação aos receptores de somatostatina acoplados à proteína $G\alpha_i$, resultando em diminuição da atividade da adenilato-ciclase, do AMPc intracelular e das concentrações de Ca^{2+}, bem como em estimulação da proteína tirosina-fosfatase. Além disso, a ligação da somatostatina aos receptores acoplados aos canais de K^+ causa a hiperpolarização da membrana, levando à cessação da atividade espontânea do potencial de ação e à redução secundária das concentrações intracelulares de Ca^{2+}. A expressão dos receptores de somatostatina é modulada por hormônios e pelo estado nutricional do indivíduo.

Outros reguladores – Além de sua regulação pelo GHRH e pela somatostatina, o GH é regulado por outros peptídeos hipotalâmicos e neurotransmissores, que atuam pela regulação da liberação de GHRH e somatostatina, conforme resumido na Tabela 3-3. As catecolaminas, a dopamina e os aminoácidos excitatórios aumentam a liberação do GHRH e diminuem a da somatostatina, resultando em aumento da liberação do GH (ver Figura 3-6). Hormônios como o cortisol, o estrogênio, os androgênios e o hormônio tireoidiano também podem afetar a responsividade dos somatotrofos ao GHRH e à somatostatina e, consequentemente, a liberação do GH. Certos sinais metabólicos, como a glicose e os aminoácidos, podem afetar a liberação do GH. A redução dos níveis de glicemia (hipoglicemia) estimula a secreção do GH nos seres humanos. Com efeito, a hipoglicemia induzida por insulina é utilizada como teste clínico para provocar a secreção de GH em crianças e adultos com deficiência desse hormônio. O aumento da liberação de GH em resposta à hipoglicemia pode resultar de despolarização dos neurônios hipotalâmicos de GHRH pelo nível diminuído de glicose, modulação da somatostatina e estimulação catecolaminérgica. A administração de aminoácidos, particularmente a arginina, também aumenta essa liberação por uma redução na liberação de somatostatina. Por conseguinte, a administração de arginina também constitui uma estimulação efetiva para desencadear um aumento na liberação de GH no contexto clínico. Em contrapartida, as concentrações aumentadas de glicose e ácidos graxos não esterificados diminuem a liberação do GH.

O GH é liberado pela adeno-hipófise na circulação sistêmica. Os níveis circulantes do hormônio são inferiores a 3 ng/mL, e a maior parte (60%) liga-se à proteína de ligação do GH. Essa proteína deriva da clivagem proteolítica do receptor de membrana do GH por metaloproteases e atua como reservatório do hormônio, prolongando sua meia-vida ao diminuir sua taxa de degradação. A meia-vida hormonal é, em média, de 6 a 20 minutos. O GH é degradado nos lisossomos após a ligação a seus receptores e a internalização do complexo hormônio-receptor.

TABELA 3-3. Fatores que regulam a liberação do hormônio do crescimento

Estimulação da liberação do GH	Inibição da liberação do GH
GHRH	Somatostatina
Dopamina	IGF-1
Catecolaminas	Glicose
Aminoácidos excitatórios	Ácidos graxos livres
Hormônio tireoidiano	

Efeitos fisiológicos do GH – O GH pode exercer efeitos diretos sobre as respostas celulares por sua ligação ao receptor de GH nos tecidos-alvo e, indiretamente, pela estimulação da produção e da liberação do IGF-1, um mediador de vários efeitos do GH nos tecidos-alvo. O IGF-1 é um peptídeo pequeno (cerca de 7,5 kDa) relacionado estruturalmente com a proinsulina, que medeia vários dos efeitos anabólicos e mitogênicos do GH nos tecidos periféricos (ver Figura 3-6). O efeito fisiológico mais importante do GH consiste na estimulação do crescimento longitudinal pós-natal. Esse hormônio também desempenha um papel na regulação do metabolismo de substratos e na diferenciação dos adipócitos; na manutenção e no desenvolvimento do sistema imune; e na regulação da função cerebral e cardíaca.

Receptor de GH – Os receptores de GH são encontrados em muitos tecidos biológicos e tipos celulares, como fígado, osso, rim, tecido adiposo, músculo, olho, cérebro, coração e células do sistema imune. Os receptores de superfície celular do GH pertencem à família dos receptores de citocinas da classe 1 (ver Figuras 1-6 e 3-4). Essa família inclui os receptores de Prl, eritropoietina, leptina, interferonas, fator de estimulação das colônias de granulócitos e interleucinas. O GH possui dois sítios de ligação para o receptor, possibilitando a sua interação simultânea com dois receptores de GH, que leva à dimerização dos receptores de GH. A dimerização do receptor é seguida de ativação da atividade intracelular de tirosina (Janus) quinase (JAK) e fosforilação de resíduos de tirosina no domínio citoplasmático do receptor e de substratos proteicos a jusante. Quando fosforilados, os resíduos de tirosina no domínio citoplasmático atuam como sítios de ancoragem para transdutores de sinais e ativadores de proteínas de transcrição (STAT, *signal transducers and activators of transcription proteins*), que sofrem dimerização e translocação para o núcleo, transmitindo sinais a promotores específicos de genes regulados pelo GH. Essa cascata de sinalização envolve a estimulação de proteínas conhecidas como supressores da sinalização de citocinas (SOCS, *suppressors of cytokine signaling*), que, por sua vez, inibem a atividade da JAK e a ativação de STAT e promovem a internalização dos receptores de GH, interrompendo a cascata de sinalização dos receptores de GH. Conforme assinalado anteriormente, o domínio extracelular desses receptores é liberado na circulação, produzindo a proteína de ligação de GH circulante.

Efeitos do hormônio do crescimento sobre os órgãos-alvo

Osso – O GH estimula o crescimento longitudinal, aumentando a formação de novo osso e cartilagem. Os efeitos desse hormônio no crescimento não são de importância crítica durante o período gestacional, mas começam de modo gradativo durante o primeiro e o segundo ano de vida, alcançando seu máximo por ocasião da puberdade. Antes da fusão das epífises dos ossos longos, o GH estimula a condrogênese e o alargamento das placas epifisárias cartilaginosas, seguidos de deposição de matriz óssea. Além de seus efeitos sobre a estimulação do crescimento linear, esse hormônio desempenha um papel na regulação da fisiologia normal da formação óssea no adulto, aumentando a renovação do osso, com aumento na formação e, em menor grau, na reabsorção ósseas. Acredita-se que os efeitos do GH na placa de crescimento epifisária sejam mediados diretamente pela estimulação da diferenciação dos precursores dos condrócitos e indiretamente pelo aumento da produção local e da responsividade ao IGF-1, que, por sua vez, atua de modo autócrino ou parácrino, estimulando a expansão clonal dos condrócitos em processo de diferenciação (ver Figura 3-6).

Tecido adiposo – O GH estimula a liberação e a oxidação dos ácidos graxos livres, particularmente durante o jejum. Esses efeitos são mediados por uma redução na atividade da lipase lipoproteica, a enzima envolvida na depuração dos quilomícrons ricos em triglicerídeos e das lipoproteínas de densidade muito baixa (VLDL) da corrente sanguínea. Por conseguinte, o GH favorece a disponibilidade de ácidos graxos livres para armazenamento no tecido adiposo e oxidação no músculo esquelético.

Músculo esquelético – O GH exerce ações anabólicas sobre o tecido muscular esquelético. O hormônio estimula a captação de aminoácidos e sua incorporação em proteínas, a proliferação celular e a supressão da degradação proteica.

Fígado – O GH estimula a produção e a liberação hepáticas do IGF-1. O GH promove a gliconeogênese e reduz a captação de glicose, e o resultado final consiste na estimulação da produção hepática de glicose.

Sistema imune – O GH afeta múltiplos aspectos da resposta imune, incluindo as respostas das células B e a produção de anticorpos, a atividade das células *natural killer*, a atividade dos macrófagos e a função dos linfócitos T.

SNC – O GH exerce efeitos sobre o SNC, modulando o humor e o comportamento.

Metabolismo – O GH promove a lipólise pela inibição da lipase lipoproteica, que hidrolisa triglicerídeos na circulação, tornando-os disponíveis para o acúmulo de triglicerídeos no tecido adiposo. O GH também estimula a lipase sensível a hormônio (HSL), a etapa limitante de velocidade para a liberação dos triglicerídeos armazenados nos adipócitos (lipólise). De modo global, o GH contrapõe-se à ação da insulina sobre o metabolismo dos lipídeos e da glicose, diminuindo a utilização da glicose pelo músculo esquelético, aumentando a lipólise e estimulando a produção hepática de glicose. Esses efeitos podem ser diretos, por meio de interação com mecanismos de sinalização da insulina (detalhe da Figura 3-6), ou indiretos, em decorrência da liberação aumentada de ácidos graxos do tecido adiposo. Esses efeitos mediados pelo GH são relevantes durante períodos de excesso de GH, como os que ocorrem em consequência de tumor produtor de GH ou administração de doses farmacológicas de GH.

As ações do GH não relacionadas com o crescimento são particularmente relevantes na compreensão dos efeitos colaterais observados na terapia com GH ou na presença de tumor produtor de GH.

Os aspectos-chave da fisiologia do GH podem ser resumidos da seguinte maneira:

- O GH é sintetizado e armazenado nos somatotrofos da adeno-hipófise.
- A produção do GH é pulsátil, de ocorrência principalmente noturna e controlada sobretudo pelo GHRH, pela somatostatina e pelo IGF-1.
- Os níveis circulantes do GH aumentam durante a infância, atingem seu pico durante a puberdade e diminuem com o envelhecimento.
- O GH estimula a lipólise, o transporte dos aminoácidos nas células e a síntese de proteínas.
- O GH estimula a produção de IGF-1, que pode ser liberado na circulação (ação endócrina) ou atuar dentro do mesmo tecido (ação parácrina).
- O IGF-1 é responsável por muitas das atividades atribuídas ao GH.

Fatores de crescimento semelhantes à insulina

Muitos dos efeitos sobre o crescimento e o metabolismo do GH são mediados pelos IGFs, ou somatomedinas. Esses pequenos hormônios peptídicos são membros de uma família de peptídeos relacionados com a insulina, como a relaxina, a insulina, o IGF-1 e o IGF-2.

Regulação da produção de IGF-1 – O IGF-1 é produzido principalmente pelo fígado, em resposta à estimulação do GH. O IGF-1 é transportado para outros tecidos, atuando como hormônio endócrino. O IGF-1 secretado por tecidos extra-hepáticos, incluindo as células cartilaginosas, atua localmente como hormônio parácrino. O GH, o paratormônio e os esteroides sexuais regulam a produção de IGF-1 no osso, enquanto os esteroides sexuais constituem os principais reguladores da produção local de IGF-1 no sistema reprodutor. As proteínas de ligação regulam as ações biológicas dos IGFs.

Diferentemente da insulina, o IGF-1 conserva o peptídeo C e circula em concentrações mais altas do que a insulina, seja na forma livre (com meia-vida de cerca de 15-20 minutos) ou ligado a uma das várias proteínas específicas de ligação que prolongam a meia-vida do peptídeo. À semelhança dos IGFs, essas proteínas de ligação são sintetizadas principalmente pelo fígado e produzidas localmente por vários tecidos, onde atuam de modo autócrino ou parácrino.

Proteínas ligadoras do fator de crescimento semelhante à insulina (IGFBPs) – Foram identificadas seis IGFBPs, que formam um sistema elaborado para a regulação da atividade do IGF-1. As IGFBPs regulam a disponibilidade do IGF-1 para seu receptor nos tecidos-alvo. Em geral, as IGFBPs inibem a ação do IGF-1 pela sua ligação competitiva, reduzindo, assim, a biodisponibilidade do fator. Entretanto, em alguns casos, as proteínas de ligação parecem aumentar a atividade do IGF-1 ou atuar independentemente dele. Nos seres humanos, cerca de 80% do IGF-1 circulante são transportados pela IGFBP-3, um complexo ternário constituído por uma molécula de IGF-1, uma molécula de IGFBP-3 e uma molécula de uma proteína denominada *subunidade acidolábil* (SAL). Nessa forma, a IGFBP-3 sequestra o IGF-1 no sistema vascular, aumentando sua meia-vida e proporcionando um reservatório do IGF-1, ao mesmo tempo em que impede a ligação excessiva do IGF-1 ao receptor de insulina. As outras IGFBPs formam complexos binários com o IGF-1, os quais podem atravessar os limites capilares, assegurando, assim, o transporte seletivo do IGF-1 para vários tecidos. A interação entre as IGFBPs e os IGFs é controlada por dois mecanismos diferentes: (1) clivagem proteolítica por uma família de serina-proteases específicas, que diminui a afinidade de ligação do IGF; e (2) ligação à matriz extracelular, que potencializa as ações do IGF. A clivagem das IGFBPs por suas proteases específicas também influencia a biodisponibilidade do IGF-1, reduzindo a quantidade da IGFBP biodisponível. Por conseguinte, a bioatividade *in vivo* global do IGF-1 representa o efeito combinado de interações envolvendo fontes endócrinas, autócrinas e parácrinas do IGF-1, das IGFBPs e das IGFBPs proteases.

As IGFBPs são produzidas por uma variedade de tecidos diferentes. A IGFBP-3 hepática e a produção de sua SAL são estimuladas pelo GH. A insulina constitui o regulador primário da produção hepática da IGFBP-1. Pouco se sabe a respeito dos principais mecanismos reguladores que controlam a expressão de IGFBP-2, IGFBP-4, IGFBP-5 e IGFBP-6.

Efeitos fisiológicos do IGF-1 – O IGF-1 exerce seus efeitos fisiológicos por sua ligação a receptores específicos de superfície celular. Apesar de o IGF-1 ligar-se principalmente ao receptor de IGF-1, alguns efeitos podem ser mediados pelos receptores de IGF-2 e de insulina. Sua semelhança estrutural com a insulina explica a capacidade do IGF-1 de se ligar (com baixa afinidade) ao receptor de insulina. Os principais efeitos do IGF-1 consistem em regulação do crescimento somático, proliferação celular, transformação e apoptose.

O IGF-1 medeia os efeitos anabólicos e de promoção do crescimento linear do GH hipofisário. O IGF-1 estimula a formação óssea, a síntese de proteínas, a captação de glicose no músculo, a sobrevida dos neurônios e a síntese de mielina. Nas células cartilaginosas, o IGF-1 exerce efeitos sinérgicos com o GH. O IGF-1 aumenta a replicação das células da linhagem osteoblástica, intensifica a síntese osteoblástica do colágeno e a taxa de aposição da matriz e diminui a degradação do colágeno na calvária. Acredita-se também que o IGF-1 estimule a reabsorção óssea por meio do recrutamento aumentado dos osteoclastos, atuando, assim, tanto na formação quanto na reabsorção ósseas, acoplando possivelmente os dois processos. O IGF-1 também reverte o balanço nitrogenado negativo durante a privação de alimento e inibe a degradação proteica no músculo. A importância desse hormônio no crescimento linear é claramente demonstrada pela falha grave de crescimento em crianças com deficiência congênita de IGF-1.

Os IGFs atuam como mitógenos, estimulando a síntese de DNA, RNA e proteína. Ambos os IGFs são essenciais para o desenvolvimento embrionário, e ambos persistem em concentrações nanomolares na circulação durante a vida adulta. Entretanto, depois do nascimento, o IGF-1 parece desempenhar um papel predominante na regulação do crescimento, enquanto o papel fisiológico pós-natal do IGF-2 não é conhecido. As concentrações de IGF-1 são baixas ao nascimento, aumentam de modo substancial durante a infância e na puberdade e começam a declinar na terceira década, acompanhando paralelamente a secreção de GH. No adulto, o IGF-2 ocorre em quantidades três vezes maiores que as do IGF-1, depende minimamente do GH e diminui pouco com a idade.

Receptor de IGF – Os receptores de IGF são heterotetrâmeros que pertencem à mesma família dos receptores de insulina. O IGF-1 e o IGF-2 ligam-se especificamente a dois receptores de alta afinidade associados à membrana, os quais consistem em quinases receptoras ativadas por ligantes que sofrem autofosforilação com a ligação do hormônio. O receptor de IGF é constituído por duas subunidades α extracelulares que atravessam a membrana e subunidades β transmembrana. As subunidades α têm sítios de ligação para o IGF-1 e estão ligadas por pontes de dissulfeto. As subunidades β apresentam um domínio extracelular curto, um domínio transmembrana e um domínio intracelular. A parte intracelular contém um domínio de tirosina-quinase, que constitui o mecanismo de transdução de sinais. A ligação do ligante resulta em autofosforilação do receptor, aumentando a atividade da quinase e possibilitando a fosforilação de múltiplas proteínas de substrato, como o substrato do receptor de insulina 1 (IRS1, de *insulin receptor substrate 1*). Isso produz uma cascata contínua de ativação enzimática por meio da fosfatidilinositol-3-quinase, da Grb2 (proteína de ligação do receptor do fator de crescimento 2, de *growth factor receptor-bound protein 2*), da Syp (uma fosfotirosina-fosfatase), da Nck (uma proteína oncogênica) e da Shc (proteína do domínio de homologia src), em associação à

Grb2. Essa cascata de sinalização leva à ativação de proteína-quinases, incluindo a Raf, a proteína-quinase ativada por mitógeno, a quinase 5 G e outras envolvidas na mediação do crescimento e das respostas metabólicas. Um terceiro receptor, o receptor de manose-6-fosfato do IGF-2, liga-se ao IGF-2, mas não apresenta qualquer ação de sinalização intracelular conhecida.

Os receptores de insulina e de IGF-1, apesar de semelhantes em sua estrutura e função, desempenham funções fisiológicas diferentes *in vivo*. Em indivíduos sadios, o receptor de insulina está envolvido principalmente em funções metabólicas, enquanto o receptor de IGF-1 medeia o crescimento e a diferenciação. A separação dessas funções é controlada por diversos fatores, incluindo a distribuição tecidual dos respectivos receptores, a ligação de cada ligante com alta afinidade a seu respectivo receptor e a ligação do IGF às IGFBPs.

Prolactina

A Prl é um hormônio polipeptídico sintetizado e secretado pelos lactotrofos presentes na adeno-hipófise. Os lactotrofos respondem por cerca de 15 a 20% da população celular da adeno-hipófise. Entretanto, essa porcentagem aumenta de modo notável em resposta a níveis elevados de estrogênio, particularmente durante a gravidez. Os níveis de Prl são mais elevados nas mulheres do que nos homens, e o papel desse hormônio na fisiologia masculina ainda não está totalmente elucidado. As concentrações plasmáticas de Prl são mais altas durante o sono e mais baixas durante as horas de vigília nos seres humanos.

Regulação da liberação de prolactina – A liberação de Prl encontra-se predominantemente sob inibição tônica pela dopamina derivada dos neurônios dopaminérgicos do hipotálamo. Além disso, a liberação de Prl também está sob controle inibitório pela somatostatina e pelo ácido γ-aminobutírico (GABA). Entretanto, a regulação global da liberação de Prl é complexa, envolvendo não apenas sua inibição pela dopamina, mas também sua estimulação por vias serotoninérgicas e opioidérgicas, pelo GnRH e, possivelmente, pela galanina.

A inibição dopaminérgica da liberação de Prl pelos lactotrofos é mediada pelos receptores dopaminérgicos (D_2) acoplados à proteína $G\alpha_i$, resultando em inibição do metabolismo da adenilato-ciclase e do fosfato de inositol (ver Figura 3-4). Além disso, a ativação do receptor D_2 modifica pelo menos cinco canais iônicos diferentes. Em particular, a dopamina ativa uma corrente de potássio que induz a hiperpolarização da membrana plasmática, enquanto diminui as correntes de cálcio ativadas por voltagem. Por conseguinte, a inibição da secreção de Prl induzida pela dopamina é uma função da inibição da atividade da adenilato-ciclase, da ativação dos canais de potássio sensíveis à voltagem e da inibição dos canais de cálcio sensíveis à voltagem.

A liberação de Prl é afetada por uma grande variedade de estímulos provenientes do ambiente e do meio interno, entre os quais os mais importantes são a sucção e o aumento dos níveis de hormônios esteroides do ovário, principalmente estrogênio (Figura 3-7). A liberação de Prl em resposta à sucção é um reflexo neuroendócrino clássico, também conhecido como reflexo de estimulação-secreção. Esse pico na liberação de Prl em resposta ao estímulo da sucção é mediado pela diminuição na quantidade de dopamina liberada na eminência mediana, removendo a inibição tônica dos lactotrofos. As concentrações elevadas de estrogênio, como as que ocorrem durante a gravidez, aumentam o crescimento dos lactotrofos e a expressão do gene da Prl.

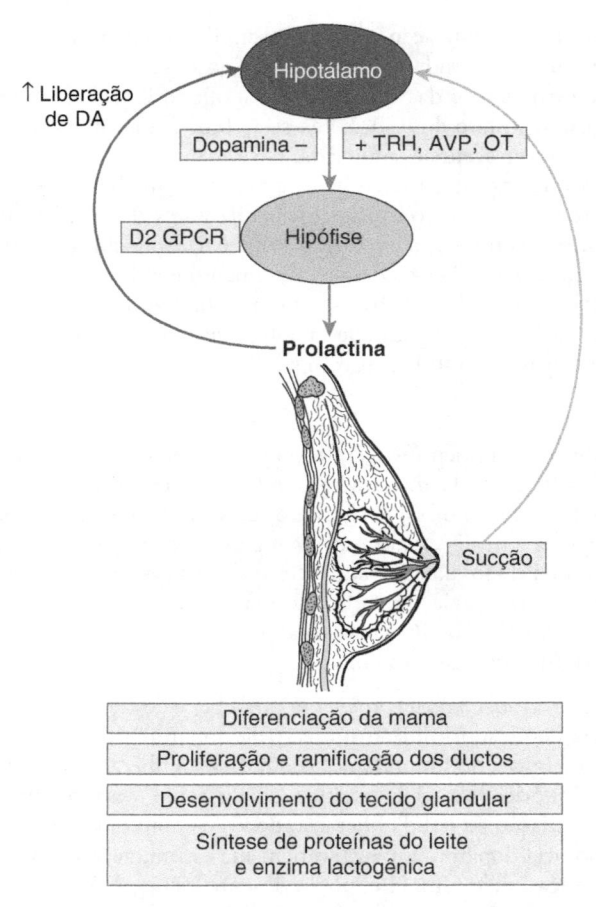

FIGURA 3-7. Efeitos fisiológicos da prolactina. A Prl desempenha um importante papel no desenvolvimento normal do tecido mamário e na produção de leite. A liberação de Prl está predominantemente sob controle negativo pela dopamina hipotalâmica. A sucção estimula a liberação de Prl, que inibe sua própria liberação pela estimulação da liberação de dopamina pelo hipotálamo.

Foram identificados vários neuropeptídeos como fatores de liberação da Prl. Esses neuropeptídeos incluem o TRH, a ocitocina, o peptídeo intestinal vasoativo e a neurotensina. Esses fatores de liberação pertencem a duas categorias de peptídeos: os ativos na presença do tônus inibitório fisiológico da dopamina e os que só exercem seu efeito quando o tônus inibitório da dopamina é removido. O TRH pertence à primeira categoria e atua como potente estímulo para a liberação de Prl pela estimulação dos receptores de TRH na membrana celular do lactotrofo. Contudo, o papel fisiológico da liberação de Prl induzida pelo TRH não foi esclarecido. Embora a administração exógena de TRH possa elevar os níveis de Prl, é importante assinalar que a liberação de TSH e a de Prl nem sempre ocorrem juntas em condições fisiológicas.

A Prl regula sua própria secreção por meio de um mecanismo de retroalimentação de alça curta, por sua ligação aos receptores de Prl localizados nos neurônios dopaminérgicos neuroendócrinos; essa ligação determina um aumento na síntese de dopamina pelo hipotálamo (ver Figura 3-7). Quando a concentração de dopamina aumenta no sangue porta hipotalâmico-hipofisário, a liberação de Prl dos lactotrofos é suprimida.

Efeitos fisiológicos da prolactina – Os efeitos da Prl são mediados pelo receptor de Prl, uma proteína ligada à membrana que pertence à classe 1 da superfamília dos receptores de citocinas (ver Figura 3-4). Os receptores de Prl são encontrados na glândula mamária e no ovário, dois dos locais mais bem caracterizados de ação da Prl nos mamíferos, bem como em várias regiões do cérebro. A ativação do receptor de Prl envolve uma dimerização sequencial do receptor induzida pelo ligante (similar àquela da ligação do receptor de GH). A ativação do receptor de Prl mediada pela Prl resulta na fosforilação da tirosina de inúmeras proteínas celulares, incluindo o próprio receptor.

Os principais efeitos fisiológicos da Prl consistem na estimulação do crescimento e do desenvolvimento da glândula mamária, na síntese de leite e na manutenção da secreção de leite (ver Figura 3-7 e Capítulo 9). A Prl estimula a captação da glicose e de aminoácidos, bem como a síntese das proteínas do leite β-caseína e α-lactalbumina, do açúcar do leite (lactose) e das gorduras do leite pelas células epiteliais da mama. Durante a gravidez, a Prl prepara a mama para a lactação. A produção e a secreção de leite são impedidas durante a gravidez pelos níveis elevados de progesterona. Outros efeitos da Prl incluem a inibição da liberação de GnRH, a biossíntese de progesterona e a hipertrofia das células lúteas durante a gravidez. A Prl também modula os comportamentos reprodutivos e parentais.

DOENÇAS DA ADENO-HIPÓFISE

A exemplo da maioria dos órgãos endócrinos, as alterações na função da adeno-hipófise podem ser causadas por excesso ou deficiência na produção dos hormônios hipofisários ou por uma responsividade alterada do órgão-alvo aos efeitos hormonais.

Adenomas hipofisários produtores de hormônios

O adenoma hipofisário produtor de hormônio constitui a causa mais comum de produção excessiva de hormônios hipofisários. Os prolactinomas são os tumores hipofisários mais comuns (40-45%), seguidos dos adenomas dos somatotrofos (20%), dos corticotrofos (10-12%), dos gonadotrofos (15%) e, raramente, dos tireotrofos (1-2%). Os pequenos adenomas hipofisários podem produzir manifestações de excesso de produção de hormônios tróficos, enquanto os tumores mais volumosos podem causar sintomas neurológicos por efeito compressivo sobre a área da sela turca. Os pacientes com prolactinoma apresentam níveis elevados de Prl (hiperprolactinemia), secreção de leite (galactorreia) e disfunção reprodutiva (infertilidade). Na maioria dos casos, os agonistas da dopamina são extremamente efetivos para reduzir os níveis séricos de Prl, restabelecer a função gonadal, diminuir o tamanho do tumor e melhorar os campos visuais. A hiperprolactinemia também pode decorrer da inibição da liberação de dopamina induzida por fármacos.

Os adenomas secretores de GH podem estar associados à acromegalia ou a um crescimento excessivo dos ossos e tecidos moles e resistência à insulina em adultos, bem como ao gigantismo nas crianças. Os adenomas com liberação de corticotrofina estão associados à produção excessiva de cortisol ou à síndrome de Cushing; os pacientes apresentam obesidade central, miopatia proximal, hipertensão, alterações do humor, depósito de gordura dorsocervical e hiperglicemia, entre outros sinais e sintomas clínicos. Os adenomas hipofisários de gonadotrofos frequentemente são ineficientes na produção hormonal. Os tumores secretores de tireotrofina são raros e, com frequência, apresentam um grande volume quando diagnosticados.

Hipopituitarismo

O hipopituitarismo, ou deficiência de hormônios da adeno-hipófise, pode ser congênito ou adquirido. As deficiências isoladas de GH e de gonadotrofinas são as mais comuns. A causa mais frequente de insuficiência hipofisária consiste em traumatismo, como aquele associado a cirurgia, lesão penetrante ou acidente automobilístico. A perda grave de sangue e a hipoperfusão da hipófise também podem levar à insuficiência hipofisária. A lesão isquêmica da hipófise ou do pedículo hipotalâmico-hipofisário durante o período periparto (devido à perda excessiva de sangue) leva ao desenvolvimento da síndrome de Sheehan, que se manifesta na forma de hipotireoidismo, insuficiência suprarrenal, hipogonadismo, deficiência de GH e hipoprolactinemia.

A deficiência de GH e o atraso do crescimento podem resultar de diminuição da liberação de GH pela hipófise devido a doenças do hipotálamo ou da hipófise ou devido a uma predisposição genética. Alternativamente, a ocorrência de mutações no gene do receptor de GH pode causar insensibilidade ao GH e atraso do crescimento com baixas concentrações séricas de IGF-1.

Insensibilidade ao hormônio do crescimento

O déficit de crescimento pode resultar de diminuição na liberação de GH, ação diminuída do GH ou síndrome de insensibilidade ao GH, também conhecida como *síndrome de Laron*. Essa síndrome caracteriza-se por deleções ou mutações no gene do receptor de GH, com consequente incapacidade de produção de IGF-1 ou IGFBP-3 em resposta ao estímulo do GH. A manifestação típica consiste em baixa estatura ou nanismo, o que pode ser evitado mediante tratamento com IGF-1. O estudo desses pacientes tem contribuído para grande parte do nosso conhecimento sobre os efeitos diferenciais do GH e do IGF-1.

Avaliação da função adeno-hipofisária

Dosagens das concentrações dos hormônios adeno-hipofisários e dos níveis dos respectivos hormônios das glândulas-alvo são efetuadas para avaliar o estado funcional do sistema (Tabela 3-4). Por exemplo, são utilizadas medições concomitantes do TSH e do hormônio tireoidiano; do FSH e do estradiol; e do ACTH e do cortisol para avaliar a integridade dos respectivos sistemas. Além disso, podem-se utilizar testes de estímulo e supressão para avaliar o estado funcional da hipófise. Esses testes baseiam-se nos mecanismos fisiológicos normais de retroalimentação que controlam a liberação dos hormônios tróficos, conforme discutido no Capítulo 1.

TABELA 3-4. Pares de hormônios tróficos da hipófise e hormônios dos órgãos-alvo

Hormônio trófico da hipófise	Hormônio do órgão-alvo
ACTH (8 horas da manhã)	Cortisol (8 horas da manhã)
< 80 pg/mL (< 80 pmol/L)	140-690 nmol/L (5-25 µg/dL)
GH	IGF-1
2-6 ng/mL (< 5 µg/L)	140-400 ng/mL
LH (adulto, pré-menopausa)	Estradiol
Mulher: 5-25 UI/L (3-35 mUI/mL)	Mulher: 70-220 pmol/L (20-60 pg/mL)
Homem: 5-20 UI/L (5-20 mUI/mL)	Homem: < 180 pmol/L (50 pg/mL)
FSH	Progesterona
Mulher: 5-20 UI/L (20-50 mUI/mL)	Mulher: pico na fase lútea > 16 nmol/L (75 ng/mL)
Homem: 5-20 UI/L (20-50 mUI/mL)	Homem: < 6 nmol/L (< 2 ng/mL)
	Testosterona
	Mulher: < 3,5 nmol/L (< 1 ng/mL)
	Homem: 10-35 nmol/L (3-10 ng/mL)
TSH	Tiroxina
0,4-5 mU/L (0,4-5 µU/mL)	64-154 nmol/L (5-12 µg/dL)
	Tri-iodotironina
	1,1-2,9 nmol/L (70-190 ng/dL)

CONCEITOS-CHAVE

① A função da adeno-hipófise é regulada pelo hipotálamo.

② A liberação dos hormônios adeno-hipofisários está sob a regulação de retroalimentação pelos níveis hormonais periféricos.

③ A liberação pulsátil dos hormônios hipotalâmicos, hipofisários e dos órgãos-alvo desempenha importante papel na função endócrina.

④ O hormônio do crescimento exerce efeitos diretos e indiretos (IGF-1) sobre o crescimento linear e o metabolismo.

⑤ Os hormônios adeno-hipofisários estão sob controle hipotalâmico.

QUESTÕES PARA ESTUDO

3-1. Um motorista de caminhão de 40 anos de idade sentiu dificuldade ao utilizar o espelho lateral para observar o trânsito atrás dele. Nunca teve qualquer problema clínico importante no passado. Foi consultar um optometrista, que declara que ele apresenta déficits bilaterais dos campos visuais laterais, porém com visão 20/20. A tomografia computadorizada da cabeça revela um discreto aumento da sela turca. O paciente queixa-se de diminuição da libido nos últimos 6 a 9 meses. Qual dos seguintes hormônios mais provavelmente está sendo secretado em quantidades excessivas nesse homem?
   a. Hormônio antidiurético.
   b. Prolactina.
   c. ACTH.
   d. Hormônio do crescimento.
   e. Hormônio luteinizante.

3-2. Uma mulher de 30 anos de idade, com dois filhos saudáveis de 3 e 4 anos, percebe que não teve menstruação nos últimos seis meses. O teste de gravidez é negativo, e ela não está fazendo uso de qualquer medicação. Ela também se queixa de cefaleia, que tem ocorrido nos últimos três meses, e apresentou problemas com a visão lateral. Ao exame físico, a paciente é normotensa e não tem febre. Os resultados laboratoriais das determinações de glicose, Na e K estão dentro da faixa normal. A ressonância magnética revela a presença de massa hipofisária. Qual das seguintes opções tem maior probabilidade de ser encontrada nessa mulher?
   a. Aumento do nível sérico de cortisol.
   b. Aumento dos níveis séricos de fosfatase alcalina.
   c. Hiperprolactinemia.
   d. Teste de tolerância à glicose anormal.
   e. Diminuição do nível sérico de AVP.

3-3. Durante uma luta de boxe, a laceração da eminência mediana causada por lesão traumática, resultando em ruptura da circulação porta hipotalâmico-hipofisária, provocaria quais das seguintes alterações (↑ aumento, ↓ redução ou ↔ nenhuma alteração) nos níveis circulantes dos hormônios?

	IGF-1	Prl	PTH	GHRH
A	↔	↑	↓	↔
B	↓	↑	↔	↓
C	↑	↓	↓	↑
D	↑	↔	↔	↓
E	↔	↓	↑	↓

3-4. Qual das seguintes anormalidades tem mais tendência a ocorrer em consequência do comprometimento da ação do hormônio do crescimento?
   a. Baixo peso ao nascer e atraso do crescimento.

b. Incapacidade de dobrar o peso ao nascimento com seis meses de idade.
c. Baixa estatura em um menino de 12 anos.
d. Hiperglicemia de jejum e comprometimento da tolerância à glicose.
e. Voz grave e aumento dos pelos faciais.

3-5. Uma glicoproteína híbrida, constituída pela subunidade α do FSH e pela subunidade β da tireotrofina (TSH), é injetada em uma paciente de 35 anos de idade no National Institutes for Health Clinical Research Unit para pesquisar sua resposta endócrina. Qual das seguintes respostas é esperada depois dessa injeção?

	Atividade do simportador de Na$^+$/I$^-$	Luteólise	Síntese de tireoglobulina	Ovulação	Liberação de T$_4$
A	↔	↓	↔	↓	↓
B	↑	↓	↑	↓	↑
C	↑	↔	↓	↔	↔
D	↓	↓	↑	↑	↓
E	↑	↔	↑	↔	↑

LEITURAS SUGERIDAS

Freeman ME, Kanyicska B, Lerant A, Nagy G. Prolactin: structure, function, and regulation of secretion. *Physiol Rev.* 2000;80:1523.

Goldenberg N, Barkan A. Factors regulating GH secretion in humans. *Endocrinol Metab Clin North Am.* 2007; 36:37–55.

Laron Z. Insulin-like growth factor 1 (IGF-1): a growth hormone. *Mol Pathol.* 2001;54:311.

LeRoith D. Seminars in medicine of the Beth Israel Deaconess Medical Center: insulin-like growth factors. *N Engl J Med.* 1997;336:633.

LeRoith D, McGuinness M, Shemer J, et al. Insulin-like growth factors. *Biol Signals.* 1992;1:173.

Müller EE, Locatelli V, Cocchi D. Neuroendocrine control of growth hormone secretion. *Physiol Rev.* 1999;79:511.

Ohlsson C, Bengtsson B, Isaksson OGP, Andreassen TT, Slootweg MC. Growth hormone and bone. *Endocr Rev.* 1998;19:55–79.

Pritchard LE, Turnbull AV, White A. Pro-opiomelanocortin (POMC) processing in the hypothalamus: impact on melanocortin signalling and obesity. *J Endocrinol.* 2002;172:411.

Samson WK, Taylor MM, Baker JR. Prolactin-releasing peptides. *Regul Pept.* 2003;114:1.

Tsatmali M, Ancans J, Thody AJ. Melanocyte function and its control by melanocortin peptides. *J Histochem Cytochem.* 2002;50:125.

Woodhouse LJ, Mukherjee A, Shalet SM, Ezzat S. The influence of growth hormone status on physical impairments, functional limitations, and health-related quality of life in adults. *Endocr Rev.* 2006;27(3):287–317.

Glândula tireoide

OBJETIVOS

- Identificar as etapas e os fatores de controle da biossíntese, do armazenamento e da liberação dos hormônios da tireoide.
- Descrever a distribuição do iodo e a via envolvida na síntese dos hormônios tireoidianos.
- Explicar a importância da ligação do hormônio da tireoide no sangue para os níveis de hormônio tireoidiano total e livre.
- Compreender o significado da conversão da tetraiodotironina (T_4) em tri-iodotironina (T_3) e T_3 reversa (rT_3) nos tecidos extratireoidianos.
- Entender como os hormônios da tireoide produzem seus efeitos celulares.
- Descrever os efeitos fisiológicos da T_4 e da T_3 sobre o desenvolvimento e o metabolismo.
- Compreender as causas e as consequências do excesso e da deficiência dos hormônios da tireoide.

Os hormônios da tireoide desempenham importantes papéis na manutenção da homeostasia e na regulação do consumo de energia. Seus efeitos fisiológicos, que são mediados em múltiplos órgãos-alvo, consistem principalmente em estimular o metabolismo e a atividade das células. As funções vitais desses hormônios, em particular no desenvolvimento, na diferenciação e na maturação, são ressaltadas pela deficiência mental grave observada em lactentes com deficiência da função dos hormônios tireoidianos durante a gestação. Esses hormônios derivam do aminoácido tirosina, sendo produzidos pela glândula tireoide em resposta à estimulação do hormônio tireoestimulante (TSH) sintetizado pela adeno-hipófise. Por sua vez, o TSH é regulado pelo peptídeo hipofisiotrófico, o hormônio de liberação da tireotrofina (TRH) (Figura 4-1). A produção dos hormônios da tireoide também é regulada pelo iodo da dieta.

ANATOMIA FUNCIONAL

A glândula tireoide é uma glândula alveolar (acinar) sem ductos e altamente vascularizada, localizada na parte anterior do pescoço, em frente à traqueia. Ela pesa 10 a 25 g e consiste em um lobo direito e um lobo esquerdo conectados pelo istmo. A composição celular da glândula tireoide é diversificada, incluindo os seguintes tipos de células:

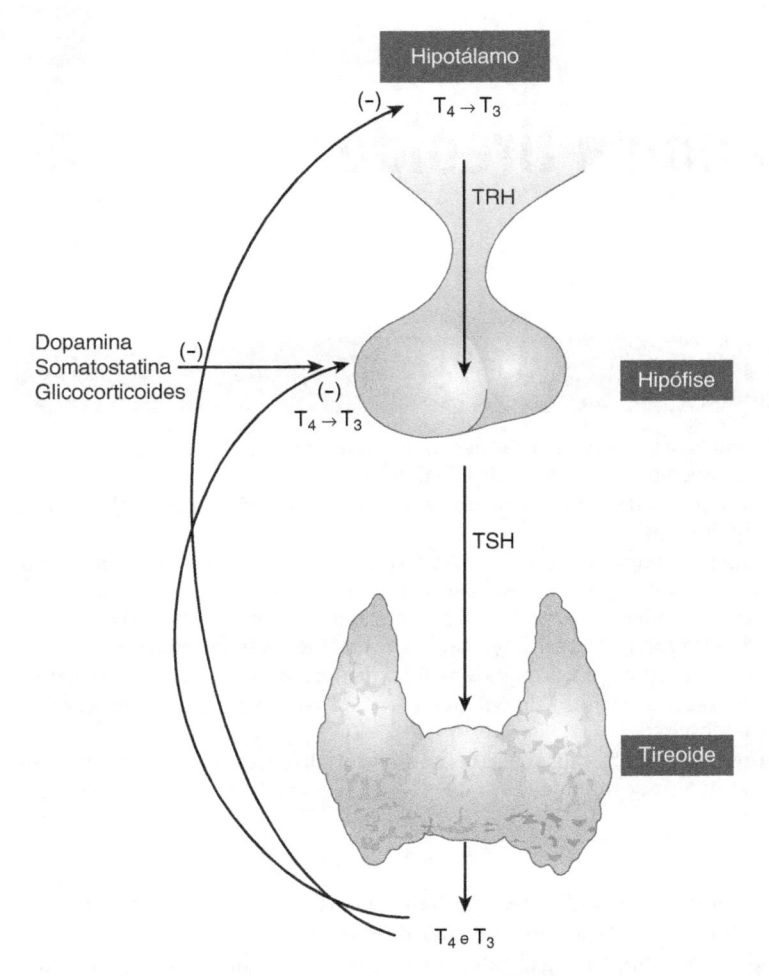

FIGURA 4-1. Eixo hipotalâmico-hipofisário-tireoidiano. O TRH é sintetizado nos neurônios parvocelulares do núcleo paraventricular do hipotálamo e liberado pelas terminações nervosas da eminência mediana, a partir da qual é transportado por meio do plexo capilar porta até a adeno-hipófise. O TRH liga-se a um receptor acoplado à proteína G na adeno-hipófise, levando a um aumento da concentração intracelular de Ca^{2+}, que resulta em estimulação da exocitose e liberação do TSH na circulação sistêmica. O TSH estimula a glândula tireoide a aumentar a síntese e a secreção de T_4 e T_3 na circulação. A T_4 e a T_3 inibem a secreção de tireotrofina, tanto direta quanto indiretamente, pela inibição da secreção de TRH. Outros fatores que inibem a liberação de TSH incluem os glicocorticoides, a somatostatina e a dopamina.

- Células foliculares (epiteliais), envolvidas na síntese dos hormônios da tireoide.
- Células endoteliais, que revestem os capilares responsáveis pelo suprimento sanguíneo dos folículos.
- Células parafoliculares, ou C, envolvidas na síntese da calcitonina, um hormônio que atua no metabolismo do cálcio.
- Fibroblastos, linfócitos e adipócitos.

Folículos da tireoide

A principal função da glândula tireoide consiste na síntese e no armazenamento dos hormônios tireoidianos. A unidade secretora ou funcional dessa glândula é o folículo tireoidiano, que consiste em uma camada de células epiteliais da tireoide dispostas ao redor de uma grande cavidade central repleta de coloide. O coloide corresponde a cerca de 30% da massa da glândula tireoide e contém uma proteína denominada **tireoglobulina** (**Tg**). Conforme discutido adiante, a Tg desempenha um papel fundamental na síntese e no armazenamento dos hormônios tireoidianos. As células epiteliais da tireoide são morfológica e funcionalmente polarizadas, isto é, cada lado ou compartimento celular desempenha funções específicas relacionadas com a síntese dos hormônios tireoidianos e sua liberação. A superfície apical da célula folicular está voltada para a luz folicular, onde o coloide é armazenado. A superfície basolateral está voltada para o interstício e, portanto, fica exposta à circulação.

A polaridade das células foliculares da tireoide é importante na função global da célula. A síntese de hormônios da tireoide exige a iodação dos resíduos de tirosina da proteína Tg, que é armazenada no coloide. Esse processo ocorre no coloide, na membrana plasmática apical; contudo, o iodo é obtido a partir da circulação. Embora os hormônios tireoidianos sejam sintetizados no lado apical da célula epitelial, a liberação hormonal ocorre no lado basolateral. Por conseguinte, a polaridade das células epiteliais da tireoide é fundamental para a manutenção da captação de iodeto e a desiodação de T_4 no lado basolateral, bem como para o efluxo de iodeto e os mecanismos de iodação de localização apical.

As células parafoliculares que circundam os folículos sintetizam e secretam o hormônio **calcitonina** e, portanto, são frequentemente designadas como **células C**. Essas células estão localizadas preferencialmente nas regiões centrais dos lobos da glândula tireoide, onde a atividade das células foliculares é maior. As células parafoliculares secretam outros fatores reguladores além da calcitonina, que modulam a atividade das células foliculares de modo parácrino.

Suprimento sanguíneo e inervação

A glândula tireoide é altamente vascularizada com sangue arterial proveniente das artérias tireóideas superior e inferior. As veias que drenam essa glândula formam um plexo sobre a superfície glandular e em frente à traqueia, dando origem às veias tireóideas superior, média e inferior, que drenam nas veias jugular interna e braquicefálica. Os vasos linfáticos terminam nos ductos torácico e linfático direito. A inervação da glândula tireoide é feita pelos gânglios cervicais médio e inferior do sistema nervoso simpático.

REGULAÇÃO DA BIOSSÍNTESE, DO ARMAZENAMENTO E DA SECREÇÃO DOS HORMÔNIOS DA TIREOIDE
Regulação hipotalâmica da liberação do hormônio tireoestimulante

A síntese e a liberação dos hormônios da tireoide são reguladas por retroalimentação negativa pelo **eixo hipotalâmico-hipofisário-tireoidiano** (ver Figura 4-1). O TRH é um tripeptídeo sintetizado no hipotálamo e liberado das terminações nervosas na eminência mediana, a partir da qual é transportado por meio do plexo capilar porta para a adeno-hipófise. O TRH liga-se aos receptores $G\alpha_{q/11}$ da membrana celular nos tireotrofos da adeno-hipófise, onde ativa a fosfolipase C, resultando na hidrólise do difosfato de fosfatidilinositol e na geração de trifosfato de inositol (IP_3) e diacilglicerol (DAG). Esse processo leva a um aumento das concentrações de Ca^{2+} citosólico, com consequente estimulação da exocitose e liberação de TSH na circulação sistêmica.

O TSH é transportado na corrente sanguínea até a glândula tireoide, onde se liga ao receptor de TSH localizado na membrana basolateral das células epiteliais foliculares da tireoide. O receptor de TSH é um receptor de membrana celular acoplado à proteína G (GPCR). A função adequada desse receptor é de importância crítica para o desenvolvimento, o crescimento e a função da glândula tireoide. A ligação do TSH a seu receptor inicia o processo de sinalização por meio dos sistemas de transdução de sinais do monofosfato de 3′,5′-adenosina cíclico (AMPc), da fosfolipase C e da proteína-quinase A. A ativação da adenilato-ciclase, a formação de AMPc e a ativação da proteína-quinase A regulam a captação de iodeto e a transcrição da Tg, da tireoperoxidase (TPO) e a atividade do simportador de sódio-iodeto (Na^+/I^-) (Figura 4-2). A sinalização por meio da fosfolipase C e do Ca^{2+} intracelular regula o efluxo de iodeto, a produção de H_2O_2 e a iodação da Tg. O receptor de TSH representa um importante sítio antigênico envolvido na doença autoimune da tireoide. Os autoanticorpos dirigidos contra o receptor podem atuar como agonistas, simulando as ações do TSH no caso da doença de Graves, ou como antagonistas, no caso do hipotireoidismo autoimune (tireoidite de Hashimoto). Além disso, a gonadotrofina coriônica humana (hCG), uma glicoproteína produzida na placenta, liga-se ao receptor de TSH e pode estimular a função da tireoide. Isso é relevante no contexto da gravidez, quando ocorre elevação considerável dos níveis de hCG. Por fim, é importante reconhecer que os receptores de TSH são expressos em fibroblastos periorbitais. Em pacientes com doença de Graves, a estimulação desses receptores, juntamente com processos imunes localizados, contribui para a fisiopatologia subjacente à exoftalmia que caracteriza essa condição.

A ativação do receptor de TSH resulta em estimulação de todas as etapas envolvidas na síntese dos hormônios da tireoide, incluindo a captação e a organificação do iodo, a produção e a liberação das iodotironinas pela glândula e a promoção do crescimento da tireoide. Como parte desse processo, o TSH regula a captação de nutrientes pela tireoide, bem como o transporte intracelular de proteínas específicas envolvidas na síntese, no armazenamento e na liberação dos hormônios tireoidianos. Esses eventos celulares envolvem a regulação dos processos metabólicos celulares, a diferenciação morfológica, a proliferação das células e a proteção contra a apoptose. Especificamente, os efeitos biológicos do TSH incluem a estimulação da transcrição gênica dos seguintes fatores:

- Simportador de Na^+/I^-, a proteína envolvida no transporte e na concentração de iodeto nas células epiteliais da tireoide.
- Tg, a glicoproteína que atua como arcabouço para a iodação da tirosina e a síntese dos hormônios da tireoide, bem como para seu armazenamento.
- TPO, a enzima envolvida na catálise da oxidação do iodeto e em sua incorporação em resíduos de tirosina da Tg.
- Hormônios tireoidianos T_4 e T_3.

Conforme assinalado anteriormente, tanto o crescimento quanto a função da glândula tireoide são estimulados pela elevação do AMPc induzida pela estimulação do TSH. Por conseguinte, a estimulação contínua da via do AMPc pela ligação ao receptor de TSH provoca hipertireoidismo e hiperplasia da tireoide.

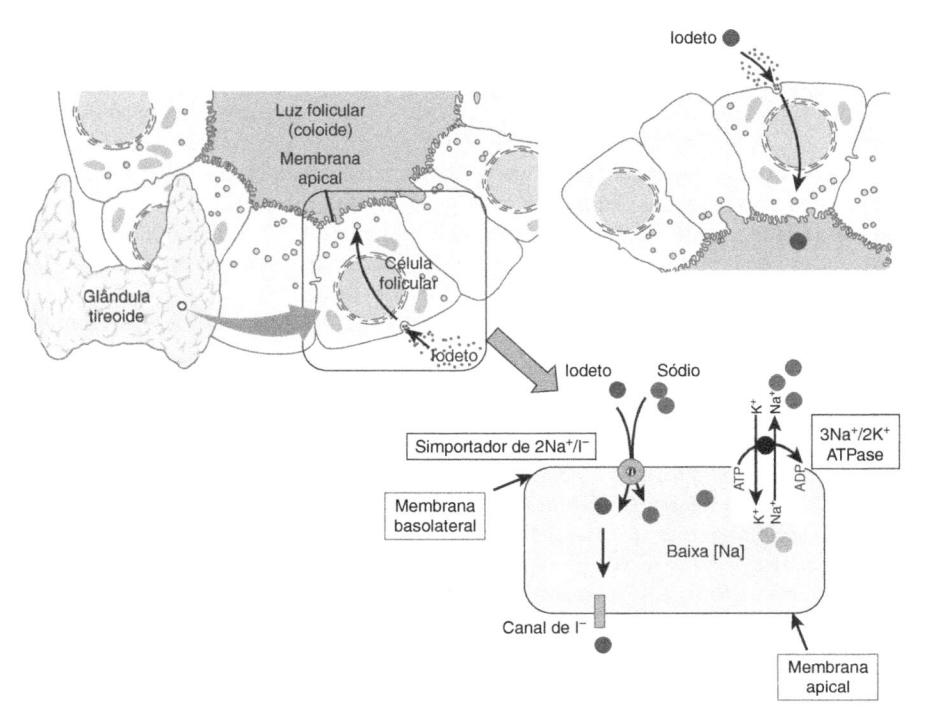

FIGURA 4-2. Mecanismo de concentração do iodeto pela glândula tireoide. O iodeto é transportado no citosol da célula folicular por um simportador de sódio-iodeto (Na^+/I^-). Dois íons Na^+ são transportados para o interior da célula folicular da tireoide com cada molécula de iodeto. O Na^+ move-se ao longo de seu gradiente de concentração, que é mantido por uma Na^+/K^+-ATPase, a qual bombeia constantemente o Na^+ para fora do citoplasma da célula epitelial folicular da tireoide, mantendo as baixas concentrações intracitoplasmáticas de Na^+. O iodeto deve alcançar o espaço coloide, onde é utilizado para a organificação da Tg. Esse processo é obtido por efluxo através do canal de iodeto. Um dos primeiros efeitos da ligação do TSH a seu receptor consiste na abertura desses canais, facilitando o extravasamento de iodeto para o espaço extracelular. Esse transporte transcelular de iodeto depende da polarização morfológica e funcional da célula epitelial folicular da tireoide.

Regulação da liberação de hormônio tireoestimulante pelos hormônios da tireoide

A produção e a liberação dos hormônios da tireoide são reguladas por retroalimentação negativa pelo eixo hipotalâmico-hipofisário-tireoidiano. A liberação de TSH é inibida principalmente pela T_3, produzida pela conversão de T_4 em T_3 no hipotálamo, e pela desiodinase tipo II na adeno-hipófise. A contribuição dessa T_3 de origem intracelular na produção da inibição por retroalimentação negativa da liberação de TSH é maior do que a da T_3 derivada da circulação. Os outros mediadores neuroendócrinos que inibem a liberação de TSH incluem a dopamina, a somatostatina e os glicocorticoides em altos níveis, que provocam supressão parcial da liberação de TSH (ver Capítulo 10).

Síntese dos hormônios da tireoide

A **tireoglobulina** (**Tg**) desempenha um importante papel na síntese e no armazenamento dos hormônios da tireoide (Figura 4-3). A Tg é uma glicoproteína que contém múltiplos resíduos de tirosina. Ela é sintetizada nas células epiteliais foliculares da tireoide e secretada, através da membrana apical, na luz folicular, onde é armazenada no coloide. Também ocorre secreção de uma pequena quantidade de Tg não iodada na circulação, através da membrana basolateral. Embora possam ser detectados níveis circulantes de Tg em condições normais, os níveis mostram-se elevados na presença de doenças como tireoidite e doença de Graves.

A Tg pode ser considerada um tipo de arcabouço sobre o qual ocorre a síntese dos hormônios da tireoide. Uma vez secretada na luz folicular, a Tg sofre uma importante modificação pós-tradução durante a síntese dos hormônios tireoidianos. Na superfície apical das células epiteliais foliculares da tireoide, ocorre a iodação de múltiplos resíduos de tirosina da Tg, seguida de acoplamento de alguns dos resíduos de iodotirosina para formar T_3 e T_4 (Figura 4-3).

O iodeto necessário à síntese dos hormônios da tireoide é prontamente absorvido a partir de fontes dietéticas, sobretudo do sal iodado, mas também de frutos do mar e de plantas que crescem em solos ricos em iodo. Após sua absorção, o iodeto fica restrito ao líquido extracelular, a partir do qual é removido principalmente pela tireoide (20%) e pelos rins (80%). A excreção total de iodeto pelos rins é aproximadamente igual à sua ingestão diária. O equilíbrio entre o aporte dietético e a excreção renal preserva o reservatório extracelular total de iodeto.

Regulação do metabolismo do iodo na célula folicular da tireoide

O iodeto é concentrado nas células epiteliais da tireoide por um processo ativo, passível de saturação e dependente de energia mediado por um simportador de Na^+/I^- localizado na membrana plasmática basolateral da célula folicular (ver Figura 4-2). Outros tecidos que expressam o simportador de Na^+/I^- incluem as glândulas salivares, a mucosa gástrica, a placenta e as glândulas mamárias. Entretanto, o transporte de iodo nesses tecidos não está sob a regulação do TSH.

A iodação dos resíduos de Tg é um processo que ocorre na membrana apical. Por conseguinte, uma vez no interior celular, o iodeto deve abandonar a célula folicular por meio de efluxo apical, por um mecanismo de transporte de iodeto que consiste em uma proteína transportadora de cloreto-iodeto (canal de iodeto) localizada na membrana apical da célula folicular da tireoide. A captação, a concentração e o efluxo de iodeto através do canal de iodeto constituem uma função do transporte transepitelial de iodeto estimulado pelo TSH. Conforme assinalado anteriormente, esse transporte transcelular de iodeto é possível em virtude da polarização morfológica e funcional da célula epitelial da tireoide.

O iodo transportado por meio do simportador de Na^+/I^- pode ser substituído por outras substâncias, incluindo perclorato, nitrato, tiocianato e pertecnetato, levando a uma diminuição da captação de iodo pela glândula tireoide. O pertecnetato marcado radioativamente ($^{99m}TcO_4$) pode ser usado em exames de imagem da glândula tireoide. Além disso, a capacidade dessa glândula de acumular iodo possibilita a administração terapêutica de iodo radioativo, resultando em ablação do tecido tireoidiano, o que é importante no tratamento de neoplasias malignas da tireoide.

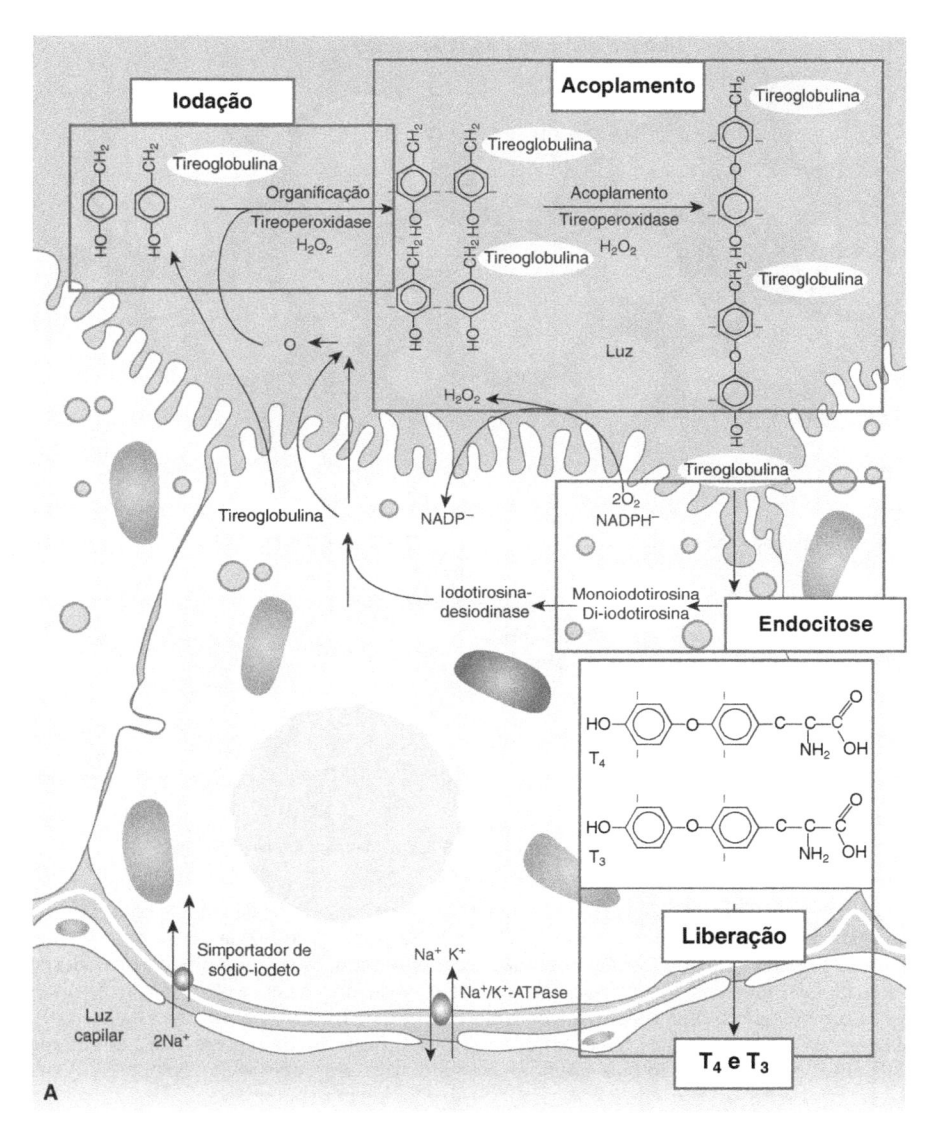

FIGURA 4-3. Bioquímica da síntese dos hormônios da tireoide. **A.** A síntese dos hormônios da tireoide envolve a concentração do iodeto pelo simportador de Na^+/I^- e o seu transporte, através da célula epitelial, para o compartimento extracelular das células foliculares, onde é oxidado a iodo pela TPO; a seguir, é utilizado na iodação da Tg. Na luz folicular, os resíduos de tirosina dentro da matriz de Tg são iodados pelo iodo (I^+; formado pela oxidação do I^- pela TPO). O iodo liga-se ao carbono 3 ou ao carbono 5 dos resíduos de tirosina da Tg, em um processo conhecido como organificação do iodo. Essa iodação de tirosinas específicas localizadas na Tg produz resíduos de tirosina monoiodada (MIT) e de tirosina di-iodada (DIT), que são enzimaticamente acoplados para formar a T_3 ou a T_4. O acoplamento dos resíduos de tirosina iodada, seja como dois resíduos de di-iodotirosina ou como um resíduo de monoiodotirosina e um de di-iodotirosina, é catalisado pela enzima TPO.

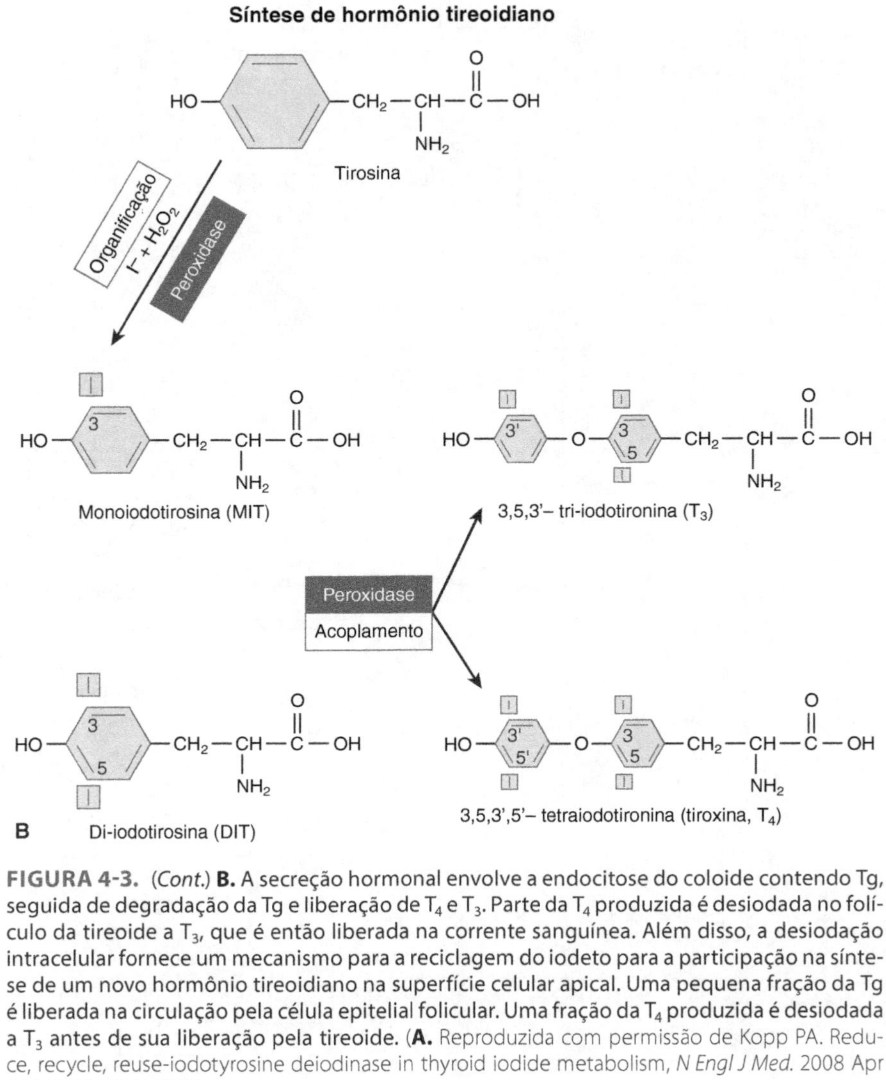

FIGURA 4-3. (Cont.) **B.** A secreção hormonal envolve a endocitose do coloide contendo Tg, seguida de degradação da Tg e liberação de T_4 e T_3. Parte da T_4 produzida é desiodada no folículo da tireoide a T_3, que é então liberada na corrente sanguínea. Além disso, a desiodação intracelular fornece um mecanismo para a reciclagem do iodeto para a participação na síntese de um novo hormônio tireoidiano na superfície celular apical. Uma pequena fração da Tg é liberada na circulação pela célula epitelial folicular. Uma fração da T_4 produzida é desiodada a T_3 antes de sua liberação pela tireoide. (**A.** Reproduzida com permissão de Kopp PA. Reduce, recycle, reuse-iodotyrosine deiodinase in thyroid iodide metabolism, *N Engl J Med.* 2008 Apr 24;358(17):1856–1859.)

Na luz folicular, os resíduos de tirosina da Tg são iodados pelo iodo (I^+; formado pela oxidação do I^- pela TPO) (ver Figura 4-3). Essa reação necessita de peróxido de hidrogênio, que é gerado por uma flavoproteína reduzida de nicotinamida-adenina-dinucleotídeo-oxidase Ca^{++}-dependente fosfato na superfície da célula apical, atuando como aceptor de elétrons no processo da reação. Como mostra a figura, o iodo liga-se ao carbono 3 ou ao carbono 5 dos resíduos de tirosina da Tg, em um processo conhecido como *organificação do iodo*. Essa iodação de resíduos de tirosina na Tg é mediada pela enzima **tireoperoxidase**. A iodação de tirosinas específicas localizadas na Tg produz resíduos de tirosina monoiodada (MIT) e de tirosina di-iodada (DIT), que são enzimaticamente acoplados para formar a **tri-iodotironina** (T_3) ou a **tetraiodotironina** (T_4). O acoplamento dos resíduos de tirosina iodada, seja como dois resíduos de DIT ou como um resíduo de MIT e um de DIT, é catalisado pela enzima **TPO**. Como nem todos os resíduos de tirosina iodada sofrem acoplamento, a Tg armazenada na luz folicular contém resíduos de MIT e de DIT, bem como T_3 e T_4 formadas (ver Figura 4-3).

Conforme assinalado anteriormente, o TSH controla a captação e a concentração de iodo dependentes de energia pela glândula tireoide, bem como seu transporte transcelular através da célula epitelial folicular. Todavia, o metabolismo do iodo no interior da glândula tireoide também pode ser regulado de modo independente pelo TSH. Esse mecanismo é importante quando os níveis plasmáticos de iodeto estão elevados (15-20 vezes acima do normal), visto que essa elevação inibe a ligação orgânica do iodo dentro da tireoide. A inibição da organificação do iodo pelos níveis circulantes elevados de iodeto é um fenômeno autorregulador conhecido como **efeito de Wolff-Chaikoff**. Esse efeito estende-se por alguns dias, sendo seguido do chamado fenômeno de escape, quando recomeça a organificação do iodo intratireoidiano, com o restabelecimento da síntese normal de T_4 e T_3. O fenômeno de escape resulta da diminuição da concentração de iodo inorgânico no interior da glândula tireoide devido à infrarregulação do simportador de Na^+/I^-. Essa relativa diminuição do iodo inorgânico intratireoidiano permite que o sistema $TPO-H_2O_2$ readquira sua atividade normal. Os mecanismos responsáveis pelo efeito de Wolff-Chaikoff agudo ainda não foram elucidados, mas podem ser produzidos pela formação de compostos de iodo orgânico no interior da tireoide.

Regulação da liberação do hormônio tireoidiano

As seções precedentes descreveram as etapas envolvidas na síntese do hormônio da tireoide, na regulação da iodação dos resíduos de tirosina da Tg pelo TSH e no acoplamento dos resíduos para a formação dos hormônios da tireoide (ver Figura 4-3). O TSH também regula a liberação dos hormônios tireoidianos pela glândula tireoide. A síntese do hormônio da tireoide ocorre no espaço coloide. Conforme assinalado antes, a superfície apical da célula epitelial folicular é voltada para o coloide, e não para o espaço intersticial, de modo que não tem acesso à circulação. Por conseguinte, a liberação dos hormônios da tireoide envolve a endocitose das vesículas contendo Tg a partir da superfície apical da célula folicular. As vesículas fundem-se com os fagolisossomos epiteliais foliculares, levando à digestão proteolítica e à clivagem da Tg. Além dos hormônios T_4 e T_3, os produtos dessa reação incluem resíduos de tirosina iodados (MIT e DIT). A T_4 e a T_3 são liberadas da membrana basolateral para a circulação. A glândula tireoide libera mais quantidades de T_4 do que de T_3, de modo que as concentrações plasmáticas de T_4 são 40 vezes maiores que as de T_3 (90 vs. 2 nM). A maior parte da T_3 circulante é formada na periferia por desiodação da T_4, um processo que envolve a remoção de iodo do carbono 5 no anel externo da T_4. Por conseguinte, a T_4 atua como pró-hormônio da T_3. Embora essa desiodação ocorra predominantemente no fígado, uma parte também ocorre na própria célula epitelial folicular da tireoide. Essa desiodação intratireoidiana da T_4 resulta da estimulação da desiodinase tipo I pelo TSH. A MIT e a DIT sofrem desiodação intracelular, e o iodeto é transportado por efluxo apical para o espaço coloide folicular, onde é reutilizado para a síntese do hormônio da tireoide.

Devem-se mencionar dois fatores adicionais relativos à atividade e ao armazenamento dos hormônios da tireoide. Em primeiro lugar, a T_4 em níveis fisiológicos é relativamente inativa, visto que possui uma afinidade 100 vezes menor que a da T_3 por sua ligação ao receptor de hormônio tireoidiano, e não penetra no núcleo da célula em concentrações altas o suficiente para ocupar o sítio de ligação do ligante do receptor de hormônio tireoidiano. Em segundo lugar, diferentemente da maioria das glândulas endócrinas, que não têm capacidade de armazenamento de seus produtos, a glândula tireoide é capaz de armazenar hormônios tireoidianos no reservatório de Tg. As principais características da regulação e da função da tireoide estão relacionadas na Tabela 4-1.

Transporte e liberação dos hormônios tireoidianos nos tecidos

Uma vez liberados na circulação, os hormônios da tireoide circulam, em sua maior parte, ligados à proteína, predominantemente (70%) à globulina ligadora da tireoide. As outras proteínas envolvidas na ligação dos hormônios tireoidianos são a transtiretina, que liga 10% da T_4, e a albumina, que liga 15% da T_4 e 25% da T_3. Uma pequena fração de cada hormônio (0,03% de T_4 e 0,3% de T_3) circula em sua forma livre. Essa fração do reservatório de hormônio circulante é biodisponível, podendo penetrar na célula para ligar-se ao receptor de hormônio tireoidiano. Dos dois hormônios da tireoide, a T_4 liga-se mais firmemente às proteínas de ligação do que a T_3 e, portanto, apresenta menor taxa de depuração metabólica e meia-vida mais longa (7 dias) do que a T_3 (1 dia). Os rins excretam prontamente a T_4 e a T_3 livres. A ligação dos hormônios da tireoide às proteínas plasmáticas assegura uma reserva circulante e retarda sua depuração.

TABELA 4-1. Principais características da regulação e da função da tireoide

	Principais características
TSH	Liga-se ao receptor acoplado à proteína G_s nas células da tireoide
	O principal sistema de segundo mensageiro é o AMPc
	Estimula todas as etapas envolvidas na síntese dos hormônios da tireoide: captação e organificação do iodo, produção e liberação do hormônio da tireoide e promoção do crescimento da glândula tireoide
Glândula tireoide	Pode armazenar um suprimento de 2-3 meses de hormônios tireoidianos no reservatório de Tg (coloide)
	Produz mais T_4 do que T_3
Hormônio da tireoide	A síntese e a liberação são reguladas por retroalimentação negativa pelo eixo hipotalâmico-hipofisário-tireoidiano
	A T_4 é convertida em T_3 nos tecidos periféricos
	A atividade biológica da T_3 é maior que a da T_4
	Liga-se aos receptores nucleares e modula a transcrição gênica

A liberação do hormônio de sua forma ligada à proteína está em equilíbrio dinâmico. Embora o papel das proteínas de ligação na liberação de hormônio aos tecidos específicos ainda não esteja totalmente elucidado, sabe-se que certos fármacos, como o salicilato, podem afetar a ligação dos hormônios da tireoide às proteínas plasmáticas. A capacidade de ligação do hormônio do indivíduo também pode ser alterada pela presença de doença ou por alterações hormonais. Por exemplo, a doença hepática está associada a uma redução na síntese das proteínas de ligação, enquanto os níveis elevados de estrogênio (p. ex., durante a gravidez) aumentam a síntese dessas proteínas. Essas alterações na quantidade total de proteínas plasmáticas disponíveis para a ligação dos hormônios da tireoide têm impacto sobre a quantidade total de hormônio tireoidiano circulante, devido a um constante ajuste homeostático a alterações nos níveis de hormônio livre. Como em um sistema de retroalimentação clássico, o eixo hipotalâmico-hipofisário-tireoidiano é controlado pela quantidade de hormônio livre disponível. Por conseguinte, uma diminuição dos níveis de hormônio tireoidiano livre em virtude de um aumento das proteínas plasmáticas de ligação irá estimular a liberação de TSH pela adeno-hipófise, o que, por sua vez, irá estimular a síntese e a liberação dos hormônios tireoidianos pela glândula tireoide. Por outro lado, uma diminuição nos níveis das proteínas de ligação, com consequente elevação dos níveis dos hormônios tireoidianos livres, irá suprimir a liberação de TSH e diminuir a síntese e a liberação dos hormônios tireoidianos. Essas alterações dinâmicas são observadas durante toda a vida do indivíduo, tanto na saúde quanto na doença. A ruptura desses mecanismos de retroalimentação resulta em manifestações de excesso ou deficiência da função dos hormônios da tireoide.

Metabolismo dos hormônios tireoidianos

Conforme assinalado antes, a glândula tireoide libera principalmente T_4 e quantidades muito pequenas de T_3, apesar de a T_3 ter maior atividade que a T_4. A principal fonte de T_3 circulante consiste na desiodação periférica da T_4 por enzimas denominadas **desiodinases** (Figura 4-4), que desempenham um importante papel no metabolismo periférico do hormônio tireoidiano. Duas desiodinases são enzimas de ativação, o tipo I e o tipo II (D1 e D2), enquanto o tipo III (D3) é uma enzima de inativação. A D1 e a D3 são expressas na membrana celular, enquanto a D2 é expressa no retículo endoplasmático. Cerca de 80% da T_4 produzida pela tireoide sofrem desiodação na periferia, principalmente por desiodação no carbono 5 do anel externo, produzindo a T_3 mais ativa, sobretudo no fígado e no rim. Em cerca de 33% da T_4, o iodo é removido do carbono 5 do anel interno, produzindo a **T_3 reversa (rT_3)**. A rT_3 tem pouca ou nenhuma atividade biológica, apresenta uma taxa de depuração metabólica mais alta do que a T_3 e é encontrada em concentrações séricas mais baixas do que a T_3. A T_3 e a rT_3 podem ser convertidas em T_2, um hormônio biologicamente inativo. Por conseguinte, o metabolismo periférico dos hormônios da tireoide consiste em um processo sequencial de desiodação, que leva, a princípio, a uma forma mais ativa do hormônio tireoidiano (T_3) e, por fim, à inativação completa do hormônio. Portanto, a perda de um único iodo do anel externo da T_4 produz o hormônio ativo T_3, que pode contribuir para os níveis sistêmicos (nas células que contêm D1) ou exercer efeitos genômicos localizados (nas células que contêm D2). Os hormônios tireoidianos podem ser excretados após conjugação hepática com sulfato e glicuronídeo e excreção biliar.

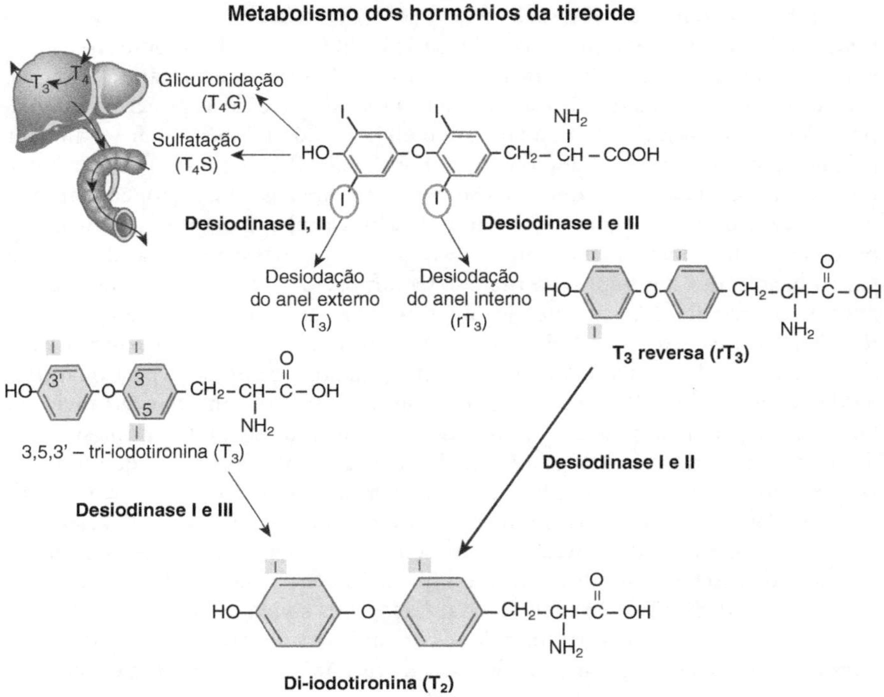

Metabolismo dos hormônios da tireoide

FIGURA 4-4. O metabolismo periférico dos hormônios tireoidianos envolve a remoção sequencial de moléculas de iodo, convertendo T_4 em T_3 mais ativa e inativando os hormônios tireoidianos antes de sua excreção. Além disso, os hormônios tireoidianos podem sofrer conjugação no fígado, o que aumenta sua solubilidade e facilita sua excreção biliar. A iodotironina-desiodinase tipo I (D1) é expressa predominantemente no fígado, no rim e na glândula tireoide. Ela catalisa a desiodação do hormônio tireoidiano tanto no anel externo quanto no anel interno. Nos seres humanos, a desiodinase tipo II (D2) é expressa principalmente no cérebro, na adeno-hipófise e na glândula tireoide. Ela exibe atividade de desiodação apenas no anel externo e desempenha um importante papel na produção local de T_3 nos tecidos que expressam essa enzima. A desiodinase tipo III (D3) localiza-se predominantemente na placenta e nos tecidos fetais. Ela possui atividade apenas no anel interno e catalisa a inativação da T_3 de modo mais efetivo que a da T_4, regulando, assim, os níveis intracelulares de T_3.

A desiodação progressiva extratireoidiana dos hormônios da tireoide, catalisada por desiodinases, desempenha um importante papel no metabolismo desses hormônios e requer o oligoelemento selenocisteína para uma atividade enzimática ótima. Foram identificados três tipos de desiodinase que diferem em sua distribuição tecidual, perfil catalítico, especificidade de substratos, funções fisiológicas e regulação.

Desiodinase tipo I (D1)

A D1 catalisa a desiodação do anel externo e do anel interno da T_4 e da rT_3. Essa enzima é encontrada predominantemente no fígado, no rim e na tireoide e também converte a T_3 em T_2. A D1 é considerada a principal desiodinase responsável pela conversão periférica de T_4 em T_3 em pacientes hipertireoidianos. A atividade da D1 está aumentada em pacientes com hipertireoidismo, e a inibição de sua atividade com propiltiouracila (PTU), um fármaco antitireoidiano, resulta em rápido declínio dos níveis circulantes de T_3. A atividade da desiodinase tipo I expressa na glândula tireoide aumenta com a produção de AMPc estimulada pelo TSH e exerce uma influência significativa sobre a quantidade de T_3 secretada pela tireoide. A PTU e os agentes de contraste radiológicos iodados, como o ácido iopanoico, inibem a atividade dessa enzima e, consequentemente, a produção de T_3 pela tireoide.

Desiodinase tipo II (D2)
A D2 é expressa no cérebro, na hipófise, no tecido adiposo marrom e na glândula tireoide. Ela só possui atividade no anel externo e converte a T_4 em T_3. A D2 é a principal enzima responsável por rápidos aumentos da T_3 intracelular em tecidos específicos, bem como o principal produtor de T_3 sérica nos seres humanos. O papel fundamental da D2 é ressaltado pelo fato de que a T_3 formada na adeno-hipófise é necessária para a inibição da secreção de TSH por retroalimentação negativa.

Desiodinase tipo III (D3)
A D3 é expressa no cérebro, na placenta e na pele. Ela possui atividade sobre o anel interno e converte a T_4 em rT_3 e a T_3 em T_2, inativando, assim, a T_4 e a T_3. Esse processo constitui um aspecto importante na proteção placentária do feto. A conversão placentária de T_4 em rT_3 e de T_3 em T_2 diminui o fluxo de T_3 (o hormônio da tireoide mais ativo) da mãe para o feto. Pequenas quantidades de T_4 materna são transferidas ao feto e convertidas em T_3, o que fornece T_3 para o desenvolvimento do cérebro fetal. A atividade da desiodinase D3 na unidade fetoplacentária e no útero aumenta durante a gravidez e pode aumentar as necessidades de L-tiroxina em pacientes grávidas com hipotireoidismo. No cérebro do adulto, a expressão de D3 é aumentada por um excesso de hormônio da tireoide, atuando como mecanismo protetor contra concentrações elevadas dos hormônios tireoidianos.

Algumas condições clínicas estão associadas a alterações na atividade da desiodinase. Por exemplo, a amiodarona, um fármaco antiarrítmico, pode inibir a conversão da T_4 em T_3. Alguns tumores vasculares raros com alta atividade de D3 podem causar hipotireoidismo grave tanto em adultos quanto em crianças.

Efeitos biológicos dos hormônios da tireoide
Os receptores de hormônios tireoidianos são expressos em praticamente todos os tecidos e afetam inúmeros eventos celulares. Seus efeitos são mediados principalmente pela regulação transcricional de genes-alvo, sendo, por isso, conhecidos como **efeitos genômicos**. Há pouco tempo, tornou-se evidente que os hormônios da tireoide também exercem **efeitos não genômicos**, os quais não exigem a modificação da transcrição gênica. Alguns desses efeitos incluem estimulação da atividade da Ca^{2+}-adenosina-trifosfatase (ATPase) na membrana plasmática e no retículo sarcoplasmático, rápida estimulação do antiportador de Na^+/H^+ e aumentos no consumo de oxigênio (ver Capítulo 10). A natureza dos receptores que mediam esses efeitos e as vias de sinalização envolvidas ainda não foram totalmente elucidadas. Entretanto, a T_3 exerce efeitos rápidos sobre os fluxos de íons e os eventos eletrofisiológicos, predominantemente no sistema cardiovascular.

Os hormônios da tireoide penetram nas células por um processo mediado por carreadores e dependente de energia, temperatura e Na^+ (Figura 4-5). Foram identificados vários transportadores envolvidos na entrada dos hormônios na célula, incluindo os que pertencem ao polipeptídeo cotransportador de taurocolato de sódio (NTCP, de *sodium taurocholate cotransporting polypeptide*), ao polipeptídeo transportador de ânions orgânicos (OATP, de *organic anion transporting polypeptide*) independente de sódio, os transportadores de aminoácidos tipos L e T e os membros da família de transportadores de monocarboxilato (MCT). Dois transportadores demonstraram ter especificidade particular para o transporte dos hormônios tireoidianos: o OATP1C1, que exibe preferência pela T_4, e o MCT8, que tem preferência pela T_3. Mutações ou deleções no gene *MCT8* foram associadas à ocorrência de retardo psicomotor e resistência ao hormônio tireoidiano, indicando sua contribuição na função ótima dos hormônios da tireoide.

Receptores de hormônios da tireoide

As ações dos hormônios tireoidianos são mediadas por múltiplas isoformas do receptor desses hormônios, derivadas de dois genes distintos (α e β) que codificam esses receptores. O significado funcional das diferentes isoformas ainda não foi

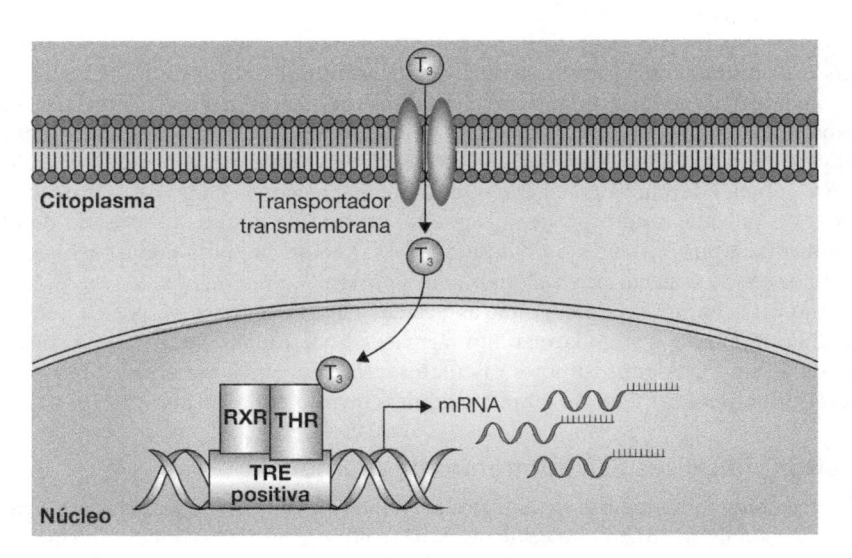

FIGURA 4-5. Efeitos celulares dos hormônios da tireoide. Os hormônios tireoidianos (T_3 e T_4) penetram na célula e ligam-se a seus receptores localizados no núcleo. A afinidade pela T_3 é maior do que a afinidade pela T_4. Os receptores nucleares de hormônios da tireoide funcionam como fatores de transcrição ativados por ligantes, que influenciam a transcrição de genes-alvo. Esses receptores ligam-se a elementos amplificadores no DNA, denominados *elementos de resposta ao hormônio*, regulando a transcrição de genes. A ligação dos hormônios da tireoide leva ao recrutamento de coativadores específicos, resultando na ativação dos genes e, por fim, na síntese de proteína. RXR, receptor X retinoide; THR, receptor do hormônio da tireoide; TRE, elemento de resposta da tireoide. (Reproduzida com permissão de Ortiga-Carvalho TM, Sidhaye AR, Wondisford FE: Thyroid hormone receptors and resistance to thyroid hormone disorders, *Nat Rev Endocrinol.* 2014 Oct;10(10):582–591.)

elucidado. Os receptores de hormônios da tireoide são receptores nucleares intimamente associados à cromatina (ver Figura 4-5). Eles são fatores de transcrição de ligação ao DNA que funcionam como acionadores moleculares em resposta à ligação do hormônio. O receptor hormonal pode ativar ou reprimir a transcrição gênica, dependendo do contexto do promotor e do estado de ligação do ligante. Os receptores de hormônios tireoidianos não ocupados se ligam a elementos de resposta aos hormônios da tireoide no DNA e estão associados a um complexo proteico contendo proteínas correpressoras. A ligação do hormônio ao receptor promove a dissociação do correpressor e a ligação de um coativador, levando à modulação da transcrição gênica. Os receptores de hormônios da tireoide ligam-se ao hormônio com alta afinidade e especificidade. Eles apresentam baixa capacidade, porém alta afinidade pela T_3. A maior parte (85%) do hormônio da tireoide nuclear ligado consiste em T_3, enquanto cerca de 15% consistem em T_4.

Como os receptores de hormônios da tireoide estão presentes em praticamente todos os tecidos, os hormônios tireoidianos desempenham um papel vital no metabolismo celular. Os eventos celulares mediados por esses hormônios incluem:

- Transcrição da Na^+/K^+-ATPase da membrana celular, levando a um aumento no consumo de oxigênio.
- Transcrição da proteína de desacoplamento, aumentando a oxidação dos ácidos graxos e a geração de calor sem produção de trifosfato de adenosina.
- Síntese e degradação das proteínas, contribuindo para o crescimento e a diferenciação.
- Glicogenólise induzida pela epinefrina (adrenalina), bem como síntese de glicogênio e utilização da glicose induzidas pela insulina.
- Síntese do colesterol e regulação do receptor de lipoproteínas de baixa densidade.

Efeitos específicos dos hormônios da tireoide sobre os órgãos

Os hormônios tireoidianos são essenciais para o crescimento e o desenvolvimento normais; eles controlam a intensidade do metabolismo e, portanto, a função de praticamente todos os órgãos do corpo. A expressão dos receptores de hormônios da tireoide é ubíqua. Os efeitos biológicos específicos dos hormônios da tireoide variam de um tecido para outro. Seguem-se alguns exemplos dos efeitos específicos desses hormônios.

Osso – O hormônio tireoidiano é essencial para o crescimento e o desenvolvimento dos ossos por meio da ativação de osteoclastos e osteoblastos. Sua deficiência na infância afeta o crescimento. Nos adultos, a presença de níveis excessivos desses hormônios está associada a um risco aumentado de osteoporose.

Sistema cardiovascular – Os hormônios da tireoide exercem efeitos cardíacos inotrópicos e cronotrópicos, aumentam o débito cardíaco e o volume sanguíneo, bem como diminuem a resistência vascular sistêmica. Essas respostas são mediadas por alterações produzidas pelos hormônios tireoidianos na transcrição gênica de várias proteínas, incluindo Ca^{2+}-ATPase, fosfolambana, miosina, receptores β-adrenérgicos, adenilil-ciclase, proteínas de ligação de nucleotídeos de guanina, trocador Na^+/Ca^{2+}, Na^+/K^+-ATPase e canais de potássio regulados por voltagem.

Tecido adiposo – Os hormônios da tireoide induzem a diferenciação do tecido adiposo branco, as enzimas lipogênicas e o acúmulo intracelular de lipídeos; estimulam a proliferação dos adipócitos; estimulam as proteínas de desacoplamento; e desacoplam a fosforilação oxidativa. O hipertireoidismo aumenta a lipólise, enquanto o hipotireoidismo a diminui por diferentes mecanismos. A indução da lipólise pelos hormônios tireoidianos, mediada pelas catecolaminas, decorre de aumento no número de receptores β-adrenérgicos e diminuição da atividade da fosfodiesterase, resultando em aumento dos níveis de AMPc e da atividade da lipase sensível a hormônio.

Fígado – Os hormônios da tireoide regulam o metabolismo dos triglicerídeos e do colesterol, bem como a homeostasia das lipoproteínas. Eles também modulam a proliferação celular e a respiração mitocondrial.

Hipófise – Os hormônios da tireoide regulam a síntese dos hormônios hipofisários, estimulam a produção do hormônio do crescimento e inibem o TSH.

Cérebro – Os hormônios tireoidianos controlam a expressão de genes envolvidos na mielinização, na diferenciação celular, na migração e na sinalização. Esses hormônios são necessários para o crescimento e o desenvolvimento dos axônios.

Função reprodutiva – A função normal da tireoide é necessária para a foliculogênese, a sobrevida das células da granulosa, a espermatogênese, a fertilização, a função placentária e a gestação.

DOENÇAS DA PRODUÇÃO EXCESSIVA E DA SECREÇÃO DEFICIENTE DOS HORMÔNIOS DA TIREOIDE

A distribuição disseminada dos receptores de hormônios da tireoide e os inúmeros efeitos fisiológicos que exercem destacam-se nos casos de anormalidades da função tireoidiana (Tabela 4-2). A disfunção pode resultar de três fatores: (1) alterações nos níveis circulantes dos hormônios da tireoide, (2) comprometimento do metabolismo desses hormônios na periferia e (3) resistência às ações desses hormônios em nível tecidual.

O indivíduo cuja função da tireoide está normal se encontra no chamado estado eutireóideo. O estado clínico resultante da alteração da função tireoidiana é classificado em **hipotireoidismo** (baixa função da tireoide) ou **hipertireoidismo** (função excessiva da tireoide). A exemplo da maioria das anormalidades endócrinas, a alteração da função tireoidiana pode ser genética ou adquirida, e sua duração pode ser transitória ou permanente. As doenças autoimunes desempenham um importante papel na doença tireoidiana. As respostas imunes anormais dirigidas às proteínas relacionadas com a tireoide resultam em dois processos patogênicos opostos: aumento da glândula tireoide (hiperplasia) na **doença de Graves** e destruição da tireoide na **tireoidite de Hashimoto**.

As manifestações mais comuns das anormalidades dos hormônios tireoidianos são resumidas a seguir (ver Tabela 4-2).

Hipotireoidismo

O hipotireoidismo é um distúrbio que resulta da insuficiência da ação dos hormônios da tireoide. A incidência do hipotireoidismo é de 2% nas mulheres adultas, sendo menos comum nos homens. São reconhecidos dois tipos: o primário e o

GLÂNDULA TIREOIDE

TABELA 4-2. Manifestações clínicas e laboratoriais do excesso ou da deficiência de função dos hormônios tireoidianos

Hipotireoidismo

Quadro clínico	Valores laboratoriais
In utero: Cretinismo, deficiência mental e retardo do crescimento, membros curtos	**Primário:** TSH elevado; níveis baixos de T_4 livre; T_3 baixa ou, algumas vezes, normal
Início no adulto: Cansaço, letargia, constipação intestinal, diminuição do apetite, intolerância ao frio, fluxo menstrual anormal, queda de cabelo, unhas quebradiças, pele seca e áspera, voz rouca	**Secundário:** Níveis baixos de TSH, T_4 e T_3
Crônico: Mixedema, espessamento da pele, edema periorbitário, edema das mãos e dos pés sem cacifo, contração e relaxamento musculares lentificados, reflexos tendíneos lentificados, redução do volume sistólico e da frequência cardíaca, diminuição do débito cardíaco, aumento do coração, derrame pericárdico, acúmulo de líquido pleural e peritoneal, lentidão da função mental, comprometimento da memória, fala lenta, diminuição da iniciativa, sonolência, hipotermia	

Hipertireoidismo

Quadro clínico	Valores laboratoriais
Palpitações, intolerância ao exercício físico, alargamento da pressão do pulso, taquicardia em repouso e durante o exercício, aumento do volume sanguíneo, aumento palpável da glândula tireoide, oftalmopatia infiltrativa, nervosismo, irritabilidade, hiperatividade, instabilidade emocional, ansiedade, palpitações, intolerância ao calor, perda ponderal apesar do aumento na ingestão de alimentos, diminuição ou ausência do fluxo menstrual, aumento no número de evacuações, pele quente e úmida ou com textura aveludada, fraqueza muscular proximal, cabelos finos, tremor fino, sudorese excessiva, pele úmida	**Primário:** Nível baixo de TSH inferior ao limite de detecção (0,1 µU/mL); nível elevado de T_4 (2 vezes) e T_3 (3-4 vezes). Na doença de Graves, títulos elevados de anticorpos antirreceptor de TSH. **Secundário:** Níveis elevados de TSH, T_4 e T_3

secundário, embora o primeiro seja muito mais comum. De modo alternativo, os pacientes podem apresentar sinais e sintomas de hipotireoidismo, porém sem diminuição dos níveis circulantes de hormônios tireoidianos. Essa condição, conhecida como **resistência ao hormônio tireoidiano**, é um raro distúrbio de herança dominante, caracterizado por uma redução da capacidade de resposta dos tecidos-alvo ao hormônio da tireoide. Ocorre em 1 em 50.000 nascimentos vivos. Essa baixa incidência deve-se provavelmente à redução da sobrevida desses embriões. O estado de resistência ao hormônio da tireoide associado a mutações no gene do receptor de hormônios tireoidianos caracteriza-se por níveis circulantes elevados de hormônio tireoidiano livre e níveis normais ou elevados de TSH. Em geral, os pacientes apresentam aumento de tamanho da glândula tireoide (**bócio**) e estado metabólico normal (**eutireóideo**) ou ligeiramente diminuído (**hipotireóideo**). Os níveis de T_3, T_4 e TSH podem estar elevados, o que parece constituir um mecanismo compensatório para assegurar a manutenção do estado eutireóideo e eumetabólico.

Hipotireoidismo primário

A causa mais frequente de hipotireoidismo (95% dos casos) consiste em doença da glândula tireoide. Quando ocorre a diminuição da função tireoidiana *in utero*, a consequência consiste em grave deficiência mental ou **cretinismo**, ressaltando o papel vital desempenhado pelo hormônio da tireoide no desenvolvimento e no crescimento. Nos adultos, o hipotireoidismo pode estar associado a uma diminuição ou a um aumento no tamanho da glândula tireoide. A diminuição do tecido da tireoide costuma ser causada por doença autoimune, levando à destruição do parênquima da glândula; entretanto, pode resultar também de cirurgia ou de tratamento com iodo radioativo. O hipotireoidismo também pode estar associado a um aumento da tireoide (bócio), em consequência de infiltração linfocítica, como na doença de Hashimoto, ou deficiência dietética de iodo.

Hipotireoidismo secundário

O hipotireoidismo secundário caracteriza-se por diminuição da secreção do TSH e, subsequentemente, redução da liberação dos hormônios da tireoide. Resulta de distúrbios da adeno-hipófise ou do hipotálamo e algumas vezes pode ocorrer em associação a outras anormalidades dos hormônios adeno-hipofisários. O hipotireoidismo secundário não é causado por alterações no nível da própria glândula tireoide, sendo estritamente causado por uma falta de estimulação do receptor de TSH em virtude da redução da liberação de TSH.

Hipertireoidismo

O hipertireoidismo refere-se a um estado de atividade funcional excessiva da glândula tireoide, caracterizado por aumento do metabolismo basal e distúrbios do sistema nervoso autônomo em consequência da produção excessiva dos hormônios tireoidianos. A incidência é maior nas mulheres (2%) do que nos homens (0,02%). Várias afecções podem levar ao hipertireoidismo: bócio tóxico difuso ou doença de Graves, bócio nodular tóxico, adenoma tóxico, hipertireoidismo induzido por terapia (p. ex., reposição excessiva de T_4 ou T_3), ingestão excessiva de iodo, tireoidite, carcinoma folicular e tumor hipofisário produtor de TSH. Entretanto, a causa mais comum de hipertireoidismo em adultos é o bócio tóxico difuso ou doença de Graves.

Doença de Graves

A doença de Graves é uma afecção autoimune que leva à secreção autônoma excessiva de hormônio tireoidiano devido à estimulação dos receptores de TSH pela imunoglobulina G. A estimulação contínua do receptor de TSH por anticorpos semelhantes ao TSH resulta em produção excessiva de T_4 e T_3. A incidência da doença de Graves alcança um pico na terceira e na quarta décadas de vida, sendo oito vezes mais comum nas mulheres do que nos homens.

Clinicamente, cerca de 40 a 50% dos pacientes com hipertireoidismo apresentam protrusão dos olhos (exoftalmia) em consequência da infiltração dos tecidos e dos músculos extraoculares por linfócitos e fibroblastos, bem como do acúmulo de hialuronato, um glicosaminoglicano produzido pelos fibroblastos nos tecidos e nos músculos. A expressão dos receptores de TSH nos fibroblastos perioculares contribui para a patogenia da exoftalmia. A maioria dos pacientes (90%) com oftalmopatia tireoidiana apresenta hipertireoidismo de Graves.

Adenomas secretores do hormônio tireoestimulante

O hipertireoidismo secundário é causado por um aumento na liberação do hormônio tireoidiano pela glândula tireoide em resposta a níveis elevados de TSH derivados de adenomas hipofisários secretores de TSH. Os adenomas secretores de TSH representam uma pequena fração (1-2%) de todos os adenomas da hipófise e resultam em uma síndrome de secreção excessiva de TSH. O perfil hormonal caracteriza-se pela incapacidade de suprimir o TSH apesar dos níveis elevados dos hormônios tireoidianos livres (T_3 e T_4).

Síndrome do eutireoidiano doente

A síndrome do eutireoidiano doente é uma condição clínica em que pacientes que sofrem de doenças não tireoidianas exibem evidências bioquímicas de alteração da função da tireoide, porém são eutireóideos quando examinados clinicamente. Esses pacientes apresentam níveis normais ou diminuídos de T_4, redução da ligação de T_4 à globulina de ligação dos hormônios da tireoide, diminuição da concentração de T_3, aumento do nível de rT_3, TSH normal e cintilografia normal. Essa afecção pode ser precipitada por estresse, como jejum, inanição, anorexia nervosa, desnutrição proteica, trauma cirúrgico, infarto do miocárdio, insuficiência renal crônica, cetose diabética, cirrose, sepse e hipertermia (ver Capítulo 10). A alteração no perfil dos hormônios da tireoide deve-se a um aumento na atividade da desiodinase tipo III. A síndrome do eutireoidiano doente também pode ser decorrente de um comprometimento da conversão de T_4 em T_3, como o que ocorre com o uso de agentes farmacológicos como propranolol e amiodarona.

Anormalidades no metabolismo do iodo

O iodo é um componente essencial do hormônio da tireoide. Tanto a deficiência quanto o excesso de ingestão de iodo podem levar à doença. A necessidade diária de iodo para a síntese dos hormônios tireoidianos é de 150 µg. Conforme descrito anteriormente, a glândula tireoide possui mecanismos intrínsecos que mantêm a função normal da tireoide, mesmo na presença de excesso de iodo. A tireoide também procura compensar quando as fontes dietéticas de iodo estão limitadas. Diversas substâncias químicas podem interferir na capacidade da glândula tireoide de concentrar o iodo. O perclorato e o tiocianato são substâncias químicas ambientais encontradas na água potável e no lençol freático e, em certas ocasiões, no leite de vaca, em vegetais crucíferos e na fumaça do cigarro (tiocianato). Essas substâncias inibem o simportador de sódio/iodeto na membrana das células tireoidianas quando presentes em níveis farmacológicos. Sua ingestão em altos níveis, como no consumo de água de poço, pode levar à inibição do transporte de iodo para as células foliculares, aumentando o risco de bócio, particularmente nas regiões com deficiência de iodo. O metimazol, a forma ativa do carbimazol, inibe a captação de iodeto e a organificação do iodo. A tiouracila e a propiltiouracila inibem a organificação do iodo; essa última também inibe a conversão periférica de T_4 em T_3.

As anormalidades no metabolismo ou no suprimento de iodo possuem importância particular no desenvolvimento fetal. A deficiência grave de iodo na mãe pode levar a uma síntese insuficiente dos hormônios da tireoide tanto na mãe quanto no feto, prejudicando o desenvolvimento do cérebro. A deficiência de iodo constitui a principal causa da deficiência mental passível de prevenção. Por outro lado, o excesso de iodo administrado à mãe (p. ex., uso de amiodarona ou suplementação excessiva de iodo) pode inibir a função tireoidiana do feto, levando ao desenvolvimento de hipotireoidismo e bócio, ou precipitar hipertireoidismo (toxicidade do iodo).

Um distúrbio familiar raro pode resultar em defeito no transporte de iodeto. Esse defeito é decorrente da ausência ou do comprometimento genético de uma proteína, o simportador de Na^+/I^-, envolvido no transporte ativo e na concentração de iodeto nas células foliculares da tireoide. Essa condição pode manifestar-se no recém-nascido como bócio, com ou sem cretinismo. Nesses indivíduos, os níveis de T_3 e T_4 tendem a ser baixos, enquanto o nível de TSH está elevado. O diagnóstico é confirmado pela demonstração de captação deficiente de iodo radioativo (I^{131}) ou pertecnetato de sódio ($Na^{99m}TcO_4$).

Tireoidite

A tireoidite, ou inflamação da glândula tireoide, pode levar a anormalidades no estado dos hormônios tireoidianos. Essa afecção pode ser aguda, subaguda ou crônica.

Tireoidite aguda

Os pacientes com **tireoidite aguda** apresentam uma glândula tireoide dolorosa; calafrios e febre; glândula quente, aumentada e palpável; e, inicialmente, hipertireoidismo. Essa condição é rara e infecciosa. Os níveis de T_3, T_4 e TSH costumam estar normais, enquanto a rT_3 está aumentada.

Tireoidite crônica

A **tireoidite crônica** (tireoidite de Hashimoto, tireoidite linfocítica crônica, tireoidite autoimune) é uma doença autoimune da glândula tireoide caracterizada por infiltração dos linfócitos e anticorpos autoimunes circulantes. Esses anticorpos inibem o simportador de Na^+/I^-, impedindo a captação de iodeto e, consequentemente, a síntese dos hormônios tireoidianos. A tireoidite de Hashimoto é a causa mais comum de hipotireoidismo no adulto, sendo mais prevalente nas mulheres do que nos homens (relação de 8:1) e alcançando um pico aos 30 a 50 anos. Os indivíduos que apresentam essa tireoidite com frequência possuem história familiar de doenças da tireoide. A tireoidite de Hashimoto também é mais comum em indivíduos com distúrbios cromossômicos, como as síndromes de Turner, de Down ou de Klinefelter, e, em alguns casos, está associada a doenças autoimunes, como doença de Addison, hipoparatireoidismo e diabetes. A tireoidite de Hashimoto pode se manifestar inicialmente com concentrações variáveis de T_4, T_3 e TSH e títulos de anticorpos contra TPO e Tg. Com a evolução da doença, alguns pacientes desenvolvem hipotireoidismo com baixos níveis de T_4 e T_3; os níveis elevados de TSH e os anticorpos específicos em geral não são mais detectáveis.

AVALIAÇÃO DO EIXO HIPOTALÂMICO-HIPOFISÁRIO-TIREOIDIANO

A seção anterior forneceu uma descrição sucinta de algumas das doenças produzidas por anormalidades da função tireoidiana. Os testes dessa função permitem ao médico diagnosticar a doença e fornecer o acompanhamento necessário, uma vez instituído o tratamento. Embora uma entrevista detalhada e um exame físico completo do paciente sejam os aspectos mais importantes para o estabelecimento do diagnóstico, a compreensão da fisiologia normal da função tireoidiana possibilita uma interpretação correta das diversas abordagens laboratoriais para a avaliação da função. A seguir, são descritas algumas das abordagens mais úteis.

Níveis de hormônio tireoestimulante e dos hormônios da tireoide

Os valores normais do TSH são, em média, de 0,4 a 4,5 µU/mL e podem ser medidos no plasma por ensaios imunométricos. Os níveis de TSH são úteis na avaliação do paciente, visto que a ocorrência de pequenas alterações nos níveis dos hormônios tireoidianos livres leva a alterações mais acentuadas nos níveis de TSH. As concentrações séricas de TSH são considerados o único teste mais confiável para diagnosticar todas as formas comuns de hipotireoidismo e de hipertireoidismo, particularmente no contexto ambulatorial. O hipertireoidismo manifesto é acompanhado de baixas concentrações séricas de TSH, em geral abaixo de 0,1 mUI/L. A interpretação dos níveis de TSH é mais bem efetuada com a medição simultânea dos níveis dos hormônios da tireoide.

Os níveis totais de T_4 e T_3 são determinados por métodos de imunoensaios competitivos, e as faixas normais são de 5 a 12 µg/dL e 60 a 180 ng/dL, respectivamente. A T_4 total inclui tanto o hormônio ligado quanto o livre. Conforme descrito antes, apenas o hormônio livre (0,05% do total) é biologicamente ativo; por conseguinte, alterações nos níveis da globulina de ligação do hormônio da tireoide, da albumina ou da pré-albumina de ligação do hormônio da tireoide irão afetar a T_4 total, mas não o hormônio livre. A mesma regra aplica-se às medições da T_3 total. Os níveis de T_3 encontram-se elevados em quase todos os casos de hipertireoidismo, em geral antes da T_4, o que torna a T_3 um indicador mais sensível de hipertireoidismo do que a T_4 total. No hipotireoidismo, o nível de T_3 com frequência se apresenta normal, mesmo quando a T_4 se mostra baixa. A T_3 diminui durante as doenças agudas e a inanição, sendo afetada por diversos medicamentos, incluindo propranolol, esteroides e amiodarona.

Tri-iodotironina e tetraiodotironina livres

A quantidade de hormônio livre depende da quantidade ligada às proteínas. Os estrogênios e a presença de hepatopatia aguda aumentam a síntese das proteínas de ligação dos hormônios da tireoide, enquanto os androgênios, os esteroides, a doença hepática crônica e a doença grave podem diminuí-la.

Tri-iodotironina reversa

A doença crítica está associada a uma redução na secreção de TSH e de hormônios tireoidianos, bem como a alterações do metabolismo periférico dos hormônios tireoidianos, resultando em níveis séricos baixos de T_3 e níveis elevados de rT_3. Em consequência da alteração do metabolismo periférico dos hormônios da tireoide, os níveis séricos diminuídos de T_3 estão associados a concentrações aumentadas de rT_3, uma forma inativa do hormônio tireoidiano.

Níveis de anticorpos

A determinação dos anticorpos antitireóideos é importante para se estabelecer a causa da doença da tireoide. Os de maior importância clínica são os anticorpos antitireoperoxidase (TPOAb), os anticorpos anti-Tg e as imunoglobulinas estimulantes da tireoide (TSIs, de *thyroid-stimulating immunoglobulins*). Em geral, os TPOAb encontram-se elevados em pacientes com tireoidite autoimune (tireoidite de Hashimoto). A positividade do TPOAb reflete a autoimunidade tireoidiana e constitui um importante fator de risco para a disfunção da tireoide. Com menos frequência e em menor grau, os anticorpos anti-Tg podem estar elevados em pacientes com tireoidite autoimune. A elevação das TSIs está associada à doença de Graves e constitui a causa provável do hipertireoidismo observado nessa doença.

Nódulo da tireoide

A conduta em pacientes com massas ou nódulos da tireoide envolve a utilização de várias técnicas diagnósticas, apresentadas aqui de modo sucinto.

Ultrassonografia da tireoide – A ultrassonografia de uma massa da tireoide possibilita a determinação do tamanho, da composição (sólida, cística, mista ou complexa), de calcificações e da presença de outros nódulos.

Aspiração com agulha fina – Essa técnica, que é realizada por meio de palpação ou orientação por ultrassonografia, possibilita a análise citológica do líquido e das células obtidos por aspiração dos nódulos da tireoide com agulha percutânea.

Cintilografia da tireoide – O simportador de Na^+/I^- da célula epitelial folicular da tireoide não discrimina entre o iodeto da dieta e os isótopos radioativos, como o iodo^{123} ou o tecnécio^{99}. Por conseguinte, esses isótopos são utilizados para visualizar a anatomia funcional tireoidiana. As regiões da tireoide que funcionam e incorporam ativamente o isótopo são detectadas com um contador. A imagem da tireoide reflete a capacidade de regiões específicas da glândula de captar o isótopo e, portanto, de funcionar normalmente (Figura 4-6). As áreas que não captam o iodo radioativo são designadas não funcionais ou "frias". Como os tumores malignos não expressam, em sua maioria, o simportador de Na^+/I^-, eles frequentemente aparecem como nódulos frios. As áreas que acumulam iodeto em excesso, em comparação com os tecidos circundantes, são designadas "nódulos quentes".

GLÂNDULA TIREOIDE

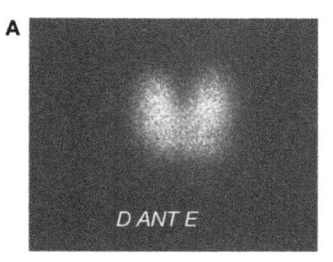

A — Captação homogênea de I^{123}
Aumento generalizado da glândula tireoide

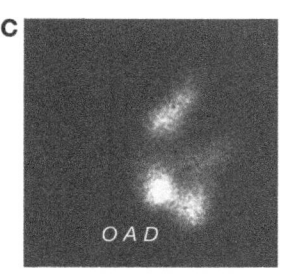

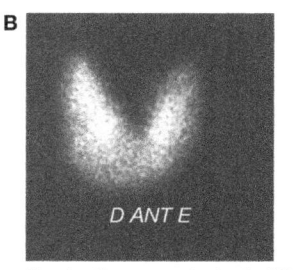

B — Captação aumentada de I^{123}
Aumento difuso da glândula tireoide

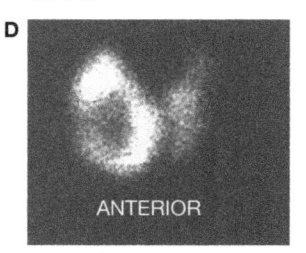

C — Captação aumentada de I^{123}
Aumento da glândula tireoide
Nódulos hiperfuncionantes

D — Captação aumentada de I^{123}
Aumento do lobo direito
Nódulo "frio" solitário

FIGURA 4-6. Cintilografias da tireoide. **A.** Captação normal a aumentada de I^{123} pela tireoide. **B.** Tireoide com aumento acentuado da captação de I^{123} em uma grande massa palpável. **C.** Aumento isolado da captação de I^{123} por um nódulo solitário, o "nódulo quente". **D.** Diminuição da captação de I^{123} pela tireoide em uma região isolada, o "nódulo frio". (Usada com permissão de Richard Kuebler, MD. LSUHSC University Hospital, New Orleans, LA.)

CONCEITOS-CHAVE

1 A glândula tireoide é regulada pelo eixo hipotalâmico-hipofisário-tireoidiano.

2 O iodo da dieta é necessário para a síntese dos hormônios da tireoide.

3 A glândula tireoide produz hormônios tireoidianos por um processo de concentração de iodo na tireoide, iodação dos resíduos de tirosina da Tg no espaço coloide do folículo e endocitose do coloide, seguida da liberação proteolítica dos hormônios da tireoide (T_4 e T_3).

4 Os hormônios tireoidianos sofrem metabolização nos tecidos periféricos, levando à produção da T_3 mais ativa e à desativação desses hormônios.

A presença de desiodinases e sua especificidade de substrato desempenham um papel fundamental na função dos hormônios da tireoide nos tecidos-alvo.

Os hormônios tireoidianos são transportados até a célula, onde se ligam a receptores hormonais, que se ligam ao DNA e alteram a transcrição dos genes.

As ações dos hormônios da tireoide são sistêmicas e de importância vital para o desenvolvimento, o crescimento e o metabolismo.

QUESTÕES PARA ESTUDO

4-1. Uma mulher de 55 anos de idade procura assistência médica depois de um período de inquietação, nervosismo e insônia de seis meses de duração. O exame físico revela frequência cardíaca de 120 batimentos por minuto, tremores, mãos quentes e úmidas e aumento da glândula tireoide. Quais dos seguintes resultados laboratoriais você espera obter?

	TSH (0,4-4,7 µUI/mL)	T_3 (45-137 ng/dL)	rT_3 (10-40 ng/dL)
A	0,15	21	5
B	0,4	50	75
C	0,02	185	38
D	3,75	89	110

4-2. Uma cintilografia com iodo radioativo revelou uma concentração maior de iodo radioativo em comparação com a de outros indivíduos assintomáticos. Os resultados laboratoriais subsequentes forneceram títulos séricos positivos de imunoglobulinas estimulantes da tireoide (TSIs). A fisiopatologia da doença desse paciente envolve:
   a. Aumento da desiodação da T_4 em T_3 no fígado.
   b. Níveis diminuídos de ligação dos hormônios tireoidianos.
   c. Formação aumentada de AMPc nas células foliculares da tireoide.
   d. Infrarregulação do simportador de Na^+/I^-.

4-3. Um paciente de 50 anos de idade procura uma clínica rural com queixa de fadiga, constipação intestinal, letargia e intolerância ao frio. Além do tratamento conservador (dieta com baixo teor de sal) para hipertensão discreta, ele não apresenta qualquer história notável de doença pregressa ou doença familiar. O paciente é fazendeiro e segue uma alimentação predominantemente vegetariana, com água obtida de um poço local. Ao exame físico, você detecta a presença de massa aumentada na parte anterior do pescoço, que vem crescendo lentamente de acordo com a observação do paciente. Os sinais vitais são os seguintes:

frequência cardíaca, 60 batimentos por minuto; pressão arterial, 110/70 mmHg; temperatura, 37,8°C. Qual das seguintes alterações você espera que seja um mecanismo subjacente na fisiopatologia desse caso?
a. Diminuição da atividade da tireoperoxidase.
b. Aumento da atividade da desiodinase tipo III.
c. Síntese hepática diminuída de globulina de ligação do hormônio tireoidiano.
d. Diminuição da concentração de iodo nas células foliculares.

4-4. Uma mulher de 55 anos de idade procura assistência médica depois de um período de inquietação, nervosismo e insônia de seis meses de duração. O exame físico revela frequência cardíaca de 120 batimentos por minuto, tremores, mãos quentes e úmidas e aumento da glândula tireoide. Quais dos seguintes resultados laboratoriais você espera obter?

	TSH (0,4-4,7 µUI/mL)	T_3 (45-137 ng/dL)	rT_3 (10-40 ng/dL)	TSI (títulos negativos)
A	< 0,1	21	5	--
B	0,4	50	75	++
C	< 0,1	185	38	++
D	3,75	89	110	++

LEITURAS SUGERIDAS

Davies T, Marians R, Latif R. The TSH receptor reveals itself. *J Clin Invest*. 2002;110:161–164.

Gereben B, Zeöld A, Dentice M, Salvatore D, Bianco AC. Activation and inactivation of thyroid hormone by deiodinases: local action with general consequences. *Cell Mol Life Sci*. 2008;65(4):570–590.

Klein I, Ojamaa K. Mechanisms of disease: thyroid hormone and the cardiovascular system. *N Engl J Med*. 2001;344:501.

Laurberg P, Vestergaard H, Nielsen S, et al. Sources of circulating 3,5,3′-triiodothyronine in hyperthyroidism estimated after blocking of type 1 and type 2 iodothyronine deiodinases. *J Clin Invest*. 2007;92(6):2149–2156.

Mullur R, Liu YY, Brent GA. Thyroid hormone regulation of metabolism. *Physiol. Rev*. 2014;94(2):355–382.

Nilsson M. Iodide handling by the thyroid epithelial cell. *Exp Clin Endocrinol Diabetes*. 2001;109:13.

Silva JE, Bianco SD. Thyroid-adrenergic interactions: physiological and clinical implications. *Thyroid*. 2008;18(2):157–165.

Visser WE, Friesema EC, Jansen J, Visser TJ. Thyroid hormone transport in and out of cells. *Trends Endocrinol Metab*. 2008;19(2):50–56.

Yen PM. Physiological and molecular basis of thyroid hormone action. *Physiol Rev*. 2001;81:1097.

Glândulas paratireoides e regulação do Ca^{2+} e do PO_4^-

5

OBJETIVOS

- Identificar a origem, os órgãos-alvo e os tipos celulares, bem como os efeitos fisiológicos do paratormônio.
- Descrever as funções dos osteoblastos e dos osteoclastos na remodelagem óssea, bem como os fatores que regulam suas atividades.
- Descrever a regulação da secreção do paratormônio e o papel do receptor sensor de cálcio.
- Identificar as fontes de vitamina D e descrever a via de biossíntese envolvida na modificação dessa vitamina em sua forma biologicamente ativa.
- Identificar os órgãos-alvo e os mecanismos celulares de ação da vitamina D.
- Descrever a relação de retroalimentação negativa entre o paratormônio e a forma biologicamente ativa da vitamina D.
- Descrever as causas e as consequências do excesso ou da deficiência de paratormônio e de vitamina D.
- Descrever a regulação da liberação de calcitonina, bem como a célula de origem e os órgãos-alvo de ação da calcitonina.

A regulação dos níveis plasmáticos de Ca^{2+} é decisiva para a função normal das células, a transmissão neural, a estabilidade das membranas, a estrutura óssea, a coagulação sanguínea e a sinalização intracelular. Essa regulação depende das interações entre o **paratormônio** (**PTH**) das glândulas paratireoides, a **vitamina D** da dieta e a **calcitonina** da glândula tireoide (Figura 5-1). O PTH estimula a reabsorção óssea e a liberação de Ca^{2+} na circulação. No rim, promove a reabsorção de Ca^{2+} e a excreção de fosfato inorgânico na urina. Além disso, o PTH estimula a hidroxilação da 25-hidroxivitamina D na posição 1, levando à produção de $1,25(OH)_2D$, a forma ativa da vitamina D (calcitriol). A vitamina D aumenta a absorção intestinal do Ca^{2+} dietético e facilita a reabsorção renal do Ca^{2+} filtrado. No osso, ela aumenta a reabsorção óssea, com consequente aumento da liberação de Ca^{2+} na circulação. A calcitonina opõe-se aos efeitos do PTH pela inibição da reabsorção óssea e pelo aumento da excreção renal de Ca^{2+}. O resultado global das interações entre o PTH, a vitamina D e a calcitonina consiste na manutenção das concentrações plasmáticas normais de Ca^{2+}.

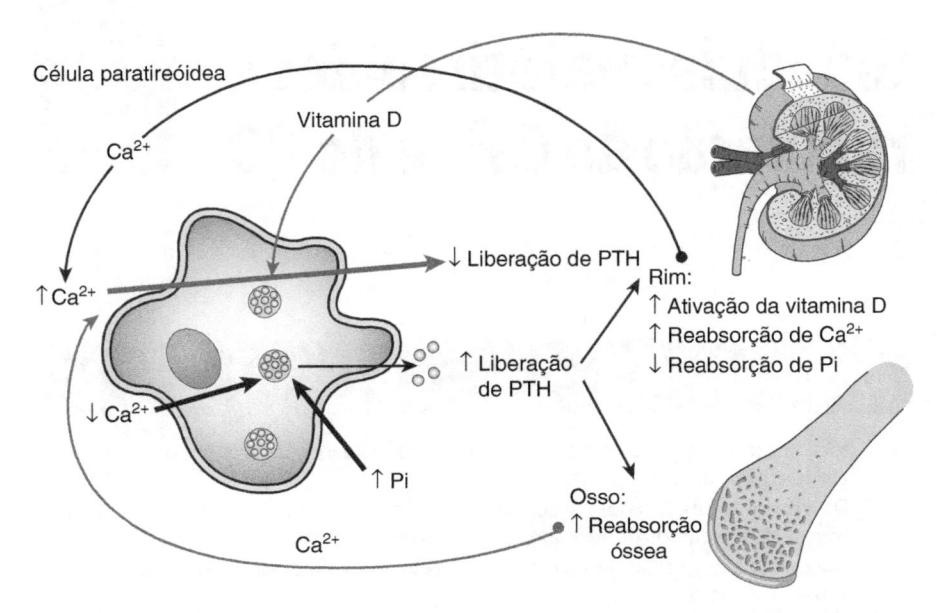

FIGURA 5-1. Regulação da liberação de PTH por retroalimentação negativa. Uma súbita diminuição do Ca^{2+} estimula a liberação de PTH pelas glândulas paratireoides. O PTH aumenta a atividade da 1α-hidroxilase no rim, resultando em aumento da ativação da vitamina D. Além disso, ele aumenta a reabsorção renal de Ca^{2+} e diminui a reabsorção de fosfato inorgânico (Pi, de *inorganic phosphate*). No osso, o PTH estimula a reabsorção óssea, aumentando os níveis plasmáticos de Ca^{2+}. As elevações nos níveis de vitamina D e Ca^{2+} plasmático exercem uma inibição por retroalimentação negativa sobre a liberação de PTH. As elevações nos níveis plasmáticos de Pi estimulam essa liberação.

ANATOMIA FUNCIONAL

As glândulas paratireoides são glândulas do tamanho de uma ervilha, localizadas nos polos superior e inferior das bordas posteriores dos lobos laterais da glândula tireoide. Elas possuem rica vascularização e consistem sobretudo em células principais, com uma fina cápsula de tecido conectivo que divide a glândula em lóbulos. As células principais sintetizam e secretam o PTH, um hormônio polipeptídico que desempenha um importante papel na remodelagem óssea e na homeostasia do cálcio. Além de sua função fundamental na regulação dos níveis de Ca^{2+} e da massa óssea, o PTH participa na excreção renal de fosfato e na ativação da vitamina D. Devido ao papel central do PTH na homeostasia do cálcio, seus efeitos fisiológicos são descritos no contexto de sua interação com os outros principais reguladores do cálcio: calcitonina, o hormônio sintetizado nas células C da glândula tireoide; e calcitriol, a forma ativa da vitamina D.

BIOSSÍNTESE E TRANSPORTE DO PARATORMÔNIO

O PTH é sintetizado na forma de pré-pró-peptídeo, que é rapidamente clivado, produzindo pró-PTH e, subsequentemente, a forma madura do PTH. O PTH maduro e intacto consiste em 84 aminoácidos. A síntese e a liberação de PTH são contínuas, com cerca de 6 a 7 pulsos superpostos a cada hora. Ele é degradado pelo fígado em fragmentos aminoterminais (PTH 1-34) e carboxiterminais. Os fragmentos aminoterminais representam cerca de 10% dos fragmentos circulantes de PTH. Eles são biologicamente ativos, porém apresentam meia-vida curta (4-20 minutos). Por outro lado, os fragmentos carboxiterminais, que constituem 80% dos fragmentos circulantes de PTH, não têm atividade biológica e apresentam meia-vida mais longa; por conseguinte, sua determinação no plasma é mais fácil. De modo global, o hormônio intacto representa 10% dos peptídeos circulantes relacionados com o PTH. Devido à presença de múltiplos produtos peptídicos de degradação de PTH na circulação, a determinação da molécula intacta constitui o único índice confiável dos níveis desse hormônio.

Regulação da liberação de paratormônio

A liberação de PTH é controlada por um estreito sistema de retroalimentação pelas concentrações plasmáticas de Ca^{2+}, pelo fosfato e pela vitamina D $[1,25(OH)_2D]$. O cálcio em altas concentrações suprime a secreção de PTH, enquanto em baixos níveis estimula a liberação do hormônio. A ocorrência de pequenas alterações nos níveis plasmáticos de Ca^{2+} é detectada pelo receptor paratireoidiano sensor de Ca^{2+} (Figura 5-2). Uma redução aguda dos níveis circulantes de cálcio (hipocalcemia) desencadeia uma onda bifásica de liberação de PTH. O PTH pré-formado é liberado em poucos segundos, seguido de uma redução da degradação intracelular de PTH. A hipocalcemia sustentada resulta em aumento da síntese de PTH e diminuição da degradação do PTH pré-formado. Para determinado nível de Ca^{2+}, existe um nível ótimo de PTH na circulação. A estreita regulação da liberação de PTH pelos níveis circulantes de cálcio fornece outro exemplo de regulação da liberação de hormônios por retroalimentação negativa. A vitamina D $[1,25(OH)_2D]$ contribui para a modulação dos níveis de PTH ao reduzir a expressão e a transcrição do gene do PTH. Os níveis de fosfato também modulam a liberação de PTH, com liberação de PTH estimulada por aumento nos níveis séricos de fosfato. As concentrações de magnésio também modulam essa liberação. A Tabela 5-1 fornece uma lista dos fatores que regulam a liberação de PTH.

Receptor sensor de Ca^{2+} das paratireoides

O receptor sensor de Ca^{2+} é um receptor acoplado à proteína G ($G\alpha_{q/11}$ e $G\alpha_i$) localizado na membrana plasmática das células principais das paratireoides; é também encontrado nas células tubulares renais e nas células C da tireoide. A liberação de PTH é inibida em resposta a elevações das concentrações plasmáticas de Ca^{2+} e à ativação do receptor de Ca^{2+} (ver Figura 5-2). Essa ativação desencadeia uma cascata de sinalização envolvendo as fosfolipases C, D e A2. A geração de inositol fosfatos e de diacilglicerol ativa a fosfolipase A2, levando à ativação da cascata do ácido araquidônico. Os metabólitos ativos produzidos nessa cascata inibem a secreção de PTH por meio da degradação aumentada de hormônio pré-formado armazenado nos grânulos secretores. Os grânulos encontram-se sob controle regulador pelos níveis plasmáticos de Ca^{2+}; a hipercalcemia persistente leva a uma rápida degradação da maior parte (90%) do PTH maduro na célula. Esse processo leva à formação de fragmentos de PTH carboxiterminais inativos que são liberados na circulação ou

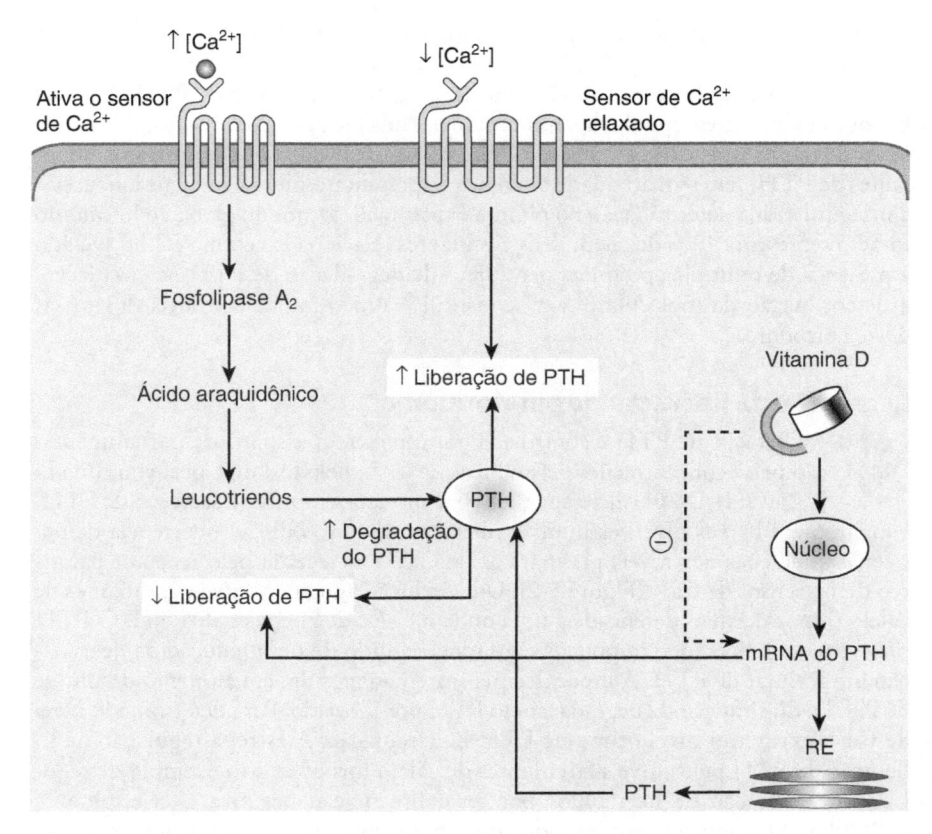

FIGURA 5-2. Regulação da liberação de PTH. Os níveis elevados de Ca^{2+} ativam o receptor sensor de Ca^{2+} das células das paratireoides. O sensor de Ca^{2+} é um receptor acoplado à proteína G que ativa a fosfatidilinositol-fosfolipase C (PI-PLC, de *phosphatidylinositol-phospholipase C*), resultando em mobilização intracelular de Ca^{2+}, ativação da PKC e ativação distal da fosfolipase A2, com consequente ativação da cascata do ácido araquidônico e produção de leucotrienos biologicamente ativos. Os leucotrienos desencadeiam a degradação das moléculas de PTH pré-formadas e diminuem a liberação de PTH intacto. A vitamina D inibe a síntese de PTH e, em consequência, diminui a liberação do hormônio. Durante a hipocalcemia, o sensor de Ca^{2+} encontra-se em uma conformação relaxada e não ativa os segundos mensageiros envolvidos na degradação do PTH pré-formado. O resultado das reduções agudas do cálcio plasmático é a liberação imediata do PTH pré-formado, bem como a estimulação da síntese de novo hormônio. Os níveis elevados de fosfato inorgânico estimulam a liberação de PTH. A presença de baixos níveis de magnésio impede a liberação de PTH em resposta à hipocalcemia. RE, retículo endoplasmático.

degradados ainda mais nas glândulas paratireoides. Os aminoácidos liberados durante a degradação do PTH formado no interior das células paratireoides são reutilizados na síntese de outras proteínas. Durante a hipocalcemia, o receptor de Ca^{2+} das paratireoides fica relaxado, e não há restrição na secreção de PTH. A rápida secreção do PTH pré-formado, desencadeada pela hipocalcemia aguda, é rapidamente seguida de aumento na estabilidade do mRNA do PTH e síntese de novo hormônio.

TABELA 5-1. Regulação da liberação de PTH

Liberação de PTH é aumentada por	Liberação de PTH é suprimida por
Hipocalcemia	Hipercalcemia
Hiperfosfatemia	Vitamina D
Catecolaminas	Hipomagnesemia grave

Outros fatores que regulam a liberação de paratormônio

A liberação de PTH também está sob controle regulador exercido pelas concentrações plasmáticas de fosfato e magnésio. As elevações nos níveis plasmáticos de fosfato aumentam a secreção de PTH pela redução da atividade da fosfolipase A2 e pela formação de ácido araquidônico, removendo, assim, o efeito inibitório sobre a secreção de PTH. As elevações nos níveis de fosfato também podem afetar a liberação de PTH indiretamente pela redução dos níveis plasmáticos de Ca^{2+} e pela ativação da vitamina D. Por outro lado, a hipofosfatemia diminui de modo acentuado o mRNA do PTH e os níveis plasmáticos desse hormônio. O papel do fosfato na liberação de PTH é de importância crítica nos pacientes com comprometimento da função renal. Se não forem controlados, os níveis crescentes de fosfato nesses indivíduos resultam em elevações anormais da liberação de PTH. Com o progresso da doença, a regulação da liberação desse hormônio por retroalimentação negativa pelo Ca^{2+} e pela vitamina D também é afetada, contribuindo para o aumento da liberação de PTH (hiperparatireoidismo secundário). Conforme explicado na seção seguinte, a elevação crônica do PTH resulta em reabsorção óssea excessiva e perda de massa óssea.

As concentrações plasmáticas de Mg^{2+} também regulam a secreção de PTH de modo semelhante às de cálcio, pela ativação do receptor sensor de cálcio. Diminuições moderadas do Mg^{2+} plasmático estimulam a liberação de PTH. Os níveis plasmáticos de magnésio refletem os do cálcio na maior parte do tempo, e o equilíbrio do magnésio está estreitamente ligado ao do cálcio. A depleção ou a deficiência de magnésio costumam estar associadas à hipocalcemia. Essa redução combinada do Mg^{2+} e do Ca^{2+} leva a um comprometimento na capacidade do indivíduo de secretar PTH, de modo que a hipomagnesemia impede a liberação de PTH em resposta à hipocalcemia. Além disso, a hipomagnesemia grave não apenas compromete a liberação de PTH pelas glândulas paratireoides em resposta à hipocalcemia, mas também impede a responsividade do osso à reabsorção óssea mediada pelo PTH. Foi constatado que os agonistas adrenérgicos aumentam a liberação de PTH pelos receptores β-adrenérgicos presentes nas células das paratireoides.

ÓRGÃOS-ALVO E EFEITOS FISIOLÓGICOS DO PARATORMÔNIO

Os rins e os ossos constituem os principais órgãos-alvo dos efeitos fisiológicos do PTH. A principal resposta fisiológica desencadeada pelo PTH consiste em elevação dos níveis plasmáticos de cálcio pelo aumento da reabsorção renal de Ca^{2+}, da mobilização do Ca^{2+} do osso e da absorção intestinal de Ca^{2+} (indiretamente pela vitamina D). O PTH também aumenta a atividade da 1α-hidroxilase e a excreção renal de fosfato. A exemplo de outros hormônios peptídicos, os efeitos do PTH são mediados por sua ligação a um receptor de membrana celular encontrado nos órgãos-alvo. Foram identificados três tipos de receptores de PTH (PTHR1, PTHR2, PTHR3), que consistem em receptores acoplados à proteína G. Os efeitos fisiológicos importantes do PTH são mediados pelo PTHR1; a importância fisiológica do PTHR2 e do PTHR3 ainda não foi esclarecida.

Receptor de paratormônio 1 (PTHR1)

O PTHR1 é expresso nos osteoblastos ósseos e no rim. A ligação do PTH ao PTHR1 acoplado à proteína G dá início a uma cascata de processos intracelulares, principalmente por sinalização, pela subunidade α da proteína G estimuladora (Gα_s), levando a uma síntese aumentada de monofosfato de 3',5'-adenosina cíclico (AMPc), bem como à ativação da proteína-quinase A e à fosforilação de proteínas-alvo nos resíduos de serina. O resultado consiste na ativação das proteínas pré-formadas e na indução da transcrição gênica. A ativação do PTHR1 pode utilizar outras vias de sinalização pela Gα_q, levando à ativação da fosfolipase C e ao aumento do 1,4,5-trifosfato de inositol intracelular e das concentrações de cálcio.

O PTHR1 liga-se ao PTH e ao **peptídeo relacionado com o PTH (PTHrP)**. O PTHrP, um segundo membro da família do PTH, é o produto de um gene separado e compartilha apenas 13 aminoácidos com a extremidade aminoterminal do PTH. O PTHrP foi identificado durante uma investigação à procura do fator responsável pela hipercalcemia dos processos malignos. Como o PTHrP se liga ao PTHR1, ele simula os efeitos fisiológicos do PTH nos ossos e nos rins. É importante assinalar algumas diferenças existentes entre o PTH e o PTHrP. A hipercalcemia que resulta do aumento na produção e na ação do PTHrP é normalmente abrupta, grave e associada a um prognóstico ruim. Por outro lado, pacientes com hiperparatireoidismo primário apresentam hipercalcemia mais crônica e mais leve. Embora o PTH seja sintetizado apenas nas glândulas paratireoides, o PTHrP é expresso em vários tecidos do feto e do adulto, incluindo epitélios, tecidos mesenquimais, glândulas endócrinas e sistema nervoso central. Como o PTHrP é expresso em múltiplos tecidos, não medeia seus efeitos de modo endócrino, agindo de maneira parácrina ou autócrina. Por conseguinte, o PTHR1 não apenas medeia os efeitos fisiológicos do PTH, como também desempenha um importante papel nos efeitos fisiopatológicos do PTHrP.

Efeitos celulares do paratormônio

No rim, o PTH estimula diretamente a reabsorção de Ca^{2+}, a excreção de fosfato e a atividade da 1α-hidroxilase, a enzima responsável pela formação da forma ativa da vitamina D [1,25(OH)$_2$D]. A regulação da reabsorção de Ca^{2+} pelo PTH ocorre nos túbulos distais. A reabsorção de Ca^{2+} pelos túbulos proximais ocorre principalmente por uma via paracelular que não é regulada por hormônios nem por fármacos. No ramo ascendente espesso, o Ca^{2+} é absorvido por uma combinação das vias transcelular e paracelular. O PTH regula o componente transcelular ativo, enquanto a via paracelular passiva é determinada pela extensão da absorção concomitante de sódio. No túbulo distal, a absorção de Ca^{2+} é totalmente

GLÂNDULAS PARATIREOIDES E REGULAÇÃO DO CA^{2+} E DO PO_4^-

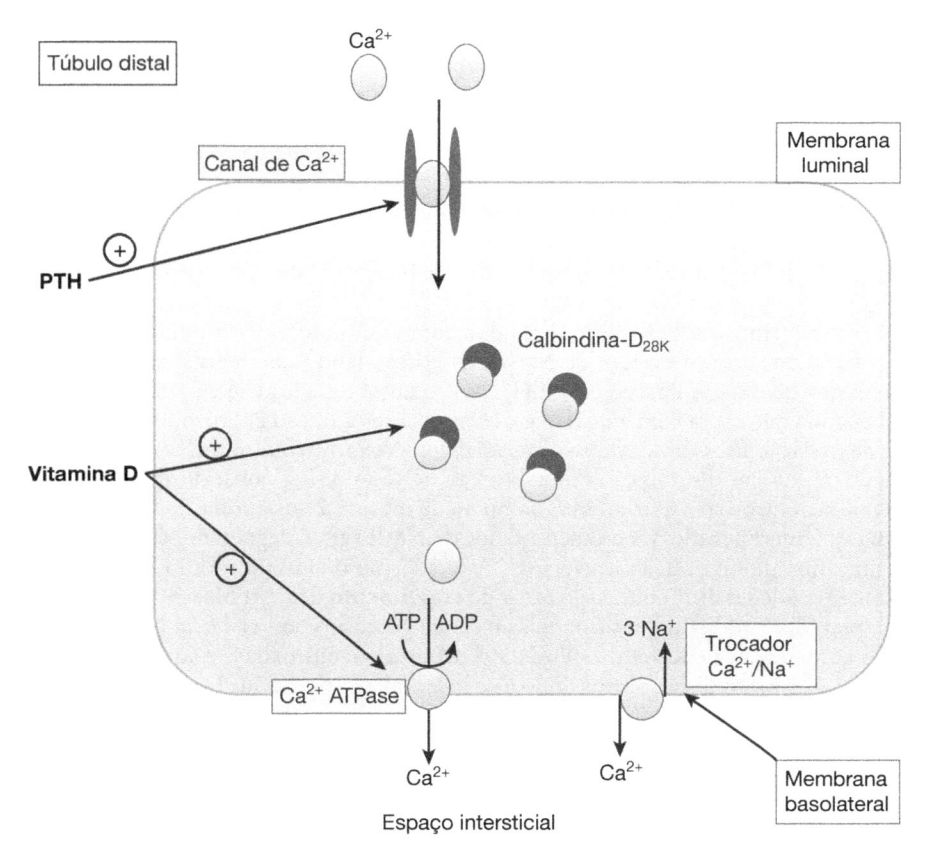

FIGURA 5-3. Efeitos do PTH sobre a reabsorção renal de Ca^{2+}. A reabsorção transcelular do Ca^{2+} pelo túbulo distal é regulada pelo PTH, pela $1,25(OH)_2D$ e pela calcitonina, bem como por fármacos poupadores de cálcio, como os diuréticos tiazídicos. O PTH aumenta a inserção dos canais de cálcio na membrana apical e facilita a entrada de Ca^{2+}. No interior celular, o Ca^{2+} liga-se à calbindina-D_{28K}, uma proteína de ligação do cálcio dependente de vitamina D que facilita a difusão citosólica do Ca^{2+} dos locais de influxo apical para os de efluxo basolateral. O transporte do Ca^{2+} da célula para o espaço intersticial através da membrana basolateral é mediado por um trocador Na^+/Ca^{2+} e por uma Ca^{2+}-adenosina-trifosfatase (ATPase). A vitamina D contribui para o aumento da reabsorção de cálcio ao estimular a síntese da calbindina e a atividade da Ca^{2+}-ATPase.

transcelular e regulada pelo PTH, pela vitamina D e pela calcitonina; ela também pode ser afetada por fármacos poupadores de Ca^{2+}, como os diuréticos tiazídicos. O PTH estimula a inserção e a abertura do canal de Ca^{2+} apical, facilitando a entrada de Ca^{2+} no interior celular (Figura 5-3). Essas células epiteliais, à semelhança das células epiteliais foliculares da tireoide descritas no Capítulo 4, são polarizadas, isto é, possibilitam o fluxo unidirecional de Ca^{2+} da membrana apical para a membrana basolateral.

No interior da célula epitelial tubular, o Ca^{2+} liga-se à calbindina-D_{28K} e, a seguir, difunde-se através da membrana basolateral (ver Figura 5-3). A calbindina-D_{28K} é uma proteína de ligação do cálcio dependente de vitamina D que é encontrada no citosol das células que revestem a parte distal do néfron. A calbindina facilita a difusão citosólica do Ca^{2+} dos locais de influxo apical para os de efluxo basolateral. Acredita-se que ela atue como proteína de transporte ou como tampão para impedir uma elevação excessiva dos níveis de Ca^{2+} no citosol. O transporte do Ca^{2+} da célula para o espaço intersticial é mediado por um trocador Na^+/Ca^{2+} e por uma Ca^{2+}-adenosina-trifosfatase (ATPase). Existe um mecanismo semelhante para auxiliar a absorção de Ca^{2+} nas células epiteliais intestinais.

O PTH diminui a reabsorção renal (e intestinal) de fosfato por diminuição na expressão dos cotransportadores de Na^+/PO_4^{2-} do tipo II (Figura 5-4).

No rim, o PTH diminui agudamente (em questão de minutos a horas) a expressão do cotransportador de Na^+/PO_4^{2-}, estimulando sua internalização por vesículas recobertas. A ligação do PTH a seu receptor desencadeia vias de sinalização (que ainda não estão bem elucidadas), levando à restauração da membrana, seguida de degradação lisossômica desse transportador. A expressão diminuída do transportador resulta em diminuição da reabsorção de fosfato. Por conseguinte, diferentemente de outros transportadores, como a aquaporina 2 (discutida no Capítulo 2), uma vez internalizado, o cotransportador de Na^+/PO_4^{2-} é degradado, constituindo, assim, uma internalização irreversível. A reabsorção de fosfato no túbulo proximal também pode ser diminuída pelo **fator de crescimento de fibroblasto 23 (FGF23)**, um peptídeo produzido nos osteoblastos e nos osteócitos em resposta às concentrações aumentadas de fosfato. O FGF23 suprime a 1α-hidroxilase e aumenta a atividade da 24-hidroxilase, diminuindo as concentrações de $1,25(OH)_2D$. Além disso, o FGF23 suprime a expressão do cotransportador de Na^+/PO_4^{2-} renal, promovendo a excreção urinária de fosfato (discutida no Capítulo 10). A alteração na regulação do FGF23 contribui para vários estados patológicos, incluindo hipofosfatemia ligada ao X, insuficiência renal crônica (níveis elevados de FGF23) e calcinose tumoral hiperfosfatêmica (níveis baixos de FGF23).

No osso, o PTH libera o cálcio das reservas disponíveis de imediato e em equilíbrio com o líquido extracelular (LEC). Subsequentemente, ele estimula a liberação de cálcio (e também a de fosfato) pela ativação da reabsorção óssea. Por conseguinte, o PTH é um importante mediador da remodelagem óssea. Esse hormônio liga-se a receptores presentes nos osteoblastos, resultando em uma cascata de eventos que culminam na ativação dos osteoclastos e que resultam em rápida liberação de Ca^{2+} da matriz óssea no compartimento extracelular, onde ele entra na circulação sistêmica. Esses efeitos do PTH mediados por receptores nos osteoblastos são mediados pela síntese ou atividade de várias proteínas, incluindo o **fator de diferenciação dos osteoclastos (FDO)**, também conhecido como receptor ativador do ligante do fator nuclear κB (**RANKL**, de *receptor activator of nuclear factor-κB ligand*) ou ligante da **osteoprotegerina** (Figura 5-5). No osso, os efeitos mediados pelo PTH envolvem ativação dos osteoblastos e estimulação de genes essenciais aos processos de degradação da matriz extracelular e remodelagem óssea (colagenase-3), produção de fatores de crescimento (fator de crescimento semelhante à insulina 1) e estimulação e recrutamento dos osteoclastos (RANKL e interleucina 6). O PTH também aumenta o número de osteoblastos, diminuindo sua apoptose e aumentando sua proliferação. Embora elevações crônicas do PTH resultem em reabsorção óssea, a administração intermitente desse hormônio estimula mais a formação do que a reabsorção óssea.

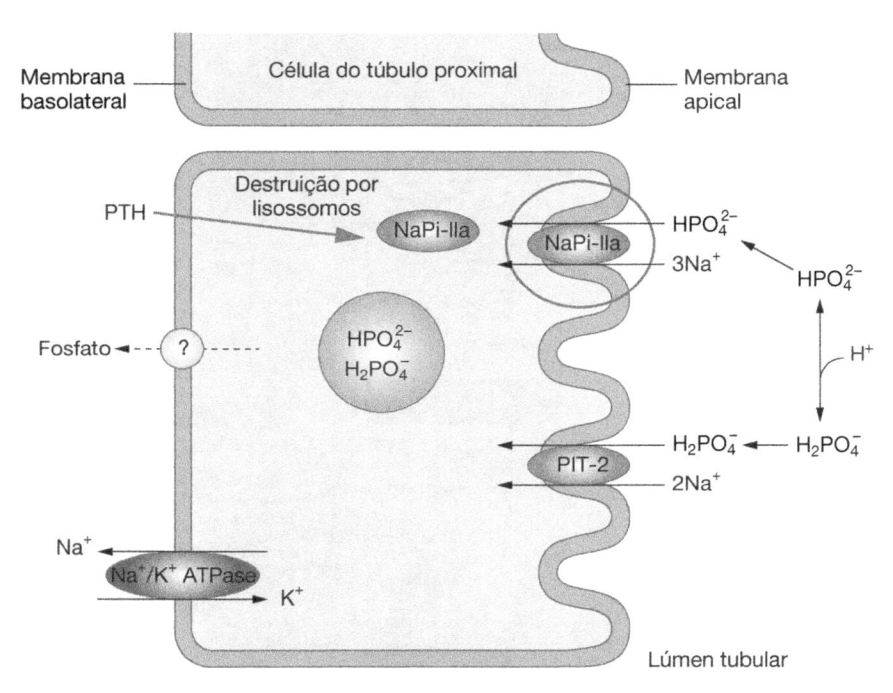

FIGURA 5-4. O PTH diminui a reabsorção renal de fosfato inorgânico (Pi). A reabsorção renal de fosfato ocorre por meio de cotransporte apical por duas famílias distintas de transportadores de fosfato dependentes de sódio: o NaPi-II e o PiT-2. Foram caracterizadas diferentes isoformas dos cotransportadores de NaPi-II: NaPi-IIa, NaPi-IIb e NaPi-IIc. A maior parte do processamento renal de fosfato (70%) ocorre por meio do NaPi-II. O NaPi-II transporta o fosfato divalente (HPO_4^{2-}), enquanto o PiT-2 transporta preferencialmente o fosfato monovalente ($H_2PO_4^-$). Os principais reguladores do NaPi-IIa são o PTH, a ingestão dietética de fósforo e o FGF23. O PTH estimula agudamente a internalização dos cotransportadores do tipo IIa, direcionando-os até os lisossomos para a sua destruição, com consequente redução da reabsorção de Pi. Os transportadores de fosfato localizados na membrana basolateral não estão bem caracterizados. Foram sugeridas diversas vias de transporte de Pi, incluindo cotransporte de Na-Pi, troca aniônica e até mesmo um canal de Pi "inespecífico". (Reproduzida com permissão de Alizadeh Naderi AS, Reilly RF: Hereditary disorders of renal phosphate wasting, *Nat Rev Nephrol.* 2010 Nov;6(11):657–665.)

Mobilização do Ca^{2+} ósseo pelo paratormônio

Para compreender como o PTH mobiliza o cálcio do osso, é importante ter uma ideia básica da estrutura do osso e das células envolvidas na mediação das respostas ao PTH (ver Figura 5-5). O osso consiste em matriz extracelular, cuja fase orgânica é composta de colágeno do tipo I, proteoglicanos e proteínas não colagenosas. Essa matriz também contém fatores de crescimento e citocinas,

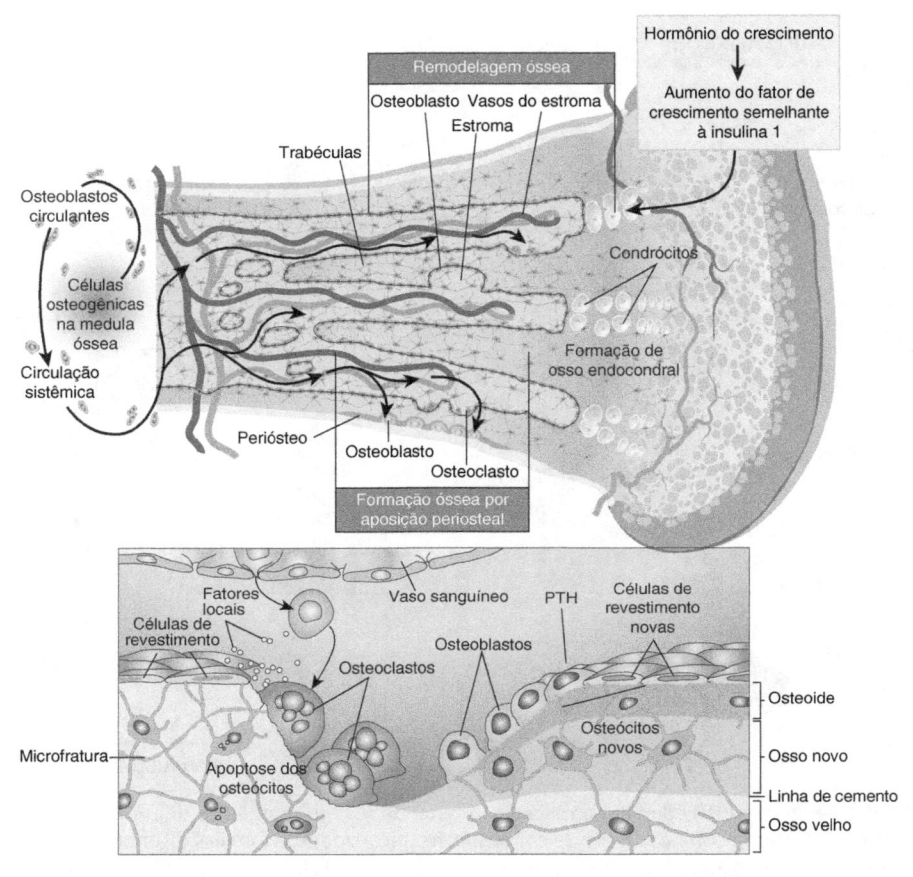

FIGURA 5-5. A remodelagem óssea envolve a formação de osso pelos osteoblastos e sua reabsorção pelos osteoclastos. O PTH estimula ambos os aspectos do processo. A remodelagem óssea assegura o reparo do osso e é necessária para manter a homeostasia do cálcio. (Reproduzida, com permissão, de Canalis E, Giustina A, Bilezikian JP. Mechanisms of anabolic therapies for osteoporosis, *N Engl J Med*. 2007 Aug 30;357(9):905–916.)

que desempenham um importante papel regulador na remodelagem óssea ou na formação de novo osso. A fase inorgânica da matriz óssea é composta principalmente de hidroxiapatita de cálcio, que atua como reservatório dos íons de cálcio e fosfato e desempenha um papel essencial na homeostasia desses minerais. A maior parte do esqueleto (80%) é composta de **osso cortical**, encontrado sobremaneira nas diáfises dos ossos longos e na superfície dos ossos planos. O osso cortical consiste em osso compacto em torno de canais centrais (sistemas de Havers) que contêm vasos sanguíneos, tecido linfático, nervos e tecido conectivo. O **osso trabecular**, encontrado sobretudo nas extremidades dos ossos longos e nos ossos planos, consiste em placas e feixes entrelaçados, no interior dos quais se situa a medula óssea hematopoiética ou gordurosa. Três tipos de células estão envolvidos no metabolismo ósseo.

Osteoblastos – Os osteoblastos expressam receptores de PTH e são responsáveis pela formação e mineralização ósseas. Originam-se de células-tronco mesenquimatosas pluripotentes, que também podem se diferenciar em condrócitos, adipócitos, mioblastos e fibroblastos. Várias moléculas hormonais e não hormonais estimulam a diferenciação dos osteoblastos a partir das células-tronco precursoras.

Osteoclastos – Os osteoclastos são grandes células multinucleadas de reabsorção óssea que se originam dos precursores hematopoiéticos de linhagem dos monócitos-macrófagos. São formados pela fusão de células mononucleares e caracterizam-se por ter uma borda preguerada, que consiste na invaginação da membrana plasmática, e um citoesqueleto proeminente. São ricos em enzimas lisossômicas.

Osteócitos – Os osteócitos, as células mais numerosas encontradas no osso, são células pequenas e achatadas no interior da matriz óssea. Estão conectados uns aos outros e a células osteoblásticas na superfície óssea por uma extensa rede canalicular que contém o LEC do osso. Eles constituem a diferenciação terminal dos osteoblastos e, por fim, sofrem apoptose ou fagocitose durante a reabsorção osteoclástica. Sua função e contribuição para essa reabsorção não foram totalmente elucidadas.

Mecanismo de reabsorção óssea

A remodelagem óssea envolve a remoção contínua de osso (reabsorção óssea) seguida de síntese de nova matriz óssea e mineralização subsequente (formação óssea). Esse acoplamento das funções dos osteoblastos e dos osteoclastos é essencial não apenas para a regulação hormonal do remodelamento ósseo, mas também para a avaliação de sua alteração de função, conforme discutido adiante. Durante o desenvolvimento do esqueleto e no decorrer de toda a vida, as células da linhagem osteoblástica sintetizam e secretam moléculas que, por sua vez, induzem e controlam a diferenciação dos osteoclastos. Os osteoclastos são estimulados hormonal e localmente por fatores de crescimento e citocinas. A atividade osteoclástica induzida pelo PTH é mediada indiretamente pela ativação dos osteoblastos. A reabsorção óssea pelos osteoclastos consiste em múltiplas etapas, incluindo o recrutamento e a diferenciação dos precursores dos osteoclastos em osteoclastos mononucleares (pré-osteoclastos), bem como a fusão desses pré-osteoclastos para formar osteoclastos multinucleados funcionais (Figura 5-6).

O evento inicial na degradação óssea consiste na fixação dos osteoclastos à superfície do osso após seu recrutamento. A ligação do PTH aos osteoblastos desencadeia a síntese do FDO, também conhecido como RANKL ou ligante da osteoprotegerina. O PTH estimula a expressão dessa proteína de membrana nas células osteoblásticas. Esse ligante liga-se ao receptor de FDO (receptor ativador do fator nuclear κB [**RANK**, de *receptor activator of nuclear factor-κB*]) expresso nos precursores hematopoiéticos dos osteoclastos e estimula sua diferenciação em osteoclastos funcionais. Essas duas proteínas de superfície celular – o RANK, expresso nas células precursoras dos osteoclastos, e o seu parceiro RANKL, expresso nos osteoblastos – representam os reguladores essenciais da formação e da função dos osteoclastos (ver Figuras 5-5 e 5-6).

A ativação do RANKL aumenta a expressão de genes específicos que levam à maturação dos osteoclastos. O recrutamento de precursores dos osteoclastos e a

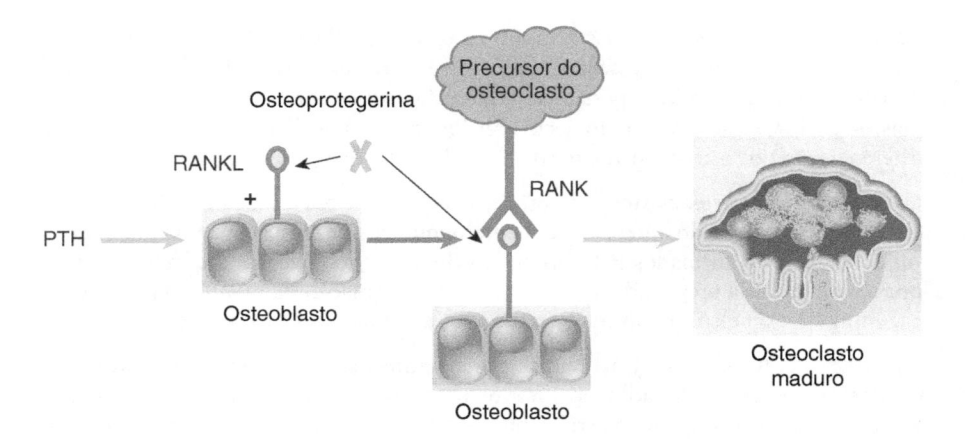

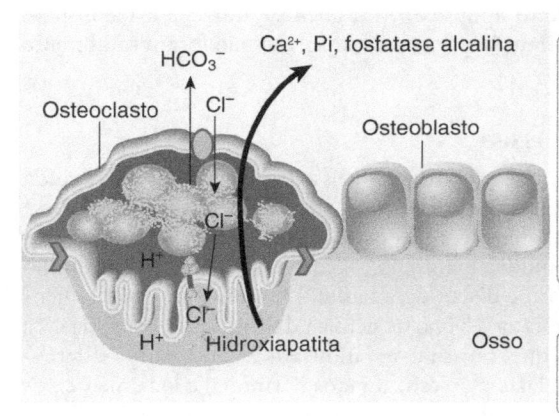

FIGURA 5-6. Efeitos do PTH sobre o osso. O PTH liga-se ao PTHR1 dos osteoblastos, estimulando, na superfície celular, a expressão de RANKL, que se liga ao RANK, uma proteína de superfície celular encontrada nos precursores dos osteoclastos. A ligação do RANKL ao RANK ativa a transcrição do gene dos osteoclastos e a diferenciação em um osteoclasto maduro, caracterizado pela membrana preguada sob a qual ocorre a reabsorção óssea. Os osteoclastos fixam-se à superfície do osso pelas β-integrinas, gerando um microambiente extracelular isolado. As vesículas intracelulares ácidas fundem-se com a membrana celular voltada para a matriz óssea, formando a borda recortada ou preguada. Os íons hidrogênio gerados pela anidrase carbônica II são liberados através da membrana plasmática por H^+-ATPases recrutadas na membrana preguada da célula. A acidificação desse microambiente extracelular isolado (pH ≈ 4) favorece a dissolução da hidroxiapatita e fornece condições ideais para a ação das proteases lisossomais (i.e., a colagenase e as catepsinas) para dissolver o mineral ósseo. Os produtos da degradação óssea são transportados por endocitose pelo osteoclasto e liberados na superfície antirreabsortiva da célula, fornecendo Ca^{2+} ionizado, fosfato inorgânico (Pi) e fosfatases alcalinas na circulação. A osteoprotegerina, que é secretada pelos osteoblastos, atua como ligante chamariz para o RANKL, impedindo a ligação deste ao RANK, com consequente inibição do processo de reabsorção óssea osteoclástica. A produção de osteoprotegerina é aumentada pelos estrogênios e diminuída pelos glicocorticoides e pelo PTH.

interação entre RANK (nos osteoclastos) e RANKL (nos osteoblastos) iniciam uma série de eventos que culminam na formação de osteoclastos maduros e totalmente diferenciados de reabsorção óssea. Outras proteínas desempenham papéis importantes na regulação desse mecanismo. A **osteoprotegerina** é uma proteína pertencente à superfamília do receptor do fator de necrose tumoral (TNF, de *tumor necrosis factor*), secretada pelos osteoblastos, que atua como antagonista natural do RANKL e, portanto, contribui para a regulação da reabsorção óssea. Ela funciona como fator inibitório da osteoclastogênese e atua como uma proteína "chamariz" solúvel que se liga ao RANKL, impedindo sua ligação ao RANK e, dessa maneira, inibindo efetivamente a maturação dos osteoclastos mediada pelo RANKL. A regulação da produção dessa proteína ainda não foi bem elucidada. Entretanto, sabe-se que o PTH e os glicocorticoides diminuem a produção de osteoprotegerina, enquanto os estrogênios aumentam sua expressão.

A reabsorção óssea pelos osteoclastos envolve a fixação dessas células à superfície óssea por proteínas denominadas β-integrinas, gerando, assim, um microambiente extracelular isolado entre os osteoclastos e a superfície óssea que, na verdade, funciona como um lisossomo. As vesículas intracelulares ácidas fundem-se com a borda pregueada da membrana celular voltada para a matriz do osso – a característica básica da superfície de reabsorção – sob a qual ocorre a reabsorção óssea. A acidificação desse microambiente extracelular é mediada por H^+-ATPases recrutadas na membrana pregueada da célula. Durante o processo de reabsorção óssea, os íons hidrogênio gerados pela anidrase carbônica II são liberados através da membrana plasmática por uma bomba de prótons, a fim de dissolver o mineral ósseo. A redução do pH (pH 4) no compartimento fechado favorece a dissolução da hidroxiapatita desse mineral e propicia condições ideais à ação das proteases lisossomais, incluindo a colagenase e as catepsinas secretadas pelos osteoclastos. Os produtos da degradação óssea (incluindo Ca^{2+} e fosfato) são transportados por endocitose pelo osteoclasto e liberados por meio de transcitose (trânsito através da célula) na superfície antirreabsortiva celular, a partir da qual alcançam a circulação sistêmica. Durante o processo de degradação óssea, enzimas intracelulares, como a fosfatase alcalina, também são liberadas no espaço intersticial para a circulação. Clinicamente, pode-se utilizar a elevação dos níveis circulantes de fosfatase alcalina como marcador de aumento da atividade osteoclástica.

HOMEOSTASIA DO CÁLCIO

O corpo humano contém cerca de 1.100 g de cálcio, dos quais 99% estão depositados nos ossos e nos dentes. A pequena quantidade encontrada no plasma é dividida em três frações: cálcio ionizado (50%), cálcio ligado às proteínas (40%) e cálcio complexado com citrato e fosfato, formando complexos solúveis (10%) (Figura 5-7). As frações do Ca^{2+} complexado e ionizado (cerca de 60% do Ca^{2+} plasmático) podem atravessar a membrana plasmática. A maioria (80-90%) do Ca^{2+} ligado às proteínas está ligada à albumina, e essa interação mostra-se sensível a mudanças do pH sanguíneo. A acidose resulta em diminuição da ligação do Ca^{2+} às proteínas e aumento do Ca^{2+} "livre" ou ionizado no plasma. A alcalose resulta em aumento da ligação do Ca^{2+} e diminuição do Ca^{2+} ionizado no plasma. Uma fração menor (10-20%) do Ca^{2+} ligado às proteínas fica ligada às globulinas.

A concentração intracelular (citosólica) de cálcio em repouso é de cerca de 100 nM; todavia, essa concentração pode aumentar para 1 μM com a liberação do Ca^{2+}

```
┌─────────────────────────────────────────────────────────────────┐
│                                    Ligado às proteínas (40%)    │
│                    ◄──Acidose──    • 80-90% à albumina;         │
│                                      dependente do pH            │
│   Cálcio ionizado                    • Acidose ↓ a ligação e     │
│       (50%)                            ↑ o Ca²⁺ ionizado         │
│                    ──Alcalose──►     • Alcalose ↑ a ligação e    │
│                                        ↓ o Ca²⁺ ionizado         │
│                                      • 10-20% às globulinas     │
└─────────────────────────────────────────────────────────────────┘

                          ┌──────────────────────┐
                          │  Complexado (10%)    │
                          │  • Citrato e fosfato │
                          └──────────────────────┘

          ░ O Ca⁺⁺ complexado e ionizado atravessa a membrana plasmática ░
```

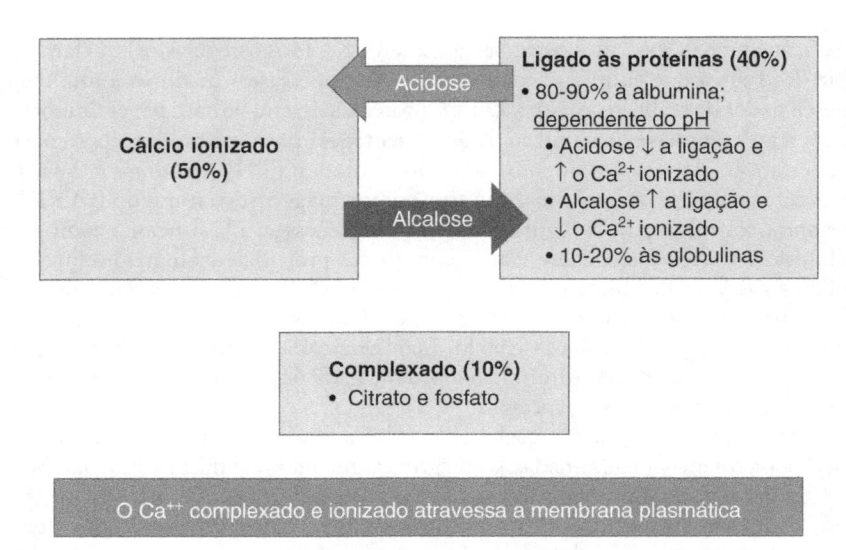

FIGURA 5-7. Distribuição do cálcio plasmático. São identificadas três frações do cálcio plasmático – o cálcio ionizado (50%), o cálcio ligado às proteínas (40%) e o cálcio complexado – formando complexos solúveis (10%). As frações do Ca^{2+} complexado e ionizado (cerca de 60% do Ca^{2+} plasmático) podem atravessar a membrana plasmática. A maior parte do Ca^{2+} ligado às proteínas está ligada à albumina, e essa interação é sensível a mudanças do pH sanguíneo. A acidose aumenta o Ca^{2+} "livre" ou ionizado no plasma. A alcalose diminui o Ca^{2+} ionizado no plasma. A hiperventilação, que resulta em alcalose respiratória, provoca hiperexcitabilidade neuromuscular, que se manifesta por dormência e espasmo carpal, causado pela redução do limiar neuronal para a descarga do potencial de ação.

das reservas intracelulares ou com a captação de Ca^{2+} extracelular em resposta à ativação celular. Por outro lado, a concentração extracelular de cálcio ionizado é cerca de 10.000 vezes maior que a concentração intracelular de cálcio e permanece praticamente constante em cerca de 1 mM. Os íons cálcio desempenham múltiplas funções fisiológicas. O Ca^{2+} é um mensageiro intracelular essencial e um cofator de várias enzimas. Ele também desempenha diversas funções extracelulares (p. ex., na coagulação do sangue, na manutenção da integridade do esqueleto e na modulação da excitabilidade neuromuscular). Por conseguinte, a estabilidade dos níveis de Ca^{2+} é fundamental para a função fisiológica normal. Por exemplo, o canal de Na^+ regulado por voltagem depende da concentração extracelular de Ca^{2+}. As concentrações plasmáticas diminuídas de Ca^{2+} reduzem o limiar de voltagem para a descarga do potencial de ação, resultando em hiperexcitabilidade neuromuscular. Isso pode resultar em dormência e formigamento das pontas dos dedos das mãos, dos dedos dos pés e da região perioral, ou em câimbras musculares. Clinicamente, a irritabilidade neuromuscular pode ser demonstrada pela estimulação mecânica do nervo hiperexcitável, resultando em contração muscular do tipo tetânico pela produção do sinal de Chvostek (contração ipsilateral dos músculos faciais induzida pela percussão da pele sobre o nervo facial) ou do sinal de Trousseau (espasmo carpal induzido pela inflação do manguito de pressão arterial para 20 mmHg acima da pressão sistólica do paciente durante 3-5 minutos).

Interação do osso, do rim e do intestino na manutenção da homeostasia do cálcio

As concentrações plasmáticas normais de Ca^{2+} variam entre 8,5 e 10,5 mg/dL e são reguladas principalmente pelas ações do PTH, da vitamina D e da calcitonina sobre três tecidos: o osso, o rim e o intestino.

Osso – O cálcio no osso está distribuído em um reservatório rapidamente intercambiável e em um reservatório estável. O rapidamente intercambiável está envolvido na manutenção dos níveis plasmáticos de Ca^{2+} pela troca diária de 550 mg de cálcio entre o osso e o LEC. O estável está envolvido na remodelagem óssea. O osso é metabolicamente ativo durante toda a vida. Após o término do crescimento do esqueleto, a remodelagem do osso tanto cortical quanto trabecular prossegue em uma taxa de renovação anual de cerca de 10% do esqueleto do adulto.

Rim – No rim, praticamente todo o Ca^{2+} filtrado é reabsorvido. A maior parte do Ca^{2+} filtrado é reabsorvida nos túbulos proximais, principalmente por processos de transporte passivo que não dependem da regulação hormonal. Cerca de 40% do Ca^{2+} reabsorvido estão sob a regulação hormonal pela ligação do PTH ao PTHR1. O transporte transcelular de Ca^{2+} ocorre por meio de canais receptores de potencial transitório de Ca^{2+} vaniloides 5 e 6 (TRPV5 e TRPV6) epiteliais, que são coexpressos no rim e no intestino (ver adiante). O TRPV5 predomina no rim, enquanto o TRPV6 é altamente expresso no intestino. Após a sua entrada na célula, o transporte de Ca^{2+} é facilitado pela vitamina D por meio do aumento na proteína de ligação de Ca^{2+}, a calbindina-D_{28K}, bem como da expressão da bomba de Ca^{2+} e do trocador Na^+/Ca^{2+} na membrana basolateral.

Intestino – A disponibilidade de cálcio dietético constitui um determinante fundamental da homeostasia do cálcio. A ingestão dietética de cálcio é, em média, de 1.000 mg/dia, dos quais apenas 30% são absorvidos no trato gastrintestinal (Figura 5-8). Essa porcentagem absorvida do Ca^{2+} dietético é significativamente aumentada pela vitamina D durante o crescimento, a gravidez e a lactação. Durante o crescimento, ocorre uma acreção efetiva de osso. Após se completar a fase de crescimento no indivíduo jovem e sadio, não há ganho nem perda efetiva de Ca^{2+} do osso, apesar da renovação contínua da massa óssea; a quantidade de Ca^{2+} perdida na urina é aproximadamente igual à absorção efetiva de Ca^{2+}.

A absorção intestinal de Ca^{2+} ocorre por um processo transcelular saturável e por uma via paracelular não saturável. A via paracelular predomina quando o Ca^{2+} dietético é abundante. A via transcelular ativa depende da vitamina D e desempenha um importante papel na absorção quando o suprimento de Ca^{2+} é limitado. O transporte transepitelial intestinal de Ca^{2+}, semelhante ao do túbulo distal descrito anteriormente, é um processo em três etapas, que consiste na sua entrada passiva através da membrana apical, na difusão citosólica facilitada pelas proteínas de ligação do cálcio (calbindinas) dependentes da vitamina D e na extrusão ativa de Ca^{2+} através da membrana basolateral oposta, mediada por uma Ca^{2+}-ATPase de alta afinidade e pelo trocador Na^+/Ca^{2+}.

Regulação hormonal da homeostasia do cálcio

Conforme explicado anteriormente, o sensor de Ca^{2+} presente nas células principais das paratireoides percebe ligeiras reduções nos níveis de Ca^{2+} ionizado livre,

```
Ca²⁺ dietético  1 g/dia
                ↓
Intestino
        Absorção < 50% da ingestão diária
        • 2 frações ou reservatórios
          • Rapidamente intercambiável (< 1%)
          • Osso ↔ LEC para a regulação da [Ca²⁺]
        • Estável: remodelagem óssea                    Osso

        ↓
      850 mg/dia
   Perda intestinal constante
                                      Rim
                            Reabsorção de ≈ 99%
                            do Ca²⁺ filtrado
                            40% regulados pelo PTH
                       Perda urinária mínima
```

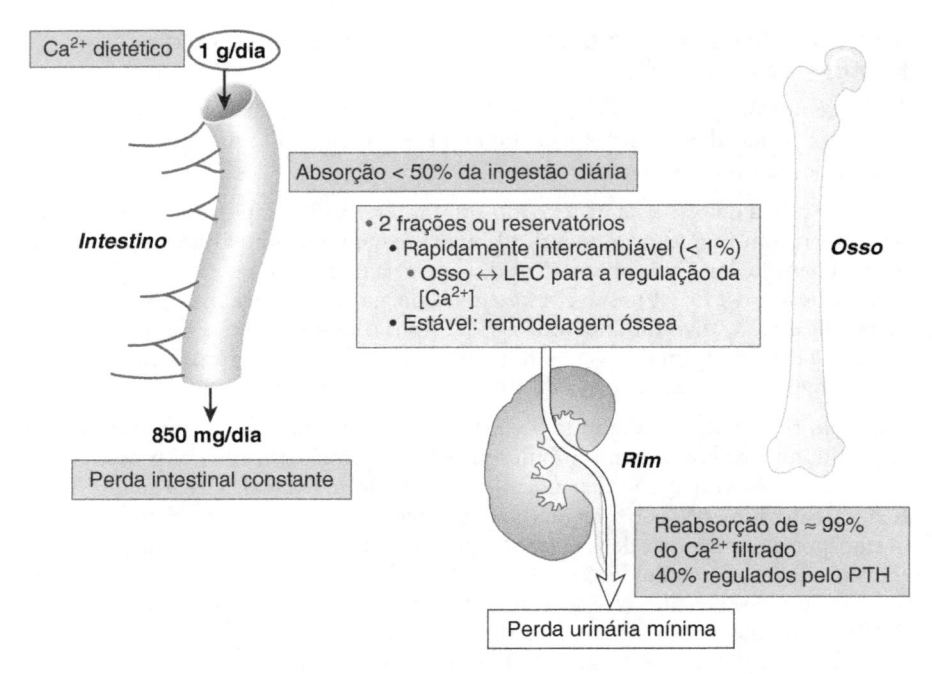

FIGURA 5-8. Equilíbrio do cálcio. A ingestão dietética de cálcio é, em média, de 1 g/dia e constitui um determinante de importância crítica da homeostasia do cálcio. Uma pequena fração é absorvida no trato gastrintestinal, e esse processo é intensificado de modo significativo pela vitamina D. O cálcio no osso está distribuído em um reservatório rapidamente intercambiável e em um reservatório estável. O reservatório rapidamente intercambiável está envolvido na manutenção dos níveis plasmáticos de Ca²⁺. O estável está envolvido na remodelagem óssea. Praticamente todo o Ca²⁺ filtrado é reabsorvido, e cerca de 40% do Ca²⁺ reabsorvido estão sob a regulação hormonal do PTH.

resultando em liberação aumentada de PTH. O PTH liga-se a receptores nos osteoblastos, levando ao recrutamento de pré-osteoclastos e à sua maturação em osteoclastos ativos, que são responsáveis pelo aumento da reabsorção óssea e pela liberação de Ca²⁺ e de fosfato inorgânico (Pi) na circulação. No rim, o PTH promove a reabsorção de Ca²⁺ e a excreção de Pi na urina. Além disso, o PTH estimula a hidroxilação da 25-hidroxivitamina D na posição 1, levando à produção da forma ativa da vitamina D (calcitriol). A vitamina D aumenta a reabsorção intestinal do Ca²⁺ dietético e a reabsorção renal do Ca²⁺ filtrado. No osso, ela aumenta o número de osteoclastos e estimula a reabsorção óssea, com o consequente aumento da liberação de Ca²⁺ na circulação. A elevação dos níveis de Ca²⁺ ionizado livre diminui a liberação de PTH pela glândula paratireoide, diminui a ativação da vitamina D no rim e estimula a liberação do hormônio calcitonina pelas células parafoliculares da glândula tireoide.

A calcitonina contrabalança os efeitos do PTH e inibe a atividade dos osteoclastos, diminuindo a reabsorção óssea e aumentando a excreção renal de Ca²⁺; o resultado consiste em diminuição dos níveis de Ca²⁺ ionizado livre. De modo global, o PTH, o calcitriol e a calcitonina atuam em conjunto para manter os níveis plasmáticos de Ca^{2+} dentro de uma faixa normal. A seção anterior descreveu em detalhes os efeitos fisiológicos do PTH. A seção seguinte irá discutir as contribuições da vitamina D e da calcitonina na regulação da homeostasia do Ca^{2+}.

Papel da vitamina D na homeostasia do cálcio

Síntese e ativação da vitamina D

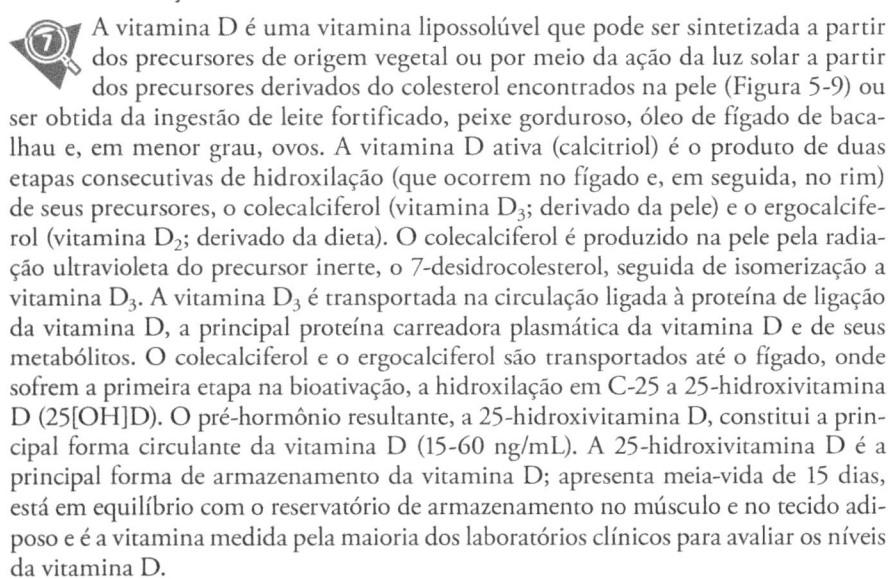

A vitamina D é uma vitamina lipossolúvel que pode ser sintetizada a partir dos precursores de origem vegetal ou por meio da ação da luz solar a partir dos precursores derivados do colesterol encontrados na pele (Figura 5-9) ou ser obtida da ingestão de leite fortificado, peixe gorduroso, óleo de fígado de bacalhau e, em menor grau, ovos. A vitamina D ativa (calcitriol) é o produto de duas etapas consecutivas de hidroxilação (que ocorrem no fígado e, em seguida, no rim) de seus precursores, o colecalciferol (vitamina D_3; derivado da pele) e o ergocalciferol (vitamina D_2; derivado da dieta). O colecalciferol é produzido na pele pela radiação ultravioleta do precursor inerte, o 7-desidrocolesterol, seguida de isomerização a vitamina D_3. A vitamina D_3 é transportada na circulação ligada à proteína de ligação da vitamina D, a principal proteína carreadora plasmática da vitamina D e de seus metabólitos. O colecalciferol e o ergocalciferol são transportados até o fígado, onde sofrem a primeira etapa na bioativação, a hidroxilação em C-25 a 25-hidroxivitamina D (25[OH]D). O pré-hormônio resultante, a 25-hidroxivitamina D, constitui a principal forma circulante da vitamina D (15-60 ng/mL). A 25-hidroxivitamina D é a principal forma de armazenamento da vitamina D; apresenta meia-vida de 15 dias, está em equilíbrio com o reservatório de armazenamento no músculo e no tecido adiposo e é a vitamina medida pela maioria dos laboratórios clínicos para avaliar os níveis da vitamina D.

A 25-hidroxivitamina D circula na forma ligada à proteína de ligação da vitamina D. Essa proteína pode ser filtrada no glomérulo e entra no túbulo proximal, facilitando a exposição do precursor, 25-hidroxivitamina D, à 1α-hidroxilase. A 1α-hidroxilase renal (sob a regulação do PTH) é a enzima responsável pela segunda etapa na ativação do pré-hormônio, a hidroxilação em C-1, resultando na formação da vitamina D hormonalmente ativa [1,25$(OH)_2$D], também conhecida como **calcitriol**. O calcitriol é liberado na circulação (20-60 pg/mL), onde atua como hormônio endócrino, regulando os processos celulares em inúmeros tecidos-alvo. Essa segunda etapa de hidroxilação, a produção de 1,25$(OH)_2$D pela 1α-hidroxilase no rim, é um processo estreitamente regulado, que constitui um fator central na regulação da homeostasia do cálcio por retroalimentação. A atividade da 1α-hidroxilase é estimulada pelo PTH e inibida por concentrações crescentes do FGF23 e dos níveis plasmáticos de Ca^{2+}. A ocorrência de um aumento nos níveis plasmáticos de Ca^{2+} inibe a hidroxilação em C-1 e favorece a hidroxilação em C-24, levando à síntese de um metabólito inativo da vitamina D (24,25$[OH]_2$D).

Em resumo, o PTH estimula a atividade da 1α-hidroxilase, favorecendo um aumento na síntese da forma ativa da vitamina D. Essa vitamina, bem como a presença de níveis elevados de Ca^{2+}, suprime a atividade da 1α-hidroxilase, diminuindo sua própria síntese e favorecendo a síntese de 24,25$(OH)_2$D, a forma menos ativa do hormônio (ver Figura 5-9).

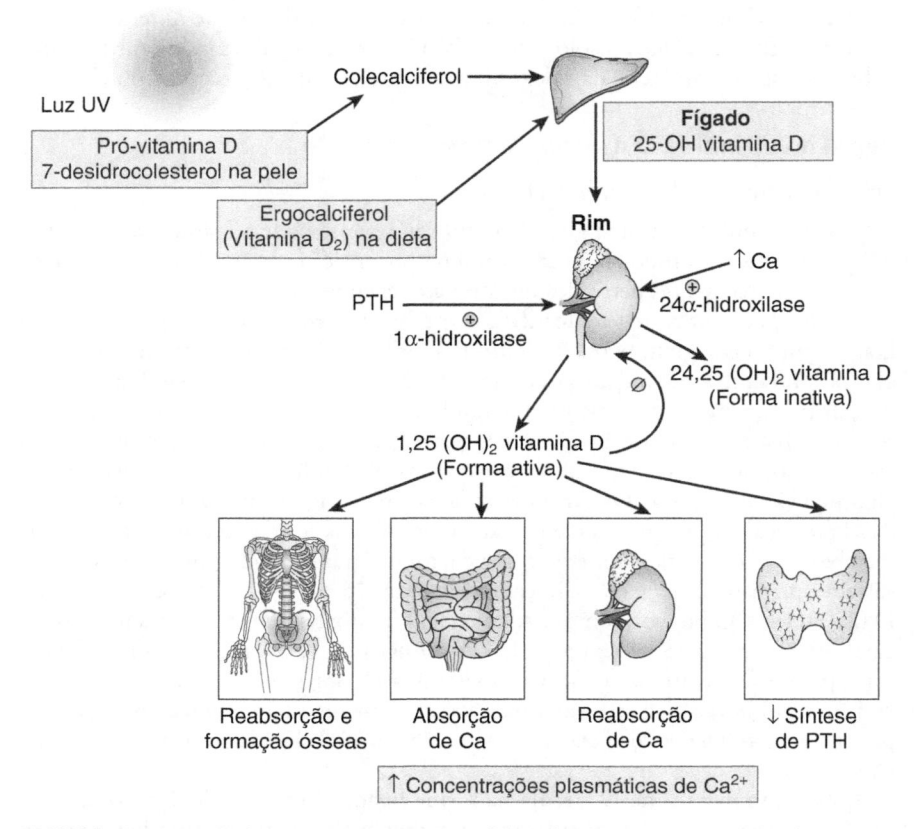

FIGURA 5-9. Metabolismo da vitamina D e efeitos fisiológicos nos órgãos-alvo. A pró-vitamina D (7-desidrocolesterol) da pele é convertida em colecalciferol pela luz ultravioleta (UV). O colecalciferol e o ergocalciferol (da dieta) são transportados até o fígado, onde sofrem hidroxilação em C-25 a 25-hidroxivitamina D (25[OH]D), a principal forma circulante da vitamina D. A segunda etapa de hidroxilação ocorre no rim e resulta na vitamina D hormonalmente ativa (1,25[OH]$_2$D), também conhecida como calcitriol. Essa etapa de ativação, mediada pela 1α-hidroxilase, é estreitamente regulada pelo PTH, pelo FGF23, pelos níveis de Ca^{2+} e pela vitamina D (1,25[OH]$_2$D). A atividade da 1α-hidroxilase é estimulada pelo PTH e inibida pelo Ca^{2+}, pelo FGF23 e pela 1,25(OH)$_2$D. A atividade diminuída da 1α-hidroxilase favorece a produção da forma inativa da vitamina D por hidroxilação em C-24. A vitamina D aumenta a reabsorção e a formação (renovação) ósseas, aumenta a absorção do Ca^{2+} da dieta, facilita a reabsorção renal de Ca^{2+} e diminui a síntese de PTH pelas glândulas paratireoides. O efeito global da vitamina D consiste em aumentar as concentrações plasmáticas de Ca^{2+}.

Efeitos celulares da vitamina D

Os principais efeitos fisiológicos mediados pela vitamina D resultam de sua ligação a um receptor esteroide de vitamina D localizado nos órgãos-alvo principais: intestino, osso, rim e glândulas paratireoides (ver Figura 5-9). O receptor tem alta afinidade pelo calcitriol e afinidade muito baixa pelos metabólitos do hormônio. Os efeitos da vitamina D ativa consistem principalmente em aumentar a absorção intestinal de Ca^{2+}, facilitar a reabsorção de cálcio mediada pelo PTH nos túbulos renais distais e suprimir a síntese e a liberação de PTH pela glândula paratireoide. A vitamina D também desempenha um papel na regulação da reabsorção e da formação ósseas. Outros tecidos, incluindo a pele, os linfócitos, os músculos esquelético e cardíaco, a mama e a adeno-hipófise, expressam receptores de calcitriol. Por conseguinte, o calcitriol exerce efeitos fisiológicos adicionais na modulação da resposta imune, da reprodução, da função cardiovascular e da diferenciação e da proliferação celulares.

A vitamina D tem a capacidade de gerar efeitos biológicos por mecanismos genômicos (alterações na transcrição gênica) e mecanismos não genômicos rápidos. Os efeitos genômicos dependem da interação da $1,25(OH)_2D$ com uma proteína receptora citosólica-nuclear, seguida da interação do complexo esteroide-receptor no núcleo com regiões seletivas dos promotores dos genes ativados ou reprimidos. A estimulação das respostas rápidas pela $1,25(OH)_2D$ pode resultar da interação da vitamina com um receptor de membrana celular da $1,25(OH)_2D$, que ativa uma variedade de sistemas de transdução de sinais, incluindo a proteína-quinase C, a fosfolipase C e a adenilato-ciclase, e modula os canais de íons (i.e., Ca^{2+} ou Cl^-).

Níveis anormais de vitamina D

Nos Estados Unidos, a cota diária recomendada de vitamina D é de 200 U para adultos e 400 U para crianças, gestantes e mulheres durante a lactação. Como pertence à classe das vitaminas lipossolúveis (i.e., A, D, E e K), a vitamina D pode ser armazenada nos tecidos. O excesso dessa vitamina pode levar ao aparecimento de problemas como calcinose (calcificação dos tecidos moles), deposição de Ca^{2+} e PO_4 nos rins e aumento dos níveis plasmáticos de Ca^{2+}, resultando em arritmia cardíaca.

A deficiência de vitamina D pode resultar de ingestão dietética diminuída ou falta de luz solar e, portanto, da conversão diminuída do precursor inativo na pele à forma ativa da vitamina. Essa deficiência resulta em deformidades ósseas (**raquitismo**) nas crianças e em diminuição da massa óssea (**osteomalacia**) nos adultos. Está associada a fraqueza, arqueamento dos ossos de sustentação do peso, defeitos dentários e hipocalcemia. Os fatores que podem contribuir para a deficiência de vitamina D incluem o uso de filtros solares, particularmente na população idosa; a ausência de luz solar entre os meses de novembro a março em certas latitudes (acima de 40° N e abaixo de 40° S); e o uso de roupas que recobrem a maior parte da pele. Com menos frequência, os indivíduos podem exibir mutação na 1α-hidroxilase, a enzima que catalisa a segunda e última etapa no processo de ativação da vitamina D, ou uma resistência à ação dessa vitamina nos tecidos causada por mutações no receptor de vitamina D.

Papel da calcitonina na homeostasia do cálcio

A calcitonina é o terceiro hormônio envolvido na homeostasia do cálcio, embora em menor grau do que o PTH e a vitamina D. A calcitonina é um hormônio peptídico de 32 aminoácidos, derivado da pró-calcitonina, que é produzida por células de origem da crista neural (células parafoliculares ou C) na glândula tireoide. A calcitonina pertence a uma família de peptídeos que incluem amilina (Capítulo 7), peptídeos relacionados com o gene da calcitonina (CGRPs, de *calcitonin gene-related peptides*) e adrenomedulina. Esses peptídeos encontram-se distribuídos em vários tecidos periféricos, bem como no sistema nervoso central, e induzem múltiplos efeitos biológicos, incluindo vasodilatação potente (CGRP e adrenomedulina), redução na ingestão de nutrientes (amilina) e diminuição da reabsorção óssea (calcitonina).

A liberação de calcitonina é regulada pelos níveis plasmáticos de cálcio por um receptor de Ca^{2+} presente nas células parafoliculares. Elevações nesses níveis superiores a 9 mg/dL estimulam a liberação. A calcitonina, com meia-vida de aproximadamente 5 minutos, é metabolizada e depurada pelo rim e pelo fígado. A liberação de calcitonina também é estimulada pela gastrina, um hormônio gastrintestinal.

Efeitos celulares da calcitonina

A principal função fisiológica da calcitonina consiste em diminuir as concentrações plasmáticas de Ca^{2+} e fosfato, em especial pela redução da reabsorção óssea. O osso e o rim são os dois órgãos-alvo dos efeitos fisiológicos da calcitonina. O efeito global da calcitonina no osso consiste em inibir a reabsorção óssea, predominantemente por inibição da motilidade dos osteoclastos, diferenciação e formação da borda preguesada. A calcitonina inibe a atividade secretora dos osteoclastos (particularmente da fosfatase ácida resistente ao tartarato), altera a atividade da Na^+-K^+-ATPase, a localização da anidrase carbônica, e inibe a atividade da H^+-ATPase, reduzindo a secreção ácida dos osteoclastos. No rim, ela aumenta a excreção urinária de Ca^{2+} por meio da inibição da reabsorção tubular renal de cálcio. O mecanismo envolvido consiste na abertura dos canais de Ca^{2+} de baixa afinidade na membrana luminal e na estimulação do trocador Na^+/Ca^{2+} na membrana basolateral, ambas as ações dependendo da ativação da adenilato-ciclase. Em pacientes com hipercalcemia que apresentam doença óssea metastática, a administração de calcitonina induz uma rápida diminuição dos níveis plasmáticos de cálcio, principalmente por meio da inibição da reabsorção tubular renal.

Receptores de calcitonina

Os efeitos celulares da calcitonina são mediados por receptores acoplados à proteína G ($G\alpha_s$, $G\alpha_q$ ou $G\alpha_i$), que pertencem à mesma família dos receptores de PTH, PTHrP, calcitonina, adrenomedulina e secretina. Foram identificados vários subtipos de receptores de calcitonina, que se ligam à calcitonina com alta afinidade. A ligação da calcitonina a seu receptor fornece sinais principalmente por meio do AMPc e ativação da proteína-quinase A. A calcitonina também pode ativar a via da fosfolipase C, resultando em liberação de Ca^{2+} das reservas intracelulares e influxo de Ca^{2+} extracelular.

Calcitonina e doença

A calcitonina não parece ser de importância crítica para a regulação diária da homeostasia do cálcio; com efeito, a remoção total da tireoide não provoca alterações significativas na homeostasia do Ca^{2+}. Além disso, nenhum achado clínico significativo tem sido associado a um excesso ou a uma deficiência de calcitonina.

Entretanto, ela tem sido utilizada terapeuticamente na prevenção de perda óssea e como tratamento em curto prazo da hipercalcemia dos processos malignos.

A osteoporose é uma doença esquelética sistêmica, caracterizada por baixa massa óssea e deterioração do tecido ósseo, resultando em fragilidade dos ossos e suscetibilidade a fraturas (discutida no Capítulo 10). Em virtude de sua capacidade de inibir a reabsorção óssea mediada pelos osteoclastos, a calcitonina tornou-se um agente útil no tratamento da osteoporose; além disso, alivia a dor em pacientes com osteoporose que sofrem fraturas vertebrais por esmagamento. Também é utilizada no tratamento da doença de Paget, que se caracteriza por anormalidade da remodelagem óssea, com aumento da reabsorção óssea e hipercalcemia.

Outros reguladores do metabolismo do Ca^{2+} e do osso

Apesar de o PTH e a vitamina D desempenharem um papel fundamental na regulação do metabolismo ósseo, não se pode ignorar a contribuição de outros hormônios (Tabela 5-2). Foi constatado que os esteroides sexuais (androgênios e estrogênios) aumentam a atividade da 1α-hidroxilase, diminuem a reabsorção óssea e aumentam a síntese da osteoprotegerina. O estrogênio estimula a proliferação dos osteoblastos, bem como a expressão do colágeno tipo I e da fosfatase alcalina; influencia a expressão dos receptores de vitamina D, do hormônio do crescimento e da progesterona; e modula a responsividade do osso ao PTH. O estrogênio diminui o número e a atividade dos osteoclastos, bem como a síntese das citocinas que afetam a reabsorção óssea.

O hormônio do crescimento e o fator de crescimento semelhante à insulina 1 (IGF-1) exercem efeitos sobre o metabolismo ósseo. O hormônio do crescimento

TABELA 5-2. Fatores envolvidos na regulação do Ca^{2+} e do metabolismo ósseo

Regulador	Ação
Paratormônio	Aumenta o remodelamento ósseo e o Ca^{2+} plasmático
Vitamina D	Aumenta a absorção intestinal de Ca^{2+}, a reabsorção óssea e os níveis plasmáticos de Ca^{2+}
Calcitonina	Diminui o remodelamento ósseo e o Ca^{2+} plasmático
Esteroides sexuais (androgênios e estrogênios)	Aumentam a atividade da 1α-hidroxilase, aumentam a síntese de osteoprotegerina
	Diminuem de modo efetivo a perda de massa óssea
Hormônio do crescimento e fator de crescimento semelhante à insulina	Estimulam a síntese e o crescimento dos ossos
Hormônio da tireoide	Aumenta a reabsorção óssea
Prolactina	Aumenta a reabsorção renal de Ca^{2+} e a atividade da 1α-hidroxilase
Glicocorticoides	Aumentam a reabsorção óssea, diminuem a síntese do osso
Citocinas inflamatórias	Aumentam a reabsorção óssea

estimula a proliferação e a diferenciação dos osteoblastos, bem como a síntese da proteína do osso e o crescimento. O IGF-1, produzido pelo fígado e localmente pelos osteoblastos, estimula a formação óssea, aumentando a proliferação dos precursores dos osteoblastos e aumentando a síntese e inibindo a degradação do colágeno tipo I. A função normal da glândula tireoide é necessária para a remodelagem fisiológica do osso. Entretanto, os níveis excessivos de hormônio tireoidiano resultam em aumento da reabsorção óssea. A prolactina aumenta a reabsorção de Ca^{2+} e a atividade da 1α-hidroxilase, modulando indiretamente o metabolismo do osso. Os glicocorticoides desempenham um papel catabólico geral nesse metabolismo, visto que aumentam a reabsorção óssea e diminuem a síntese do osso, resultando em aumento do risco de fraturas. Os mecanismos pelos quais os glicocorticoides exercem seus efeitos não estão totalmente elucidados, mas a inibição da osteoprotegerina pode ajudar a estimular a reabsorção óssea osteoclástica. As citocinas, incluindo o TNF, a interleucina 1 e a interleucina 6, aumentam a proliferação e a diferenciação dos precursores dos osteoclastos e a sua atividade osteoclástica, atuando, portanto, como potentes estimuladores da reabsorção óssea *in vitro* e *in vivo*. A interação global desses vários fatores na saúde e na doença desempenha um importante papel na manutenção da massa óssea. Sua contribuição específica pode variar conforme a doença e os níveis de hormônios e citocinas prevalecentes no osso.

Regulação hormonal do metabolismo ósseo

A remodelagem óssea resulta das interações de múltiplos elementos, incluindo osteoblastos, osteoclastos, hormônios, fatores de crescimento e citocinas, cujo resultado consiste na manutenção dinâmica da arquitetura do osso e na preservação sistêmica da homeostasia do cálcio. O osso quiescente é recoberto por células de revestimento do osso plano. Durante o processo de reabsorção óssea, os osteoclastos são recrutados e ativados para remover tanto a matriz orgânica quanto o conteúdo mineral do osso, produzindo uma cavidade. Durante a formação óssea, os osteoblastos depositam osteoide na cavidade, que é então mineralizada sob o controle osteoblástico. Os hormônios podem influenciar a remodelagem do osso em qualquer estágio do ciclo de remodelagem por meio de efeitos diretos sobre os osteoblastos ou os osteoclastos, alterando a reabsorção ou a formação óssea. É importante lembrar que, *in vivo*, a estrutura normal do osso é mantida por interações complexas entre os osteoblastos e os osteoclastos.

No início da vida, existe um cuidadoso equilíbrio entre a formação óssea pelos osteoblastos e a reabsorção óssea pelos osteoclastos. Com o envelhecimento, o processo acoplado de formação e reabsorção ósseas é afetado por reduções na diferenciação, na atividade e no tempo de sobrevida dos osteoblastos, que são ainda mais potencializadas nos anos da perimenopausa pela privação hormonal (estrogênio, testosterona) e por um aumento na atividade dos osteoclastos.

A diminuição na ingestão de cálcio abaixo das perdas obrigatórias (por meio da urina, das fezes e da pele) mobiliza o cálcio do esqueleto para manter a concentração de cálcio ionizado no líquido extracelular, resultando em destruição óssea. A deficiência de vitamina D diminui a concentração de cálcio ionizado no soro (devido à perda da ação calcêmica da vitamina D sobre o osso), resultando em estimulação da liberação de PTH (hiperparatireoidismo secundário), aumento da excreção de fosfato – levando ao desenvolvimento de hipofosfatemia – e incapacidade de mineralização do novo osso à medida que está sendo formado. A deficiência de cálcio simples está associada a aumentos compensatórios do PTH e do calcitriol, que juntos mobilizam o cálcio do osso, diminuindo potencialmente a massa óssea. Entretanto, a deficiência verdadeira de vitamina D diminui o conteúdo mineral do próprio tecido ósseo e resulta em composição anormal do osso. Todavia, essas duas deficiências nutricionais não podem ser totalmente separadas, visto que a má-absorção de cálcio constitui a primeira manifestação da deficiência de vitamina D.

Infância e puberdade – A massa óssea aumenta durante toda a infância e adolescência. Nas meninas, a taxa de aumento dessa massa diminui rapidamente após a menarca, ao passo que, nos meninos, o ganho da massa óssea persiste até os 17 anos e está estreitamente ligado à fase puberal e ao estado dos androgênios. Dos 17 aos 23 anos, ambos os sexos já alcançaram a maior parte do pico da massa óssea. O crescimento do esqueleto ocorre principalmente pelo processo de modelagem e apenas de modo parcial por remodelagem óssea. Esses mecanismos envolvem uma interação entre os osteoblastos e os osteoclastos, que atuam de modo cooperativo sob a influência da carga mecânica imposta sobre o osso pela força da musculatura esquelética, como aquela exercida durante o exercício físico. A carga mecânica oscila dentro de determinada faixa em resposta à atividade física, levando à manutenção do osso sem perda nem ganho. A diminuição da carga mecânica (como aquela associada a repouso prolongado no leito ou imobilização) leva à perda óssea, enquanto seu aumento (exercícios de levantamento de pesos) estimula a atividade osteoblástica e a formação óssea. A carga imposta sobre as células ósseas é exercida principalmente pelos músculos e, em menor grau, pelo peso corporal. A força ou tensão muscular aplicada aos ossos longos aumenta a espessura do osso cortical por acreção subperióstea contínua. Essa relação entre a tensão muscular exercida sobre os ossos e a formação óssea é positivamente afetada durante o exercício.

A massa óssea máxima é alcançada na terceira década de vida e mantida até a quinta década, quando a perda óssea relacionada com a idade começa em ambos os sexos. Os esteroides sexuais desempenham um importante papel no crescimento do osso e na obtenção da massa óssea máxima. Eles também são responsáveis pelo dimorfismo sexual do esqueleto, que surge durante a adolescência e se caracteriza por um maior tamanho dos ossos nos homens (mesmo quando corrigido para o peso corporal e a altura), com diâmetro maior e maior espessura cortical dos ossos longos.

Gravidez e lactação – A captação e a liberação do cálcio do esqueleto aumentam durante a gravidez, e a taxa de mobilização do cálcio continua aumentada durante os primeiros meses de lactação, retornando à sua taxa anterior à gravidez durante ou após o desmame. A absorção intestinal de cálcio e a mobilização do osso são maiores durante a gestação do que antes da concepção ou depois do parto. A excreção urinária de cálcio aumenta durante a gestação e pode refletir o aumento da taxa de filtração glomerular, ultrapassando a capacidade de reabsorção do cálcio durante esse período. Os aumentos tornam-se evidentes do início até a metade da gestação e precedem o aumento da demanda de cálcio pelo feto para o crescimento esquelético. As alterações observadas no metabolismo do cálcio e do osso durante a gravidez são acompanhadas de aumentos da vitamina D, porém não há alteração significativa nas concentrações do PTH intacto ou da calcitonina. O aumento na absorção intestinal de cálcio está associado a uma duplicação dos níveis de 1,25(OH)$_2$D e à expressão intestinal aumentada de calbindina. Alterações do conteúdo mineral ósseo materno durante esse período podem influenciar o estado do mineral ósseo em longo prazo.

Depois do parto, tanto a absorção quanto a excreção urinária de cálcio retornam aos valores observados antes da gravidez. Todavia, as mães durante a lactação apresentam débito urinário de cálcio diminuído e maior remodelamento ósseo do que no final da gravidez. Durante esse período, cerca de 5 mmol/dia (200 mg/dia) de cálcio são fornecidos ao lactente por meio do leite materno, valor que pode ultrapassar 10 mmol/dia (400 mg/dia) em algumas mulheres. Por conseguinte, as necessidades de cálcio aumentam de modo significativo durante a gestação e a lactação.

Menopausa — A perda aguda de osso que acompanha a menopausa envolve a maior parte do esqueleto feminino, porém afeta particularmente o componente trabecular. As alterações bioquímicas associadas incluem aumento na fração complexada do cálcio plasmático (bicarbonato), elevações da fosfatase alcalina plasmática e da hidroxiprolina urinária (representando um aumento da reabsorção óssea, seguido de aumento compensatório na formação óssea), aumento da perda obrigatória de cálcio na urina e declínio pequeno, porém significativo, na absorção de cálcio (Tabela 5-3).

TABELA 5-3. Parâmetros utilizados na avaliação da função do paratormônio, do metabolismo ósseo ou da homeostasia do Ca^{2+}

Parâmetro	Faixa normal	Anormalidade
Cálcio ionizado	8,5-10,5 mg/dL	Elevado com ↑ PTH, ↑ vitamina D, ↑ reabsorção óssea
Fosfato plasmático	3-4,5 mg/dL	Diminuído no hiperparatireoidismo e na deficiência de vitamina D. Aumentado na insuficiência renal, no hipoparatireoidismo e na intoxicação por vitamina D
Níveis plasmáticos de PTH intacto	10-65 pg/mL	Elevados no hiperparatireoidismo; diminuídos no hipoparatireoidismo
Fosfatase alcalina	30-120 U/L	A presença de níveis elevados indica aumento da atividade osteoblástica (remodelamento ósseo)
Fosfatase alcalina óssea específica	17-48 U/L	Alto remodelamento ósseo, marcador útil de formação óssea ativa
N-telopeptídeo (NTX)	21-83 nM BCE/ mM de creatinina	Reflete a degradação do colágeno, marcador de reabsorção óssea
C-telopeptídeo (CTX)	60-780 pg/mL	Reflete a degradação do colágeno, marcador de reabsorção óssea
Pró-peptídeo N-terminal do pró-colágeno tipo I (PINP)	2,3-6,4 µg/L	Subproduto da deposição de colágeno tipo I, marcador de formação óssea
Osteocalcina (intacta)	< 1-23 ng/mL	Reflete a atividade dos osteoblastos, marcador de remodelamento ósseo
Fosfatase ácida resistente ao tartarato (TRAP)	< 5 ng/mL	Marcador de atividade osteoclástica (reabsorção óssea)

BCE, equivalente de colágeno ósseo, de *bone collagen equivalent*.

Essas alterações são suprimidas mediante tratamento hormonal, suplementação de cálcio, administração de tiazidas (que reduzem a excreção de cálcio) e restrição da ingestão de sal, que diminui a perda obrigatória de cálcio. Em alguns casos (50%) de osteoporose, a absorção de cálcio é baixa, e a reabsorção óssea elevada pode ser suprimida mediante tratamento com vitamina D, que, por sua vez, leva a uma melhora na absorção do cálcio. Nos homens, a perda óssea começa em torno dos 50 anos, porém não está associada a uma elevação dos marcadores de reabsorção óssea. Com efeito, essa perda nos homens está ligada a um declínio da função gonadal relacionado com a idade e deve-se a uma diminuição da formação óssea, e nem tanto a um aumento da reabsorção óssea.

A deficiência de estrogênio constitui um importante fator patogênico na perda óssea associada à menopausa e no desenvolvimento subsequente da osteoporose pós-menopáusica. A reposição de estrogênio por ocasião da menopausa ou posteriormente, seja natural ou induzida, impede a perda óssea menopáusica e, em geral, resulta em aumento da densidade mineral óssea (DMO) durante os primeiros 12 a 18 meses de tratamento. O estrogênio regula a atividade osteoclástica por seus efeitos sobre o número de osteoclastos, a atividade reabsortiva e o tempo de sobrevida dessas células. O processo de perda óssea é progressivo, começando em torno dos 50 anos nos homens e na menopausa nas mulheres, e essa perda prossegue em uma velocidade média de 1% por ano até o final da vida. A perda óssea é mais rápida nas mulheres do que nos homens e afeta mais alguns ossos do que outros; as consequências incluem diminuição da DMO e risco aumentado de fraturas.

Densidade óssea

A densidade óssea determina o grau de osteoporose e o risco de fraturas. Os principais determinantes da densidade óssea máxima são a genética, o aporte de cálcio e o exercício. O exame mais comum para determinar a densidade óssea é a absorciometria por raios X de dupla energia (DEXA, de *dual-energy x-ray absorptiometry*). Outras abordagens incluem tomografia computadorizada, técnicas radiológicas (morfometria ou densitometria) ou biópsia óssea. A DEXA utiliza raios X para medir a densidade óssea e fornece duas medidas dessa densidade: o escore T e o escore Z. O escore T compara a densidade óssea da pessoa com a densidade óssea média de uma pessoa de 25 a 30 anos do mesmo sexo. Esse grupo etário é usado por ser o momento em que a densidade óssea está em seu valor máximo. Um escore T de 0 significa que essa densidade é igual à densidade óssea média de 25 a 30 anos. Um escore acima de 0 (escore positivo) significa que os ossos são mais densos do que a média. Um escore abaixo de 0 (escore negativo) significa que os ossos estão menos densos do que a média. O escore Z compara a densidade óssea de uma pessoa com a de pessoas da mesma idade, sexo e peso e tem menos valor na previsão do risco de fratura ou na tomada de decisões quanto à necessidade de tratamento.

Prevenção da osteoporose

A compreensão da regulação hormonal e nutricional do equilíbrio do cálcio levou à implementação de diversas medidas visando à redução da perda óssea. As principais abordagens atuais são as que seguem.

Terapia de reposição com estrogênio – O estrogênio diminui a perda óssea em mulheres pós-menopausa ao inibir a reabsorção óssea. O tratamento com estrogênio está aprovado para a prevenção da osteoporose. Os suplementos de cálcio aumentam o efeito do estrogênio sobre a DMO.

Bisfosfonatos – Os bisfosfonatos exibem forte afinidade pela apatita do osso e atuam como potentes inibidores da reabsorção óssea. Esses agentes reduzem o recrutamento e a atividade dos osteoclastos e aumentam sua apoptose.

Calcitonina – A calcitonina diminui a reabsorção óssea pela inibição direta da atividade dos osteoclastos. Ela é menos efetiva na prevenção da perda do osso cortical do que na perda do osso esponjoso em mulheres pós-menopausa. A calcitonina foi aprovada para o tratamento da osteoporose em mulheres que tiveram menopausa há cinco anos ou mais.

Paratormônio – O PTH recombinante humano foi aprovado para o tratamento da osteoporose em mulheres pós-menopausa e em homens que apresentam alto risco de fraturas. A administração intermitente de PTH estimula a formação de osso novo na superfície óssea periosteal (externa) e endosteal (interna), bem como o espessamento do córtex e das trabéculas existentes do esqueleto.

Moduladores seletivos dos receptores de estrogênio (MSREs) – Os MSREs são compostos que exercem efeitos estrogênicos em tecidos específicos e efeitos antiestrogênicos em outros tecidos. O raloxifeno, que é um MSRE, inibe competitivamente a ação do estrogênio na mama e no endométrio e atua como agonista estrogênico sobre o metabolismo ósseo e dos lipídeos. Em mulheres no início da pós-menopausa, ele impede a perda óssea pós-menopáusica em todas as partes do esqueleto, diminui os marcadores de remodelamento ósseo para concentrações pré-menopáusicas e reduz a concentração sérica de colesterol e a sua fração de lipoproteína de baixa densidade sem estimular a proliferação do endométrio. Como o raloxifeno não exerce efeitos agonistas sobre o endométrio, não há sangramento vaginal indesejável nem risco aumentado de câncer endometrial. Por conseguinte, esse fármaco exerce os efeitos benéficos do estrogênio no esqueleto e no sistema cardiovascular sem ter efeitos adversos na mama e no endométrio.

Análogos da vitamina D – Os análogos da vitamina D induzem um pequeno aumento da DMO que parece estar restrito à coluna vertebral.

Exercício – A atividade física no início da vida contribui para uma massa óssea máxima elevada. Diversas atividades, incluindo caminhada, treinamento com peso e exercícios de alto impacto, induzem um pequeno aumento (1-2%) na DMO em alguns locais do esqueleto, mas não em todos. Esses efeitos desaparecem se o programa de exercício físico for interrompido. O exercício com levantamento de carga é mais efetivo para aumentar a massa óssea do que outros tipos de exercício. Alguns dos benefícios do exercício podem ser causados por aumentos da massa e força musculares, com uma redução do risco de quedas em cerca de 25% em pacientes idosos frágeis.

DOENÇAS DA PRODUÇÃO DE PARATORMÔNIO

Hiperparatireoidismo primário

O hiperparatireoidismo primário resulta da produção excessiva de PTH causada por hiperplasia, adenoma ou carcinoma das glândulas paratireoides. As manifestações clínicas consistem em níveis elevados de PTH intacto, aumento dos níveis plasmáticos de cálcio (hipercalcemia), excreção urinária aumentada de cálcio (hipercalciúria), que pode levar à formação aumentada de cálculos renais (urolitíase), e diminuição dos níveis plasmáticos de fosfato. A elevação do PTH resulta em aumento da reabsorção óssea e aumentos adicionais nas concentrações do cálcio extracelular.

Hiperparatireoidismo secundário

O hiperparatireoidismo secundário resulta de alterações fora das glândulas paratireoides. Com mais frequência, trata-se de uma complicação que ocorre em pacientes com insuficiência renal crônica. No estágio inicial da insuficiência renal, a redução dos níveis plasmáticos de vitamina D e a diminuição moderada do Ca^{2+} ionizado contribuem para a maior síntese e secreção de PTH. Com a evolução da doença renal, a expressão dos receptores de vitamina D e de Ca^{2+} nas glândulas paratireoides diminui, tornando essas glândulas mais resistentes à regulação da liberação de PTH por retroalimentação negativa da vitamina D e do Ca^{2+}. Por conseguinte, para qualquer aumento do nível plasmático de Ca^{2+}, a inibição da secreção de PTH é menos eficiente. Em consequência, para qualquer concentração plasmática de Ca^{2+}, a secreção de PTH está aumentada, resultando em desvio do ponto de ajuste do Ca^{2+}-PTH para o hiperparatireoidismo secundário. A hiperfosfatemia (nível superior a 5 mg/dL em adultos), independente dos níveis de Ca^{2+} e vitamina D, aumenta ainda mais a hiperplasia das glândulas paratireoides induzida pela uremia e a síntese e a secreção de PTH, sendo estas últimas por mecanismos de pós-transcrição, conforme discutido no Capítulo 10.

Hipoparatireoidismo

O hipoparatireoidismo ou a presença de baixos níveis de PTH podem resultar de remoção cirúrgica das glândulas paratireoides ou estar associados a outros distúrbios endócrinos e neoplasias. Devido ao importante papel do PTH na regulação aguda dos níveis plasmáticos de Ca^{2+}, a tetania hipocalcêmica constitui a manifestação inicial da remoção cirúrgica das glândulas paratireoides. O sinal clínico clássico é conhecido como *sinal de Chvostek*, que consiste em espasmo ou contração dos músculos faciais em resposta à percussão do nervo facial em um ponto anterior à orelha, acima do osso zigomático.

Pseudo-hipoparatireoidismo

O pseudo-hipoparatireoidismo ou hipoparatireoidismo "não real" não é causado por níveis diminuídos de PTH, mas sim por uma resposta anormal ao PTH devido a um defeito congênito da proteína G associada ao PTHR1. O pseudo-hipoparatireoidismo tipo Ia caracteriza-se por resistência hormonal generalizada ao PTH, ao hormônio tireoestimulante, ao hormônio luteinizante e ao hormônio folículo-estimulante e está associado a manifestações físicas anormais, como baixa estatura e anomalias esqueléticas. O pseudo-hipoparatireoidismo tipo Ib caracteriza-se por resistência renal ao PTH e aparência física normal. Nesses pacientes, o PTHR1 apresenta atividade diminuída de $G\alpha_s$, o que pode ser testado pela medida do aumento do AMPc urinário em resposta à administração de PTH (que deve ser baixo em pacientes com atividade deficiente da $G\alpha_s$). Os pacientes apresentam baixos níveis plasmáticos de Ca^{2+} (devido à incapacidade do PTH de aumentar a reabsorção de cálcio), níveis elevados de fosfato (em consequência da incapacidade de excretar o fosfato) e níveis aumentados de PTH (tentativa das glândulas paratireoides de responder aos níveis baixos de cálcio e aos níveis elevados de fosfato).

Avaliação clínica das anormalidades do paratormônio

As manifestações clínicas do paciente podem ser combinadas com os índices dos níveis hormonais (PTH e vitamina D), os metabólitos regulados pelos hormônios (cálcio e Pi) e os efeitos da produção hormonal excessiva sobre os tecidos-alvo (densitometria óssea). Além disso, os níveis de magnésio, quando extremamente baixos, podem impedir a liberação de PTH em resposta à hipocalcemia, de modo que sua determinação também é importante para a avaliação global do paciente. Conforme observado no breve resumo de algumas dessas medidas (ver Tabela 5-3 e Apêndice), os valores laboratoriais indicam a regulação fisiológica dos níveis de PTH, vitamina D, fosfato e cálcio. Os níveis plasmáticos de PTH são determinados por radioimunoensaio ou por ensaios radioimunométricos mais específicos e mais sensíveis. Como o PTH perde sua atividade após ser clivado, somente a determinação do PTH intacto constitui um indicador confiável do estado do hormônio. Os níveis de vitamina D podem ser determinados, embora esse teste seja de alto custo e exija tempo para sua realização; por conseguinte, as concentrações do precursor 25-hidroxivitamina D são utilizadas com mais frequência. Os exames de densitometria óssea com DEXA são usados para determinar a extensão da perda óssea. As medidas costumam ser obtidas na coluna lombar ou no fêmur. Quando existe a possibilidade de aumento do remodelamento ósseo, como o que deve ocorrer com a produção aumentada de PTHrP em algumas neoplasias malignas, são efetuadas cintilografias ósseas para avaliar a taxa de incorporação de fosfato marcado. Quanto maior a taxa de formação óssea, maior o depósito de fosfato marcado no osso, refletindo um aumento do remodelamento ósseo. Aumentos generalizados são observados no hiperparatireoidismo, enquanto aumentos focais ocorrem nas doenças malignas.

CONCEITOS-CHAVE

1. A liberação de PTH é controlada pelos níveis circulantes de Ca^{2+} e encontra-se sob regulação do Ca^{2+} e da vitamina D por retroalimentação negativa.

2. Os principais efeitos fisiológicos do PTH são mediados pelo PTHR1 expresso no osso e no rim.

3. O PTHR1 liga-se ao PTH e ao PTHrP, um peptídeo responsável pela elevação fisiopatológica do Ca^{2+} em alguns processos malignos.

4. No rim, o PTH aumenta a reabsorção renal de Ca^{2+} e a atividade da 1α-hidroxilase (que medeia a etapa final de ativação na síntese da vitamina D) e diminui a reabsorção de Pi.

No osso, o PTH aumenta a reabsorção óssea mediada pelos osteoclastos indiretamente por meio da estimulação da atividade dos osteoblastos.

A calcitonina diminui a reabsorção óssea e reduz os níveis plasmáticos de Ca^{2+}.

A síntese da vitamina D ativa envolve hidroxilação no fígado (C-25) e no rim (C-1).

A vitamina D aumenta a absorção intestinal de Ca^{2+}, facilita a reabsorção renal de Ca^{2+} e aumenta o remodelamento ósseo.

QUESTÕES PARA ESTUDO

5-1. Um homem de 43 anos de idade é internado no serviço de emergência devido à presença de dor intensa no flanco esquerdo que se irradia para a virilha. A dor é intermitente e começou depois de uma corrida de maratona em um dia quente de verão. Pede-se ao paciente uma amostra de urina, na qual se detecta a presença de sangue. O paciente é hidratado e são realizados outros exames complementares. Os resultados de laboratório revelam nível sérico de Ca^{2+} de 12 mg/dL e PTH de 130 pg/mL. Qual dos seguintes achados é esperado nesse paciente?
   a. Aumento do nível sérico de Pi.
   b. Aumento dos níveis séricos de fosfatase alcalina.
   c. Aumento da perda intestinal de Ca.
   d. Excreção urinária diminuída de Ca.

5-2. No paciente descrito anteriormente, o mecanismo subjacente às anormalidades observadas é:
   a. Aumento da liberação de calcitonina.
   b. Diminuição da atividade da 25-hidroxilase.
   c. Aumento da apoptose dos osteoclastos.
   d. Perda da regulação da liberação de PTH por retroalimentação negativa.

5-3. Uma mulher de 73 anos de idade é internada após um episódio de vômitos intensos e fraqueza generalizada. Os resultados laboratoriais iniciais revelam níveis elevados de Ca^{2+}. O médico que encaminhou essa paciente declara que ela tem câncer de mama, e a cintilografia óssea indica metástases para o osso. Quais dos seguintes valores laboratoriais seriam compatíveis com esse quadro clínico?
   a. PTH, 5 pg/mL; fosfato, 6 mg/dL; fosfatase alcalina, 600 U/L.
   b. PTH, 90 pg/mL; fosfato, 6 mg/dL; fosfatase alcalina, 30 U/L.
   c. PTH, 5 pg/mL; fosfato, 2 mg/dL; fosfatase alcalina, 20 U/L.
   d. PTH, 3 pg/mL; fosfato, 2 mg/dL; fosfatase alcalina, 100 U/L.

5-4. A causa mais provável de hipercalcemia na paciente descrita na Questão 5-3 é:
   a. Produção aumentada de PTH.
   b. Responsividade aumentada ao receptor 1 de PTH.
   c. Aumento da produção de PTHrP.
   d. Aumento da liberação de calcitonina.

5-5. Em novelas, os personagens estão propensos a sofrer ataques de histeria associados a hiperventilação. Na vida real, quando isso acontece, costumam ocorrer câimbras musculares (contrações tetânicas). Qual o conceito fisiológico que explica o que acontece nessa situação?
   a. Diminuição do cálcio ligado às proteínas.
   b. Hipercalcemia secundária à reabsorção óssea mediada pelo PTH.
   c. Aumento da dissociação do cálcio ligado às proteínas.
   d. Diminuição dos níveis plasmáticos de cálcio ionizado.
   e. Aumento da excreção renal de cálcio.

5-6. Os mecanismos fisiológicos afetados por estratégias médicas no tratamento da osteoporose incluem:
   a. Diminuição da apoptose dos osteoclastos pelos bisfosfonatos.
   b. Aumento da ativação da atividade dos osteoclastos pela calcitonina.
   c. Aumento da diferenciação dos osteoblastos pelos moduladores seletivos dos receptores de estrogênio.
   d. Diminuição da secreção intestinal de Ca^{2+} pela vitamina D.

LEITURAS SUGERIDAS

Brown EM, MacLeod RJ. Extracellular calcium sensing and extracellular calcium signaling. *Physiol Rev*. 2001;81:239.

Canalis E, Giustina A, Bilezikian JP. Mechanisms of anabolic therapies for osteoporosis. *N Engl J Med*. 2007;357:905–916.

Gensure RC, Gardella TJ, Juppner H. Parathyroid hormone and parathyroid hormone-related peptide, and their receptors. *Biochem Biophys Res Commun*. 2005;328:666.

Glenville J, Strugnell SA, DeLuca HF. Current understanding of the molecular actions of vitamin D. *Physiol Rev*. 1998;78:1193.

Khosla S. Minireview: the OPG/RANKL/RANK system. *Endocrinology*. 2001;142:5050.

Manolagas SC, Jilka RL. Bone marrow, cytokines, and bone remodeling: emerging insights into the pathophysiology of osteoporosis. *N Engl J Med*. 1995;332:305.

Marx SJ. Medical progress: hyperparathyroid and hypoparathyroid disorders. *N Engl J Med*. 2000;343:1863.

Murer H, Hernando N, Forster L, Biber J. Molecular mechanisms in proximal tubular and small intestinal phosphate reabsorption. *Mol Membr Biol*. 2001;18:3.

Slatopolsky E, Brown A, Dusso A. Role of phosphorus in the pathogenesis of secondary hyperparathyroidism. *Am J Kidney Dis*. 2001;37:S54.

Teitelbaum SL. Bone resorption by osteoclasts. *Science*. 2000;289:1504.

Glândula suprarrenal

6

OBJETIVOS

- Identificar a anatomia e as zonas funcionais das glândulas suprarrenais, bem como os principais hormônios secretados por elas.
- Descrever e comparar a regulação da síntese e da liberação dos hormônios esteroides da suprarrenal (glicocorticoides, mineralocorticoides e androgênios), bem como as consequências das anormalidades em suas vias de biossíntese.
- Compreender o mecanismo celular da ação dos hormônios adrenocorticais e identificar suas principais ações fisiológicas, particularmente na presença de lesão e estresse.
- Identificar os principais mineralocorticoides, suas ações biológicas e seus órgãos ou tecidos-alvo.
- Descrever a regulação da secreção dos mineralocorticoides e relacioná-la com a regulação da excreção de sódio e potássio.
- Identificar as causas e as consequências da secreção excessiva e da secreção deficiente de glicocorticoides, mineralocorticoides e androgênios suprarrenais.
- Identificar a natureza química das catecolaminas, sua biossíntese e seu destino metabólico.
- Descrever as consequências biológicas da ativação simpaticoadrenal e identificar os órgãos ou os tecidos-alvo dos efeitos das catecolaminas, com os tipos de receptores que mediam suas ações.
- Descrever e integrar as interações dos hormônios da medula e do córtex suprarrenal em resposta ao estresse.
- Identificar as doenças causadas pela hipersecreção das catecolaminas suprarrenais.

As glândulas suprarrenais são componentes fundamentais do sistema endócrino. Elas contribuem de modo significativo para a manutenção da homeostasia, devido, em particular, ao papel que desempenham na regulação da resposta adaptativa do organismo ao estresse, na manutenção do equilíbrio da água corporal, do sódio e do potássio, bem como no controle da pressão arterial. Os principais hormônios produzidos por essas glândulas nos seres humanos pertencem a duas famílias diferentes, com base em sua estrutura: os hormônios esteroides, incluindo os glicocorticoides, os mineralocorticoides e os androgênios, e as catecolaminas norepinefrina (noradrenalina) e epinefrina (adrenalina). A glândula suprarrenal, à semelhança da hipófise, possui duas origens embriológicas diferentes, que, conforme discutido adiante, influenciam os mecanismos que controlam a produção de hormônios por parte de cada um dos dois componentes.

ANATOMIA E ZONALIDADE FUNCIONAIS

As glândulas suprarrenais localizam-se acima dos rins. Elas são pequenas, medem, em média, 3 a 5 cm de comprimento, pesam 1,5 a 2,5 g e são constituídas de dois componentes diferentes: o córtex e a medula (Figura 6-1), tendo, cada um deles,

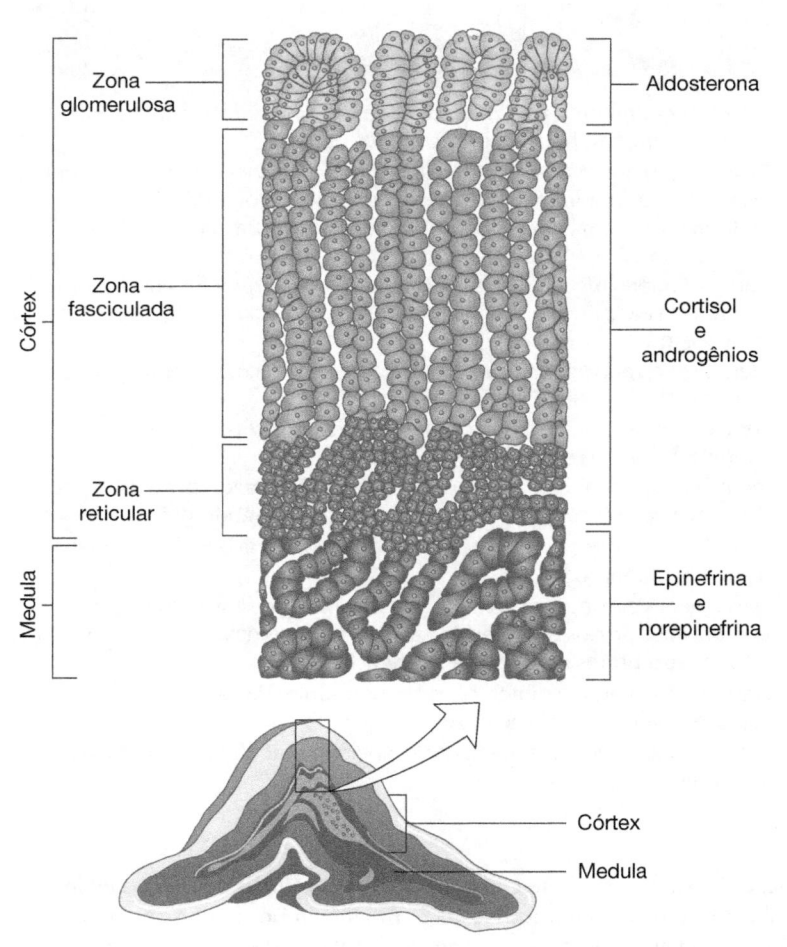

FIGURA 6-1. Glândulas suprarrenais. As glândulas suprarrenais são compostas de um córtex e de uma medula, que apresentam origem embriológica diferente. O córtex é dividido em três zonas: reticular, fasciculada e glomerulosa. As células que compõem as três zonas possuem capacidades enzimáticas distintas, estabelecendo uma especificidade relativa nos produtos de cada uma das zonas do córtex suprarrenal. A medula suprarrenal é constituída por células derivadas da crista neural.

uma origem embriológica distinta. O córtex suprarrenal externo deriva do tecido mesodérmico e responde por cerca de 90% do peso das suprarrenais. O córtex sintetiza os hormônios esteroides da suprarrenal, denominados *glicocorticoides, mineralocorticoides* e *androgênios* (p. ex., cortisol, aldosterona e deidroepiandrosterona [DHEA]), em resposta à estimulação do hormônio adrenocorticotrófico (ACTH) ou da angiotensina II (Figura 6-2). A medula interna origina-se de uma subpopulação de células da crista neural e é responsável pelos 10% restantes de peso das suprarrenais. A medula sintetiza as catecolaminas (p. ex., epinefrina e norepinefrina) em resposta à estimulação simpática (simpaticoadrenal) direta.

Vários aspectos das glândulas suprarrenais contribuem para a regulação da síntese dos hormônios esteroides e das catecolaminas, como a arquitetura, o suprimento sanguíneo e o mecanismo enzimático das células individuais. O suprimento sanguíneo para essas glândulas provém das artérias suprarrenais superior, média e inferior.

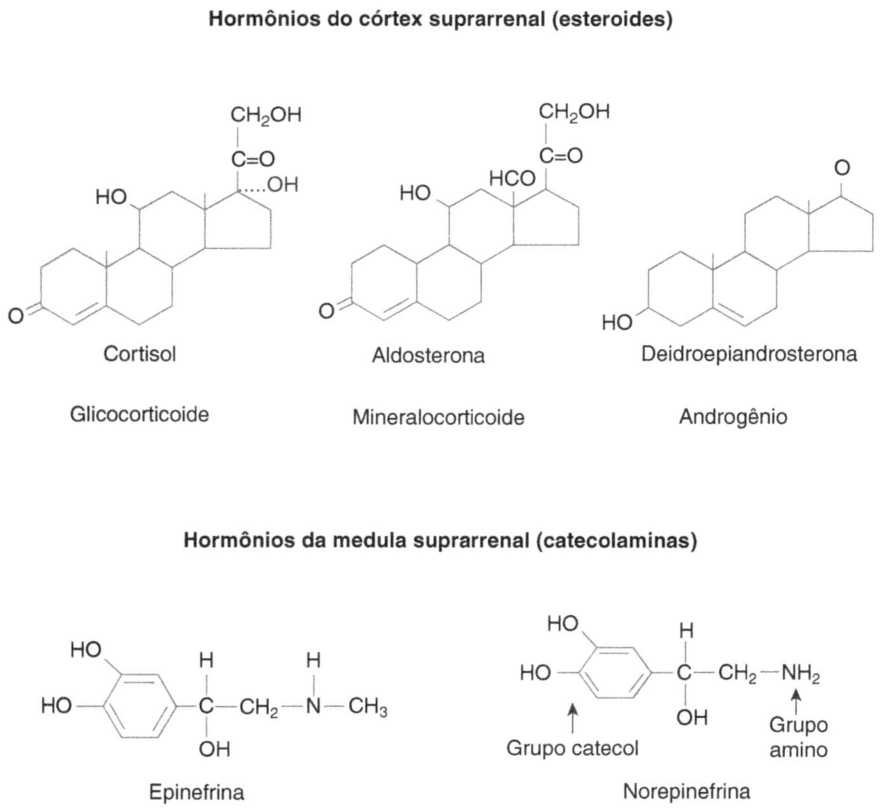

Hormônios do córtex suprarrenal (esteroides)

Cortisol
Glicocorticoide

Aldosterona
Mineralocorticoide

Deidroepiandrosterona
Androgênio

Hormônios da medula suprarrenal (catecolaminas)

Epinefrina

Norepinefrina
↑ Grupo catecol   ↑ Grupo amino

FIGURA 6-2. Hormônios da glândula suprarrenal. Os principais hormônios sintetizados e liberados pelo córtex suprarrenal são o glicocorticoide cortisol, o mineralocorticoide aldosterona e o androgênio DHEA. Esses hormônios esteroides derivam do colesterol. Os principais hormônios sintetizados e liberados pela medula suprarrenal são as catecolaminas epinefrina e norepinefrina, que derivam da L-tirosina.

Ramos dessas artérias formam uma rede capilar organizada, de modo a propiciar o fluxo de sangue do córtex externo para a área central, com um sistema de sinusoides de orientação radial. Essa direção do fluxo sanguíneo controla o acesso dos hormônios esteroides à circulação e concentra esses hormônios na área central das suprarrenais, modulando, assim, as atividades das enzimas envolvidas na síntese das catecolaminas. A drenagem venosa das glândulas suprarrenais é realizada pela veia renal de cada lado; a veia direita drena na veia cava inferior, enquanto a veia esquerda drena na veia renal esquerda.

HORMÔNIOS DO CÓRTEX SUPRARRENAL

O córtex suprarrenal consiste em três zonas, as quais variam em suas características morfológicas e funcionais e, portanto, nos hormônios esteroides que produzem (ver Figura 6-1).

- A **zona glomerulosa** contém um retículo endoplasmático liso em quantidade abundante e constitui a única fonte do mineralocorticoide aldosterona.
- A **zona fasciculada** possui quantidades abundantes de gotículas lipídicas e produz os glicocorticoides cortisol e corticosterona, bem como os androgênios DHEA e sulfato de DHEA (DHEAS).
- A **zona reticular** desenvolve-se na vida pós-natal e pode ser identificada aproximadamente aos três anos de idade; também produz glicocorticoides e androgênios.

Os produtos do córtex suprarrenal podem ser classificados em três categorias gerais: glicocorticoides, mineralocorticoides e androgênios (ver Figura 6-2), que refletem os efeitos primários mediados por esses hormônios. Isso ficará bem claro quando seus efeitos sobre os órgãos-alvo forem discutidos.

Química e biossíntese

Os hormônios esteroides compartilham uma etapa inicial em seu processo de biossíntese (esteroidogênese), que consiste na conversão do colesterol em pregnenolona (Figura 6-3). O colesterol utilizado para a síntese dos hormônios esteroides pode se originar da membrana plasmática ou derivar do reservatório citoplasmático esteroidogênico de ésteres de colesteril. O colesterol livre é produzido pela ação da enzima colesterol-éster-hidrolase. O colesterol é transportado da membrana mitocondrial externa para a membrana mitocondrial interna, sendo esse processo seguido de sua conversão em pregnenolona pela enzima P450scc; essa membrana mitocondrial interna é encontrada em todas as células esteroidogênicas. Essa etapa é considerada a **etapa limitadora de velocidade** na síntese dos hormônios esteroides e necessita da proteína reguladora aguda de esteroides (StAR, de *steroid acute regulatory*). A StAR é de importância crítica na mediação da transferência de colesterol para a membrana mitocondrial interna.

Essa conversão do colesterol em pregnenolona constitui a primeira etapa em uma sequência de múltiplas reações enzimáticas envolvidas na síntese dos hormônios esteroides. Como as células que compõem as diferentes partes do córtex suprarrenal exibem características enzimáticas específicas, a via de síntese dos hormônios esteroides resulta na síntese preferencial dos glicocorticoides, dos mineralocorticoides ou dos androgênios, dependendo da região.

Síntese de hormônio esteroide

```
Exterior ─┬─ * ─ Adenilciclase ─ Membrana
Interior  GPCR        │
              ↓
         ATP → AMPc    ┌─────────────────────────────────────┐
              ↓        │ ACTH                                │
         PKA → PKA*    │ Promove crescimento celular         │
              ⇓        │ esteroidogênico                     │
                       │ Mantém o mecanismo de esteroidogênese│
                       └─────────────────────────────────────┘
```

Colesteril-éster-hidrolase
StAR: proteína reguladora aguda da esteroidogênese

Esteroidogênico: expressa a enzima de clivagem da cadeia lateral do colesterol, P450scc

Colesterol → MMI
P450scc: Pregnenolona — Primeira etapa limitadora de velocidade e regulada por hormônios na síntese de todos os hormônios esteroides

Pregnenolona → RE
Desidrogenação e hidroxilação

```
         Progesterona                              17α-hidroxiprogesterona
        ┌──────┴──────┐                           ┌──────────┴──────────┐
11-desoxicorticosterona  17α-hidroxiprogesterona    17α-hidroxiprogesterona
        │                    │                     ┌──────┴──────┐
  Corticosterona        11-desoxicortisol      11-desoxicortisol  Androstenediona
        │                    │                     │              │
   Aldosterona            Cortisol              Cortisol       Testosterona
                                                                   │
                                                              Estradiol-17β

  Mineralocorticoide         Glicocorticoide
                                                          Deidroepiandrosterona
                                  Androgênios      Androstenediona
                                                          │
                                                     Testosterona
                                                          │
                                                    Estradiol-17β
```

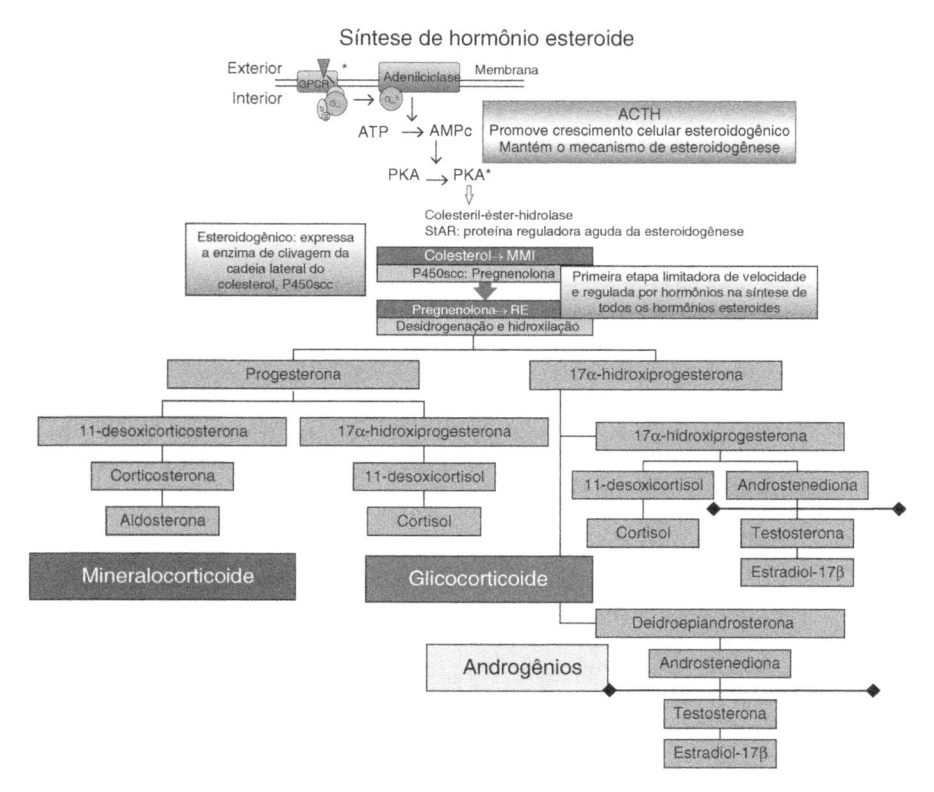

FIGURA 6-3. Via de síntese dos hormônios esteroides da suprarrenal. O ACTH liga-se a um GPCR Gα_s na membrana celular das células esteroidogênicas no córtex suprarrenal, ativando a adenilato-ciclase e aumentando o AMPc. O AMPc ativa a PKA, e a ativação da PKA estimula a rápida mobilização das reservas intracelulares de colesterol para a membrana mitocondrial externa (MME), onde a colesteril-éster-hidrolase catalisa a conversão do éster de colesteril a colesterol livre e promove o transporte de colesterol para a membrana mitocondrial interna (MMI) pela proteína reguladora aguda da esteroidogênese (StAR). Na MMI, o colesterol é convertido em pregnenolona pelo complexo de clivagem da cadeia lateral do citocromo P450 (P450scc). A liberação de colesterol na MMI constitui a etapa limitadora de velocidade na síntese de esteroides, regulando, assim, a taxa de secreção dos hormônios esteroides. A expressão de P450scc é induzida pelo AMPc. O colesterol é convertido em pregnenolona pela enzima de clivagem da cadeia lateral do citocromo P450. A pregnenolona é convertida em progesterona pela 3β-hidroxiesteroide-desidrogenase ou em 17α-OH-pregnenolona pela 17α-hidroxilase. A seguir, a 17α-OH-pregnenolona é convertida em 17α-OH-progesterona pela 3β-hidroxiesteroide-desidrogenase, a 17α-OH-progesterona é convertida em 11-desoxicortisol pela 21-hidroxilase, e o 11-desoxicortisol é convertido em cortisol pela 11β-hidroxilase. Além disso, a 17α-OH-progesterona pode ser convertida em androstenediona. Tanto a 17α-OH-pregnenolona quanto a 17α-OH-progesterona podem ser convertidas nos androgênios DHEA e androstenediona, respectivamente. A DHEA é convertida em androstenediona. As células na zona glomerulosa carecem da atividade da 17α-hidroxilase. Por conseguinte, a pregnenolona só pode ser convertida em progesterona. A zona glomerulosa possui atividade da aldosterona-sintetase, que converte a desoxicorticosterona em corticosterona, a corticosterona em 18-hidroxicorticosterona e a 18-hidroxicorticosterona em aldosterona, o principal mineralocorticoide sintetizado pelas glândulas suprarrenais. As etapas enzimáticas abaixo das linhas em destaque ocorrem fora das glândulas suprarrenais. RE, retículo endoplasmático.

Síntese do hormônio glicocorticoide

As células da zona fasciculada e da zona reticular da suprarrenal sintetizam e secretam os glicocorticoides cortisol ou corticosterona pela via indicada a seguir (ver Figura 6-3). A pregnenolona sai da mitocôndria e é convertida em progesterona ou 17α-OH-pregnenolona. A conversão da pregnenolona em progesterona é mediada pela **3β-hidroxiesteroide-desidrogenase**. A progesterona é convertida em 11-desoxicorticosterona pela **21-hidroxilase**; a seguir, a 11-desoxicorticosterona é convertida em corticosterona pela **11β-hidroxilase**. A conversão da pregnenolona em 17α-OH-pregnenolona é mediada pela **17α-hidroxilase**; a 17α-OH-pregnenolona é convertida em 17α-OH-progesterona pela 3β-hidroxiesteroide-desidrogenase; a 17α-OH-progesterona é convertida em 11-desoxicortisol ou androstenediona. A enzima 21-hidroxilase medeia a conversão da 17α-OH-progesterona em 11-desoxicortisol, que, a seguir, é convertido em cortisol pela 11β-hidroxilase. A 17α-OH-pregnenolona e a 17α-OH-progesterona podem ser convertidas nos androgênios DHEA e androstenediona, respectivamente. A DHEA é convertida em androstenediona pela 3β-hidroxiesteroide-desidrogenase.

Síntese do hormônio mineralocorticoide

As células da zona glomerulosa da suprarrenal sintetizam e secretam preferencialmente o mineralocorticoide aldosterona. Elas não possuem atividade de 17α-hidroxilase. Por conseguinte, a pregnenolona só pode ser convertida em progesterona. A zona glomerulosa possui atividade da **aldosterona-sintase**, que converte a 11-desoxicorticosterona em corticosterona, a corticosterona em 18-hidroxicorticosterona e a 18-hidroxicorticosterona em aldosterona, o principal mineralocorticoide sintetizado pelas glândulas suprarrenais.

Síntese do hormônio androgênico suprarrenal

As etapas iniciais na biossíntese da DHEA a partir do colesterol assemelham-se às envolvidas na síntese dos hormônios glicocorticoides e mineralocorticoides. O produto dessas conversões enzimáticas iniciais – a pregnenolona – sofre 17α-hidroxilação pela P450c17 microssômica e conversão em DHEA. A 17α-pregnenolona também pode ser convertida em 17α-OH-progesterona, que, por sua vez, pode ser convertida em androstenediona na zona fasciculada.

Regulação da síntese dos hormônios do córtex suprarrenal

Conforme já assinalado, as etapas iniciais nas vias de biossíntese dos hormônios esteroides são idênticas, independentemente do hormônio esteroide sintetizado. A produção hormonal pode ser regulada de formas aguda e crônica. A regulação aguda resulta na rápida produção de esteroides em resposta a uma necessidade imediata e ocorre em poucos minutos após o estímulo. A biossíntese dos glicocorticoides para combater as situações estressantes e a rápida síntese da aldosterona para regular rapidamente a pressão arterial fornecem exemplos desse tipo de regulação. A regulação crônica, como a que ocorre durante a inanição prolongada e a doença crônica, requer a síntese das enzimas envolvidas na esteroidogênese para aumentar a capacidade de síntese das células. Embora tanto os glicocorticoides quanto os mineralocorticoides sejam liberados em resposta a condições estressantes, as situações em que são estimulados diferem, e os mecanismos celulares responsáveis pela estimulação de sua liberação também são diferentes. Por conseguinte, os mecanismos envolvidos na regulação de sua liberação diferem e são especificamente controlados, conforme descrito adiante.

Síntese e liberação de glicocorticoide

A liberação do cortisol é pulsátil e estimulada diretamente pelo ACTH liberado na adeno-hipófise. O ACTH, ou corticotrofina, é sintetizado pela adeno-hipófise na forma de um grande precursor, a pró-opiomelanocortina (POMC). A POMC é processada após tradução em vários peptídeos, incluindo a corticotrofina, a β-lipotrofina e a β-endorfina, conforme discutido no Capítulo 3 (ver Figura 3-4). A liberação de ACTH é pulsátil, com cerca de 7 a 15 episódios por dia. A estimulação da liberação de cortisol ocorre 15 minutos após o pico de ACTH. Uma importante característica da liberação do cortisol é o fato de que, além de ser pulsátil, ela segue um ritmo circadiano peculiarmente sensível a fatores ambientais e internos, como luz, sono, estresse e doença (ver Figura 1-8). A liberação de cortisol é maior durante as primeiras horas de vigília, e os níveis declinam à medida que o dia prossegue. Em consequência de sua liberação pulsátil, os níveis circulantes do hormônio variam durante todo o dia, e isso tem um impacto direto na interpretação dos níveis de cortisol, com base na hora da coleta da amostra de sangue.

O ACTH estimula a liberação de cortisol por meio de sua ligação a um receptor de melanocortina 2 da membrana plasmática acoplado à proteína $G\alpha_s$ nas células adrenocorticais, resultando em ativação da adenilato-ciclase, aumento do monofosfato de adenosina cíclico (AMPc) e ativação da proteína-quinase A (ver Figura 3-4). A proteína-quinase A fosforila a enzima colesteril-éster-hidrolase, aumentando a atividade enzimática, com consequente aumento na disponibilidade de colesterol para a síntese hormonal. Além disso, o ACTH ativa e aumenta a síntese da StAR, a enzima envolvida no transporte do colesterol para a membrana mitocondrial interna. Por conseguinte, o ACTH estimula as duas etapas iniciais e limitadoras de velocidade na síntese dos hormônios esteroides.

A liberação de ACTH pela adeno-hipófise é regulada pelo peptídeo hipotalâmico, o hormônio de liberação da corticotrofina (CRH), discutido no Capítulo 3. O cortisol, que é sintetizado no córtex suprarrenal, entra na circulação, atravessa a barreira hematencefálica e alcança o hipotálamo e a adeno-hipófise, onde se liga a um receptor de glicocorticoide e inibe a biossíntese e a secreção do CRH e do ACTH, em um exemplo clássico de regulação dos hormônios por retroalimentação negativa. Esse circuito estreitamente regulado é conhecido como eixo hipotalâmico-hipofisário-suprarrenal (HHSR) (Figura 6-4).

Metabolismo dos glicocorticoides

Em virtude de sua natureza lipofílica, as moléculas de cortisol livre são, em grande parte, insolúveis em água. Por conseguinte, o cortisol geralmente é encontrado nos líquidos biológicos em uma forma conjugada (p. ex., como derivados de sulfato ou glicuronídeo) ou ligado às proteínas (ligação não covalente, reversível). A maior parte do cortisol é ligada à α_2-globulina de ligação dos glicocorticoides (transcortina ou globulina de ligação do cortisol [CBG]), um carreador específico do cortisol. Os níveis normais de CBG são, em média, de 3 a 4 mg/dL e saturados com níveis

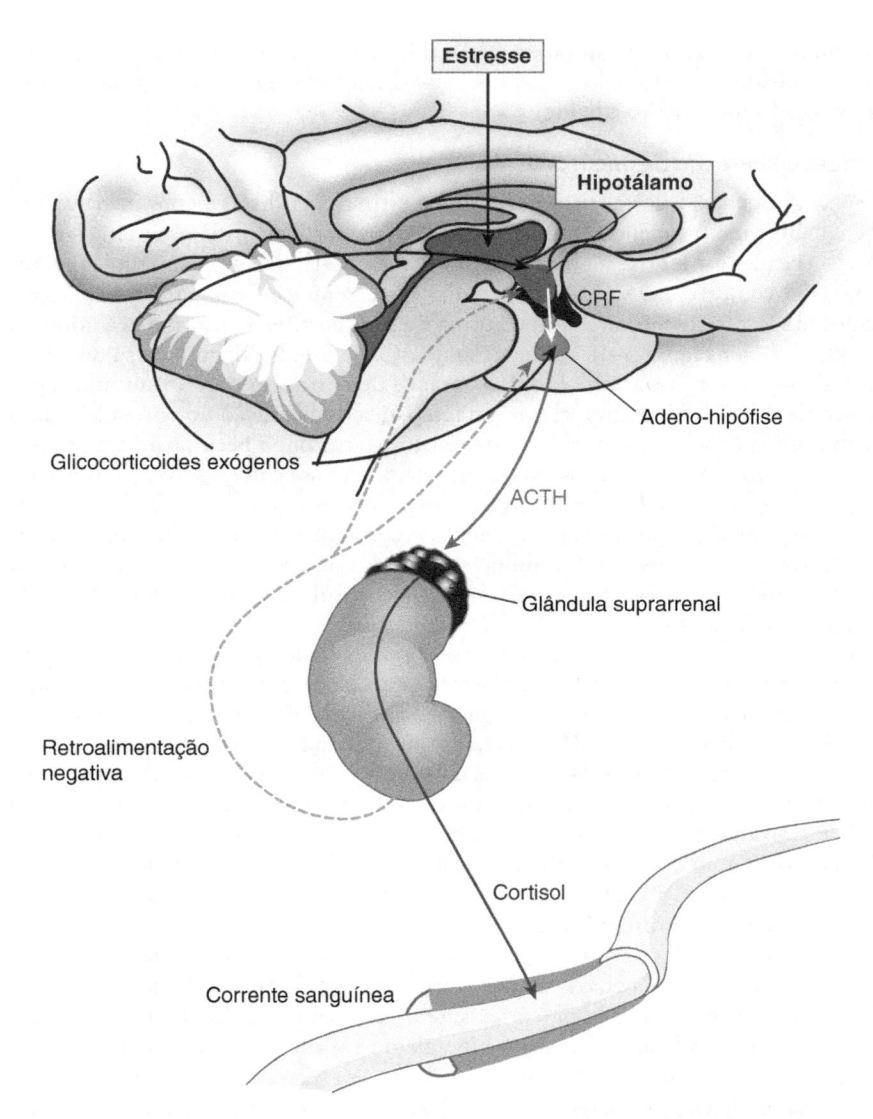

FIGURA 6-4. Eixo HHSR. O CRF, produzido pelo hipotálamo e liberado na eminência mediana, estimula a síntese e o processamento da POMC, com a consequente liberação dos peptídeos da POMC, que incluem o ACTH da adeno-hipófise. O ACTH liga-se ao receptor de melanocortina 2 na glândula suprarrenal e estimula a síntese dos hormônios esteroides da suprarrenal a partir do colesterol. Os glicocorticoides liberados na circulação sistêmica exercem inibição por retroalimentação negativa sobre a liberação do CRF e do ACTH pelo hipotálamo e pela hipófise, respectivamente, em um exemplo clássico de regulação hormonal por retroalimentação negativa. Esse circuito estreitamente regulado é conhecido como eixo HHSR.

de cortisol de 28 µg/dL. A síntese hepática da CBG é estimulada pelo estrogênio e diminuída pela doença hepática (cirrose). Cerca de 20 a 50% do cortisol ligado estão ligados inespecificamente à albumina plasmática. Uma pequena quantidade (< 10%) do cortisol plasmático total circula na forma não ligada e é designada como fração livre. Essa fração é considerada a fração biologicamente ativa do hormônio e está diretamente disponível para exercer a sua ação.

Conforme discutido no Capítulo 1, o principal papel das proteínas de ligação plasmáticas consiste em atuar como "tampão" ou reservatório dos hormônios ativos. Os esteroides ligados às proteínas são liberados no plasma na forma livre tão logo haja redução nas concentrações de hormônio livre. As proteínas de ligação plasmáticas também protegem o hormônio do metabolismo periférico (notavelmente das enzimas hepáticas) e aumentam a meia-vida das formas biologicamente ativas. A meia-vida do cortisol é de 70 a 90 minutos.

Devido à sua natureza lipofílica, os hormônios esteroides difundem-se facilmente através das membranas celulares e, por isso, apresentam um grande volume de distribuição. Nos tecidos-alvo, esses hormônios são concentrados por um mecanismo de captação que depende de sua ligação a receptores intracelulares.

O fígado e o rim constituem os dois principais locais de inativação e de eliminação hormonal. Diversas vias estão envolvidas nesse processo, incluindo redução, oxidação, hidroxilação e conjugação, formando os derivados de sulfato e glicuronídeo dos hormônios esteroides. Esses processos ocorrem no fígado por meio de reações de biotransformação de fase I e de fase II, resultando na produção de um composto mais hidrossolúvel, para excreção mais fácil. A inativação do cortisol em cortisona e em tetra-hidrocortisol e tetra-hidrocortisona é seguida de conjugação e excreção renal. Esses metabólitos são designados como *17-hidroxicorticosteroides*, e sua determinação em coletas de urina de 24 horas é utilizada para avaliar o estado de produção dos esteroides pela suprarrenal.

O metabolismo tecidual local contribui para a modulação dos efeitos fisiológicos dos glicocorticoides pelas isoformas da enzima **11β-hidroxiesteroide-desidrogenase**. A 11β-hidroxiesteroide-desidrogenase tipo I é uma redutase dependente de fosfato de nicotinamida adenina dinucleotídeo de baixa afinidade e converte a cortisona de volta a sua forma ativa, o cortisol. Essa enzima é expressa no fígado, no tecido adiposo, no pulmão, no músculo esquelético, no músculo liso vascular, nas gônadas e no sistema nervoso central. A alta expressão dessa enzima, em particular no tecido adiposo, recentemente foi objeto de atenção, visto que se acredita que possa contribuir para a fisiopatologia da síndrome metabólica (ver Capítulo 10).

A conversão do cortisol em cortisona, seu metabólito menos ativo, é mediada pela enzima **11β-hidroxiesteroide-desidrogenase tipo II**. Essa desidrogenase de alta afinidade, dependente de nicotinamida adenina dinucleotídeo, é expressa principalmente nos túbulos contorcidos distais e nos ductos coletores do rim, onde contribui para a especificidade dos efeitos dos hormônios mineralocorticoides. Conforme discutido adiante, a conversão do cortisol em cortisona é de importância crítica para prevenir a atividade mineralocorticoide excessiva que resulta da ligação do cortisol ao receptor de mineralocorticoides. O aumento da expressão e da atividade da 11β-hidroxiesteroide-desidrogenase tipo I amplifica a ação dos glicocorticoides dentro da célula, enquanto o aumento da atividade da 11β-hidroxiesteroide-desidrogenase tipo II diminui a ação dos glicocorticoides.

Síntese e liberação de mineralocorticoide

A síntese e a liberação de aldosterona na zona glomerulosa da suprarrenal são predominantemente reguladas pela angiotensina II e pelo K^+ extracelular, bem como, em menor grau, pelo ACTH. A aldosterona faz parte do sistema **renina-angiotensina-aldosterona**, responsável pela preservação da homeostasia circulatória em resposta a uma perda de sal e de água (p. ex., em caso de sudorese intensa e prolongada, vômitos ou diarreia). Os componentes do sistema renina-angiotensina-aldosterona respondem de modo rápido a reduções no volume intravascular e na perfusão renal. A angiotensina II constitui o principal regulador fisiológico da secreção de aldosterona, do crescimento celular e da proliferação das células da zona glomerulosa, além de constituir o principal estimulador da produção de aldosterona quando o volume intravascular está reduzido.

Tanto a angiotensina II quanto o K^+ estimulam a liberação de aldosterona pelo aumento nas concentrações intracelulares de Ca^{2+}. A angiotensina II liga-se ao receptor 1 de angiotensina AT_1 GPCR ($G\alpha_q$) ativando a fosfolipase C, levando à produção aumentada de inositol 1,4,5-trifosfato (IP_3) e diacilglicerol (DAG) em poucos segundos. O IP_3 liga-se a seu receptor no retículo sarcoplasmático, abrindo um canal que possibilita o efluxo de cálcio para o citoplasma. As concentrações extracelulares aumentadas de K^+ alteram o potencial de equilíbrio para o potássio através da membrana, resultando em despolarização da membrana e, consequentemente, influxo de Ca^{2+} por meio de canais de Ca^{2+} dos tipos L e T regulados por voltagem.

O principal estímulo fisiológico para a liberação de aldosterona consiste em uma redução do volume sanguíneo intravascular efetivo (Figura 6-5). A ocorrência de declínio do volume sanguíneo leva à redução da pressão da arteríola aferente renal, que é percebida pelo aparelho justaglomerular (barorreceptor), deflagrando a liberação de renina. A redução da pressão arteriolar aferente diminui a filtração glomerular e, por sua vez, reduz as concentrações de cloreto de sódio (NaCl) no túbulo distal. Células especializadas (**mácula densa**) nos túbulos distais estão adjacentes às células justaglomerulares (JG) da arteríola aferente e detectam as mudanças nas concentrações de NaCl no líquido tubular. O aumento das concentrações de NaCl no líquido tubular inibe a liberação de renina. Por outro lado, a diminuição do NaCl tubular estimula a liberação de renina. O sistema nervoso simpático também controla a liberação de renina. Os receptores β_1-adrenérgicos localizados nas células JG respondem à estimulação nervosa simpática com a liberação de renina. A renina catalisa a conversão do angiotensinogênio, uma proteína derivada do fígado, em angiotensina I. A angiotensina I circulante é convertida em angiotensina II pela enzima conversora de angiotensina (ECA), que está altamente expressa nas células endoteliais. O aumento da angiotensina II circulante produz vasoconstrição arteriolar direta, estimula as células adrenocorticais da zona glomerulosa a sintetizar e liberar aldosterona e estimula a liberação de arginina vasopressina pela neuro-hipófise (ver Capítulo 2).

O potássio também constitui um importante estímulo fisiológico para a produção de aldosterona, ilustrando um exemplo clássico de regulação de hormônio pelo íon que ele próprio controla. A aldosterona é de importância crítica na manutenção da homeostasia do potássio, aumentando a excreção de K^+ na urina, nas fezes, no suor e na saliva, impedindo o desenvolvimento de hiperpotassemia durante períodos de elevada ingestão de K^+ ou após a liberação do K^+ do músculo esquelético durante exercício vigoroso. Por sua vez, as elevações nas concentrações do K^+ circulante estimulam a liberação de aldosterona pelo córtex suprarrenal.

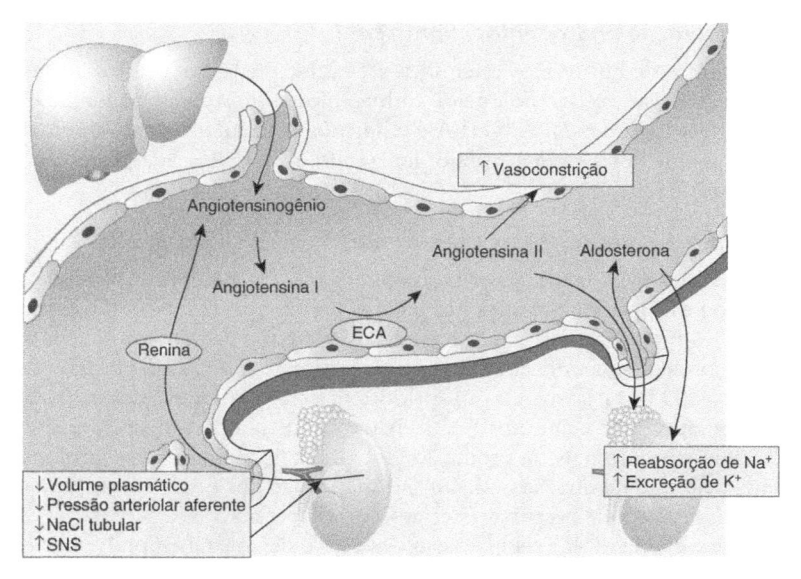

FIGURA 6-5. Sistema renina-angiotensina-aldosterona. A redução no volume sanguíneo circulante efetivo leva à redução da pressão da arteríola aferente e desencadeia a liberação de renina pelo aparelho justaglomerular no rim. A liberação de renina também é estimulada pela diminuição das concentrações tubulares de NaCl e pela ativação direta do sistema nervoso simpático (SNS). A renina cliva o angiotensinogênio, uma proteína sintetizada no fígado, e forma a angiotensina I. A angiotensina I é convertida em angiotensina II pela enzima conversora de angiotensina (ECA), uma enzima ligada à membrana das células endoteliais, predominantemente na circulação pulmonar. A angiotensina II é um potente vasoconstritor e, quando presente na zona glomerulosa do córtex suprarrenal, estimula a produção e a liberação de aldosterona. A aldosterona aumenta a reabsorção de sódio e estimula a excreção de potássio. A produção de aldosterona também é estimulada por potássio, ACTH, norepinefrina e endotelinas (não mostradas nesta figura).

Metabolismo dos mineralocorticoides

A quantidade total de aldosterona liberada é acentuadamente menor que a dos glicocorticoides. Os níveis plasmáticos de aldosterona são, em média, de 0,006 a 0,010 μg/dL (diferentemente dos níveis de cortisol de 13,5 μg/dL). Pode ocorrer um aumento de 2 a 6 vezes na secreção em consequência da depleção de sódio ou da redução do volume sanguíneo circulante efetivo. A ligação da aldosterona às proteínas plasmáticas é mínima, resultando em uma meia-vida plasmática curta de aproximadamente 15 a 20 minutos. Esse fato é relevante para os efeitos mediados pelos receptores de mineralocorticoides e de glicocorticoides e para a sua especificidade, conforme discutido adiante.

A aldosterona é metabolizada no fígado no derivado tetra-hidroglicuronídeo e excretada na urina. Uma fração da aldosterona é metabolizada a 18-glicuronídeo de aldosterona, que pode ser hidrolisado em aldosterona livre em condições de pH baixo; trata-se, portanto, de um "conjugado acidolábil". Cerca de 5% da aldosterona são excretados na forma acidolábil; uma pequena fração da aldosterona aparece intacta na urina (1%); e até 40% são excretados na forma de tetraglicuronídeo.

Síntese e liberação androgênica suprarrenal

A terceira classe de hormônios esteroides produzidos pela zona reticular das glândulas suprarrenais é constituída pelos androgênios suprarrenais, como a DHEA e o DHEAS (ver Figura 6-3). A DHEA é o hormônio circulante mais abundante no corpo, facilmente conjugado a sulfato, formando o DHEAS. Sua produção é controlada pelo ACTH.

Metabolismo dos androgênios suprarrenais

Os androgênios suprarrenais são convertidos em androstenediona e, a seguir, em androgênios ou estrogênios potentes nos tecidos periféricos. A síntese da di-hidrotestosterona e do 17β-estradiol, o androgênio e o estrogênio de maior potência, a partir da DHEA, respectivamente, envolve diversas enzimas, como a 3β-hidroxiesteroide-desidrogenase/D5-D4-isomerase, a 17β-hidroxiesteroide-desidrogenase e a 5β-redutase ou aromatase (ver Capítulos 8 e 9). A importância dos androgênios derivados das glândulas suprarrenais na produção global dos hormônios esteroides sexuais é ressaltada pelo fato de que cerca de 50% dos androgênios totais na próstata do homem adulto derivam de precursores esteroides suprarrenais.

O controle e a regulação da liberação dos esteroides sexuais suprarrenais não foram totalmente elucidados. Todavia, sabe-se que a secreção suprarrenal de DHEA e de DHEAS aumenta nas crianças com 6 a 8 anos, e os valores do DHEAS circulante atingem seu máximo entre os 20 e os 30 anos. Posteriormente, os níveis séricos de DHEA e DHEAS diminuem de modo acentuado. Com efeito, aos 70 anos, os níveis séricos de DHEAS correspondem a cerca de 20% dos seus valores máximos e continuam declinando com a idade. Essa redução de 70 a 95% na formação de DHEAS pelas glândulas suprarrenais durante o processo de envelhecimento resulta em uma drástica redução na formação de androgênios e estrogênios nos tecidos-alvo periféricos. Apesar da acentuada diminuição na liberação de DHEA à medida que o indivíduo envelhece, esse declínio não é acompanhado de uma redução semelhante na liberação de ACTH ou de cortisol. O impacto clínico dessa deficiência relacionada com a idade na produção de DHEA não foi totalmente elucidado, mas pode desempenhar um importante papel na regulação da função imune e no metabolismo intermediário, entre outros aspectos da fisiologia do processo de envelhecimento.

Efeitos celulares dos hormônios esteroides nos órgãos-alvo

Os efeitos fisiológicos dos hormônios esteroides podem ser divididos em genômicos e não genômicos. Os efeitos fisiológicos dos hormônios glicocorticoides e mineralocorticoides são mediados, em sua maior parte, por sua ligação a receptores intracelulares que atuam como fatores de transcrição ativados por ligantes para regular a expressão gênica. A ligação dos hormônios esteroides a seus receptores específicos determina uma mudança na conformação do receptor, resultando em sua capacidade de atuar como fator de transcrição dependente de ligante. O complexo esteroide-receptor liga-se a elementos responsivos ao hormônio na cromatina e, portanto, regula a transcrição gênica, resultando na síntese ou na repressão de proteínas, que, em última análise, são responsáveis pelos efeitos fisiológicos hormonais.

Os hormônios esteroides também podem exercer seus efeitos fisiológicos por ações não genômicas. Uma ação não genômica refere-se a qualquer mecanismo que não envolva diretamente a transcrição gênica, como os efeitos rápidos dos esteroides sobre a atividade elétrica das células nervosas ou a interação dos hormônios esteroides com o receptor do ácido γ-aminobutírico. Diferentemente dos efeitos genômicos, os não genômicos exigem a presença contínua do hormônio e ocorrem de modo mais rápido, visto que não necessitam da síntese de proteínas. Alguns dos efeitos não genômicos podem ser mediados por receptores específicos localizados na membrana celular. A natureza desses receptores e os mecanismos de transdução de sinais envolvidos não foram totalmente esclarecidos e ainda se encontram em fase de investigação.

Receptores de hormônios esteroides

Os receptores de mineralocorticoides e de glicocorticoides compartilham 57% de homologia no domínio de ligação do ligante e 94% no domínio de ligação do DNA, sendo classificados em dois tipos: tipo I e tipo II. Os receptores tipo I são expressos predominantemente no rim e são específicos para os mineralocorticoides, porém exibem alta afinidade pelos glicocorticoides. Os receptores tipo II são expressos em praticamente todas as células e são específicos para os glicocorticoides.

Conforme já assinalado, as concentrações plasmáticas dos hormônios glicocorticoides são muito mais altas (100-1.000 vezes) do que as de aldosterona. A concentração mais elevada de glicocorticoides, juntamente com a alta afinidade do receptor de mineralocorticoides pelos glicocorticoides, levanta a questão da especificidade do receptor-ligante e da consequente ação fisiológica. Tendo em vista os níveis elevados de glicocorticoides circulantes (cortisol), é possível prever uma ocupação máxima permanente do receptor de mineralocorticoides pelo cortisol, levando a uma reabsorção máxima sustentada de sódio e impedindo qualquer função reguladora da aldosterona. Todavia, diversos fatores atuam para aumentar a especificidade do receptor de mineralocorticoides para a aldosterona (Figura 6-6). Em primeiro lugar, os glicocorticoides circulantes ligam-se à CBG e à albumina, de modo que apenas uma pequena fração do hormônio não ligado pode atravessar livremente as membranas celulares. Em segundo lugar, as células-alvo da aldosterona possuem atividade enzimática da **11β-hidroxiesteroide-desidrogenase tipo II**. Essa enzima converte o cortisol em sua forma inativa (cortisona), que tem afinidade significativamente menor pelo receptor de mineralocorticoides (ver Figura 6-6). Em terceiro lugar, o receptor de mineralocorticoides discrimina entre a aldosterona e os glicocorticoides. A aldosterona dissocia-se desse receptor de modo cinco vezes mais lento do que os glicocorticoides, apesar de suas constantes de afinidade semelhantes. Em outras palavras, ela é deslocada menos facilmente do receptor de mineralocorticoides do que o cortisol. Em seu conjunto, esses mecanismos asseguram que, em condições normais, a ação mineralocorticoide seja restrita à aldosterona. Todavia, é importante ter em mente que, quando a produção e a liberação de glicocorticoides são excessivas ou há comprometimento da conversão do cortisol em cortisona (seu metabólito inativo), os níveis circulantes e teciduais mais altos de cortisol podem levar à ligação e à estimulação dos receptores de mineralocorticoides e consequentemente ao aumento da atividade mineralocorticoide (retenção de Na^{++} e excreção de K^+).

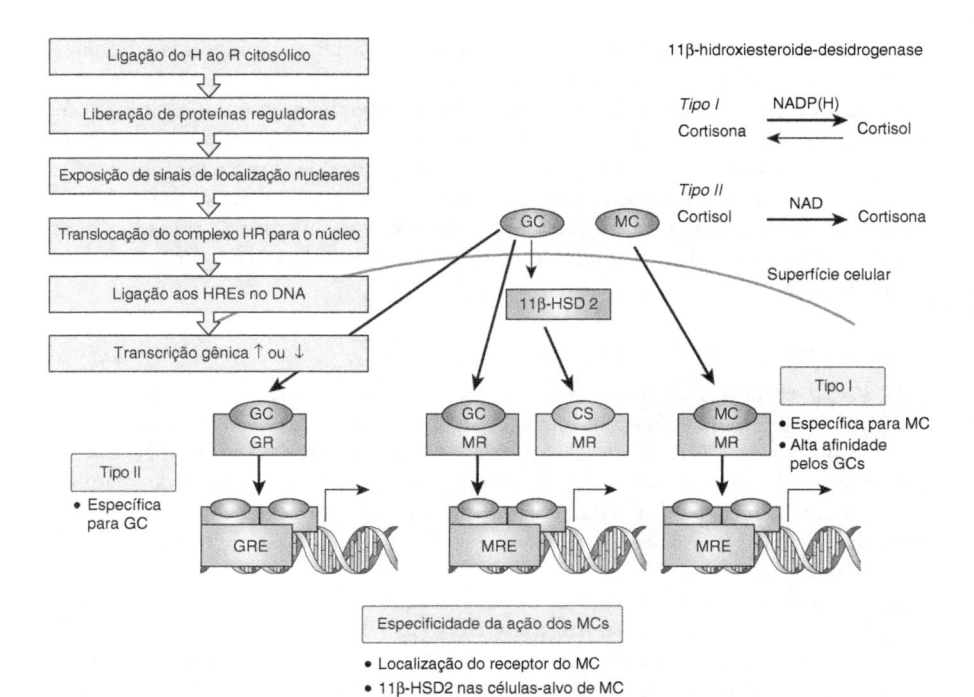

FIGURA 6-6. Receptores de hormônios esteroides. Os hormônios mineralocorticoides (MCs) (aldosterona) e glicocorticoides (GCs) (cortisol) ligam-se a receptores intracelulares que compartilham 57% de homologia no domínio de ligação do ligante e 94% de homologia no domínio de ligação do DNA. O cortisol liga-se ao receptor de mineralocorticoides (MR, de *mineralocorticoid receptor*) com alta afinidade. Após a ligação dos GCs e dos MCs aos receptores intracelulares, estes sofrem dimerização antes de sua translocação nuclear e ligação aos elementos de resposta do DNA aos GCs ou aos MCs, aumentando ou suprimindo a transcrição de genes específicos. O cortisol liga-se ao MR com alta afinidade e pode produzir efeitos semelhantes aos MCs (retenção de sódio). A conversão do cortisol em cortisona (CS) diminui a afinidade pelo receptor, mostrada na figura pelo encaixe inadequado de CS com MR. A atividade diminuída da 11β-hidroxiesteroide-desidrogenase tipo II (11β-HSD2) leva a uma redução da conversão do cortisol em CS e a um aumento da atividade dos MCs. GR, receptor de glicocorticoides, de *glucocorticoid receptor*; GRE, elemento de resposta aos glicocorticoides, de *glucocorticoid-responsive element*; H, hormônio; HR, receptor de hormônio, de *hormone receptor*; HRE, elemento de resposta ao hormônio, de *hormone-responsive element*; HSD, hidroxiesteroide-desidrogenase; MRE, elemento de resposta aos mineralocorticoides, de *mineralocorticoid-responsive element*; NAD, nicotinamida adenina dinucleotídeo; NADP(H), fosfato de nicotinamida adenina dinucleotídeo; R, receptor.

Efeitos específicos dos hormônios do córtex suprarrenal

Glicocorticoides

O cortisol, o principal glicocorticoide, exerce efeitos multissistêmicos, visto que praticamente todas as células expressam receptores de glicocorticoides. Os glicocorticoides, como o próprio nome sugere, desempenham um importante papel na regulação da homeostasia da glicose. Eles afetam o metabolismo intermediário, estimulam a proteólise e a gliconeogênese, inibem a síntese das proteínas musculares e aumentam a mobilização dos ácidos graxos. Seu efeito essencial consiste em aumentar os níveis de glicemia, daí sua designação de "glicocorticoides". No fígado, eles aumentam a expressão das enzimas gliconeogênicas, como a fosfoenolpiruvato-carboxiquinase, a tirosina-aminotransferase e a glicose-6-fosfatase. No músculo, os glicocorticoides interferem na translocação do transportador de glicose 4 para a membrana plasmática (ver Capítulo 7). No osso e na cartilagem, eles diminuem a expressão e a ação do fator de crescimento semelhante à insulina 1, da proteína de ligação do fator de crescimento semelhante à insulina 1 e do hormônio do crescimento, afetando também as interações dos hormônios tireoidianos. A presença de níveis excessivos de glicocorticoides resulta em osteoporose e compromete o crescimento do esqueleto e a formação óssea ao inibir a síntese de osteoblastos e colágeno. Os glicocorticoides, particularmente em níveis circulantes altos, são catabólicos e resultam em perda da massa corporal magra, incluindo osso e músculo esquelético. Eles modulam a resposta imune ao aumentar a síntese de citocinas anti-inflamatórias e diminuir a síntese de citocinas pró-inflamatórias, exercendo, assim, um efeito anti-inflamatório global. Seus efeitos anti-inflamatórios foram explorados pelo uso de análogos sintéticos de glicocorticoides, como a prednisona, no tratamento de doenças inflamatórias crônicas. Na vasculatura, os glicocorticoides modulam a reatividade a substâncias vasoativas, como a angiotensina II e a norepinefrina. Essa interação torna-se evidente em pacientes com deficiência de glicocorticoides e manifesta-se na forma de hipotensão e diminuição da sensibilidade à administração de vasoconstritores. No sistema nervoso central, eles modulam a percepção e a emoção e podem produzir alterações acentuadas no comportamento. Esse aspecto deve ser levado em consideração quando se administram análogos sintéticos, particularmente a pacientes idosos. Alguns dos principais efeitos fisiológicos dos glicocorticoides estão resumidos na Tabela 6-1.

Mineralocorticoides

A principal função fisiológica da aldosterona consiste em regular o equilíbrio dos minerais (sódio e potássio), especificamente a excreção renal de potássio e a reabsorção de sódio, daí a designação de "mineralocorticoide". Os receptores de aldosterona são expressos na parte distal do néfron, incluindo o túbulo contornado distal e o ducto coletor. Dentro do ducto, as células principais expressam um número significativamente maior de receptores de mineralocorticoides do que as células intercaladas. Por conseguinte, os efeitos fisiológicos mais relevantes da aldosterona são mediados por sua ligação ao receptor de mineralocorticoides nas células principais do túbulo contorcido distal no néfron distal (Figura 6-7). A ativação das proteínas preexistentes e a estimulação de novas proteínas induzidas pela aldosterona mediam um aumento no transporte transepitelial de sódio. Os efeitos específicos da aldosterona sobre as células principais consistem em aumentar a síntese de canais de Na^+ na membrana apical e aumentar a síntese e a atividade da Na^+/K^+-adenosina trifosfatase (ATPase) na membrana basolateral (que arrasta o Na^+ citosólico para o interstício, em troca do transporte de K^+ dentro da célula). Nas células intercaladas, a aldosterona aumenta a expressão da H^+-ATPase na membrana apical e do trocador Cl^-/HCO_3 na membrana basolateral. As células intercaladas

TABELA 6-1. Efeitos fisiológicos dos glicocorticoides

Sistema	Efeitos
Metabólico	Degrada as proteínas musculares e aumenta a excreção de nitrogênio Aumenta a gliconeogênese e os níveis plasmáticos de glicose Aumenta a síntese hepática do glicogênio Diminui a utilização da glicose (ação anti-insulina) Diminui a utilização dos aminoácidos Aumenta a mobilização de gorduras Redistribui a gordura Apresenta efeitos permissivos sobre o glucagon e efeitos catecolamínicos
Hemodinâmico	Mantém a reatividade e a integridade vascular Mantém a responsividade aos efeitos pressores das catecolaminas Mantém o volume hídrico
Função imune	Aumenta a produção de citocinas anti-inflamatórias Diminui a produção de citocinas pró-inflamatórias Diminui a inflamação ao inibir a produção de prostaglandinas e leucotrienos Inibe os efeitos inflamatórios da bradicinina e da serotonina Diminui as contagens circulantes de eosinófilos, basófilos e linfócitos (efeito de redistribuição) Compromete a imunidade mediada por célula Aumenta as contagens de neutrófilos, plaquetas e hemácias
Sistema nervoso central	Modula a percepção e a emoção Diminui a liberação do CRH e do ACTH

expressam a anidrase carbônica e contribuem para a acidificação da urina e a alcalinização do plasma. Por conseguinte, a aldosterona aumenta a entrada de sódio na membrana apical das células do néfron distal através dos canais epiteliais de Na^+ (CENa) sensíveis à amilorida. A Na^+/K^+-ATPase, localizada na membrana basolateral das células, mantém a concentração intracelular de sódio ao deslocar o sódio reabsorvido para os compartimentos extracelular e sanguíneo, criando um gradiente eletroquímico que facilita a transferência do K^+ intracelular das células tubulares para a urina. O aumento da reabsorção de Na^+ leva a um aumento da reabsorção de água. Quando a maior parte do Na^+ filtrado é reabsorvida no túbulo proximal, apenas uma pequena fração do sódio alcança o túbulo distal (o local de regulação da aldosterona). Nesse caso, ocorre baixa reabsorção de Na^+, mesmo na presença de níveis elevados de aldosterona. Em consequência, a excreção de potássio é mínima. Com efeito, apenas 2% do sódio filtrado são regulados pela aldosterona. O papel da aldosterona na regulação do transporte de sódio constitui um importante fator na determinação dos níveis corporais totais de Na^+ e, portanto, na regulação da pressão arterial de longo prazo (ver Capítulo 10).

Os receptores de mineralocorticoides não são expressos de modo tão amplo quanto os de glicocorticoides. Os tecidos clássicos sensíveis à aldosterona incluem

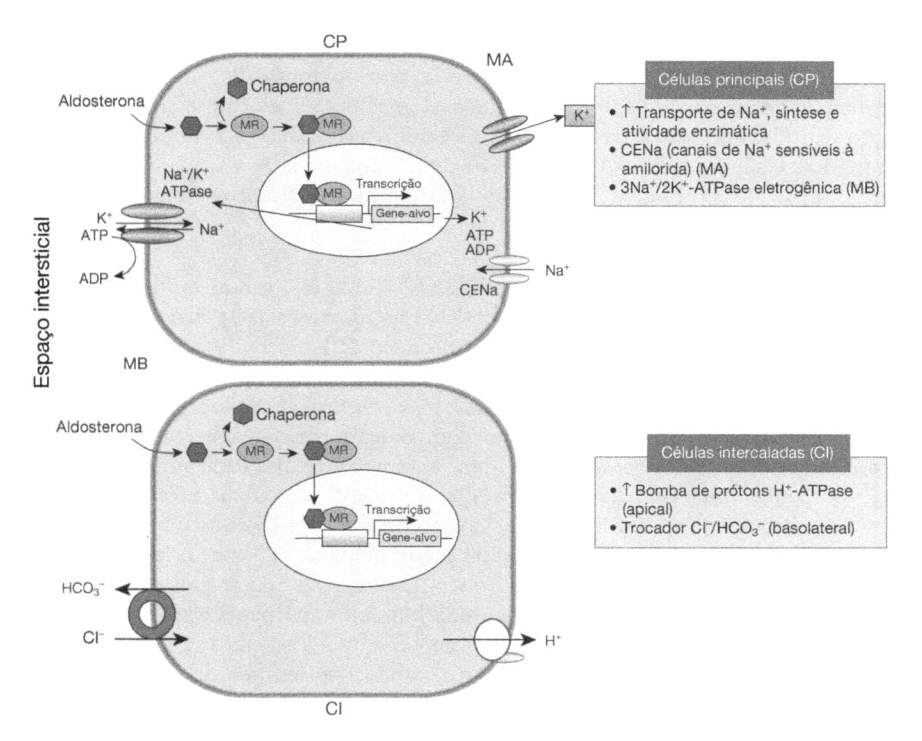

FIGURA 6-7. Efeitos fisiológicos renais da aldosterona. A aldosterona sofre difusão através da membrana plasmática e liga-se a seu receptor citosólico. O complexo receptor-hormônio é transferido para o núcleo, onde interage com a região promotora dos genes-alvo, ativando ou reprimindo sua atividade de transcrição e aumentando, assim, o transporte transepitelial de Na^+. A aldosterona aumenta a entrada de Na^+ na membrana apical das células do néfron distal através do CENa sensível à amilorida. Ela promove a excreção de potássio por seus efeitos sobre a Na^+/K^+-adenosina-trifosfatase (ATPase) e os canais epiteliais de Na^+ e K^+ nas células principais no néfron distal. Outros efeitos da aldosterona sobre as células intercaladas levam à ativação aumentada da H-ATPase e do trocador Cl^-/HCO_3^- Cl/HCO_3. MA, membrana apical; MB, membrana basolateral; MR, receptor de mineralocorticoides.

os epitélios com alta resistência elétrica, como as partes distais do néfron, o epitélio de superfície do cólon distal e os ductos das glândulas salivares e sudoríparas. Mais recentemente, foram identificadas outras células que expressam receptores de mineralocorticoides, como os queratinócitos epidérmicos, os neurônios do sistema nervoso central, os miócitos cardíacos e as células endoteliais e musculares lisas da vasculatura (vasos de grande calibre). Por conseguinte, outros efeitos da aldosterona incluem aumento da reabsorção de sódio nas glândulas salivares e sudoríparas, excreção aumentada de K^+ do cólon e efeito inotrópico positivo sobre o coração.

Estudos recentes indicam que a aldosterona pode ser sintetizada em outros tecidos além do córtex suprarrenal. Foi demonstrada a presença de atividade de aldosterona-sintetase, RNA mensageiro e produção de aldosterona nas células endoteliais e nas células musculares lisas vasculares do coração e dos vasos sanguíneos. A importância fisiológica da produção local de aldosterona (efeitos parácrinos) ainda não está bem esclarecida, porém alguns cientistas clínicos sugerem que ela possa contribuir para o reparo dos tecidos após o infarto do miocárdio, bem como para a promoção de hipertrofia e fibrose cardíacas. No cérebro, a aldosterona afeta a regulação neural da pressão arterial, o apetite pelo sal, a regulação do volume e o efluxo simpático. Os locais extrassuprarrenais de produção, liberação e ação da aldosterona tornaram-se áreas prevalentes de manipulação farmacológica direcionada.

Androgênios

Os efeitos fisiológicos da DHEA e do DHEAS ainda não foram totalmente elucidados. Entretanto, sua importância é evidente na hiperplasia suprarrenal congênita associada às deficiências de 21-hidroxilase ou de 11β-hidroxilase, em que ocorre derivação da pregnenolona para a via de biossíntese de androgênios, conforme discutido adiante neste capítulo. Nas mulheres, os androgênios suprarrenais podem contribuir para a libido. Além disso, sua contribuição para os níveis de androgênios em homens e mulheres idosos é considerável, conforme discutido nos Capítulos 8 e 9. Os conhecimentos atuais indicam que a presença de baixos níveis de DHEA está associada à doença cardiovascular nos homens e ao risco aumentado de cânceres de mama e de ovário em mulheres na pré-menopausa. Por outro lado, os níveis elevados de DHEA podem aumentar o risco de câncer de mama após a menopausa. A administração exógena de DHEA ao indivíduo idoso aumenta os níveis de vários hormônios, como o fator de crescimento semelhante à insulina 1, a testosterona, a di-hidrotestosterona e o estradiol. Todavia, o benefício clínico dessas alterações e os efeitos colaterais do uso em longo prazo ainda não foram claramente definidos. Além disso, os mecanismos específicos por meio dos quais a DHEA exerce suas ações ainda não estão totalmente esclarecidos.

Doenças de produção excessiva e secreção deficiente de glicocorticoides

Anormalidades na biossíntese de hormônio esteroide

Qualquer deficiência na via dos eventos enzimáticos que levam à síntese de glicocorticoides, mineralocorticoides e androgênios provoca patologia grave. As enzimas-chave envolvidas na síntese dos hormônios esteroides e as consequências de sua deficiência são apresentadas na Tabela 6-2. A gravidade das manifestações da deficiência enzimática varia desde morte *in utero*, como no caso da deficiência congênita da enzima de clivagem da cadeia lateral do colesterol (P450scc, também conhecida como 20,22-desmolase), até anormalidades que só se tornam evidentes na vida adulta e que não representam risco à vida. A ocorrência de um defeito enzimático na 21-hidroxilase é responsável por 95% das anormalidades genéticas na síntese dos hormônios esteroides da suprarrenal (ver Figura 6-8). Essa enzima converte a progesterona em 11-desoxicorticosterona e a 17α-hidroxiprogesterona em 11-desoxicortisol. A segunda anormalidade mais frequente na síntese dos glicocorticoides consiste na deficiência da enzima 11β-hidroxilase, que converte o 11-desoxicortisol em cortisol.

As deficiências dessas enzimas resultam em comprometimento da síntese de cortisol, falta de inibição da liberação de ACTH por retroalimentação negativa, com consequente elevação dos níveis de ACTH, e maior estimulação da conversão do

TABELA 6-2. Enzimas-chave envolvidas na síntese e no metabolismo dos hormônios esteroides

Enzima e importância	Função fisiológica	Consequências da deficiência
21-hidroxilase		
Responsável por 95% das anormalidades genéticas na síntese dos hormônios esteroides da suprarrenal	Converte a progesterona em 11-desoxicorticosterona e a 17α-hidroxiprogesterona em 11-desoxicortisol	Diminuição do cortisol e da aldosterona Hipoglicemia devido ao baixo nível de cortisol Perda de sódio devido à deficiência de mineralocorticoides Virilização devido à produção excessiva de androgênios
11β-hidroxilase		
Segunda anormalidade mais frequente na síntese dos hormônios esteroides da suprarrenal	Converte a 11-desoxicorticosterona em corticosterona e o 11-desoxicortisol em cortisol	Excesso de 11-desoxicortisol e 11-desoxicorticosterona Excesso de atividade mineralocorticoide Hipoglicemia devido ao baixo nível de cortisol Retenção de sal e de água
11β-hidroxiesteroide-desidrogenase tipo II		
Inibida pelo ácido glicirretínico, um composto do alcaçuz	Converte o cortisol em corticosterona, que tem menos afinidade pelo receptor de mineralocorticoides	Diminuição na inativação dos glicocorticoides nas células sensíveis aos mineralocorticoides, resultando em excesso de atividade mineralocorticoide

colesterol em pregnenolona (etapa inicial compartilhada pela síntese dos hormônios esteroides da suprarrenal). O aumento da esteroidogênese mediada pelo ACTH produz maior síntese dos metabólitos intermediários (antes da etapa enzimática que está deficiente). Seu acúmulo leva a um desvio para vias enzimáticas alternativas. Assim, uma maior quantidade de pregnenolona é desviada para a via da DHEA-androstenediona, e uma maior quantidade de metabólitos intermediários é convertida em androgênios, cujo excesso resulta em virilização (presença de traços masculinos). Outras consequências da deficiência de 21-hidroxilase incluem hiponatremia decorrente da deficiência de mineralocorticoides e hipoglicemia devido à síntese deficiente de cortisol. Por outro lado, pacientes com deficiência de 11β-hidroxilase produzem 11-desoxicortisol e 11-desoxicorticosterona em excesso, ambos metabólitos intermediários com atividade mineralocorticoide. Devido ao consequente excesso de atividade semelhante aos mineralocorticoides, os pacientes com essa deficiência retêm sal e água e podem apresentar hipertensão. Esses indivíduos também podem manifestar hipoglicemia, devido à ausência de cortisol, bem como virilização aumentada, em consequência do desvio de intermediários para a síntese suprarrenal de

A Deficiência de 21β-hidroxilase

B Deficiência de 11β-hidroxilase

Enzima e relevância	Níveis hormonais alterados	Consequência da deficiência (dependendo da gravidade)
21-hidroxilase; 95% das anomalias genéticas na síntese de hormônios esteroides suprarrenais		
	↓ Cortisol e aldosterona ↑↑ DHEA	Perda de sal (Na) Virilização Hipoglicemia
11β-hidroxilase; segunda mais frequente anomalia genética na síntese de hormônios esteroides suprarrenais		
	↓ Cortisol e aldosterona ↑↑ 11-desoxicortisol e 11-desoxicorticosterona	Excesso de atividade mineralocorticoide Retenção de Na e água Hipoglicemia Virilização

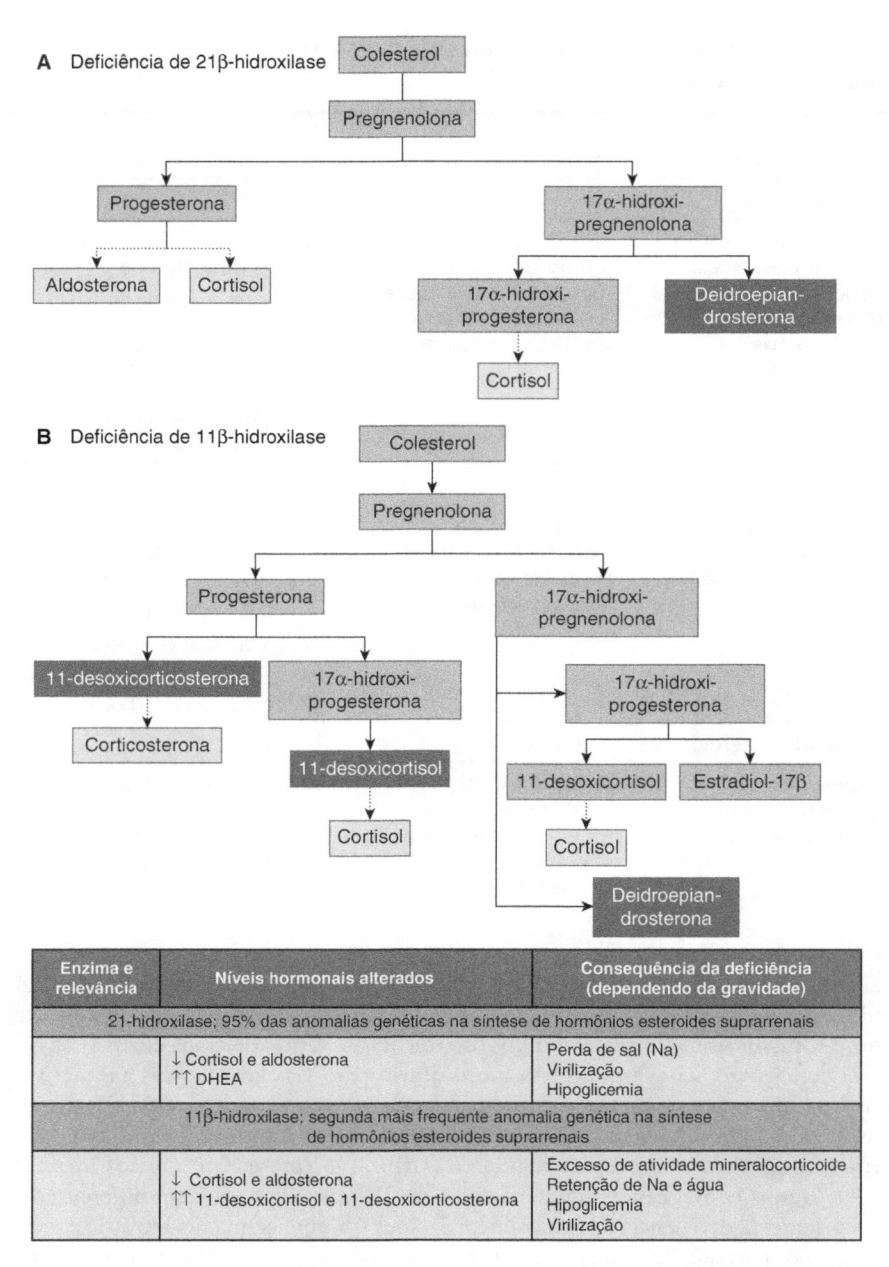

FIGURA 6-8. Alterações na síntese dos hormônios esteroides. **A.** A deficiência da 21-hidroxilase é responsável por 95% das anormalidades genéticas na síntese dos hormônios esteroides da suprarrenal. Essa enzima converte a progesterona em desoxicorticosterona e a 17-hidroxiprogesterona em 11-desoxicortisol. Por conseguinte, uma maior quantidade de pregnenolona é desviada para a via de DHEA-androstenediona (maior síntese de androgênios), resultando em virilização (presença de traços masculinos). Além disso, a deficiência de aldosterona leva a uma perda de sódio.

androgênios. A elevação sustentada dos níveis de ACTH causada pela ausência de retroalimentação negativa mediada pelo cortisol leva ao crescimento (hiperplasia) das glândulas suprarrenais. O ACTH promove o crescimento das células esteroidogênicas e o crescimento da glândula suprarrenal. Esse crescimento ocorre principalmente pela estimulação da produção de AMPc pelo ACTH, o que, por sua vez, promove a síntese do fator de crescimento semelhante à insulina 2 (IGF-2), do fator básico de crescimento dos fibroblastos e do fator de crescimento da epiderme. Juntos, esses fatores de crescimento estimulam a hipertrofia e a hiperplasia das células suprarrenais, determinando a quantidade de tecido esteroidogênico.

Excesso de glicocorticoides

O excesso de glicocorticoides pode ser decorrente da superprodução por um tumor suprarrenal; da estimulação excessiva da síntese de glicocorticoides da suprarrenal pelo ACTH produzido por um tumor hipofisário ou ectópico; ou da administração iatrogênica (prescrição feita pelo médico) de glicocorticoides sintéticos em excesso. A manifestação clínica do excesso de glicocorticoides, conhecida como *síndrome de Cushing*, pode ser dividida em duas categorias, dependendo de sua etiologia.

A síndrome de Cushing dependente de ACTH caracteriza-se por níveis elevados de glicocorticoides em consequência da estimulação excessiva pelo ACTH produzido por tumores hipofisários ou ectópicos (tecido extra-hipofisário). A fonte mais frequente de ACTH de produção ectópica é o carcinoma de pulmão de pequenas células. A secreção ectópica de ACTH em geral não é suprimida pela administração exógena de glicocorticoides (dexametasona), e essa característica é útil no diagnóstico diferencial. O termo "doença de Cushing" é reservado para a síndrome de Cushing causada pela secreção excessiva de ACTH por tumores hipofisários e constitui a forma mais comum da síndrome.

Na síndrome de Cushing independente de ACTH, a produção excessiva de cortisol resulta de anormalidade na produção adrenocortical de glicocorticoides, independentemente da estimulação pelo ACTH. Com efeito, os níveis circulantes elevados de cortisol suprimem os níveis de CRH e de ACTH no plasma.

Clinicamente, a manifestação inicial mais comum do excesso de glicocorticoides consiste em ganho ponderal, que costuma ser central, mas que pode ser de distribuição generalizada; espessamento dos traços faciais, conferindo o aspecto típico de face redonda ou "face de lua cheia"; aumento do coxim adiposo dorsocervical, constituindo a "giba de búfalo"; e aumento da gordura que sobressai acima da fossa supraventricular. Os achados concomitantes frequentes incluem hipertensão, intolerância à glicose, diminuição ou ausência do fluxo menstrual em mulheres

---

FIGURA 6-8. (*Cont.*) **B.** A segunda anormalidade mais frequente na síntese dos glicocorticoides é a deficiência de 11β-hidroxilase. A 11β-hidroxilase é a enzima que converte o desoxicortisol em cortisol e a 11-desoxicorticosterona em corticosterona. A deficiência de 11β-hidroxilase resulta em produção excessiva de 11-desoxicortisol e 11-desoxicorticosterona. Ambos os metabólitos possuem atividade mineralocorticoide. O excesso resultante na atividade semelhante aos mineralocorticoides leva à retenção de sal e água, podendo causar hipertensão. Os metabólitos nos quadros escuros são produzidos em excesso quando há deficiências enzimáticas. As linhas em pontilhado indicam vias afetadas por anormalidades enzimáticas. O quadro anexo fornece um resumo das alterações resultantes das duas deficiências enzimáticas mais comuns do córtex suprarrenal.

pré-menopáusicas, diminuição da libido nos homens e equimoses espontâneas. A debilidade e a fraqueza musculares manifestam-se por dificuldade em subir escadas ou levantar de uma cadeira baixa. Nas crianças e nos adolescentes, o excesso de glicocorticoides causa interrupção do crescimento linear e ganho ponderal excessivo. Os outros sintomas com frequência são acompanhados de depressão e insônia. Os pacientes idosos e aqueles com síndrome de Cushing crônica tendem a apresentar adelgaçamento da pele e osteoporose, com dor lombar e colapso vertebral causado pelo aumento do remodelamento ósseo, resultando em osteoporose.

Deficiência de glicocorticoides

A deficiência de glicocorticoides é menos comum do que as doenças causadas por sua produção excessiva. Essa deficiência pode resultar da disfunção da suprarrenal (deficiência primária) ou da falta de estimulação da produção suprarrenal de glicocorticoides pelo ACTH (deficiência secundária). A administração exógena de análogos sintéticos dos glicocorticoides no tratamento crônico de algumas doenças também suprime o CRH e o ACTH (ver Figura 6-4). Por conseguinte, a súbita interrupção do tratamento pode se manifestar como um caso agudo de insuficiência suprarrenal, que é uma emergência médica. Assim, é importante ter o cuidado de diminuir gradualmente o tratamento com glicocorticoides até a sua interrupção para possibilitar a restauração dos ritmos de produção de CRH e ACTH e a normalização da síntese endógena de cortisol.

A maioria dos casos de deficiência de ACTH envolve a deficiência de outros hormônios hipofisários. Como a aldosterona é regulada em especial pela angiotensina II e pelo K^+, os indivíduos podem não apresentar necessariamente uma deficiência simultânea de mineralocorticoides quando o fator etiológico consiste no comprometimento da liberação de ACTH. A deficiência de glicocorticoides devido a uma hipofunção da suprarrenal é conhecida como *doença de Addison*, que pode resultar da destruição autoimune da glândula suprarrenal ou de erros inatos na síntese dos hormônios esteroides (descritos anteriormente).

Doenças de produção excessiva e secreção deficiente de mineralocorticoides

Excesso de aldosterona

A produção excessiva de aldosterona pode ser classificada em primária, secundária, terciária ou pseudo-hiperaldosteronismo.

O hiperaldosteronismo primário, também conhecido como síndrome de Conn, é um distúrbio em que tumores benignos autônomos da glândula suprarrenal hipersecretam aldosterona. O hiperaldosteronismo primário constitui uma importante causa de hipertensão, devido à retenção de Na^+ e H_2O. Esses pacientes apresentam hipopotassemia, em consequência da secreção excessiva de K^+, e liberação diminuída de renina.

O hiperaldosteronismo secundário resulta da produção excessiva de aldosterona em resposta à atividade aumentada do sistema renina-angiotensina. Uma redução do volume arterial efetivo em decorrência de outros estados patológicos, como ascite ou insuficiência cardíaca, leva a uma estimulação contínua do sistema renina-angiotensina, que, por sua vez, resulta em estimulação da liberação de aldosterona.

O hiperaldosteronismo terciário pode ser causado por distúrbios genéticos raros, como as síndromes de Bartter e de Gitelman. Essas síndromes resultam de mutações dos transportadores de íons no rim, com consequente perda excessiva de sódio. Além disso, podem estar associadas a um aumento na produção renal da prostaglandina E2. Para compensar a perda de NaCl na urina e a contração do volume circulante, e auxiliado pela produção excessiva de prostaglandina E2, o rim aumenta a liberação de renina, que, por sua vez, estimula a produção de angiotensina II e a liberação de aldosterona.

O pseudo-hiperaldosteronismo refere-se a uma atividade excessiva dos mineralocorticoides causada pela ativação dos receptores de mineralocorticoides por substâncias diferentes da aldosterona. Essa condição é conhecida como síndrome do excesso aparente de mineralocorticoides. Diversos fatores foram associados a essa síndrome:

- Hiperplasia suprarrenal congênita (deficiência de 11β-hidroxilase e de 17α-hidroxilase), levando à produção excessiva de 11-desoxicortisona (um mineralocorticoide ativo).
- Deficiência de 11β-hidroxiesteroide-desidrogenase tipo II, que leva à conversão insuficiente de cortisol em seu metabólito inativo, a cortisona, nas células principais do túbulo distal. Um exemplo dessa alteração é observado no consumo excessivo de alcaçuz. O ácido glicirretínico, um composto do alcaçuz, inibe a atividade da 11β-hidroxiesteroide-desidrogenase. A inibição dessa enzima leva a uma redução da inativação dos glicocorticoides nas células sensíveis aos mineralocorticoides.
- Resistência primária aos glicocorticoides, caracterizada por hipertensão, excesso de androgênios e aumento das concentrações plasmáticas de cortisol.
- Síndrome de Liddle, devido a mutações ativadoras do CENa renal, resultando em hipertensão sensível ao sal.
- Mutações do receptor de mineralocorticoides, resultando em ativação constitutiva desse receptor e alteração da especificidade dos receptores. Nessa condição, a progesterona e outros esteroides que carecem de grupos 21-hidroxila se tornam potentes agonistas do receptor de mineralocorticoides.

Em resumo, o excesso de atividade semelhante aos mineralocorticoides pode resultar não apenas da produção excessiva de aldosterona, mas também de outros mecanismos, incluindo superprodução de 11-desoxicorticosterona, conversão inadequada do cortisol em cortisona pela 11β-hidroxiesteroide-desidrogenase tipo II nos tecidos-alvo, deficiência dos receptores de glicocorticoides e ativação constitutiva dos canais de sódio renais.

O excesso crônico de mineralocorticoides pode levar ao chamado **fenômeno de escape**. Embora a retenção de sódio aumente durante a fase inicial do excesso de mineralocorticoides, os mecanismos compensatórios envolvidos na excreção de sódio passam a exercer subsequentemente seus efeitos, resultando em novo equilíbrio do sódio no corpo, mantido por uma excreção mais elevada de sódio. A importância desse mecanismo de escape é que ele limita a expansão de volume relacionada com a retenção de Na^+.

Deficiência de aldosterona

A atividade deficiente de aldosterona pode ser classificada em primária, secundária ou pseudo-hipoaldosteronismo.

O hipoaldosteronismo primário refere-se à falta de produção de aldosterona pelas glândulas suprarrenais em consequência de doença de Addison (destruição da glândula suprarrenal por infecção, lesão ou processos autoimunes), distúrbios genéticos que afetam toda a glândula ou distúrbios genéticos que afetam conversões enzimáticas específicas necessárias para a biossíntese da aldosterona. Duas dessas doenças genéticas, as formas perdedoras de sal das deficiências de 21-hidroxilase e 3β-hidroxiesteroide-desidrogenase, também afetam a biossíntese do cortisol. Na deficiência primária de aldosterona, a atividade da renina plasmática encontra-se elevada, de modo que essa condição é também denominada *hipoaldosteronismo hiper-reninêmico*.

O hipoaldosteronismo secundário refere-se à falta de produção de aldosterona em consequência de estimulação inadequada pela angiotensina II (hipoaldosteronismo hiporreninêmico), apesar da função suprarrenal normal. Essa condição em geral está associada à insuficiência renal.

O pseudo-hipoaldosteronismo é causado pela ausência de resposta à ação dos hormônios mineralocorticoides e caracteriza-se por grave perda de sal neonatal, hiperpotassemia e acidose metabólica. Essa doença herdada pode ser causada por uma mutação de perda de função no receptor de mineralocorticoide ou, na forma recessiva mais grave, por uma mutação de perda de função nas subunidades do CENa.

Doenças de produção excessiva e secreção deficiente de androgênios suprarrenais

Excesso de androgênio suprarrenal

A causa mais provável de secreção excessiva de androgênios é a perda da regulação das atividades de 17-hidroxilase e 17,20-liase da P450c17, a etapa limitante de velocidade na biossíntese dos androgênios. A hiperplasia suprarrenal congênita devido à deficiência de 21-hidroxilase constitui um dos distúrbios autossômicos recessivos mais comuns. Conforme discutido anteriormente, o comprometimento da produção de cortisol leva a uma ausência de retroalimentação negativa dos glicocorticoides, resultando em aumento na liberação de ACTH, biossíntese aumentada de hormônios esteroides, acúmulo de precursores do cortisol e da aldosterona e maior desvio para a via de síntese dos androgênios. A forma clássica da hiperplasia suprarrenal congênita manifesta-se na lactância e no início da infância como sinais e sintomas de virilização com ou sem insuficiência suprarrenal.

Deficiência de androgênio suprarrenal

À semelhança das deficiências de glicocorticoides e mineralocorticoides, a deficiência de androgênios da suprarrenal pode ser primária ou secundária ao hipopituitarismo. De maior importância é a diminuição contínua da produção de androgênios da suprarrenal associada ao envelhecimento e à menopausa (discutida nos Capítulos 8 e 9). O tratamento farmacológico com glicocorticoides orais resulta em supressão do ACTH, que, por sua vez, leva a uma diminuição na produção de androgênios suprarrenais.

HORMÔNIOS DA MEDULA SUPRARRENAL

A discussão anterior concentrou-se nos hormônios produzidos e liberados pelo córtex suprarrenal. Conforme assinalado no início deste capítulo, a glândula suprarrenal é constituída por duas regiões embriologicamente distintas. A medula pode ser considerada um gânglio do sistema nervoso simpático, que, em resposta à estimulação dos neurônios simpáticos pré-ganglionares, à liberação de acetilcolina e à sua ligação a um receptor colinérgico nicotínico nas células cromafins, estimula a produção e a liberação de catecolaminas. A medula forma a parte central da glândula suprarrenal (ver Figura 6-1). É extremamente vascularizada e consiste em grandes células cromafins chamadas *feocromócitos* dispostas em uma rede. Essas células sintetizam e secretam as catecolaminas **epinefrina** (em maiores quantidades), **norepinefrina** e, em menor grau, **dopamina** (ver Figura 6-2).

Química e biossíntese

As catecolaminas são hormônios derivados de um aminoácido, sendo sintetizadas a partir do aminoácido tirosina (Figura 6-9). A tirosina é transportada ativamente nas células, onde sofre quatro reações enzimáticas citosólicas para sua conversão em epinefrina, que são as seguintes:

- Hidroxilação da tirosina em 3,4-di-hidroxifenilalanina (L-dopa) pela enzima **tirosina-hidroxilase**. Essa enzima é encontrada no citosol das células produtoras de catecolaminas e representa o principal ponto de controle na síntese das catecolaminas. A atividade dessa enzima é inibida pela norepinefrina, proporcionando um controle da síntese das catecolaminas por retroalimentação.
- Descarboxilação da L-dopa em dopamina pela enzima **dopa-descarboxilase**, em uma reação que necessita de fosfato de piridoxal como cofator. Esse produto final é acondicionado em vesículas secretoras.
- Hidroxilação da dopamina em norepinefrina pela **dopamina-β-hidroxilase**, uma enzima ligada à membrana encontrada nas vesículas sinápticas que utiliza a vitamina C como cofator. Essa reação ocorre no interior das vesículas secretoras.
- Metilação da norepinefrina em epinefrina pela **feniletanolamina-*N*-metiltransferase**. A atividade dessa enzima citosólica é modulada pela produção adjacente de esteroides suprarrenais, ressaltando a importância do fluxo arterial radial do córtex para a medula.

A conversão da norepinefrina em epinefrina ocorre no citoplasma e, portanto, requer a saída da norepinefrina dos grânulos secretores por um mecanismo de transporte passivo. A epinefrina produzida no citoplasma deve penetrar novamente nas vesículas secretoras por transporte ativo impulsionado pelo trifosfato de adenosina (ATP). Os transportadores envolvidos são os de monoamina vesiculares, expressos exclusivamente nas células neuroendócrinas. Devido à expressão desses transportadores em tecidos simpaticomedulares, sua função pode ser utilizada para fins diagnósticos (como a do transportador de iodeto) para radioimagem e localização dos tumores produtores de catecolaminas (**feocromocitomas**). As catecolaminas nas vesículas secretoras encontram-se em equilíbrio dinâmico com o citoplasma circundante, sendo a captação das catecolaminas nas vesículas equilibrada com sua liberação no citoplasma. No citoplasma, a epinefrina é convertida em metanefrina, e a norepinefrina, em normetanefrina pela enzima catecol-*O*-metiltransferase (COMT) (Figura 6-10). Em seguida, os metabólitos das catecolaminas saem continuamente da célula, tornando-se metanefrinas livres. A síntese das catecolaminas pode ser regulada por alterações na atividade da tirosina-hidroxilase por meio da liberação da inibição do produto final (aguda) ou do aumento na síntese enzimática (crônico).

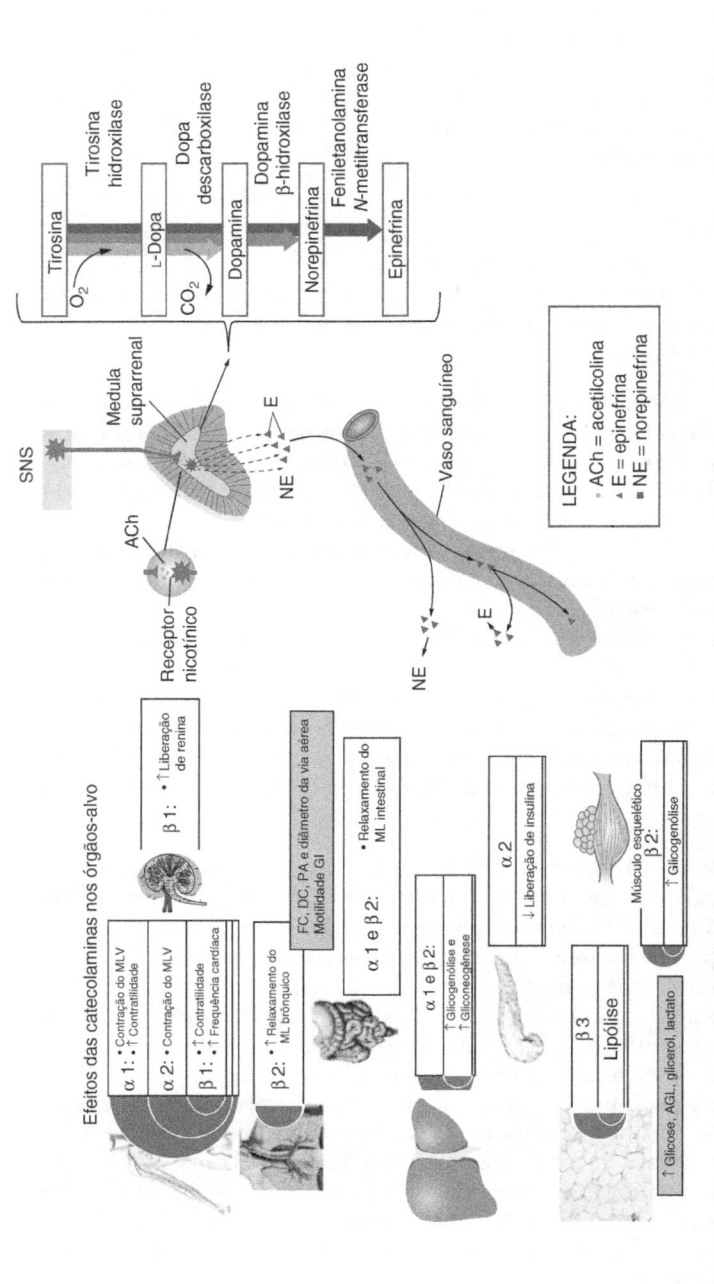

FIGURA 6-9. Via de síntese e ações fisiológicas das catecolaminas. As catecolaminas epinefrina e norepinefrina são sintetizadas nas células cromafins da medula suprarrenal em resposta à liberação de acetilcolina pelos neurônios pré-ganglionares do sistema nervoso simpático (SNS). A síntese das catecolaminas a partir do precursor L-tirosina envolve quatro reações enzimáticas que ocorrem no citosol das células cromafins. São elas: (1) a hidroxilação da tirosina em 3,4-di-hidroxifenilalanina (L-dopa) pela **tirosina-hidroxilase (TH)**, (2) a descarboxilação da L-dopa em dopamina pela **dopa-descarboxilase**, (3) a hidroxilação da dopamina em norepinefrina pela **dopamina-β-hidroxilase** e (4) a metilação da norepinefrina em epinefrina pela **feniletanolamina-N-metiltransferase (PNMT**, de *phenylethanolamine N-methyltransferase*). As catecolaminas liberadas na circulação ligam-se a receptores adrenérgicos distribuídos por todo o corpo. São ilustrados os órgãos-alvo importantes e as respostas fisiológicas. ML, músculo liso; MLV, músculo liso vascular; FC, frequência cardíaca; DC, débito cardíaco; PA, pressão arterial; GI, gastrintestinal; AGL, ácidos graxos livres.

GLÂNDULA SUPRARRENAL

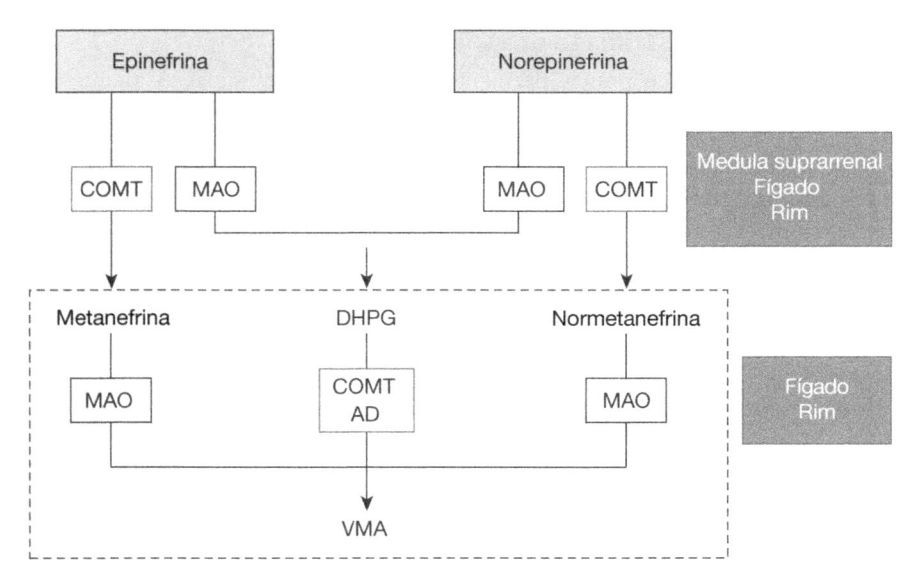

```
      Epinefrina                        Norepinefrina

                                                              Medula suprarrenal
   COMT    MAO                      MAO    COMT                    Fígado
                                                                    Rim

   Metanefrina         DHPG           Normetanefrina

                       COMT                                        Fígado
     MAO                AD              MAO                         Rim


                       VMA
```

FIGURA 6-10. Metabolismo das catecolaminas. As catecolaminas são metabolizadas em metanefrinas principalmente pela catecol-*O*-metiltransferase (COMT) ligada à membrana: a epinefrina em metanefrina e a norepinefrina em normetanefrina nas células cromafins. A norepinefrina no citoplasma dos neurônios simpáticos é metabolizada em 3,4-di-hidroxi-fenilglicol (DHPG) pela monoaminoxidase (MAO). O DHPG sai dos neurônios simpáticos e é convertido em ácido vanilmandélico (VMA). A via metabólica extrassuprarrenal/neuronal das catecolaminas ocorre por meio da MAO, que converte tanto a epinefrina quanto a norepinefrina em DHPG. O DHPG é ainda metabolizado pela COMT e pela aldeído-desidrogenase (AD) em VMA. As catecolaminas e as metanefrinas também sofrem conjugação com sulfato ou com glicuronídeo. Catecolaminas, seus metabólitos e conjugados são excretados na urina. Em condições normais, as proporções das catecolaminas e dos metabólitos urinários são aproximadamente de 50% de metanefrinas, 35% de VMA, 10% de catecolaminas conjugadas e outros metabólitos e menos de 5% de catecolaminas livres.

Liberação das catecolaminas

A liberação das catecolaminas representa uma resposta direta à estimulação nervosa simpática da medula suprarrenal. A acetilcolina liberada das terminações nervosas simpáticas pré-ganglionares liga-se a receptores colinérgicos nicotínicos (canais iônicos regulados por ligantes) na membrana plasmática das células cromafins, levando ao rápido influxo de Na^+ e à despolarização da membrana celular. A despolarização das células leva à ativação dos canais de Ca^{2+} regulados por voltagem, produzindo um influxo de Ca^{2+}. As vesículas sinápticas que contêm as catecolaminas pré-formadas ficam atracadas sob a membrana sináptica e se tornam estreitamente associadas aos canais de Ca^{2+} regulados por voltagem. O influxo de Ca^{2+} desencadeia o processo de exocitose dos grânulos secretores, que liberam as catecolaminas no espaço intersticial, a partir do qual são transportadas na circulação até os órgãos-alvo. O papel fisiológico dos peptídeos (cromograninas, ATP, adrenomedulina, produtos da POMC e outros peptídeos) coliberados com as catecolaminas ainda não foi totalmente estabelecido e não será discutido.

Transporte e metabolismo das catecolaminas

A meia-vida das catecolaminas circulantes é curta (< 2 minutos). A maior parte (> 50%) das catecolaminas liberadas circula ligada à albumina com baixa afinidade. As catecolaminas circulantes podem sofrer recaptação por locais extraneuronais, degradação nas células-alvo pela **catecol-*O*-metiltransferase (COMT)** ou pela **monoaminoxidase (MAO)** ou filtração direta na urina (ver Figura 6-10). A MAO catalisa a primeira etapa de desaminação oxidativa das catecolaminas. A COMT catalisa a conversão da epinefrina e da norepinefrina em metanefrina e normetanefrina. A ação conjunta da MAO, da COMT e da aldeído-desidrogenase sobre a norepinefrina e a epinefrina, particularmente no fígado, produz o metabólito **ácido vanilmandélico (VMA)**, o principal produto final do metabolismo da norepinefrina e da epinefrina. A dopamina metabolizada por essa via produz ácido homovanílico (HVA). O VMA e o HVA são hidrossolúveis e excretados na urina em altos níveis. Sua taxa de excreção urinária constitui um importante índice e um marcador clínico útil para a detecção de tumores, como os feocromocitomas, que produzem catecolaminas em excesso.

Efeitos celulares nos órgãos-alvo

Os efeitos fisiológicos das catecolaminas são mediados por sua ligação a receptores adrenérgicos de membrana celular acoplados à proteína G, amplamente distribuídos por todo o corpo. Como não atravessam facilmente a barreira hematencefálica, as catecolaminas liberadas pela medula suprarrenal exercem seus efeitos quase exclusivamente nos tecidos periféricos, e não no cérebro. As catecolaminas exercem efeitos diferenciais (ver Figura 6-9) dependendo do subtipo de proteína G ao qual o receptor está associado e do mecanismo de transdução de sinais ligado a essa proteína G específica (Tabela 6-3).

Os receptores adrenérgicos são classificados em predominantemente estimuladores (α) ou em predominantemente inibitórios (β). Por conseguinte, a compreensão da seletividade dos receptores e de sua distribuição tecidual é fundamental para prever a resposta do indivíduo a seu uso terapêutico.

Receptores alfa-adrenérgicos

Os receptores α-adrenérgicos exibem maior afinidade pela epinefrina do que pela norepinefrina ou pelo isoproterenol, um agonista sintético. Eles são subdivididos em receptores α_1 e α_2.

Os receptores α_1-adrenérgicos são ainda subdivididos em α_{1A}, α_{1B} e α_{1D}. Trata-se de receptores acoplados à proteína G (G$\alpha_{q/11}$) que ativam a fosfolipase C, resultando em ativação da proteína-quinase C e aumento do Ca^{2+} intracelular (pelo 1,4,5-trifosfato de inositol) e da fosfolipase A_2. O aumento da fosforilação da quinase da cadeia leve da miosina, mediada por aumento do Ca^{2+} calmodulina intracelular mediado por quinase, no músculo liso produz contração dos músculos lisos vascular, brônquico e uterino. Os receptores α_1-adrenérgicos desempenham um importante papel na regulação de diversos processos fisiológicos, incluindo a contratilidade do miocárdio, o efeito cronotrópico e o metabolismo hepático da glicose (Tabela 6-3).

Os receptores α_2-adrenérgicos também são subdivididos em três grupos, α_{2A}, α_{2B} e α_{2C}, e apresentam vários sistemas de segundos mensageiros. Eles podem estar associados às proteínas Gα_i e G_0 e podem diminuir a atividade da adenilato-ciclase,

TABELA 6-3. Efeitos fisiológicos das catecolaminas

Mediados pelos receptores α-adrenérgicos	Mediados pelos receptores β-adrenérgicos
Vasoconstrição	Vasodilatação
Dilatação da íris	Cardioaceleração
Relaxamento intestinal	Aumento da força de contração do miocárdio
Contração dos esfincteres intestinais	Relaxamento das paredes intestinal e vesical
Contração pilomotora	Relaxamento do útero
Contração do esfincter vesical	Broncodilatação
Broncoconstrição	Calorigênese
Contração do músculo liso uterino	Glicogenólise
Contratilidade cardíaca	Lipólise
Produção hepática de glicose	Aumento da liberação de renina
Diminuição da liberação de insulina	Aumento da liberação de glucagon

ativar os canais de K^+, inibir os canais de Ca^{2+} e ativar a fosfolipase C ou a fosfolipase A_2 (Figura 6-11). Inicialmente, os receptores α_2-adrenérgicos foram caracterizados como pré-sinápticos, atuando em uma alça de retroalimentação negativa para regular a liberação de norepinefrina. Todavia, também estão envolvidos em funções pós-sinápticas e desempenham um papel na homeostasia da pressão arterial (ver Tabela 6-3). Alguns dos efeitos fisiológicos mediados por esse subtipo de receptores envolvem ações em dois subtipos de receptores α_2 que se contrapõem. Por exemplo, a estimulação dos receptores α_{2A} diminui o efluxo simpático e a pressão arterial, enquanto a estimulação dos receptores α_{2B} aumenta a pressão arterial por meio de vasoconstrição direta. Os receptores α_2-adrenérgicos estão implicados em diversas funções fisiológicas, em particular no sistema cardiovascular e no sistema nervoso central. Clinicamente, são utilizados agonistas dos receptores α_2-adrenérgicos no tratamento da hipertensão, do glaucoma e do transtorno de déficit de atenção, na supressão da abstinência de opiáceos e como adjuvantes da anestesia geral.

Receptores beta-adrenérgicos

Os receptores β-adrenérgicos foram subclassificados em β_1, β_2 e β_3. Eles exibem maior afinidade pelo isoproterenol do que pela epinefrina ou pela norepinefrina. Os três subtipos de receptores estão associados às proteínas $G\alpha_s$ e sua estimulação leva a um aumento do AMPc (Figura 6-11).

O receptor β_1-adrenérgico desempenha um importante papel na regulação da contração e do relaxamento dos miócitos cardíacos por meio da fosforilação dos canais de Ca^{2+} do tipo L no sarcolema, dos canais de Ca^{2+} sensíveis à rianodina no retículo sarcoplasmático, da troponina I e da fosfolambana (ver Figura 6-9). O efeito fisiológico global consiste no aumento da contratilidade cardíaca. Os antagonistas

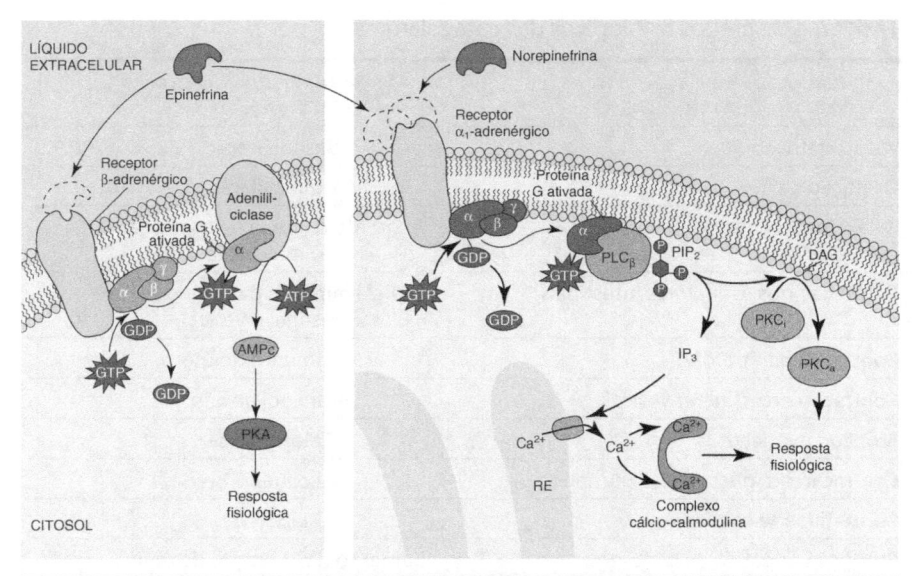

Receptor adrenérgico	Proteína G	Segundo mensageiro
Receptores β-adrenérgicos β_1, β_2, β_3	Proteína G $G\alpha_s$	↑ Adenilato-ciclase e AMPc
Receptores α_1-adrenérgicos α_{1A}, α_{1B}, α_{1D}	Na maioria, $G_{q/11}$	↑ PLC (gera IP_3 e DAG) DAG ativa PKC (IP_3 desencadeia a liberação de Ca^{2+})
Receptores α_2-adrenérgicos α_{2A}, α_{2B}, α_{2C}	Na maioria, $G\alpha_i$ e G_0	↓ Adenilato-ciclase (↓ AMPc) ↑ PLC ou PLA_2 (efeito similar ao dos receptores α_1-adrenérgicos)

FIGURA 6-11. Receptores adrenérgicos. As catecolaminas epinefrina e norepinefrina ligam-se a receptores acoplados à proteína G da membrana celular em vários tecidos. Esses receptores pertencem a duas famílias gerais: alfa e beta. São ainda subdivididos conforme mostrado no quadro. DAG, diacilglicerol; GDP, difosfato de guanidina; GTP, trifosfato de guanidina; IP_3, inositol 1,4,5-trifosfato; PLC_β, fosfolipase C_β; RE, retículo endoplasmático.

dos receptores β_1 constituem a medicação de primeira linha para pacientes com hipertensão, doença arterial coronariana ou insuficiência cardíaca crônica.

O receptor β_2-adrenérgico medeia várias respostas fisiológicas, como vasodilatação, relaxamento do músculo liso brônquico e lipólise, em diversos tecidos. São utilizados agonistas seletivos do receptor β_2-adrenérgico como broncodilatadores no tratamento da asma.

O receptor β_3-adrenérgico desempenha um importante papel ao mediar a termogênese e a lipólise estimuladas pelas catecolaminas.

Efeitos fisiológicos das catecolaminas

As catecolaminas são liberadas em resposta à estimulação simpática e são fundamentais na resposta de estresse a uma agressão física ou psicológica, como perda grave de sangue, diminuição do nível de glicemia, lesão traumática, intervenção cirúrgica ou experiência desagradável. Como elas fazem parte da resposta de "luta ou fuga", seus efeitos fisiológicos consistem em alerta, dilatação das pupilas, piloereção, sudorese, dilatação brônquica, taquicardia, inibição da atividade do músculo liso e constrição dos esfincteres no trato gastrintestinal (ver Tabela 6-3). A maioria dos eventos envolvidos no enfrentamento de uma situação estressante exige gasto de energia. As catecolaminas asseguram a mobilização de substrato do fígado, do músculo e da gordura, estimulando a degradação do glicogênio (glicogenólise) e da gordura (lipólise). Por conseguinte, o aumento das catecolaminas circulantes está associado a elevações dos níveis plasmáticos de glicose, glicerol e ácidos graxos livres. Alguns dos efeitos mais importantes das catecolaminas são exercidos no sistema cardiovascular, onde aumentam a frequência cardíaca (taquicardia), produzem vasoconstrição periférica e elevam a resistência vascular (ver Figura 6-9).

Regulação dos receptores adrenérgicos

A liberação das catecolaminas e seus efeitos são de curta duração em condições fisiológicas normais. Todavia, a estimulação crônica leva a elevações sustentadas das catecolaminas circulantes, e a consequente estimulação dos receptores adrenérgicos pode levar a alterações na responsividade dos tecidos. Alterações semelhantes na responsividade podem ser induzidas pela produção endógena de agonistas ou pela administração exógena de agonistas farmacológicos. São exemplos a dessensibilização promovida por agonistas β na asma e a taquifilaxia estimulada por agonistas α em pacientes em uso de descongestionantes nasais simpaticomiméticos. A exposição persistente a um agonista do receptor adrenérgico também pode resultar em perda efetiva de receptores, devido à degradação ou à dessensibilização dos receptores. Foram descritos vários mecanismos de dessensibilização. Por exemplo, depois de apenas alguns minutos de exposição a um agonista $β_2$-adrenérgico, o receptor é fosforilado. Essa fosforilação interfere no acoplamento do receptor com a proteína G. Após uma exposição mais prolongada a agonistas dos receptores adrenérgicos, esses receptores são internalizados abaixo da superfície celular. Por fim, com exposição crônica a agonistas dos receptores, pode-se verificar uma redução do número de receptores na membrana plasmática, devido à síntese diminuída do receptor (infrarregulação, ou *downregulation*).

Os receptores adrenérgicos também podem sofrer suprarregulação (*upregulation*) devido a um aumento na transcrição do gene do receptor. Dois hormônios produzem esse efeito: os glicocorticoides e o hormônio da tireoide. Além disso, esses dois hormônios podem regular a expressão de vários tipos de receptores adrenérgicos por eventos pós-transcrição. Os vários subtipos de receptores adrenérgicos diferem quanto à sua suscetibilidade a esses eventos promovidos por agonistas. A suprarregulação dos receptores pelo hormônio da tireoide é crítica nos pacientes hipertireóideos, visto que os efeitos combinados desse hormônio com as catecolaminas podem exacerbar as manifestações cardiovasculares da doença.

Doenças de produção excessiva e secreção deficiente de catecolaminas das suprarrenais

Conforme assinalado no início deste capítulo, a medula suprarrenal e os gânglios do sistema nervoso simpático originam-se da crista neural embrionária. Com base na coloração histoquímica (coloração negra causada pela oxidação cromafim das catecolaminas), as células endócrinas desse sistema simpaticoadrenal são denominadas cromafins, e os tumores que surgem a partir dessas células são conhecidos como **feocromocitomas**. Os feocromocitomas são neoplasias raras que produzem catecolaminas. Os pacientes apresentam sinais dos efeitos de excesso das catecolaminas, como hipertensão sustentada ou paroxística associada com cefaleia, sudorese ou palpitações. Os níveis plasmáticos e urinários elevados de catecolaminas e seus metabólitos (VMA e metanefrinas) constituem a base para o estabelecimento do diagnóstico.

Avaliação bioquímica da função suprarrenal

Dispõe-se de várias abordagens para a avaliação da função suprarrenal para uso clínico. Todas essas abordagens envolvem a base fisiológica do metabolismo e da regulação da produção dos hormônios suprarrenais. Algumas das abordagens mais prevalentes são mencionadas aqui. A mais simples consiste na dosagem do hormônio ou dos produtos de degradação do metabolismo hormonal na urina. A coleta de urina de 24 horas para essas dosagens tem a vantagem de proporcionar uma medida integrada da produção hormonal durante o período de 24 horas.

Devido à variabilidade das concentrações plasmáticas de cortisol em consequência de sua liberação pulsátil e do ritmo circadiano, é difícil interpretar os resultados dos níveis plasmáticos de cortisol. A hipersecreção de cortisol é confirmada pela dosagem da excreção urinária de cortisol no período de 24 horas, que integra as mudanças na concentração de cortisol durante o dia e constitui uma medida mais confiável da produção total de cortisol.

Teste de supressão com dexametasona

A administração de uma pequena dose de dexametasona, um análogo glicocorticoide sintético, durante dois dias (em baixa dose) ou durante a noite (em dose mais alta) suprime a liberação de CRH e de ACTH e, portanto, a produção de cortisol. Esse teste baseia-se no fato de que, na maioria das situações, as células tumorais de corticotrofos na doença de Cushing conservam alguma responsividade aos efeitos de retroalimentação negativa dos glicocorticoides. Diferentemente, isso não ocorre com tumores produtores de ACTH ectópico. O teste padronizado é efetuado em coletas de urina de 24 horas para dosagem do cortisol ou de seu metabólito. Por conseguinte, o teste de dexametasona-CRH é utilizado para diferenciar o hipercortisolismo dependente de ACTH hipofisário (doença de Cushing) daquele dependente de ACTH ectópico (síndrome de Cushing).

Teste de estímulo com metirapona

O teste com metirapona mede a capacidade do eixo HHSR de responder a uma redução aguda dos níveis séricos de cortisol. A metirapona inibe a 11β-hidroxilase, impedindo as últimas etapas do processo de síntese cortisol. A diminuição dos níveis de cortisol deve resultar em aumento da liberação de ACTH e esteroidogênese suprarrenal, com elevação dos níveis circulantes de 11-desoxicortisol, o último precursor na síntese de cortisol. Os pacientes com insuficiência suprarrenal não respondem ao aumento do ACTH produzido pelos níveis diminuídos de cortisol.

Teste de estímulo com hormônio de liberação da corticotrofina

O teste de estímulo com CRH mede a capacidade da hipófise de secretar ACTH, bem como a capacidade da glândula suprarrenal de responder com aumento do cortisol. O teste com CRH pode ajudar a diferenciar uma fonte hipofisária (p. ex., doença de Cushing) de uma fonte ectópica de ACTH. Os pacientes com doença de Cushing respondem à administração de CRH com uma elevação significativa (cerca de duas vezes) nos níveis plasmáticos de ACTH e cortisol. Por outro lado, os pacientes com tumores produtores de ACTH ectópico raramente respondem com uma exacerbação dos níveis de cortisol após a administração de CRH.

CONCEITOS-CHAVE

1. A produção e a liberação de glicocorticoides são reguladas pelo ACTH.

2. A liberação de mineralocorticoides encontra-se sob a regulação da angiotensina II e do K^+.

3. Os receptores de hormônios esteroides produzem seus efeitos pela ligação a elementos de resposta ao hormônio no DNA e pela modulação (aumento ou redução) da transcrição gênica.

4. A especificidade do receptor de mineralocorticoides é conferida pela especificidade de distribuição tecidual e pela conversão localizada dos glicocorticoides em cortisona pela 11β-hidroxiesteroide-desidrogenase tipo II.

5. Os glicocorticoides facilitam a mobilização de energia, diminuem a utilização da glicose e produzem imunossupressão.

6. A aldosterona aumenta a reabsorção renal de sódio e aumenta a excreção de potássio.

7. A liberação de catecolaminas está sob o controle do sistema nervoso simpático.

8. A resposta do hospedeiro ao estresse depende de uma estreita interação entre o cortisol e as catecolaminas para assegurar uma mobilização adequada de energia e controle hemodinâmico.

QUESTÕES PARA ESTUDO

6-1. Um pedreiro de 49 anos de idade tem uma história de fraqueza muscular, ocorrência fácil de equimoses, dor lombar e cefaleia de 10 meses de duração. O exame físico revela hiperpigmentação cutânea, obesidade pronunciada do tronco com "giba de búfalo" e pressão arterial de 180/100 mmHg. Os exames laboratoriais revelam concentrações elevadas de cortisol circulante, com ausência de ritmo circadiano. Com a administração de um agonista dos glicocorticoides em alta dose, você constata uma redução significativa dos níveis plasmáticos de cortisol. Qual é a causa mais provável desses sintomas?
   a. Hipersecreção adrenocortical de origem hipofisária.
   b. Destruição autoimune do córtex suprarrenal.
   c. Hiperplasia suprarrenal congênita.
   d. Produção ectópica de ACTH no pulmão.
   e. Hiperaldosteronismo primário.

6-2. Uma mulher de 35 anos de idade observa um ganho de peso de 7 kg no último ano. Ela apresenta períodos menstruais normais. Ao exame físico, a pressão arterial é de 170/105 mmHg. O painel dos eletrólitos séricos revela sódio de 141 mmol/L, potássio de 4,4 mmol/L, cloreto de 100 mmol/L, CO_2 de 25 mmol/L, glicose de 181 mg/dL e creatinina de 1,0 mg/dL. Qual das seguintes condições você espera encontrar nessa paciente?
   a. Prolactinoma.
   b. Carcinoma metastático de pulmão.
   c. Adenoma suprarrenal.
   d. Consumo excessivo de alcaçuz.
   e. Doença de Graves.

6-3. Um homem de 55 anos de idade apresenta cefaleias episódicas nos últimos três meses. Ao exame físico, a pressão arterial é de 185/110 mmHg, sem qualquer outro achado notável. Os exames laboratoriais revelam sódio de 145 mmol/L, potássio de 4,3 mmol/L, cloreto de 103 mmol/L, glicose de 91 mg/dL e creatinina de 1,3 mg/dL. A tomografia computadorizada do abdome revela a presença de uma massa de 7 cm na glândula suprarrenal esquerda. Durante a cirurgia, enquanto o cirurgião está removendo essa glândula, o anestesista percebe uma acentuada elevação da pressão arterial. Qual dos seguintes resultados laboratoriais teria mais probabilidade de ter sido observado nesse paciente antes da cirurgia?
   a. Nível sérico de cortisol de 90 nmol/L.
   b. Ácido vanilmandélico urinário de 25 µmol/dia.
   c. Nível sérico de ACTH de 30 pmol/L.
   d. Catecolaminas livres urinárias de 1.090 nmol/dia.
   e. Aldosterona de 300 pmol/L.

6-4. Um homem de 44 anos de idade teve cefaleia durante quatro meses. Ao exame físico, verifica-se uma pressão arterial de 170/110 mmHg. Os exames laboratoriais revelam nível sérico de sódio de 147 mmol/L, potássio de 2,3 mmol/L, cloreto de

103 mmol/L, glicose de 82 mg/dL e creatinina de 1,2 mg/dL. A atividade da renina plasmática é de 0,1 ng/mL/h (valores normais: 1,9-3,7 ng/mL/h), e o nível sérico de aldosterona é de 65 ng/mL. Qual das seguintes anormalidades é a causa mais provável desses achados?
a. Feocromocitoma.
b. Síndrome de Cushing iatrogênica.
c. Adenoma hipofisário.
d. Adenoma suprarrenal.
e. Deficiência de 21-hidroxilase.

LEITURAS SUGERIDAS

Boscaro M, Barzon L, Fallo F, Sonino N. Cushing's syndrome. *Lancet.* 2001;357:783.
Eaton DC, Malik B, Saxena NC, Al-Khalili OK, Yue G. Mechanisms of aldosterone's action on epithelial Na^+ transport. *J Membr Biol.* 2001;184:313.
Ehrhart-Bornstein M, Hinson JP, Bornstein SR, Scherbaum WA, Vinson GP. Intraadrenal interactions in the regulation of adrenocortical steroidogenesis. *Endocr Rev.* 1998;19:101.
Eisenhofer G, Kopin IJ, Goldstein DS. Catecholamine metabolism contemporary review with implications for physiology and medicine. *Pharmacol Rev.* 2004; 56:331.
Ganguly A. Current concepts: primary aldosteronism. *N Engl J Med.* 1998;339:1828.
McEwen BS. Protective and damaging effects of stress mediators. *N Engl J Med.* 1998;338:171.
Nelson HS. Drug therapy: β-adrenergic bronchodilators. *N Engl J Med.* 1995;333:499.
Newell-Price J, Trainer P, Besser M, Grossman A. The diagnosis and differential diagnosis of Cushing's syndrome and pseudo-Cushing's states. *Endocr Rev.* 1998;19:647.
Ngarmukos C, Grekin RJ. Nontraditional aspects of aldosterone physiology. *Am J Physiol Endocrinol Metab.* 2001;281:E1122.
Orth DN. Medical progress: Cushing's syndrome. *N Engl J Med.* 1995;332:791.
Spät A, Hunyady L. Control of aldosterone secretion: a model for convergence in cellular signaling pathways. *Physiol. Rev.* 2004;84(2):489–539.
Stocco DM. STAR protein and the regulation of steroid hormone biosynthesis. *Annu Rev Physiol.* 2001;63:193.

Pâncreas endócrino

7

OBJETIVOS

- Identificar os principais hormônios secretados pelo pâncreas endócrino, suas células de origem e sua natureza química.
- Compreender os mecanismos nutricionais, neurais e hormonais que regulam a liberação dos hormônios pancreáticos.
- Citar os principais órgãos-alvo de ação da insulina e do glucagon, bem como seus principais efeitos fisiológicos.
- Identificar a sequência temporal para o início e a duração das ações biológicas da insulina e do glucagon.
- Identificar os estados patológicos provocados pela hipersecreção, pela secreção deficiente ou pela diminuição da sensibilidade à insulina e descrever as principais manifestações de cada um deles.

O pâncreas é uma glândula exócrina e endócrina mista que desempenha um papel fundamental na digestão e no metabolismo, na utilização e no armazenamento dos substratos energéticos. Este capítulo trata da função endócrina do pâncreas pela liberação de insulina e glucagon, bem como dos mecanismos pelos quais os referidos hormônios regulam os eventos essenciais na manutenção da homeostasia da glicose. A manutenção dessa homeostasia assemelha-se à do equilíbrio do cálcio, discutida no Capítulo 5, em que diversos tecidos e hormônios interagem no processo regulador. No caso da glicose, o processo envolve um equilíbrio regulado entre a liberação hepática da glicose (a partir de degradação do glicogênio e gliconeogênese), a absorção dietética da glicose e sua captação e o processamento pelo músculo esquelético e pelo tecido adiposo. Os hormônios pancreáticos insulina e glucagon desempenham papéis fundamentais na regulação de cada um desses processos, e seus efeitos globais são, em parte, modificados por outros hormônios, como o hormônio do crescimento, o cortisol e a epinefrina (adrenalina). Além da insulina e do glucagon, o pâncreas endócrino também secreta somatostatina, amilina e polipeptídeo pancreático.

ANATOMIA FUNCIONAL

O pâncreas é uma glândula retroperitoneal dividida em cabeça, corpo e cauda, localizada próximo ao duodeno. A maior parte da massa do pâncreas é constituída de células exócrinas, agrupadas em lóbulos (ácinos) divididos por tecido conectivo e conectados ao ducto que drena no ducto pancreático e no duodeno. As células exócrinas do pâncreas produzem e secretam um líquido alcalino rico em enzimas digestivas no intestino delgado. A principal função dessas enzimas consiste em ajudar no processo digestivo. Mergulhados no interior dos ácinos, encontram-se pequenos grupos altamente vascularizados de células endócrinas denominados **ilhotas de Langerhans,** nos quais predominam dois tipos de células endócrinas (β e α). As células β representam a maior parte da massa total de células endócrinas, e seu principal produto secretor é a **insulina.** As células α constituem cerca de 20% das células endócrinas e são responsáveis pela secreção do **glucagon.** Um pequeno número de células δ secreta **somatostatina,** e um número ainda menor de células secreta o **polipeptídeo pancreático.** A localização desses tipos celulares no interior das ilhotas exibe um padrão particular, com as células β localizadas centralmente, circundadas pelas células α e δ.

O suprimento sanguíneo arterial do pâncreas deriva da artéria esplênica e das artérias pancreático-duodenais superior e inferior. Apesar de as ilhotas representarem apenas 1 a 2% da massa do pâncreas, elas recebem cerca de 10 a 15% do fluxo sanguíneo pancreático. A rica vascularização proporcionada por capilares fenestrados possibilita um rápido acesso à circulação para os hormônios secretados pelas células das ilhotas. O sangue venoso do pâncreas drena na veia porta hepática. Por conseguinte, o fígado, o principal órgão-alvo dos efeitos fisiológicos dos hormônios pancreáticos, é exposto às maiores concentrações desses hormônios. Após o metabolismo hepático de primeira passagem, os hormônios do pâncreas endócrino distribuem-se pela circulação sistêmica.

Os nervos parassimpáticos, simpáticos e sensitivos inervam ricamente as ilhotas pancreáticas, e os respectivos neurotransmissores e neuropeptídeos liberados de suas terminações nervosas exercem efeitos reguladores importantes sobre a liberação hormonal pelo pâncreas endócrino. A acetilcolina, o polipeptídeo intestinal vasoativo, o polipeptídeo de ativação da adenilato-ciclase da hipófise e o peptídeo de liberação da gastrina são liberados das terminações nervosas parassimpáticas. A norepinefrina (noradrenalina), a galanina e o neuropeptídeo Y são liberados das terminações nervosas simpáticas. A ativação do nervo vago estimula a secreção de insulina, glucagon, somatostatina e polipeptídeo pancreático. A estimulação nervosa simpática inibe a secreção de insulina basal e estimulada pela glicose, bem como a liberação de somatostatina, e estimula a secreção do glucagon e do polipeptídeo pancreático.

HORMÔNIOS PANCREÁTICOS

Insulina

Síntese, liberação e degradação da insulina

O processo envolvido na síntese e na liberação da insulina, um hormônio polipeptídico, pelas células β do pâncreas assemelha-se ao dos outros hormônios peptídicos, conforme discutido no Capítulo 1 (Figura 1-2). A pré-proinsulina sofre clivagem de seu peptídeo sinalizador durante a inserção no retículo endoplasmático, gerando a proinsulina (Figura 7-1). A proinsulina consiste em uma cadeia β aminoterminal, uma cadeia α carboxiterminal e um peptídeo de conexão, conhecido como **peptídeo C,** que liga as cadeias α e β. A ligação das duas cadeias possibilita o dobramento apropriado da molécula e a formação de pontes de dissulfeto entre as cadeias.

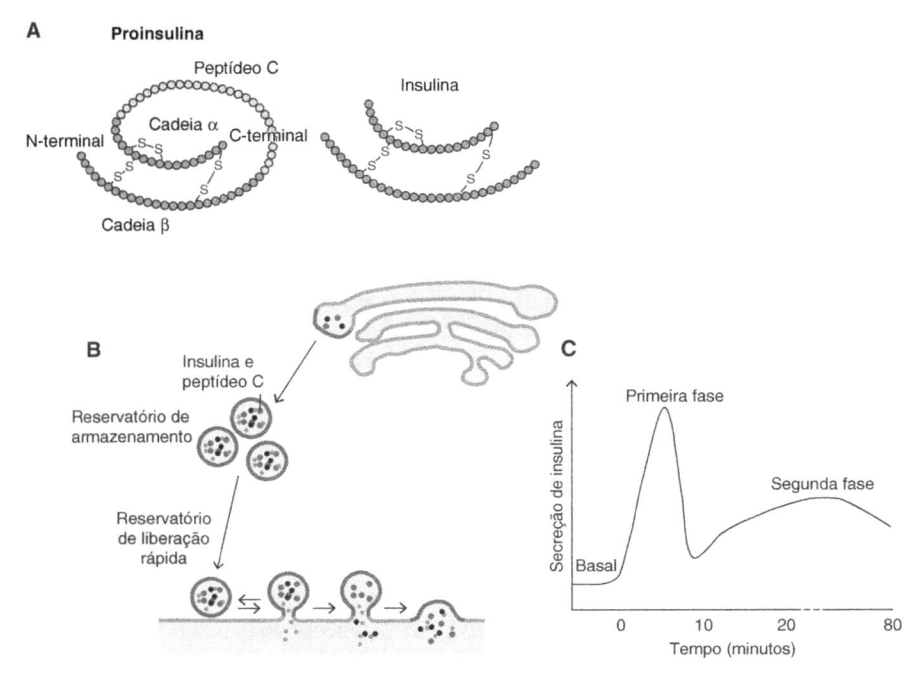

FIGURA 7-1. Estrutura e padrão de liberação da insulina. **A.** A insulina é um hormônio peptídico sintetizado a partir da pré-proinsulina. A pré-proinsulina sofre modificação pós-tradução no retículo endoplasmático para formar a proinsulina. A forma ativa da insulina é produzida por meio de modificação da proinsulina pela clivagem da estrutura do peptídeo C que liga as cadeias α e β. **B.** Tanto a insulina quanto o peptídeo C clivado são acondicionados em grânulos secretores e coliberados em resposta à estimulação da glicose. **C.** A liberação de insulina ocorre de modo bifásico: dos grânulos secretores de liberação rápida e dos grânulos que precisam sofrer uma série de reações preparatórias, incluindo mobilização para a membrana plasmática. Em resposta a uma refeição, o aumento na liberação de insulina resulta de uma maior frequência e amplitude de sua liberação pulsátil.

No retículo endoplasmático, a proinsulina é processada por endopeptidases específicas, que clivam o peptídeo C, expondo a extremidade da cadeia da insulina que interage com o receptor de insulina, gerando a forma madura da insulina. A insulina e o peptídeo C livre são acondicionados em grânulos secretores no aparelho de Golgi. Esses grânulos acumulam-se no citoplasma em dois reservatórios: um de liberação rápida (5%) e um de armazenamento dos grânulos (mais de 95%). Quando estimuladas, as células β liberam insulina de acordo com um padrão bifásico: inicialmente do reservatório de liberação rápida, seguido pelo reservatório de armazenamento dos grânulos. Apenas uma pequena fração das reservas celulares de insulina é liberada, mesmo em condições de estimulação máxima. A insulina circula em sua forma livre, com meia-vida de 3 a 8 minutos, e é degradada predominantemente pelo fígado, com degradação de mais de 50% durante sua primeira passagem. Ocorre degradação adicional nos rins, bem como em tecidos-alvo, por proteases da insulina após a endocitose do hormônio ligado ao receptor.

A exocitose do conteúdo dos grânulos secretores resulta na liberação de quantidades iguais de insulina e de peptídeo C na circulação porta do fígado. A importância do peptídeo C é que, diferentemente da insulina, ele não é prontamente degradado no fígado. Por conseguinte, a meia-vida relativamente longa do peptídeo (35 minutos) faz sua liberação ser utilizada como índice da capacidade secretora do pâncreas endócrino. O peptídeo C pode ter alguma ação biológica, visto que evidências recentes indicam que sua reposição melhora a função renal e a disfunção nervosa em pacientes com diabetes tipo 1. O receptor e os mecanismos de sinalização envolvidos nessas respostas ainda estão em fase de pesquisa.

A sequência de aminoácidos da insulina é altamente conservada entre as espécies. No passado, a insulina suína e a bovina eram usadas para tratar pacientes com diabetes melito. Na atualidade, dispõe-se de insulina recombinante humana, que substituiu a de origem animal, evitando-se, assim, problemas como o desenvolvimento de anticorpos dirigidos contra a insulina não humana.

Regulação da liberação de insulina

A célula β do pâncreas atua como integrador neuroendócrino, que responde a alterações nos níveis plasmáticos de substratos energéticos (glicose e aminoácidos), hormônios (insulina, peptídeo semelhante ao glucagon 1, somatostatina e epinefrina) e neurotransmissores (norepinefrina e acetilcolina), aumentando ou diminuindo a liberação de insulina (Figura 7-2). A glicose constitui o principal estímulo para a liberação de insulina pelas células β do pâncreas. Além disso, ela exerce um efeito permissivo para os outros moduladores da secreção da insulina.

A estimulação da liberação de insulina induzida pela glicose resulta do metabolismo da glicose pela célula β (ver Figura 7-2). A glicose penetra na célula β por meio de um transportador de glicose 2 (GLUT 2, de *glucose transporter 2*) ligado à membrana e sofre fosforilação imediata pela glicoquinase na etapa inicial da glicólise, levando finalmente à geração de trifosfato de adenosina (ATP) pelo ciclo de Krebs. O consequente aumento na razão entre os níveis intracelulares de ATP e difosfato de adenosina (ADP) inibe (i.e., fecha) os canais de K^+ sensíveis ao ATP (K_{ATP}) na célula β, reduzindo, assim, o efluxo de K^+. O efluxo diminuído de K^+ resulta em despolarização da membrana, ativação (abertura) dos canais de Ca^{2+} dependentes de voltagem e aumento do influxo de Ca^{2+}. A elevação nas concentrações citosólicas de Ca^{2+} desencadeia a exocitose dos grânulos secretores de insulina, bem como a liberação do hormônio no espaço extracelular e na circulação. É importante assinalar que a regulação dos canais de K^+ pelo ATP é mediada pelo receptor de sulfonilureia. Isso constitui a base para o uso terapêutico das sulfonilureias no tratamento do diabetes melito.

As concentrações de Ca^{2+} nas células β também são elevadas pelos aminoácidos, por meio de seu metabolismo e sua geração de ATP, ou pela despolarização direta da membrana plasmática. Outros fatores (mostrados na Figura 7-2) que amplificam a liberação de insulina das células β em resposta à glicose incluem a acetilcolina, a colecistoquinina, o peptídeo gastrintestinal, também conhecido como polipeptídeo insulinotrópico dependente de glicose, e o peptídeo semelhante ao glucagon 1 (GLP-1). Todas essas substâncias ligam-se a receptores de superfície celular e desencadeiam mecanismos de sinalização distais que controlam a liberação de insulina. A acetilcolina e a colecistoquinina promovem a degradação do fosfoinositídeo,

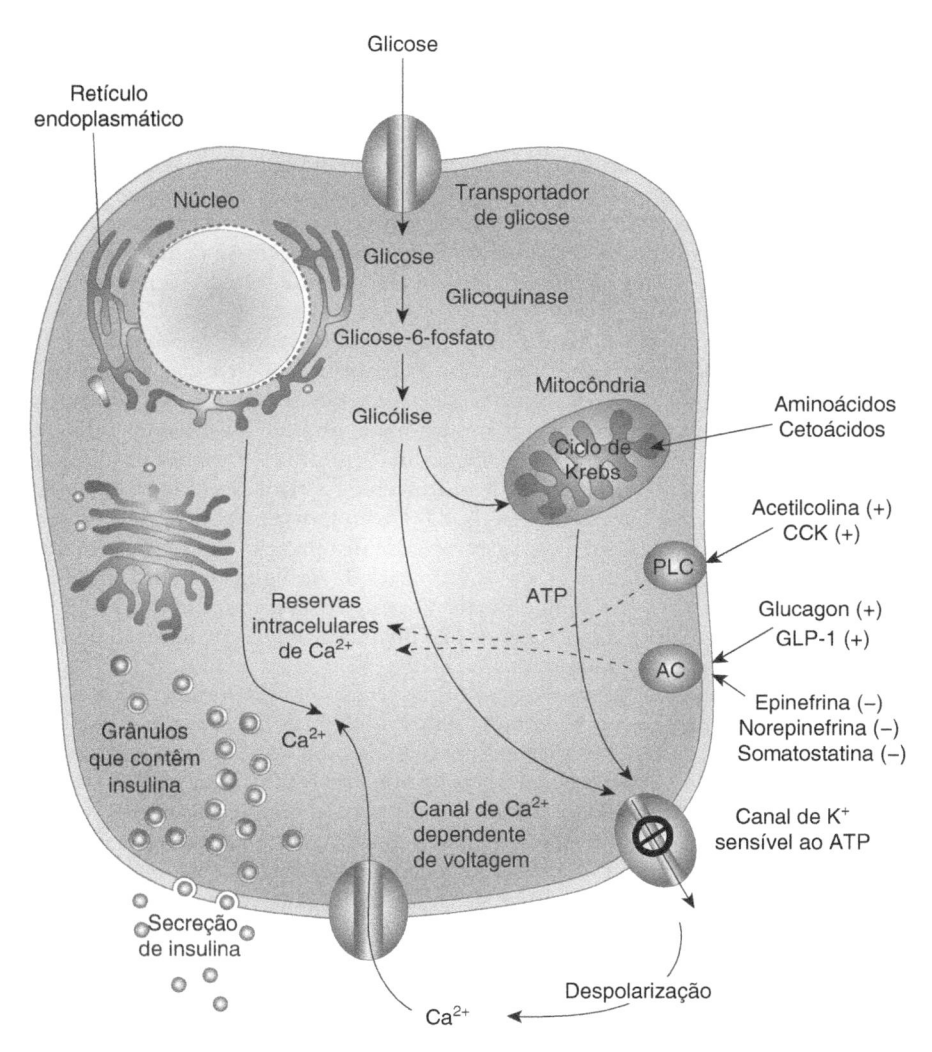

FIGURA 7-2. Regulação da liberação de insulina. A glicose constitui o principal estímulo para a liberação de insulina pelas células β do pâncreas. Ela penetra na célula β por meio de uma proteína específica, o transportador de glicose 2 (GLUT 2), e sofre glicólise, com consequente geração de ATP. O aumento da razão ATP/ADP leva à inibição e ao fechamento dos canais de K+ sensíveis ao ATP (alvo das sulfonilureias), resultando em despolarização da membrana plasmática e abertura dos canais de Ca^{2+} dependentes de voltagem. O aumento do influxo de Ca^{2+} associado à mobilização do Ca^{2+} das reservas intracelulares leva à fusão dos grânulos secretores contendo insulina com a membrana plasmática, com liberação da insulina (e do peptídeo C) na circulação. Outros fatores também podem estimular a liberação de insulina pela célula β, incluindo hormônios (peptídeo semelhante ao glucagon 1) e neurotransmissores (acetilcolina). A glicose atua de modo sinérgico com esses mediadores e amplifica a resposta secretora das células β a esses fatores. AC, adenilato-ciclase. (Modificada com permissão de Fajans SS, Bell GI, Polonsky KS. Molecular mechanisms and clinical pathophysiology of maturity-onset diabetes of the young, *N Engl J Med.* 2001 Sep 27;345(13):971-980.)

com consequente mobilização do Ca^{2+} a partir das reservas intracelulares, influxo de Ca^{2+} através da membrana e ativação da proteína-quinase C. O GLP-1 eleva os níveis de monofosfato de 3′,5′-adenosina cíclico (AMPc) e ativa a proteína-quinase A dependente de AMPc. A geração de AMPc, 1,4,5-trifosfato de inositol (IP_3), diacilglicerol e ácido araquidônico e a ativação da proteína-quinase C amplificam o sinal do Ca^{2+}, diminuindo a captação de Ca^{2+} pelas reservas celulares e promovendo tanto a fosforilação quanto a ativação das proteínas que desencadeiam a exocitose da insulina. As catecolaminas e a somatostatina inibem a secreção de insulina pelos mecanismos dos receptores acoplados à proteína G, pela inibição da adenilato-ciclase e pela modificação da regulação dos canais de Ca^{2+} e de K^+.

A regulação a curto prazo da liberação de insulina é mediada pela modificação da tradução do RNA mensageiro (mRNA) da proinsulina. Ao longo de períodos mais extensos, a glicose também aumenta o conteúdo de mRNA da proinsulina pela estimulação da transcrição do gene da proinsulina e pela estabilização do mRNA. Conforme assinalado anteriormente, a liberação de insulina em resposta à glicose é bifásica, com a rápida liberação inicial de insulina pré-formada, seguida da liberação mais sustentada de insulina recém-sintetizada. Essa resposta bifásica à glicose constitui uma importante característica da secreção de insulina estimulada pela glicose (ver Figura 7-1). A primeira fase ocorre em um período de alguns minutos, enquanto a segunda se estende por 1 hora ou mais. Foram aventadas várias hipóteses para explicar a natureza bifásica da secreção de insulina, incluindo a participação de dois reservatórios separados de grânulos de insulina.

A liberação de insulina durante o dia é de natureza pulsátil e rítmica. A liberação pulsátil é importante para a obtenção de efeitos fisiológicos máximos. Em particular, parece ser de importância crítica na supressão da produção hepática de glicose e no processamento da glicose mediado pela insulina no tecido adiposo. A liberação de insulina aumenta depois de uma refeição em resposta a elevações nos níveis plasmáticos de glicose e aminoácidos. A secreção resulta da combinação de um aumento da quantidade total de insulina liberada em cada surto secretor com um aumento da frequência dos pulsos de magnitude semelhante. Acredita-se que o aumento sincronizado da liberação de insulina seja o resultado do recrutamento das células β para liberar insulina. Embora ainda não se tenha esclarecido como as células β se comunicam entre si para sincronizar a liberação de insulina, alguns dos mecanismos propostos incluem as junções comunicantes (*gap junctions*), possibilitando a passagem de íons e pequenas moléculas, e a propagação da despolarização da membrana, que ajuda na sincronização entre as células. Além disso, foi demonstrado que fatores neurais, hormonais e de substratos intrapancreáticos desempenham um importante papel no padrão pulsátil de liberação da insulina.

Efeitos fisiológicos da insulina

A insulina exerce uma ampla variedade de efeitos, que incluem imediatos (em questão de segundos), como a modulação do transporte de íons (K^+) e de glicose na célula; precoces (em poucos minutos), como a regulação da atividade enzimática metabólica; moderados (em vários minutos a horas), como a modulação da síntese das enzimas; e tardios (em várias horas a dias), como os efeitos sobre o crescimento e a diferenciação celular. De modo global, as ações da insulina nos órgãos-alvo são anabólicas, promovendo a síntese de carboidratos, lipídeos e proteínas, sendo esses efeitos mediados pela ligação ao receptor de insulina (Tabela 7-1).

TABELA 7-1. Efeitos da insulina sobre o metabolismo dos carboidratos, dos lipídeos e das proteínas

Efeitos metabólicos	A insulina estimula	A insulina inibe
Metabolismo dos carboidratos	O transporte da glicose no tecido adiposo e no músculo A taxa de glicólise no músculo e no tecido adiposo A síntese de glicogênio no tecido adiposo, no músculo e no fígado	A degradação do glicogênio no músculo e no fígado A taxa de glicogenólise e gliconeogênese no fígado
Metabolismo dos lipídeos	A síntese de ácidos graxos e de triacilglicerol nos tecidos A captação de triglicerídeos no tecido adiposo e no músculo a partir do sangue A taxa da síntese de colesterol no fígado	A lipólise no tecido adiposo, diminuindo os níveis plasmáticos de ácidos graxos A oxidação dos ácidos graxos no músculo e no fígado A cetogênese
Metabolismo das proteínas	O transporte de aminoácidos para os tecidos A síntese de proteína no músculo, no tecido adiposo, no fígado e em outros tecidos	A degradação da proteína no músculo A formação de ureia

Receptor de insulina

O receptor de insulina pertence à família dos receptores de insulina, que inclui o receptor do fator de crescimento semelhante à insulina (Figura 7-3). O receptor de insulina é um receptor de membrana glicoproteico heterotetramérico composto de duas subunidades α e duas subunidades β ligadas por pontes de dissulfeto. A cadeia α extracelular é o local de ligação da insulina. O segmento intracelular da cadeia β possui atividade de tirosina-quinase intrínseca, que, após a ligação da insulina, sofre autofosforilação dos resíduos de tirosina. O receptor ativado fosforila resíduos de tirosina de várias proteínas conhecidas como **substrato do receptor de insulina** 1 a 4 (IRS1 a 4, de *insulin receptor substrate*), facilitando a interação do receptor de insulina com proteínas-alvo a jusante. O resultado consiste no acoplamento da ativação do receptor de insulina com vias de sinalização, principalmente as vias de fosfatidilinositol-3-quinase (PI_3K, de *phosphatidylinositol 3-kinase*) e proteína-quinase ativada por mitógenos (MAPK) (ver Figura 7-3).

A via da PI_3K envolve a fosforilação dos fosfolipídeos de inositol, bem como a geração de 3,4,5-trifosfato de fosfatidilinositol (PIP_3) e 3,4-bifosfato de fosfatidilinositol (PIP_2). Por sua vez, esses produtos atraem serina-quinases para a membrana plasmática, incluindo a quinase dependente de fosfoinositídeo e diferentes isoformas da proteína-quinase B, que, quando ativadas, catalisam alguns dos efeitos celulares da insulina. A via da PI_3K está envolvida predominantemente na mediação dos efeitos metabólicos do hormônio, incluindo o transporte de glicose, a glicólise e a síntese de glicogênio, e desempenha um papel crucial na regulação da síntese de proteínas pela insulina. Além disso, essa via está envolvida no crescimento celular e transmite um forte sinal antiapoptótico, promovendo a sobrevida das células. A outra via de sinalização principal que é ativada pela ligação da insulina a seu

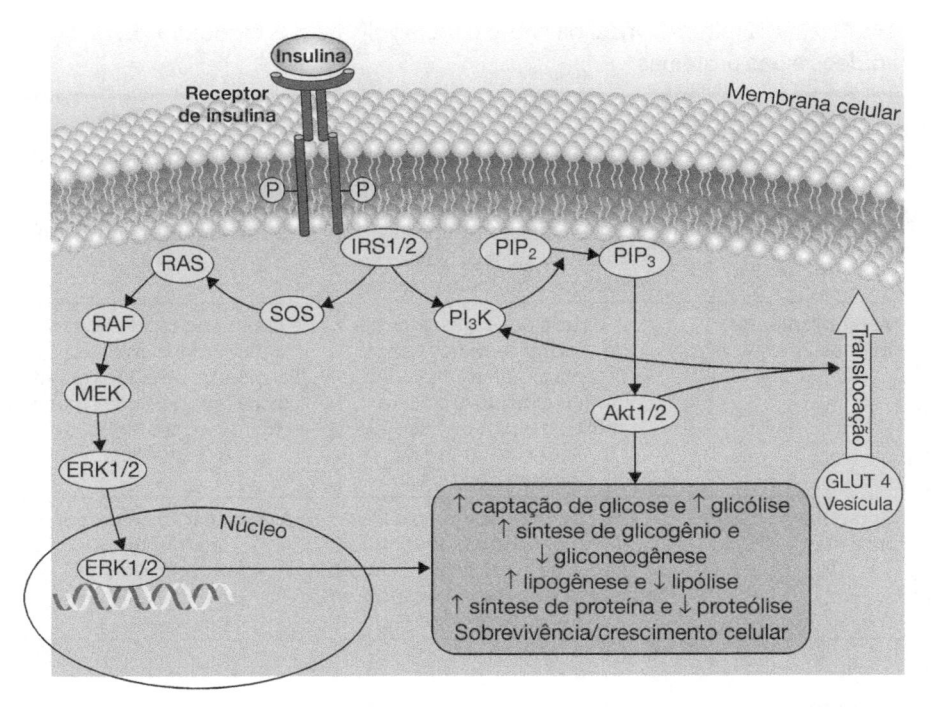

FIGURA 7-3. Sinalização do receptor de insulina. A ligação da insulina ao receptor ativa a atividade da quinase intrínseca do domínio intracelular do receptor. Isso resulta em ativação distal de eventos celulares mediados pela fosforilação dos IRSs. As vias de sinalização, incluindo as cascatas da fosfatidilinositol-3-quinase (PI$_3$K) e da proteína-quinase ativada por mitógeno (MAPK) (RAS-RAF-MEK-ERK), contribuem para os efeitos globais da insulina. Conforme mostrado no quadro, um dos efeitos imediatos da insulina é o recrutamento ativo do GLUT 4, armazenado em vesículas intracelulares, para a superfície da célula. A insulina liga-se a seu receptor na membrana plasmática, resultando em fosforilação do receptor e dos substratos do receptor de insulina, como as moléculas de IRS. Esses substratos formam complexos com proteínas de ancoragem, como a PI$_3$K. A ativação da PI$_3$K constitui uma importante via no processo de mediar o transporte e o metabolismo da glicose estimulado pela insulina.

receptor é a da MAPK. Essa cascata de sinalização não desempenha um papel significativo nos efeitos metabólicos da insulina, mas participa na mediação dos efeitos proliferativos e de diferenciação induzidos pela insulina.

A transdução de sinais pelo receptor de insulina não se limita a sua ativação na superfície celular. O complexo ligante-receptor ativado é internalizado em endossomas. Acredita-se que a endocitose dos receptores ativados aumente a atividade de tirosina-quinase do receptor de insulina em substratos distantes daqueles prontamente acessíveis na membrana plasmática. Após a acidificação da luz endossomal, a insulina dissocia-se do receptor, interrompendo os eventos de fosforilação mediados pelo receptor de insulina e promovendo a degradação da insulina por proteases, como a insulinase ácida. A seguir, o receptor pode ser reciclado na superfície celular, onde se torna novamente disponível para a ligação da insulina.

O número de receptores de insulina disponíveis é modulado pelo exercício, pela dieta, pela insulina e por outros hormônios. A exposição crônica a níveis elevados de insulina, a obesidade e o excesso de hormônio do crescimento levam a uma infrarregulção (*downregulation*) dos receptores de insulina. Por outro lado, o exercício e a inanição levam a uma suprarregulação (*upregulation*) do número de receptores, melhorando a responsividade à insulina.

Efeitos da insulina nos órgãos-alvo

Efeitos iniciais — Embora a expressão dos receptores de insulina seja disseminada, os efeitos específicos da insulina sobre a utilização da glicose no músculo esquelético dominam a ação do hormônio. A insulina medeia cerca de 40% do processamento da glicose pelo corpo, cuja maior parte (80-90%) ocorre no músculo esquelético. O deslocamento da glicose para o interior da célula é mediado por GLUTs, que possuem sua própria distribuição tecidual peculiar e estão resumidos na Tabela 7-2.

TABELA 7-2. Principais características dos transportadores de glicose (GLUTs)

Transportador	Expressão	Função
GLUT 1	Ubíquo, com níveis particularmente elevados nas hemácias humanas e nas células endoteliais que revestem os vasos sanguíneos do cérebro Expresso no músculo esquelético e no tecido adiposo	Captação da glicose pelo músculo esquelético e pela gordura em condições basais
GLUT 2	Transportador de glicose de baixa afinidade presente nas células β do pâncreas, no fígado, no intestino e nos rins	Funciona no sistema sensor de glicose e assegura que a captação de glicose pelas células β do pâncreas e pelos hepatócitos só ocorra quando os níveis circulantes de glicose estiverem elevados
GLUT 3	Principalmente nos neurônios	Juntos, o GLUT 1 e o GLUT 3 são cruciais para que a glicose possa atravessar a barreira hematencefálica e penetrar nos neurônios
GLUT 4	Predominantemente no músculo estriado e no tecido adiposo. Diferentemente das outras isoformas do GLUT, localizadas principalmente na membrana celular, as proteínas transportadoras GLUT 4 são sequestradas em vesículas de armazenamento especializadas que permanecem no interior da célula em condições basais	Principal transportador responsivo à insulina
GLUT 5	Espermatozoides e intestino delgado	Predominantemente um transportador de frutose

O transporte de glicose estimulado pela insulina é mediado pelo **GLUT 4**, cuja maior parte é sequestrada no interior da célula, na ausência de insulina ou de outros estímulos, como o exercício. A ligação da insulina a seu receptor resulta da translocação aumentada do GLUT 4 por meio de exocitose direcionada e diminuição de sua taxa de endocitose (ver Figura 7-3). Esse processo constitui o mecanismo subjacente pelo qual a insulina estimula o transporte de glicose nos adipócitos e nas células musculares.

Efeitos intermediários – Os efeitos intermediários da insulina são mediados pela modulação da fosforilação proteica das enzimas envolvidas nos processos metabólicos no músculo, no tecido adiposo e no fígado (Figura 7-4). No tecido adiposo, a insulina inibe a lipólise e a cetogênese ao desencadear a desfosforilação da lipase sensível ao hormônio e estimula a lipogênese pela ativação da acetilcoenzima A (acetil-CoA) carboxilase. A desfosforilação da lipase sensível ao hormônio inibe a degradação dos triglicerídeos em ácidos graxos e glicerol, a etapa limitadora de velocidade na liberação dos ácidos graxos livres mediada pela lipólise. Por conseguinte, esse processo diminui a quantidade de substrato disponível para a cetogênese. A insulina antagoniza a lipólise induzida pelas catecolaminas por meio da fosforilação e da ativação da fosfodiesterase, resultando em diminuição dos níveis intracelulares de AMPc e redução concomitante na atividade da proteína-quinase A.

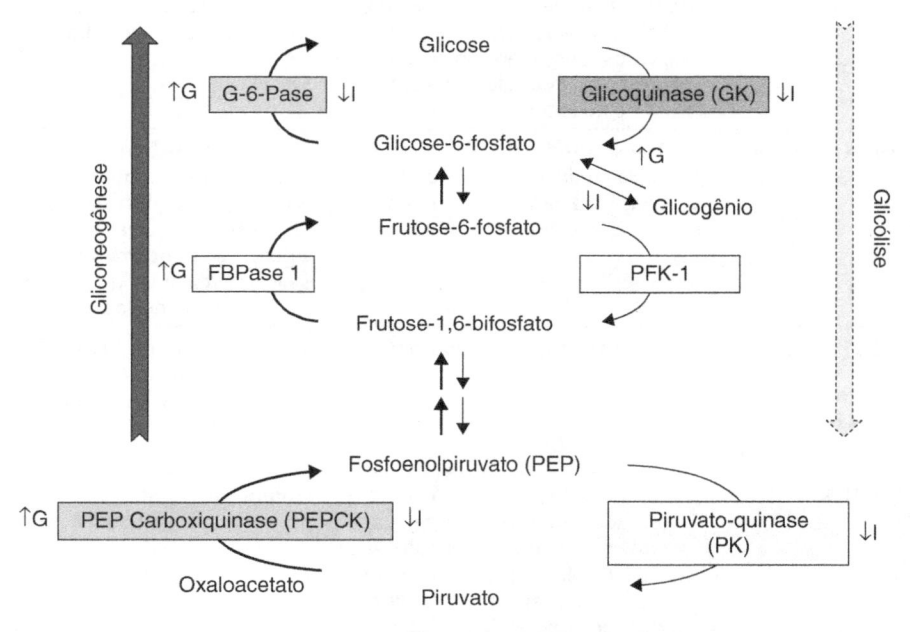

FIGURA 7-4. Efeitos do glucagon e da insulina sobre o metabolismo hepático da glicose. A ligação do glucagon e da insulina a seus respectivos receptores estimula uma cascata de etapas de fosforilação proteica que ativam (ou inibem) as enzimas-chave envolvidas na regulação da glicogenólise, da gliconeogênese e da glicólise. As principais enzimas-alvo dos efeitos mediados pela insulina e pelo glucagon estão indicadas. O resultado global consiste em aumento do débito hepático de glicose. G, glucagon; I, insulina.

No fígado, a insulina estimula a expressão gênica das enzimas envolvidas na utilização da glicose (p. ex., glicoquinase, piruvato-quinase) e das enzimas lipogênicas, além de inibir a expressão gênica das enzimas que atuam na produção da glicose (p. ex., fosfoenolpiruvato-carboxiquinase e glicose-6-fosfatase) (ver Figura 7-4). A insulina estimula a síntese de glicogênio por um aumento na atividade da fosfatase, levando à desfosforilação da glicogênio-fosforilase e da glicogênio-sintase. Além disso, a desfosforilação mediada pela insulina dos sítios inibitórios na acetil-CoA--carboxilase hepática aumenta a produção de malonilcoenzima A (malonil-CoA) e diminui, de modo simultâneo, a taxa de entrada dos ácidos graxos nas mitocôndrias hepáticas para oxidação e produção de corpos cetônicos.

No músculo, a insulina estimula a captação de glicose e favorece a síntese de proteína por meio da fosforilação de uma serina/treonina proteína-quinase conhecida como *alvo da rapamicina em mamíferos* (mTOR, de *mammalian target of rapamycin*). Além disso, a insulina favorece o armazenamento de lipídeos no músculo, bem como no tecido adiposo. Conforme discutido adiante, a deficiência de insulina leva a acúmulo de glicose no sangue, diminuição do armazenamento dos lipídeos e perda de proteína, resultando em balanço nitrogenado negativo e consumo muscular.

Efeitos de longo prazo – A estimulação sustentada da insulina aumenta a síntese de enzimas lipogênicas e a repressão de enzimas gliconeogênicas. Os efeitos da insulina na promoção do crescimento e os efeitos mitogênicos são respostas em longo prazo mediadas pela **via da MAPK**. A MAPK e, em particular, a ativação crônica da quinase receptora extracelular (ERK) pela ligação do receptor de insulina levam a um crescimento celular excessivo. Embora essa via de ação da insulina não esteja tão bem elucidada quanto os efeitos mediados pela ativação de IRS-PI$_3$K, evidências sugerem sua participação nas consequências fisiopatológicas das elevações crônicas de insulina, como as que ocorrem em indivíduos com resistência à insulina.

Os níveis de insulina estão elevados (refletindo uma resistência a ela) durante o desenvolvimento e os estágios iniciais do diabetes melito tipo 2. A hiperinsulinemia crônica tem sido ligada a um risco aumentado de câncer, incluindo cânceres de endométrio, de mama pós-menopausa, de cólon e de rim. As condições que produzem a elevação dos níveis de insulina incluem grande circunferência da cintura, excesso de gordura visceral, razão elevada entre circunferência da cintura e quadril, elevado índice de massa corporal, estilo de vida sedentário e alta ingestão de energia. Além disso, os efeitos proliferativos da hiperinsulinemia crônica influenciam as células musculares lisas vasculares, que são responsáveis pela manutenção do tônus vascular. Essas células desempenham um importante papel na patogenia de várias doenças, como a hipertensão, a aterosclerose, a doença cardiovascular e a dislipidemia, que estão estreitamente associadas a resistência à insulina e hiperinsulinemia. Vários mecanismos são propostos na disfunção endotelial de pacientes diabéticos, incluindo diminuição da produção de óxido nítrico endotelial, alteração na produção de adipocina e citocinas inflamatórias e alterações da sinalização celular. A disfunção endotelial é mais frequente nos estágios avançados da doença.

Glucagon

Síntese de glucagon

O glucagon, um hormônio polipeptídico de 29 aminoácidos secretado pelas células α das ilhotas de Langerhans, desempenha um importante papel na regulação da homeostasia da glicose por efeitos antagonistas sobre a ação da insulina. A sequência primária do glucagon é quase perfeitamente conservada entre os vertebrados, sendo estruturalmente relacionada com a família da secretina dos hormônios peptídicos. O glucagon é sintetizado na forma de proglucagon e, em seguida, proteoliticamente processado, liberando o glucagon. O pró-hormônio proglucagon é expresso não apenas no pâncreas, mas também em outros tecidos, como as células enteroendócrinas no trato intestinal e no cérebro. Todavia, o processamento do pró-glucagon difere entre os tecidos. Os dois principais produtos do processamento do proglucagon são o glucagon nas células α do pâncreas e o peptídeo semelhante ao glucagon 1 (GLP-1) nas células intestinais. O GLP-1 é produzido em resposta a uma concentração elevada de glicose no lúmen intestinal. O GLP-1 é conhecido como **incretina**, um mediador endócrino que amplifica a liberação de insulina das células β em resposta a uma carga de glicose. O glucagon possui meia-vida curta (5-10 minutos) e é degradado principalmente no fígado.

Regulação da liberação de glucagon

Os mecanismos envolvidos na regulação e no acoplamento de estímulo-secreção da liberação do glucagon não foram tão bem elucidados quanto os da insulina. A liberação de glucagon é inibida pela hiperglicemia (níveis elevados de glicemia) e estimulada pela hipoglicemia (níveis baixos de glicemia). Uma refeição rica em carboidratos suprime a liberação de glucagon e estimula a liberação de insulina pelas células β por meio da liberação intestinal de GLP-1. A somatostatina também inibe a liberação de glucagon. Os níveis elevados de aminoácidos após uma refeição rica em aminoácidos estimulam a liberação de glucagon. A epinefrina estimula a liberação de glucagon por um mecanismo β_2-adrenérgico (enquanto suprime a liberação de insulina das células β por um mecanismo α_2-adrenérgico). A estimulação vagal (parassimpática) aumenta a liberação de glucagon.

Efeitos fisiológicos do glucagon

O fígado constitui o principal tecido-alvo do glucagon. O principal efeito fisiológico do glucagon consiste em aumentar as concentrações plasmáticas de glicose, estimulando a produção hepática *de novo* de glicose pela gliconeogênese e pela degradação do glicogênio; de modo global, essas ações neutralizam os efeitos da insulina (Figura 7-5).

Receptor de glucagon

O glucagon medeia seus efeitos por sua ligação ao receptor de glucagon acoplado à proteína $G\alpha_s$. Os receptores peptídicos de glucagon e GLP-1 pertencem a uma família de receptores acoplados à proteína G que inclui os receptores de secretina, calcitonina, polipeptídeo intestinal vasoativo, paratormônio e fator de liberação do hormônio do crescimento. O receptor de glucagon é expresso no fígado, nas células β do pâncreas, nos rins, no tecido adiposo, no coração e nos tecidos vasculares, bem como em algumas regiões do cérebro, do estômago e das glândulas suprarrenais. A ligação do glucagon ativa a adenilato-ciclase e resulta em acúmulo intracelular de AMPc, mobilização do Ca^{2+} intracelular, ativação da proteína-quinase A e fosforilação das proteínas efetoras. O complexo glucagon-receptor sofre endocitose em vesículas intracelulares, onde o glucagon é degradado. O papel dos receptores de glucagon em outros tecidos além do fígado ainda não está bem definido.

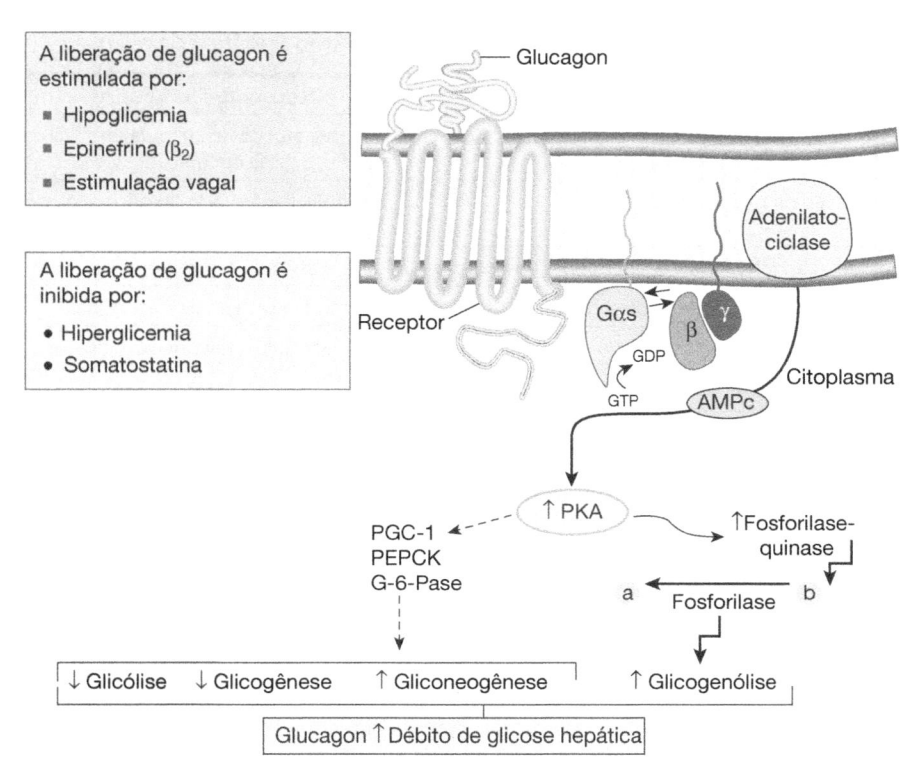

FIGURA 7-5. Efeitos celulares mediados pelo receptor de glucagon. O glucagon liga-se ao receptor acoplado à proteína G (Gα_s) nas células-alvo, levando a ativação da adenilato-ciclase, elevação do AMPc e aumento da atividade da proteína-quinase A, resultando em fosforilação das enzimas responsáveis pelo controle do metabolismo da glicose. O resultado consiste em aumento da produção hepática de glicose por meio de aumento da gliconeogênese e glicogenólise. GDP, 5'-difosfato de guanosina; G-6-Pase, glicose-6-fosfatase; GTP, 5'-trifosfato de guanosina; PEPCK, fosfoenolpiruvato-carboxiquinase; PGC-1, coativador do receptor ativado por proliferador peroxissômico 1.

Efeitos do glucagon nos órgãos-alvo

O glucagon estimula o débito hepático de glicose ao estimular a degradação do glicogênio e a gliconeogênese e diminuir a glicólise (ver Figuras 7-4 e 7-5). As etapas enzimáticas essenciais reguladas pelo glucagon, que medeiam a estimulação do débito hepático de glicose, estão resumidas na Tabela 7-3. Os efeitos do glucagon sobre o tecido adiposo são relevantes principalmente durante os períodos de estresse ou de privação de alimento, em particular quando a liberação de insulina está suprimida.

No adipócito, o glucagon estimula a fosforilação (ativação) mediada pela proteína-quinase A da lipase sensível ao hormônio, a enzima envolvida na degradação dos triglicerídeos (gordura armazenada) em diacilglicerol e ácidos graxos livres, liberando-os na circulação. O glicerol liberado na circulação pode ser

TABELA 7-3. Efeitos do glucagon sobre o metabolismo hepático da glicose

Efeito sobre as enzimas-alvo	Resposta metabólica
Expressão aumentada da glicose-6-fosfatase	Libera a glicose para sua entrada na circulação
Supressão da glicoquinase	Diminui a entrada de glicose na cascata glicolítica
Fosforilação (ativação) da glicogênio-fosforilase	Estimula a glicogenólise
Inibição da glicogênio-sintase	Inibe a síntese de glicogênio
Estimulação da expressão da fosfoenolpiruvato-carboxiquinase	Estimula a gliconeogênese
Inativação da fosfofrutoquinase-2 (PFK-2) e ativação da frutose-6-fosfatase. A PFK-2 é a atividade de quinase, e a frutose-2,6-bifosfatase (F-2,6-BPase) é a atividade de fosfatase da enzima reguladora bifuncional, a fosfofrutoquinase-2/frutose-2,6-bifosfatase (PFK-2/F-2,6-BPase)	Inibe a glicólise Estimula a gliconeogênese
Supressão da atividade da piruvato-quinase	Diminui a glicólise

utilizado no fígado para gliconeogênese ou reesterificação. Os ácidos graxos livres são utilizados como fonte de energia para a maioria dos tecidos, predominantemente pelo fígado e pelo músculo esquelético. No fígado, os ácidos graxos livres são reesterificados ou sofrem β-oxidação e, quando produzidos em excesso, conversão em corpos cetônicos (Figura 7-6). Por conseguinte, a cetogênese é regulada pelo equilíbrio entre os efeitos do glucagon e os da insulina em seus órgãos-alvo. A importância desse equilíbrio é evidente durante a deficiência de insulina e o excesso de glucagon, conforme observado no diabetes melito não controlado (discutido adiante).

Somatostatina

A somatostatina é um hormônio peptídico de 14 aminoácidos produzido pelas células δ do pâncreas. Sua liberação é estimulada por refeições ricas em gordura e carboidratos e particularmente ricas em proteínas, sendo inibida pela insulina. A somatostatina liga-se ao receptor acoplado à proteína G – GPCR (Gα_i), reduzindo a atividade da adenilato-ciclase e as concentrações intracelulares de AMPc. A somatostatina exerce um efeito inibitório generalizado em praticamente todas as funções gastrintestinais e pancreáticas exócrinas e endócrinas. A regulação de sua liberação ainda não foi bem estudada devido à dificuldade em se analisar o pequeno número de células das ilhotas que produzem esse hormônio. Além disso, ainda não foi estabelecida a importância da inibição parácrina endógena da liberação de insulina e de glucagon. Como as células δ estão localizadas na periferia das células β, e o sangue flui do centro das ilhotas de Langerhans para a periferia, a somatostatina pancreática pode ter uma contribuição limitada no controle fisiológico da liberação de insulina e glucagon. A relevância desse mecanismo ainda não foi estabelecida. Entretanto,

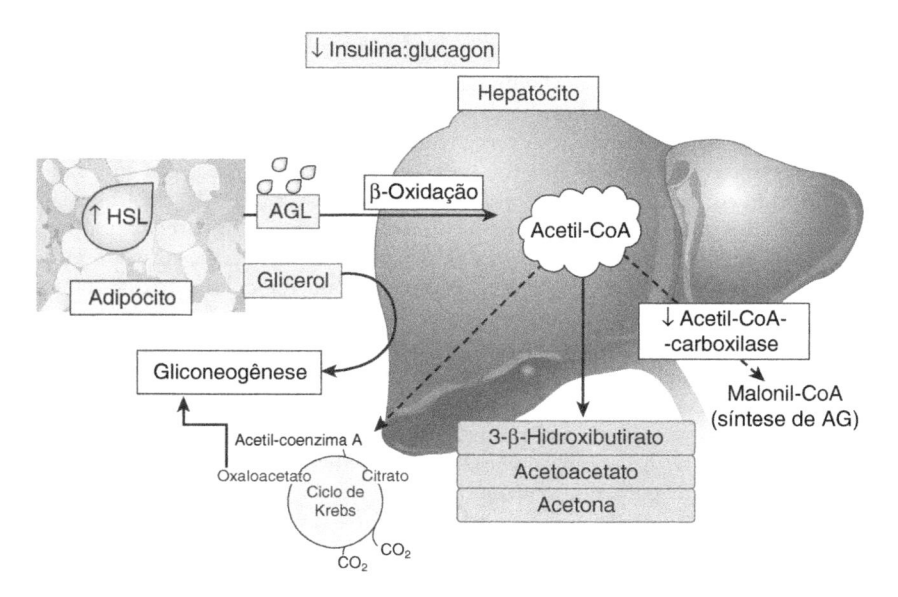

FIGURA 7-6. Processo de cetogênese na deficiência de insulina. A deficiência de insulina e os níveis elevados dos hormônios contrarreguladores – glucagon, epinefrina e cortisol – combinam-se para aumentar a atividade da lipase sensível ao hormônio e a liberação de ácidos graxos e para diminuir a atividade da acetil-CoA-carboxilase, comprometendo, assim, a reesterificação dos AGLs e promovendo a conversão dos ácidos graxos em corpos cetônicos. O suprimento excessivo de ácidos graxos acil-CoA e a deficiência de oxaloacetato levam a um aumento da oxidação em corpos cetônicos, com consequente liberação de corpos cetônicos no sangue. CoA, coenzima A; AGL, ácido graxo livre; HSL, lipase sensível ao hormônio.

a supressão da liberação de hormônio mediada pela somatostatina é relevante, como mostra o fato de que a administração exógena de análogos da somatostatina, como a octreotida, é utilizada no contexto clínico para o manejo (redução da produção hormonal e do tamanho do tumor) de tumores que produzem glucagon, insulina e hormônio do crescimento em excesso. Além disso, como as células produtoras de insulina, de glucagon e de hormônio do crescimento expressam receptores para a somatostatina, os análogos podem ser utilizados para a detecção desses tumores em exames de imagem.

Polipeptídeo pancreático

O polipeptídeo pancreático é um hormônio peptídico de 36 aminoácidos que pertence a uma família de peptídeos, incluindo o neuropeptídeo Y e o peptídeo YY. Ele é produzido nas células F de tipo endócrino localizadas na periferia das ilhotas pancreáticas, sendo liberado na circulação após ingestão de alimento, exercício e estimulação vagal. Seus efeitos são mediados pela ligação a um GPCR ($G\alpha_i$) e consistem em inibição da secreção pancreática exócrina, contração da vesícula biliar, modulação da secreção de ácido gástrico e motilidade gastrintestinal. O polipeptídeo pancreático atravessa a barreira hematencefálica, e foi postulado que ele desempenha um papel na regulação do comportamento alimentar.

Amilina

A amilina, ou polipeptídeo amiloide das ilhotas, é um hormônio peptídico de 37 aminoácidos que pertence à família da calcitonina (calcitonina, peptídeo relacionado com o gene da calcitonina e adrenomedulina). Ela é sintetizada como pequeno precursor e sofre modificação pós-tradução (amidação), é armazenada em grânulos β e é liberada com a insulina e o peptídeo C. As concentrações plasmáticas de amilina aumentam após uma refeição ou a infusão de glicose. Ela parece atuar com a insulina na regulação das concentrações plasmáticas de glicose, na supressão da secreção pós-prandial de glucagon e na diminuição da velocidade de esvaziamento gástrico. No músculo, a amilina opõe-se à síntese do glicogênio e ativa a glicogenólise e a glicólise, aumentando, assim, a produção de lactato. A amilina circulante apresenta-se aumentada na obesidade, na hipertensão e no diabetes gestacional, mostrando-se baixa ou ausente no diabetes melito tipo 1. A amilina constitui o principal componente do amiloide das ilhotas pancreáticas, encontrado na maioria dos pacientes com diabetes melito não dependente de insulina (tipo 2), e acredita-se que possa contribuir para a destruição das células β do pâncreas. Ela se liga a uma variante do receptor de calcitonina acoplado à proteína G. O receptor de calcitonina modificado possui maior afinidade pela amilina, um efeito mediado por proteínas transmembrana conhecidas como proteínas modificadoras da atividade do receptor.

DOENÇAS ASSOCIADAS AOS HORMÔNIOS PANCREÁTICOS

Tumores produtores de hormônio

A produção e a liberação de hormônios pancreáticos em excesso costumam ser causadas por tumores produtores de hormônio, sendo que o insulinoma é o tumor neuroendócrino pancreático mais frequente. Os insulinomas podem estar associados à síndrome hereditária de neoplasia endócrina múltipla tipo 1 (NEM1). Os insulinomas produzem quantidades excessivas de insulina, e os pacientes apresentam episódios de hipoglicemia (40-50 mg/dL) e sintomas de neuroglicopenia, incluindo confusão, agressividade, palpitações, sudorese, convulsões e mesmo perda da consciência. Esses sintomas são observados principalmente antes do desjejum e após o exercício físico. A resposta compensatória ou contrarreguladora do corpo consiste na liberação de catecolaminas, glucagon, cortisol e hormônio do crescimento.

Os glucagonomas são tumores incomuns que podem produzir sintomas de diabetes. A produção excessiva de glucagon pelo tumor também pode resultar em efeito catabólico global sobre o tecido adiposo e o músculo, acarretando grave perda de peso e anorexia. O somatostatinoma é um tumor raro que pode causar diabetes moderado.

Diabetes melito

O diabetes melito constitui a doença mais comum causada por comprometimento da liberação de hormônio pancreático. As duas formas de diabetes, tipo 1 e tipo 2, caracterizam-se pelo comprometimento da liberação de insulina. O tipo 1, também conhecido como diabetes melito insulino-dependente, resulta da destruição das células β. Ele é responsável por menos de 5% dos casos e acomete com mais frequência indivíduos mais jovens, daí seu outro nome, *diabetes de início juvenil*. O diabetes tipo 1 caracteriza-se pelo desenvolvimento de cetoacidose na ausência de insulinoterapia. O tipo 2 resulta da perda da regulação normal da secreção de insulina e responde por mais de 90% dos casos de diabetes. Em geral, está associado à obesidade em adultos e caracteriza-se por hiperglicemia leve. Raramente leva ao desenvolvimento de cetoacidose. Com frequência, ele faz parte da "síndrome X" ou "síndrome de resistência à insulina", uma síndrome metabólica caracterizada por hipertensão, aterosclerose e obesidade central.

A fisiopatologia da doença envolve um comprometimento na entrada de glicose nas células e o acúmulo de glicose no sangue. Esse processo resulta em aumento da osmolaridade plasmática e perda urinária de glicose, acompanhada de perda excessiva de água e sódio (**poliúria**). A consequente desidratação desencadeia mecanismos compensatórios, como sede (**polidipsia**). A incapacidade das células de utilizar glicose assemelha-se a um estado de inanição celular, estimulando a fome (**polifagia**) e desencadeando a ativação de respostas compensatórias para aumentar a liberação e a disponibilidade de substratos energéticos pela ativação da lipólise e da proteólise. A falta de insulina resulta em aumento dos níveis circulantes de ácidos graxos livres e aminoácidos gliconeogênicos. Esse aumento ultrapassa a capacidade de sua utilização metabólica pelo fígado, levando ao acúmulo de corpos cetônicos no sangue (cetoacidose diabética) e à sua excreção na urina.

Diabetes tipo 2

O diabetes tipo 2 resulta de uma responsividade diminuída dos tecidos periféricos à ação da insulina e de uma responsividade inadequada das células β à glicose, o que finalmente culmina em redução efetiva na massa de células β. Os pacientes com diabetes tipo 2 secretam quantidades normais de insulina durante o jejum; todavia, em resposta a uma carga de glicose (ou a uma refeição), secretam uma quantidade consideravelmente menor de insulina (70%) do que os pacientes não diabéticos. Além de uma redução na liberação de insulina, o padrão dessa liberação também é alterado depois de uma refeição, com pulsos significativamente menores, mais lentos e erráticos, em particular após o jantar. Essa anormalidade resulta em níveis significativamente mais elevados de glicose em jejum nesses pacientes.

Independentemente da etiologia (p. ex., anormalidades no transporte da glicose; síntese, processamento, armazenamento ou secreção anormais de insulina), a indicação fisiológica mais precoce de disfunção das células β consiste em retardo da resposta aguda da insulina à glicose. O defeito na resposta inicial a uma carga de glicose leva à elevação excessiva da glicose plasmática, que, por sua vez, produz uma resposta hiperinsulinêmica de segunda fase compensatória e exagerada. Esse período inicial de hiperinsulinemia sustentada leva a uma infrarregulação dos receptores de insulina, diminuindo a sensibilidade dos tecidos à ação insulínica e produzindo um estado de resistência à insulina. Os principais defeitos patológicos no diabetes consistem em produção hepática excessiva de glicose (que se reflete nos níveis elevados de glicose em jejum), defeito na função secretora das células β e resistência periférica à insulina.

Resistência à insulina

A resistência à insulina refere-se à incapacidade dos tecidos-alvo periféricos de responder de modo apropriado a concentrações circulantes normais de insulina. Para manter o estado de euglicemia, o pâncreas compensa pela secreção de quantidades aumentadas de insulina. Nos pacientes com diabetes tipo 2, a resistência à insulina pode preceder o início da doença em vários anos. A compensação dessa resistência por um aumento na liberação do hormônio só é efetiva temporariamente. À medida que a resistência à insulina aumenta, verifica-se o desenvolvimento de comprometimento da tolerância à glicose. Por fim, a falência ou exaustão das células β do pâncreas resulta em secreção diminuída de insulina. A combinação de resistência à insulina e comprometimento da função das células β caracteriza o diabetes tipo 2 clínico. Foi demonstrado que o exercício aumenta o transporte de glicose no músculo esquelético e diminui a resistência à insulina em pacientes com diabetes tipo 2. O aumento no transporte de glicose causado pelo exercício não é mediado pelo receptor de insulina, mas envolve o aumento do Ca^{2+} citosólico e a enzima proteína-quinase ativada por monofosfato de adenosina (AMP). Essa proteína-quinase é ativada durante o exercício e foi designada como disjuntor metabólico mestre, visto que fosforila proteínas-alvo essenciais que controlam o fluxo por meio das vias metabólicas.

Avaliação clínica do diabetes

O diagnóstico do diabetes tem como base um nível de glicose em jejum de pelo menos 126 mg/dL; níveis de glicose aleatórios superiores a 200 mg/dL em associação a sintomas de diabetes (poliúria, polidipsia e polifagia); ou elevações persistentes dos níveis plasmáticos de glicose após uma carga de glicose oral (acima de 200 mg/dL duas horas após a ingestão de glicose). A hemoglobina glicada, que resulta da glicosilação da hemoglobina, é proporcional ao nível de glicemia. Como a meia-vida das hemácias é de cerca de 60 dias, o nível de hemoglobina glicada reflete a concentração média prevalente de glicose no sangue durante as 6 a 8 semanas precedentes, proporcionando uma medida da glicemia crônica. A determinação da hemoglobina glicada é utilizada para monitorar o controle da glicemia em pacientes com diabetes melito diagnosticado. Os valores normais são de 5%, e o valor-alvo em pacientes diabéticos que recebem tratamento é < 7%.

Tratamento do paciente diabético

A terapia tem por objetivo o controle estrito da glicemia, que comprovadamente retarda o desenvolvimento das complicações microvasculares associadas ao diabetes. Como a homeostasia da glicose depende do equilíbrio regulado entre a liberação hepática da glicose, a absorção da glicose da dieta e a captação e processamento da glicose no músculo esquelético e no tecido adiposo, esses três componentes têm sido o alvo para o tratamento farmacológico em pacientes diabéticos. Algumas das abordagens utilizadas, além da insulina convencional, merecem ser citadas, visto que afetam os mecanismos fisiológicos de liberação dos hormônios pancreáticos e os efeitos dos órgãos-alvo sobre o controle da glicose.

Sulfonilureias — As sulfonilureias aumentam a liberação de insulina pelo fechamento dos canais de K^+-ATP na membrana das células β do pâncreas. Essa ação é mediada pela ligação do fármaco à subunidade receptora de sulfonilureia do canal. Como o diabetes tipo 1 se caracteriza pela destruição das células β, essa abordagem é ineficaz nesses pacientes.

Biguanidas — As biguanidas, como a metformina, reduzem o débito hepático de glicose (principalmente por meio da inibição da gliconeogênese e, em menor grau, da glicogenólise) e aumentam a captação de glicose estimulada pela insulina no músculo esquelético e nos adipócitos. Nos tecidos sensíveis à insulina (como o músculo esquelético), a metformina facilita o transporte de glicose, visto que aumenta a atividade da tirosina-quinase dos receptores de insulina e intensifica a transferência do transportador de glicose para a membrana celular.

Inibidores da α-glicosidase – Os inibidores da α-glicosidase retardam a absorção intestinal dos carboidratos pela inibição das enzimas da borda em escova que hidrolisam polissacarídeos em glicose.

Tiazolidinedionas – As tiazolidinedionas diminuem a resistência à insulina no músculo esquelético pela ativação da isoforma gama do receptor ativado por proliferador de peroxissomos no núcleo, afetando, assim, a transcrição de vários genes envolvidos no metabolismo da glicose e dos lipídeos, bem como no balanço energético. Entre os genes afetados, encontram-se os que codificam a lipoproteína lipase, a proteína transportadora de ácidos graxos, a proteína de ligação dos ácidos graxos do adipócito, a sintase de ácido graxo acetil-CoA, a enzima málica, a glicoquinase e o GLUT 4.

Peptídeo semelhante ao glucagon – O GLP-1 amplifica a liberação de insulina induzida pela glicose. Ele aumenta a biossíntese de insulina e a expressão do gene da insulina e exerce efeitos tróficos e antiapoptóticos sobre as células β do pâncreas. O GLP-1 suprime a liberação de glucagon, a produção hepática de glicose, o esvaziamento gástrico e a ingestão de alimento.

Inibidores do transportador de glicose – Os inibidores do cotransportador de sódio-glicose 2 (SGLT2) renais reduzem o nível de glicemia ao aumentar a excreção urinária de glicose.

COMPLICAÇÕES DO DIABETES

As complicações do diabetes podem ser classificadas em agudas e crônicas. As agudas incluem hipoglicemia, cetoacidose diabética e coma não cetótico hiperosmolar hiperglicêmico. As crônicas acometem o sistema vascular (lesão micro e macrovascular), os nervos periféricos, a pele e a lente. A doença renal terminal, a neuropatia autônoma e a cegueira são mais frequentes em pacientes com diabetes tipo 1. A doença macrovascular, que leva a infarto do miocárdio e acidente vascular encefálico, tem mais tendência a ocorrer em pacientes com diabetes tipo 2.

Hipoglicemia

Uma complicação comum do controle glicêmico rigoroso é a hipoglicemia, que ocorre em consequência de doses excessivas de insulina, jejum ou exercício vigoroso. Isso resulta em ativação imediata de uma resposta contrarreguladora sistêmica, que envolve ativação do sistema nervoso simpático, liberação de glucagon e de catecolaminas, seguida de liberação de hormônio do crescimento e cortisol. As manifestações clínicas incluem desde taquicardia, palpitações, sudorese e tremores, quando os níveis de glicose diminuem para cerca de 54 mg/dL, até irritabilidade, confusão, visão turva, cansaço, cefaleia e dificuldade em falar, quando os níveis se aproximam de 50 mg/dL. Uma redução mais pronunciada da glicose pode levar à perda da consciência ou a convulsões.

Cetoacidose diabética

A cetoacidose diabética caracteriza-se por hiperglicemia, aumento dos corpos cetônicos e acidose metabólica, como consequência direta da disponibilidade diminuída de insulina e da elevação simultânea dos hormônios contrarreguladores glucagon, catecolaminas, cortisol e hormônio do crescimento. Ela pode ser precipitada por infecções, lesão traumática ou interrupção da insulina ou seu uso inadequado.

Na cetoacidose diabética, a gliconeogênese no fígado prossegue sem qualquer restrição pela presença fisiológica de insulina. A glicose em excesso no sangue aumenta a osmolaridade, que, quando pronunciada, pode resultar em coma diabético (ver Figura 7-6). A ausência de insulina e os níveis elevados dos hormônios contrarreguladores glucagon, epinefrina e cortisol combinam-se para aumentar a atividade da lipase sensível ao hormônio, aumentar a liberação de ácidos graxos livres e diminuir a atividade da acetil-CoA-carboxilase, comprometendo, assim, a reesterificação dos ácidos graxos livres e promovendo a conversão dos ácidos graxos em corpos cetônicos (ver Figura 7-6). No fígado, os ácidos graxos sofrem β-oxidação a acetil-CoA. A acetil-CoA condensa-se com o oxaloacetato, formando citrato na etapa de entrada no ciclo de Krebs (ciclo do ácido cítrico ou ciclo dos ácidos tricarboxílicos). Entretanto, a presença de uma baixa razão entre insulina e glucagon favorece a gliconeogênese; por conseguinte, o oxaloacetato é utilizado preferencialmente para a gliconeogênese, diminuindo sua disponibilidade para condensação com a acetil-CoA. Em consequência, a acetil-CoA é desviada do ciclo de Krebs e utilizada preferencialmente para a formação de corpos cetônicos ou cetogênese, o processo pelo qual os ácidos graxos são transformados em acetoacetato e 3-hidroxibutirato nas mitocôndrias dos hepatócitos. As etapas envolvidas na cetogênese consistem em β-oxidação dos ácidos graxos em acetil-CoA, formação de acetoacetil-CoA e conversão da acetoacetil-CoA em 3-hidroxi-3-metilglutaril-CoA e, a seguir, em acetoacetato, que é então reduzido a 3-β-hidroxibutirato. As enzimas envolvidas na cetogênese estão resumidas na Tabela 7-4. O acetoacetato pode sofrer descarboxilação espontânea a acetona, um composto altamente lipossolúvel que é excretado de modo lento pelos pulmões e é responsável pelo odor frutado na respiração dos indivíduos com cetoacidose diabética.

Na presença de cetoacidose diabética, ocorre liberação de grandes quantidades de corpos cetônicos no sangue, e observa-se a geração de uma razão elevada (3:1 ou mais) entre o 3-β-hidroxibutirato e o acetoacetato devido ao estado altamente reduzido das mitocôndrias hepáticas. Esses corpos cetônicos podem sofrer difusão livre através das membranas celulares e atuar como fonte de energia para tecidos extra-hepáticos, incluindo o cérebro, o músculo esquelético e os rins. Eles são filtrados

TABELA 7-4. As três principais enzimas envolvidas na cetogênese

Enzima	Tecido	Função
Lipase sensível ao hormônio	Adipócitos	Degrada os triglicerídeos, liberando os ácidos graxos na circulação
Acetil-CoA-carboxilase	Fígado	Catalisa a conversão da acetil-CoA em malonil-CoA, o principal substrato da biossíntese dos ácidos graxos
HMG-CoA-sintase	Fígado	Envolvida na conversão da acetil-CoA em acetoacetato

CoA, coenzima A; HMG, 3-hidroxi-3-metilglutaril.

e reabsorvidos no rim. Na presença de pH fisiológico, os corpos cetônicos, com exceção da acetona, sofrem dissociação completa. A consequente liberação de H^+ do metabolismo dos corpos cetônicos ultrapassa a capacidade de tamponamento do sangue, levando ao desenvolvimento de acidose metabólica, com aumento do hiato aniônico. Quando grave, essa condição pode levar ao coma.

Coma hiperglicêmico hiperosmolar

O coma hiperglicêmico caracteriza-se por hiperglicemia grave, hiperosmolalidade e desidratação na ausência de cetose significativa. Em geral, ocorre em pacientes de meia-idade ou idosos com diabetes melito leve ou oculto. Verifica-se o desenvolvimento de letargia e confusão quando a osmolaridade sérica ultrapassa 300 mOsm/L, podendo ocorrer coma quando a osmolaridade ultrapassa 330 mOsm/L. É comum a ocorrência de condições clínicas subjacentes, como insuficiência renal e insuficiência cardíaca congestiva, e a presença de uma delas agrava o prognóstico. Os eventos desencadeantes incluem infecções, como pneumonia, acidente vascular encefálico ou infarto do miocárdio, entre outros.

CONCEITOS-CHAVE

(1) As células β do pâncreas atuam como sensor de glicose no processo de liberação da insulina.

(2) A liberação de insulina encontra-se sob regulação nutricional, neural e hormonal.

(3) A via de IRS-PI_3K medeia a maior parte dos efeitos metabólicos da insulina, enquanto a via de MAPK está principalmente envolvida na mediação das respostas proliferativas.

(4) Os principais efeitos metabólicos da insulina consistem em aumentar a utilização da glicose no músculo esquelético, suprimir a produção hepática de glicose e inibir a lipólise.

(5) O glucagon antagoniza os efeitos da insulina ao estimular a liberação hepática de glicose.

(6) O GLP-1 é uma incretina que amplifica a liberação de insulina induzida pela glicose.

(7) A ruptura no equilíbrio da insulina e do glucagon leva ao desenvolvimento de cetogênese e coma hiperosmolar.

QUESTÕES PARA ESTUDO

7-1. Em um paciente com hipoglicemia grave (38 mg/dL), o diagnóstico diferencial entre a superdosagem autoadministrada de insulina e um tumor produtor de insulina em excesso pode ser estabelecido pela determinação dos níveis plasmáticos de:
   a. Insulina.
   b. Somatostatina.
   c. Peptídeo C.
   d. Gastrina.

7-2. Um homem de 60 anos de idade é encontrado por seus parentes em estado comatoso. Ao exame físico, os paramédicos verificam que ele apresenta diminuição do turgor cutâneo e mucosas secas. No hospital, os exames laboratoriais revelam um nível de glicemia de 698 mg/dL, porém sem cetonas no sangue. O exame de urina é negativo para corpos cetônicos e proteína, porém positivo para glicose (4+). Qual das seguintes opções é o diagnóstico mais provável?
   a. Tumor de células das ilhotas secretor de glucagon.
   b. Diabetes melito tipo 1.
   c. Síndrome de Cushing.
   d. Ingestão de grande quantidade de açúcar.
   e. Diabetes melito tipo 2.

7-3. Uma mulher de 57 anos de idade é levada ao serviço de emergência com história de poliúria, perda de peso e diminuição da ingestão oral. Na apresentação, a paciente está letárgica e desidratada, com hipotensão e taquicardia. Sua cuidadora relata que a mulher estava se recuperando de um episódio recente de pneumonia. Cinco anos antes desse incidente, foi diagnosticada com diabetes tipo 2. Qual dos seguintes achados é mais provável?
   a. Glicose plasmática de 40 mg/dL.
   b. Osmolaridade plasmática > 350 mOsm/L.
   c. pH sanguíneo baixo.
   d. Cetonas plasmáticas elevadas.

7-4. Um paciente diabético de 21 anos de idade é levado ao serviço de emergência devido à ocorrência de dor abdominal, náuseas e vômitos de 16 horas de duração. Ao exame, você percebe que a bomba de insulina deixou de funcionar. Qual dos seguintes achados tem probabilidade de estar associado a essa apresentação?
   a. Níveis plasmáticos elevados de insulina.
   b. Aumento das concentrações de glucagon.
   c. Níveis séricos aumentados de cetonas.
   d. Aumento do pH sanguíneo.
   e. Degradação hepática diminuída de glicogênio.

LEITURAS SUGERIDAS

Bergsten P. Pathophysiology of impaired pulsatile insulin release. *Diabetes Metab Res Rev.* 2000;16:179.

Cefalu WT. Evaluation of alternative strategies for optimizing glycemia: progress to date. *Am J Med.* 2002;113(suppl 6A):23S.

Gerich JE. Matching treatment to pathophysiology in type 2 diabetes. *Clin Ther.* 2001;23:646.

Hauner H. The mode of action of thiazolidinediones. *Diabetes Metab Res Rev.* 2002;18(suppl 2):S10.

Kirpichnikov D, McFarlane SI, Sowers JR. Metformin: an update. *Ann Intern Med.* 2002;137:25.

Laffel L. Ketone bodies: a review of physiology, pathophysiology and application of monitoring to diabetes. *Diabetes Metab Res Rev.* 1999;15:412.

Lang J. Molecular mechanisms and regulation of insulin exocytosis as a paradigm of endocrine-secretion. *Eur J Biochem.* 1999;259:3.

LeRoith D. Beta-cell dysfunction and insulin resistance in type 2 diabetes: role of metabolic and genetic abnormalities. *Am J Med.* 2002;113(suppl 6A):3S.

Porksen N, GrØfte T, Greisen J, et al. Human insulin release processes measured by intraportal-sampling. *Am J Physiol Endocrinol Metab.* 2002;282:E695.

Richter EA, Derave W, Wojtaszewski JFP. Glucose, exercise and insulin: emerging concepts. *J Physiol.* 2001;535(pt 2):313.

Ryder JW, Chibalin AV, Zierath JR. Intracellular mechanisms underlying increases in glucose uptake in response to insulin or exercise in skeletal muscle. *Acta Physiol Scand.* 2001;171:249.

Saltiel AR, Pessin JE. Insulin signaling pathways in time and space. *Trends Cell Biol.* 2002;12:65.

Straub SG, Sharp GWG. Glucose-stimulated signaling pathways in biphasic insulin secretion. *Diabetes Metab Res Rev.* 2002;18:451.

Sistema reprodutor masculino

8

OBJETIVOS

- Descrever as funções fisiológicas dos principais componentes do sistema reprodutor masculino.
- Descrever a regulação endócrina da função testicular pelo hormônio de liberação das gonadotrofinas, hormônio folículo-estimulante, hormônio luteinizante, testosterona e inibina.
- Identificar a célula que produz testosterona, sua biossíntese, seu mecanismo de transporte no sangue, seu metabolismo e sua depuração. Citar os outros androgênios fisiologicamente produzidos.
- Citar os órgãos-alvo ou tipos celulares, os mecanismos celulares de ação e os efeitos fisiológicos da testosterona.
- Descrever a espermatogênese e o papel dos diferentes tipos de células nesse processo.
- Compreender os fatores neurais, vasculares e endócrinos envolvidos na ereção e na resposta de ejaculação.
- Comparar as ações da testosterona, da di-hidrotestosterona, do estradiol e do fator inibitório mülleriano no processo da diferenciação sexual.
- Identificar as causas e as consequências das secreções excessiva e deficiente de androgênios nos indivíduos do sexo masculino pré e pós-púberes.

A diferenciação sexual *in utero*, a maturação, a espermatogênese e, por fim, a reprodução são funções do sistema reprodutor masculino que estão sob regulação endócrina. As duas principais funções dos órgãos sexuais masculinos do adulto, os testículos, consistem na produção de espermatozoides e na síntese de testosterona. Esses processos asseguram a fertilidade e mantêm as características sexuais masculinas, ou virilidade. A função testicular encontra-se sob o controle do sistema nervoso central em uma alça de retroalimentação neuroendócrina clássica, em que as gonadotrofinas – o hormônio folículo-estimulante (FSH) e o hormônio luteinizante (LH) – constituem os sinais hormonais essenciais. Essas gonadotrofinas, como já foi discutido no Capítulo 2, estão sob a influência da estimulação pelo hormônio de liberação das gonadotrofinas (GnRH) do hipotálamo. Outros fatores parácrinos, neurais e endócrinos contribuem para a regulação complexa do eixo hipotalâmico-hipofisário-gonadal. Este capítulo trata dos princípios básicos da regulação endócrina do sistema reprodutor masculino.

ANATOMIA FUNCIONAL

Os órgãos reprodutores masculinos são constituídos por testículos (os principais órgãos sexuais masculinos), ducto deferente, ductos ejaculatórios, pênis e glândulas acessórias, que incluem a próstata e as glândulas bulbouretrais (Figura 8-1). Os testículos consistem em inúmeros lóbulos constituídos de tubos contornados (túbulos seminíferos) sustentados por tecido conectivo frouxo. Os túbulos seminíferos representam > 80% da massa ou volume testicular. Eles consistem em uma camada basal revestida por células epiteliais (de **Sertoli**), formando as paredes dos túbulos seminíferos. Esses túbulos são revestidos por células germinativas primitivas (espermatogônias). As **células de Leydig**, imersas no tecido conectivo, são as células endócrinas responsáveis pela produção do androgênio circulante mais importante, a **testosterona**.

As células de Sertoli formam junções firmes, criando uma barreira "hematotesticular" que divide funcionalmente os túbulos seminíferos em dois compartimentos ou ambientes para o desenvolvimento dos espermatozoides. O compartimento basal abaixo das junções firmes fica em contato com a circulação e proporciona o espaço onde as espermatogônias se desenvolvem em espermatócitos primários. As junções firmes abrem-se em momentos específicos e possibilitam a passagem dos espermatócitos para o compartimento adluminal, onde o processo de meiose é concluído. As principais funções das células de Sertoli são as seguintes:

- Fornecer sustentação para as células germinativas, proporcionando um ambiente onde essas células se desenvolvem e amadurecem.
- Fornecer os sinais que dão início à espermatogênese e sustentam o desenvolvimento das espermátides.
- Regular a função da glândula hipofisária pela produção de inibina.

Juntas, as células de Sertoli e as células de Leydig constituem os dois tipos celulares principais responsáveis pela função testicular.

Os túbulos seminíferos unem-se para formar ductos maiores, denominados *túbulos retos*. Esses túbulos maiores formam uma estreita rede anastomosada de tubos, denominada *rede do testículo*, que termina nos dúctulos eferentes (ver Figura 8-1). Essa rede tubular transporta o líquido seminal que contém sêmen do testículo até o epidídimo; a partir do epidídimo, o sêmen penetra no ducto deferente e, a seguir, nos ductos ejaculatórios. Os ductos ejaculatórios transportam o sêmen (líquido contendo espermatozoide) até a uretra. A rede tubular ou sistema excretor e os órgãos acessórios contribuem para a composição final do sêmen que contém os espermatozoides por meio dos processos absortivo e secretor (Figura 8-1 e resumido na Tabela 8-1). Os espermatozoides constituem cerca de 10% do volume do sêmen ejaculado, composto de líquido testicular e do epidídimo juntamente com os produtos secretores das glândulas acessórias masculinas. A maior parte do volume do ejaculado é formada pelas vesículas seminais; o restante consiste em líquidos do epidídimo, bem como em secreções da próstata e das glândulas bulbouretrais.

O pênis é constituído por dois compartimentos funcionais: dois **corpos cavernosos** e um **corpo esponjoso**. Os corpos cavernosos formam a maior parte da substância do pênis e consistem em feixes de fibras musculares lisas entrelaçadas em uma matriz extracelular colagenosa. No interior desse parênquima, encontra-se

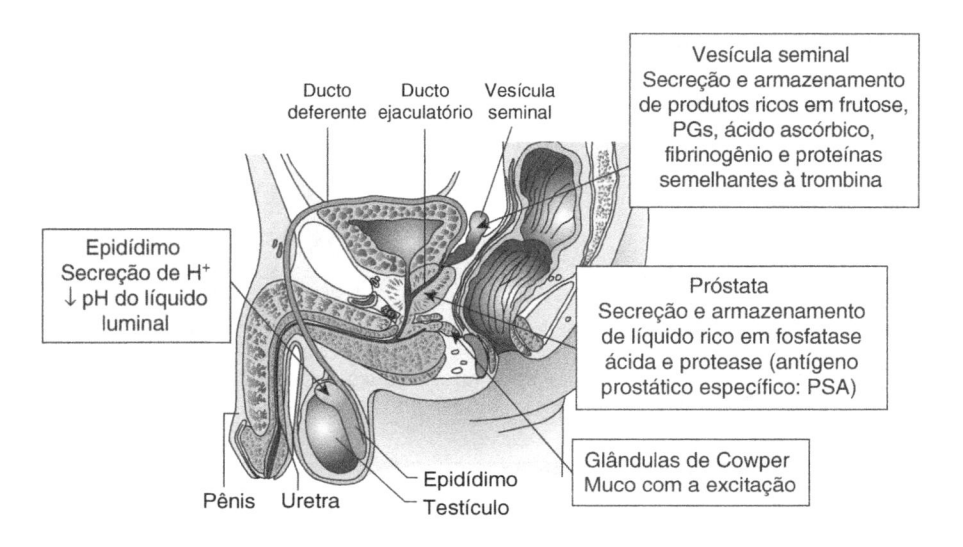

SISTEMA REPRODUTOR MASCULINO

Vesícula seminal
Secreção e armazenamento de produtos ricos em frutose, PGs, ácido ascórbico, fibrinogênio e proteínas semelhantes à trombina

Ducto deferente Ducto ejaculatório Vesícula seminal

Epidídimo
Secreção de H$^+$
↓ pH do líquido luminal

Próstata
Secreção e armazenamento de líquido rico em fosfatase ácida e protease (antígeno prostático específico: PSA)

Pênis Uretra Epidídimo Testículo

Glândulas de Cowper
Muco com a excitação

Células de Sertoli (epiteliais)
- Formam a barreira hematotesticular
- Sustentam as espermatogônias
- Sinalizam a espermatogênese
- Produzem inibina B

Células de Leydig
- No tecido conectivo
- Produzem testosterona

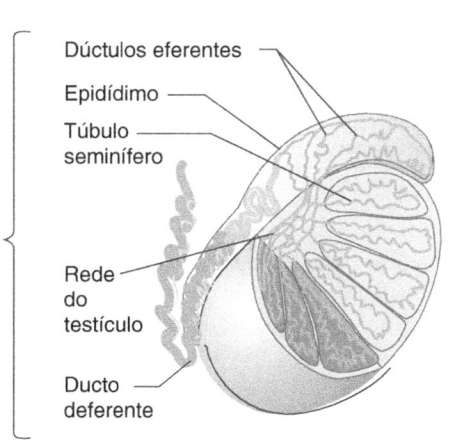

Dúctulos eferentes
Epidídimo
Túbulo seminífero
Rede do testículo
Ducto deferente

FIGURA 8-1. Anatomia funcional do sistema reprodutor masculino. Os órgãos reprodutores masculinos são constituídos por testículos, ducto deferente, ductos ejaculatórios, pênis e glândulas acessórias, que incluem a próstata e as glândulas bulbouretrais. Os testículos consistem em inúmeros lóbulos formados por túbulos seminíferos, sustentados por tecido conectivo frouxo. Os túbulos seminíferos unem-se para formar ductos maiores, denominados túbulos retos. Esses túbulos maiores formam uma rede anastomosada estreita de tubos, denominada rede do testículo, que termina nos dúctulos eferentes. A rede tubular transporta o líquido seminal do testículo até o epidídimo, a partir do qual os espermatozoides penetram no ducto deferente e, a seguir, na uretra por meio dos ductos ejaculatórios. O pênis é constituído por dois compartimentos funcionais: dois corpos cavernosos e um corpo esponjoso. Os corpos cavernosos formam a maior parte da substância do pênis e consistem em feixes de fibras musculares lisas entrelaçadas para formar trabéculas, contendo inúmeras artérias e nervos. PG, prostaglandina. (Reproduzida com permissão de Widmaier EP, Raff H, Strang KT: *Vander's Human Physiology: The Mechanisms of Body Function*, 11th ed. New York: McGraw-Hill; 2007.)

TABELA 8-1. Contribuição do sistema excretor e dos órgãos acessórios para a produção do esperma

Órgão	Função
Sistema excretor	
Dúctulos eferentes, ducto deferente, ducto ejaculatório, uretra	Movimento dos espermatozoides Reabsorção de líquido
Epidídimo	Secreção de H$^+$ e acidificação do líquido luminal Incapacitação dos espermatozoides; glicoconjugação Reservatório para os espermatozoides maduros Fagocitose dos espermatozoides velhos
Glândulas acessórias	
Vesícula seminal	Secreção e armazenamento de produto rico em frutose (substrato energético preferido para os espermatozoides), prostaglandinas, ácido ascórbico, proteínas semelhantes ao fibrinogênio e à trombina
Próstata	Secreção e armazenamento de líquido rico em fosfatase ácida e protease (antígeno prostático específico)
Glândulas de Cowper	Secreção de muco na uretra com a excitação

uma complexa rede de seios revestidos de células endoteliais ou lacunas, artérias e terminações nervosas. O pênis é inervado por fibras nervosas somáticas e autonômicas (tanto simpáticas quanto parassimpáticas). A inervação somática supre o pênis com fibras sensitivas e os músculos esqueléticos do períneo com fibras motoras. Os nervos autônomos mediam a dilatação vascular, levando à ereção do pênis, estimulam as secreções prostáticas e controlam a contração do músculo liso do ducto deferente durante a ejaculação.

O suprimento sanguíneo arterial dos órgãos reprodutores masculinos deriva predominantemente das artérias pudendas externas superficial e profunda, que são ramos da artéria femoral, do ramo perineal superficial da artéria pudenda interna e do ramo cremastérico da artéria epigástrica inferior. A drenagem venosa acompanha o curso das artérias correspondentes. Os vasos linfáticos drenam nos linfonodos inguinais.

REGULAÇÃO DA FUNÇÃO GONADAL PELAS GONADOTROFINAS

As principais funções dos testículos consistem em produzir os espermatozoides e os hormônios envolvidos na regulação da função reprodutora e na virilização. Essas funções são reguladas pelas gonadotrofinas hipofisárias, FSH e LH. O LH e o FSH são hormônios glicoproteicos que circulam livres (na forma não ligada) no plasma e possuem meia-vida de 30 minutos (LH) e de 1 a 3 horas (FSH). O LH exibe flutuações no plasma de maior amplitude do que o FSH. Os níveis de FSH são mais estáveis e apresentam menos variabilidade que os do LH.

As gonadotrofinas produzem suas respostas fisiológicas por sua ligação a receptores acoplados à proteína $G\alpha_s$ da membrana celular localizados nas células de Leydig e nas células de Sertoli, levando à ativação da adenilato-ciclase e a um aumento na formação do monofosfato de 3',5'-adenosina cíclico (AMPc) (Figura 8-2; ver Figura 1-5). A elevação do AMPc intracelular resulta na ativação da proteína-quinase A e na subsequente fosforilação de proteínas efetoras que mediam os efeitos celulares das gonadotrofinas. Esse processo é compartilhado por todas as células produtoras de hormônios esteroides, conforme descrito para a estimulação

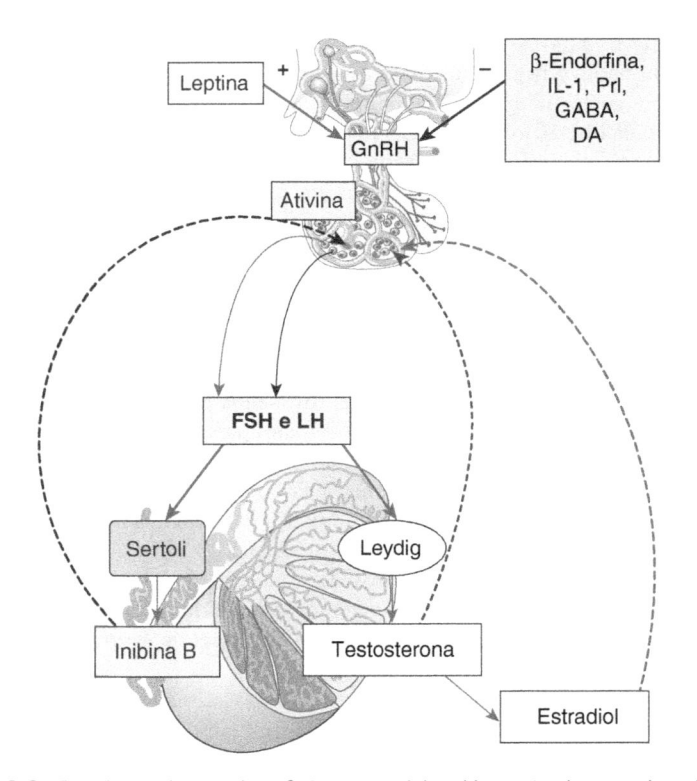

FIGURA 8-2. Eixo hipotalâmico-hipofisário-gonadal. A liberação de gonadotrofinas pela adeno-hipófise é controlada pelo gerador de pulsos hipotalâmico, o GnRH. Os fatores que estimulam a liberação de GnRH incluem a norepinefrina, o neuropeptídeo Y e a leptina. Os fatores que inibem a liberação de GnRH incluem a β-endorfina, a interleucina 1 (IL-1), o GABA e os neurônios da dopamina (DA). A atividade do gerador de pulsos e a liberação do LH e do FSH são reguladas pelos hormônios gonadais, a testosterona e a inibina B, assim como por fatores produzidos localmente, como a ativina. A ativina interage com a inibina B, aumentando, assim, a síntese da subunidade β do FSH. A regulação por retroalimentação negativa exercida pela testosterona é mediada pela conversão local em 17β-estradiol.

da produção suprarrenal de hormônios esteroides mediada pelo hormônio adrenocorticotrófico (ver Figura 6-3).

O LH é o principal regulador da síntese de testosterona pelas células de Leydig. O FSH desempenha um importante papel no desenvolvimento do testículo imaturo, em particular pelo controle da proliferação das células de Sertoli e do crescimento dos túbulos seminíferos. Como os túbulos são responsáveis por > 80% do volume do testículo, o FSH é de grande importância na determinação do tamanho dos testículos, que normalmente medem de 4,1 a 5,2 cm de comprimento por 2,5 a 3,3 cm de largura no homem adulto. O FSH é importante no processo de iniciação da espermatogênese durante a puberdade, sendo necessário para a síntese da proteína de ligação dos androgênios pelas células de Sertoli e para o desenvolvimento da barreira hematotesticular.

Controle da síntese e da liberação de gonadotrofinas

A regulação global da secreção de FSH e de LH pela adeno-hipófise foi discutida no Capítulo 3. A síntese e a liberação das gonadotrofinas são reguladas por sinais neuroendócrinos do sistema nervoso central, em particular no hipotálamo, pela liberação pulsátil de GnRH, bem como por hormônios circulantes ou seus metabólitos, conforme ilustrado na Figura 8-2.

A liberação pulsátil de GnRH é determinada por um gerador de pulsos. As estruturas neuronais e as interações químicas que levam à liberação pulsátil de GnRH ainda não foram totalmente elucidadas. Todavia, diversos sinais centrais e periféricos modulam a atividade dos neurônios que liberam o GnRH. Alguns desses sinais são estimuladores para a liberação do GnRH, como a norepinefrina (noradrenalina) e o neuropeptídeo Y; outros são inibitórios, como a β-endorfina e a interleucina 1; outros, ainda, são tanto estimuladores quanto inibitórios, como o estrogênio 17β-estradiol. O GnRH liga-se a um receptor acoplado à proteína G ($G\alpha_{q/11}$) nos gonadotrofos da adeno-hipófise, ativando a fosfolipase C e levando à estimulação do trifosfato de inositol, do diacilglicerol e da proteína-quinase C. A ativação do trifosfato de inositol leva a um aumento nas concentrações citosólicas de Ca^{2+}. O GnRH também estimula indiretamente o AMPc, contribuindo para o controle da liberação de LH e FSH. A razão entre a produção de LH e a de FSH é determinada pela frequência dos pulsos de GnRH. A síntese da subunidade β do FSH é maior em resposta a pulsos de baixa frequência do GnRH e é diminuída por pulsos de maior frequência. A frequência e a amplitude maiores da estimulação do GnRH aumentam a síntese da subunidade β do LH.

O LH estimula a produção de testosterona pelas células de Leydig. A testosterona liberada na circulação inibe a liberação de LH em uma alça de retroalimentação negativa. No hipotálamo, ela inibe a liberação de GnRH e, na adeno-hipófise, diminui a síntese da subunidade β específica da gonadotrofina (LH) (ver Figura 8-2). A testosterona diminui os níveis de LH e a amplitude de seus pulsos. É importante assinalar que a maior parte do efeito inibitório da testosterona sobre a liberação de LH é mediada pelo 17β-estradiol, um metabólito da aromatização da testosterona produzido localmente (Figura 8-3). A inibição da liberação de FSH por retroalimentação negativa ocorre ao nível da hipófise e é principalmente regulada pela inibina B, um peptídeo derivado das células de Sertoli (discutido adiante).

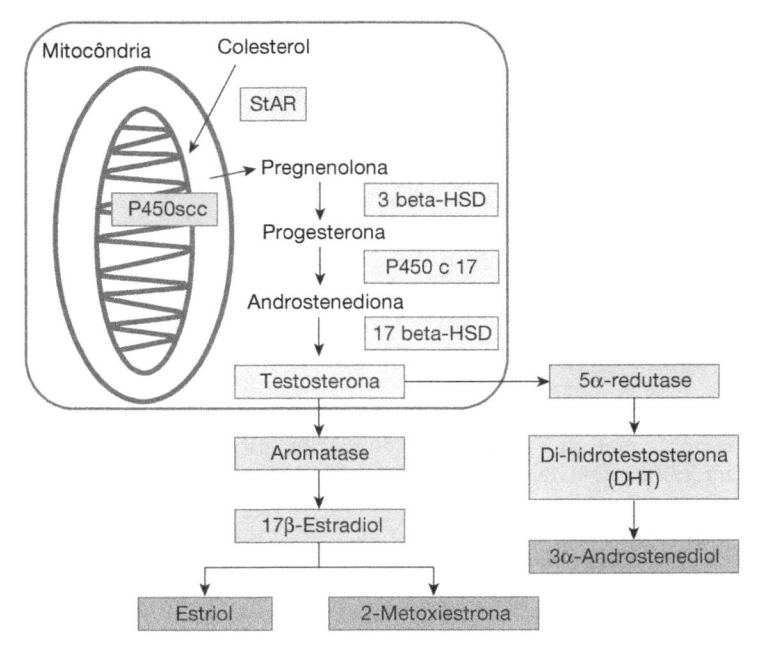

FIGURA 8-3. Principais etapas na biossíntese e no metabolismo da testosterona. Representação diagramática da via bioquímica típica e das enzimas-chave envolvidas na esteroidogênese das células de Leydig, que facilitam a biossíntese da testosterona a partir de seu precursor, o colesterol. A testosterona difunde-se finalmente para fora das células de Leydig e alcança o espaço intersticial e a circulação periférica. Nas células-alvo, ela pode ser convertida em di-hidrotestosterona (DHT), o androgênio mais potente, pela 5α-redutase ou em 17β-estradiol pela aromatase. A testosterona, a deidroepiandrosterona (DHEA), a androstenediona e o 17β-estradiol são degradados no fígado em 17-cetosteroides ou metabólitos polares, que são excretados na urina. HSD, hidroxiesteroide-desidrogenase; scc, clivagem da cadeia lateral; StAR, proteína reguladora aguda da esteroidogênese.

Inibina e ativina

Além da inibição tradicional da liberação das gonadotrofinas por retroalimentação, descrita anteriormente (ver Figura 8-2), existem fatores localmente produzidos (inibina e ativina) que também estão envolvidos na regulação de sua liberação. As **inibinas** são hormônios peptídicos que pertencem à superfamília dos fatores de crescimento que inclui o fator de crescimento transformador β (TGF-β, de *transforming growth factor* β). A inibina B é sintetizada pelas células de Sertoli em resposta à estimulação do FSH (discutida adiante) e produz inibição pela retroalimentação da síntese da subunidade β do FSH (e, portanto, da liberação de FSH). A **ativina** é outro fator envolvido na regulação da liberação do FSH. Ela é expressa em vários tecidos, incluindo a hipófise. Seu papel consiste em antagonizar a ação da inibina B, resultando no estímulo da liberação de FSH. Por conseguinte, além da inibição por retroalimentação negativa exercida pelos androgênios gonadais, a interação entre a inibina e a ativina contribui para a regulação da liberação das gonadotrofinas.

FUNÇÃO GONADAL

As duas principais funções fisiológicas dos testículos – a produção dos hormônios envolvidos na diferenciação sexual, na maturação e na virilização e a espermatogênese – estão estreitamente inter-relacionadas. Este capítulo discute inicialmente a produção de hormônios nos testículos e, a seguir, descreve o processo da espermatogênese.

Síntese dos hormônios gonadais

Os três principais hormônios produzidos pelo testículo são a testosterona, o estradiol e a inibina.

Testosterona

A testosterona, sintetizada pelas células de Leydig, é o principal e mais importante androgênio testicular e circulante. O LH estimula a biossíntese da testosterona por aumento da mobilização e transporte do colesterol na via esteroidogênica – ação que ocorre em poucos minutos –, bem como mediante estimulação da expressão gênica e atividade das enzimas esteroidogênicas (proteína reguladora aguda da esteroidogênese [StAR] e P450scc), um processo mais lento que necessita de várias horas (ver Figura 8-3). Conforme discutido no Capítulo 6, a proteína StAR (também encontrada nas células do córtex suprarrenal) desempenha um papel-chave na transferência do colesterol da membrana mitocondrial externa para a interna – a primeira etapa na biossíntese dos hormônios esteroides –, visando à conversão do colesterol em pregnenolona. A pregnenolona nas mitocôndrias difunde-se para o retículo endoplasmático liso, onde é ainda metabolizada em progesterona pela ação da 3β-hidroxiesteroide-desidrogenase. Por sua vez, a progesterona é convertida, por um processo em duas etapas, em androstenediona por meio da ação da 17α-hidroxilase. A conversão de androstenediona em testosterona é catalisada pela 17β-hidroxiesteroide-desidrogenase. Convém observar que, até esta última reação enzimática, as etapas enzimáticas envolvidas na síntese da testosterona assemelham-se às envolvidas na síntese da androstenediona pelas glândulas suprarrenais (ver Figura 6-3). É a atividade da 17β-hidroxiesteroide-desidrogenase e a conversão enzimática da androstenediona em testosterona que são específicas das gônadas (ver Figura 8-3).

Inibina

A inibina é produzida e liberada pelas células de Sertoli em resposta à estimulação do FSH e induz respostas tanto parácrinas quanto endócrinas. Ela pertence à família dos hormônios glicoproteicos e dos fatores de crescimento, como o TGF-β, a substância inibitória mülleriana (MIS) e a ativina. As inibinas são glicoproteínas heterodiméricas que consistem em uma subunidade α e uma subunidade β ($β_A$ ou $β_B$). Das duas formas de inibina (α-$β_A$ e α-$β_B$), a inibina B é a forma fisiologicamente importante nos indivíduos do sexo masculino. Sua principal função consiste em suprimir a secreção hipofisária de FSH por um mecanismo endócrino clássico de retroalimentação negativa, por meio de sua ligação a um receptor de serina/treonina-quinase que atravessa a membrana. A secreção de inibina B parece depender da proliferação, da manutenção e da espermatogênese nas células de Sertoli, sendo todas essas funções reguladas pelo FSH. Os níveis de inibina B correlacionam-se com a contagem total dos espermatozoides e com o volume testicular, podendo ser utilizados como índice de espermatogênese.

As ativinas, que são membros da mesma família de peptídeos das inibinas, são homodímeros ou heterodímeros da subunidade β das inibinas. São sintetizadas em muitos tecidos e tipos celulares no adulto, e seus receptores foram identificados nos mesmos tecidos, constituindo um padrão mais compatível com um mecanismo de ação autócrino ou parácrino. Na hipófise, a ativina produzida localmente opõe-se às ações da inibina e favorece a síntese de β-FSH (ver Figura 8-2).

Estradiol

A conversão da testosterona em 17β-estradiol é mediada pela enzima **aromatase**, expressa nas células de Leydig, bem como nos tecidos extragonadais, em particular o tecido adiposo e a placenta (Figura 8-4). A contribuição do 17β-estradiol produzido pelas células de Leydig para os estrogênios circulantes totais no indivíduo do sexo masculino é de cerca de 20%.

Metabolismo dos hormônios gonadais

Metabolismo da testosterona

A maior parte da testosterona liberada na circulação liga-se às proteínas plasmáticas, principalmente à globulina de ligação dos hormônios sexuais (SHBG, de *sex hormone-binding globulin*) e à albumina (44% e 54%, respectivamente); ambas as proteínas são produzidas no fígado. A albumina liga-se à testosterona com especificidade limitada e baixa afinidade. A SHBG liga-se à testosterona com alta afinidade e especificidade. Essas proteínas de ligação regulam a quantidade de hormônio "livre" considerado biologicamente ativo e podem ser consideradas como "principais guardiões da ação dos hormônios esteroides". Nos testículos, a testosterona liga-se à proteína de ligação dos androgênios (ABP, de *androgen-binding protein*), uma proteína sintetizada pelas células de Sertoli e liberada no lúmen dos túbulos seminíferos. A ABP exibe acentuada semelhança com a SHBG. A SHBG é expressa em vários tecidos, incluindo o cérebro, a placenta e os testículos, e parece atuar como parte de um sistema de sinalização de esteroides recentemente identificado que não depende do receptor de androgênio no citosol.

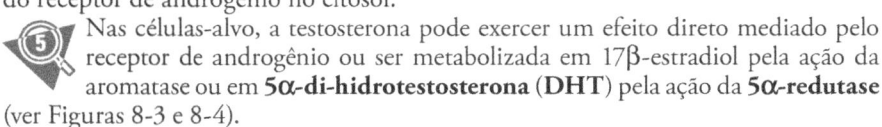

Nas células-alvo, a testosterona pode exercer um efeito direto mediado pelo receptor de androgênio ou ser metabolizada em 17β-estradiol pela ação da aromatase ou em **5α-di-hidrotestosterona (DHT)** pela ação da **5α-redutase** (ver Figuras 8-3 e 8-4).

Conversão de testosterona em estradiol

A maior parte do estradiol nos homens é produzida no tecido adiposo pela aromatização da testosterona e, em menor grau, da androstenediona derivada das glândulas suprarrenais. A expressão da aromatase está diretamente relacionada com o grau de adiposidade; ela depende da estimulação das citocinas e requer a presença dos glicocorticoides. Embora parte do 17β-estradiol produzido nos tecidos periféricos seja liberada na circulação, nem todos os estrogênios produzidos a partir da testosterona estão envolvidos na mediação das respostas endócrinas. Alguns estão envolvidos na regulação intrácrina das respostas fisiológicas pela estimulação do receptor de estrogênio (ver Figura 8-4). Um exemplo é fornecido pela regulação do GnRH por retroalimentação

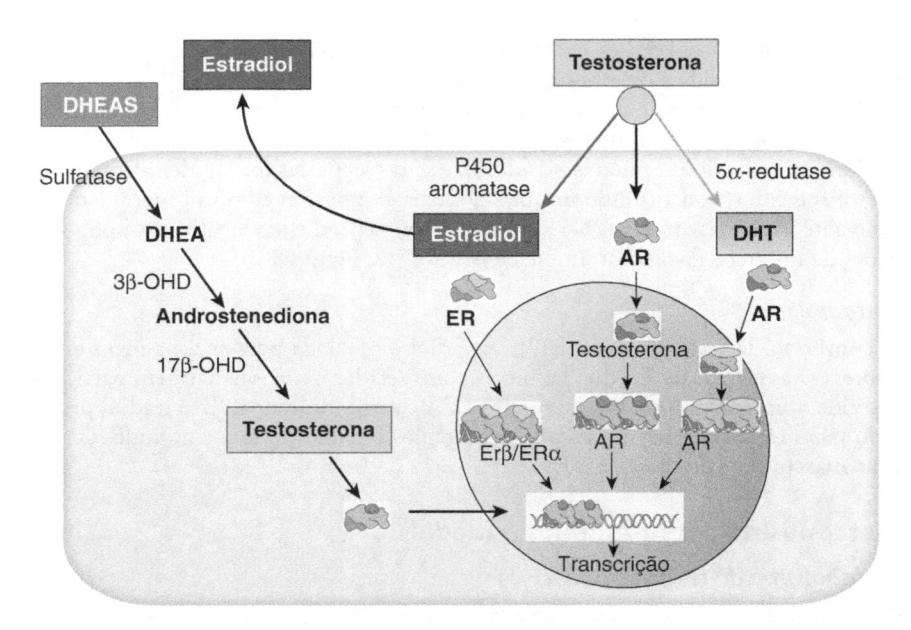

FIGURA 8-4. Efeitos da testosterona nos tecidos-alvo mediados pelo receptor. A testosterona (um hormônio esteroide) penetra na célula por difusão passiva e liga-se ao receptor de androgênio (AR). Na célula-alvo, a testosterona pode ser convertida em di-hidrotestosterona (DHT) pela 5α-redutase e ligar-se ao AR, ou pode ser convertida em 17β-estradiol pela aromatase. O 17β-estradiol pode ser liberado para atuar sobre os receptores de estrogênio (ER) de uma célula adjacente (mecanismo parácrino), entrar na circulação (efeitos endócrinos) ou ligar-se ao ER α ou β nessa célula. A testosterona intracelular pode ser produzida a partir de androstenediona (Δ^4A), deidroepiandrosterona (DHEA) ou sulfato de deidroepiandrosterona (DHEAS). A DHEA dessulfatada é convertida em androstenediona pela 3β-hidroxiesteroide-desidrogenase (3β-OHD), e a androstenediona é, por sua vez, transformada em testosterona pela 17β-hidroxiesteroide-desidrogenase (17β-OHD). A testosterona, a DHT e o estradiol ligam-se a receptores de esteroides citosólicos. O AR e o ER no citosol são complexados com proteínas reguladoras (proteínas de choque térmico). A ligação do hormônio resulta em dissociação do complexo de proteína do choque térmico, dimerização do receptor, translocação nuclear e ligação do DNA a elementos reguladores. O resultado consiste na ativação ou supressão da transcrição gênica.

negativa no hipotálamo e das gonadotrofinas pela testosterona na adeno-hipófise. Outro exemplo importante é o efeito da testosterona sobre o osso, em que o fechamento das epífises é mediado por meio da conversão da testosterona em estradiol pela aromatase nos osteoblastos e nos condroblastos. Além disso, a produção de estrogênios no cérebro desempenha um importante papel na masculinização cerebral durante o desenvolvimento e na manutenção do comportamento sexual no adulto.

No fígado, a testosterona é convertida em androstenediona, que, em seguida, é reduzida e conjugada (glicuronidação) para formar 17-cetosteroides (ver Figura 8-3). Uma via de degradação semelhante é utilizada no metabolismo da deidroepiandrosterona (DHEA) e da androstenediona. Após ser produzido pelos testículos ou pelo metabolismo periférico da testosterona, o 17β-estradiol é inicialmente convertido em estrona, que, em seguida, é convertida em catecolestrogênios ou 16α-hidroxiestrona. Os catecolestrogênios são degradados pela catecol-*O*-metiltransferase (envolvida na degradação das catecolaminas; discutidas no Capítulo 6), enquanto a 16α-hidroxiestrona é convertida em estriol antes de ser conjugada no fígado e excretada pelos rins. Assim, cerca de 50% da testosterona e seus metabólitos são excretados na urina na forma de 17-cetosteroides e 50% são excretados na forma de metabólitos polares, como dióis, trióis e formas conjugadas.

Conversão de testosterona em 5α-di-hidrotestosterona

A conversão da testosterona em DHT nos tecidos periféricos, em particular na pele, produz o androgênio natural mais potente (ver Figura 8-4). Duas isoenzimas (tipo 1 e tipo 2) da 5α-redutase estão envolvidas na conversão da testosterona em DHT. A isoenzima tipo 2 gera três vezes mais DHT do que a isoenzima tipo 1 e desempenha um papel fundamental durante a diferenciação sexual. No decorrer da puberdade, a contribuição da isoenzima tipo 2 diminui, e a redutase tipo 1 passa a desempenhar um papel mais importante no homem adulto. Uma pequena quantidade de DHT pode penetrar na circulação (cerca de 10% da testosterona total no sangue) e, por isso, exercer efeitos nas células-alvo que não expressam atividade da 5α-redutase (ver Figura 8-3). A DHT é inativada ao androgênio fraco, o 3α-androstenediol, pela ação da 3α-hidroxiesteroide-desidrogenase. A conversão enzimática da testosterona em DHT é irreversível. Como a DHT está envolvida em alguns processos patológicos, a conversão enzimática da testosterona em DHT tem sido utilizada de modo efetivo como alvo para intervenções farmacológicas. Os androgênios estimulam o crescimento do câncer de próstata e também estão envolvidos na hipertrofia prostática benigna. A finasterida, um inibidor da 5α-redutase, atualmente é usada para o tratamento da hiperplasia prostática benigna e do câncer de próstata.

Efeitos fisiológicos mediados pelo receptor de androgênio

Tanto a testosterona quanto a DHT se ligam a receptores de androgênios idênticos em suas células-alvo (ver Figura 8-4). O receptor de androgênio é um membro da superfamília de receptores nucleares e, à semelhança de todos os outros receptores nucleares, consiste em três domínios funcionais envolvidos na regulação transcricional, na ligação do DNA e na ligação de ligantes. O receptor citosólico inativo sem ligante é um oligômero inativo complexado a proteínas do choque térmico. O complexo oligomérico dissocia-se após ligação ao hormônio, sofre uma mudança de conformação e é transferido para o núcleo. No núcleo, liga-se na forma de homodímero a elementos de resposta dos androgênios do DNA na região promotora dos genes-alvo e atua como fator de transcrição nuclear, influenciando a transcrição dos genes-alvo e mediando a ação dos androgênios.

Os efeitos fisiológicos mediados pela testosterona e pela DHT estão relacionados. A DHT é o mais potente ativador do receptor de androgênio, e o receptor de androgênio ativado pela DHT apresenta meia-vida mais longa, prolongando, assim, a ação androgênica e amplificando o sinal do androgênio. Entretanto, é possível atribuir respostas fisiológicas distintas a cada um dos hormônios (Tabela 8-2), determinadas, em parte, pela conversão localizada da testosterona em DHT. A testosterona controla a diferenciação sexual (desenvolvimento dos ductos de Wolff), a libido (a necessidade biológica de atividade e função sexuais), o crescimento puberal da laringe, os efeitos anabólicos no músculo e a estimulação da espermatogênese. Por outro

TABELA 8-2. Ações específicas da testosterona, da di-hidrotestosterona (DHT) e do estradiol

Testosterona	DHT (atividade da 5α-redutase)	17β-estradiol (atividade da aromatase)
Desenvolvimento embrionário das estruturas derivadas do ducto de Wolff	Desenvolvimento embrionário da próstata	Fechamento das epífises
Atividade secretora pós-puberal	Descida dos testículos	Prevenção da osteoporose
Crescimento puberal da laringe e mudança da voz	Crescimento do pênis	Regulação da secreção de GnRH por retroalimentação
Efeitos anabólicos sobre o músculo e a eritropoiese	Calvície de padrão masculino	
Inibição do desenvolvimento das mamas	Desenvolvimento dos pelos púbicos e axilares	
Estimulação da espermatogênese Libido	Atividade das glândulas sebáceas	

lado, a DHT desempenha um importante papel na virilização externa embrionária e puberal (p. ex., desenvolvimento da genitália externa masculina, da uretra e da próstata, bem como crescimento dos pelos faciais e corporais) e contribui para a calvície de padrão masculino em indivíduos com predisposição genética à calvície (Figuras 8-5 e 8-6). Os efeitos da DHT são, em sua maioria, intrácrinos e mediados nas células-alvo que expressam a 5α-redutase. Todavia, conforme já assinalado, uma pequena quantidade penetra na circulação (10% dos níveis de testosterona) e pode exercer alguns efeitos endócrinos sobre células que não expressam a 5α-redutase.

EFEITOS FISIOLÓGICOS DOS ANDROGÊNIOS SOBRE OS ÓRGÃOS-ALVO

Além da regulação da liberação de LH pela adeno-hipófise, a testosterona afeta o desenvolvimento, a maturação e a função sexuais e contribui para a manutenção da fertilidade masculina e das características sexuais secundárias no homem adulto (ver Figuras 8-5 e 8-6). Ademais, ela exerce efeitos anabólicos globais sobre o músculo e o osso.

Desenvolvimento e diferenciação sexuais

Nos seres humanos, a diferenciação sexual é controlada tanto genética quanto hormonalmente. Os genes no cromossomo Y sinalizam a diferenciação das células primordiais na crista gonadal embrionária em células de Sertoli e estimulam a diferenciação das células germinativas recém-migradas em espermatogônias, levando ao desenvolvimento do testículo (ver Figura 8-5). As células do testículo embrionário secretam hormônios que levam ao desenvolvimento das características sexuais secundárias masculinas. As células de Sertoli secretam **fator inibitório mülleriano** (MIF, de *müllerian inhibitory factor*) ou substância inibitória mülleriana (MIS, de

SISTEMA REPRODUTOR MASCULINO

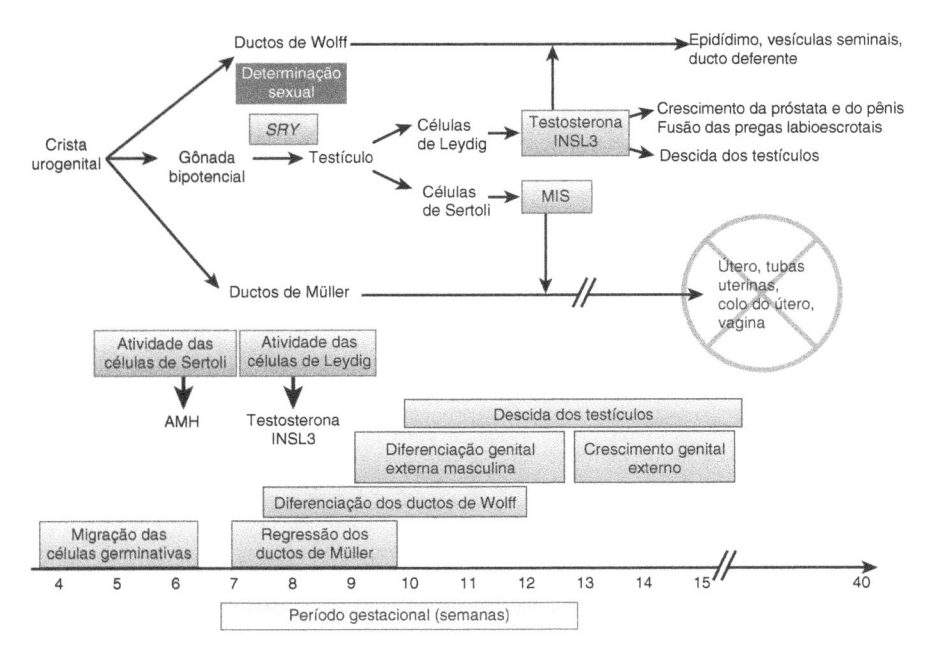

FIGURA 8-5. A gônada bipotencial diferencia-se em testículo pelo gene da região de determinação do sexo no cromossomo Y (*SRY*). Esse período de determinação sexual é seguido da diferenciação gonadal dos diferentes tipos de células testiculares. As células de Sertoli dos testículos secretam substância inibitória mülleriana (MIS ou hormônio antimülleriano [AMH]). As células de Leydig produzem testosterona e peptídeo semelhante à insulina 3 (INSL3). O AMH (MIS) produz regressão dos ductos de Müller. A testosterona estimula o crescimento e a diferenciação dos ductos de Wolff, bem como o crescimento do pênis e da próstata. O INSL3 participa na descida dos testículos, a etapa final no desenvolvimento sexual masculino. A 5α-di-hidrotestosterona produzida a partir da testosterona também participa no processo de descida dos testículos e no desenvolvimento da próstata.

müllerian inhibitory substance), causando a regressão dos **ductos de Müller**. As células de Leydig secretam testosterona, induzindo a diferenciação e o crescimento das estruturas do **ducto de Wolff**. A DHT leva ao crescimento da próstata e do pênis, bem como à fusão das pregas labioescrotais (ver Figura 8-6).

Os processos e os fatores envolvidos no desenvolvimento fetal e na diferenciação sexual envolvem detalhes genéticos, embriológicos, histológicos e anatômicos não considerados aqui. Esta seção pretende resumir os eventos essenciais na diferenciação sexual no que concerne a regulação e função endócrinas, bem como ressaltar o papel dos androgênios na determinação do desenvolvimento sexual masculino.

Determinação do sexo

A determinação sexual nos mamíferos, que leva ao desenvolvimento de um fenótipo masculino ou feminino, envolve três processos sequenciais:

- Determinação do **sexo genético** do embrião, quando um espermatozoide com o cromossomo X ou Y fertiliza o óvulo.

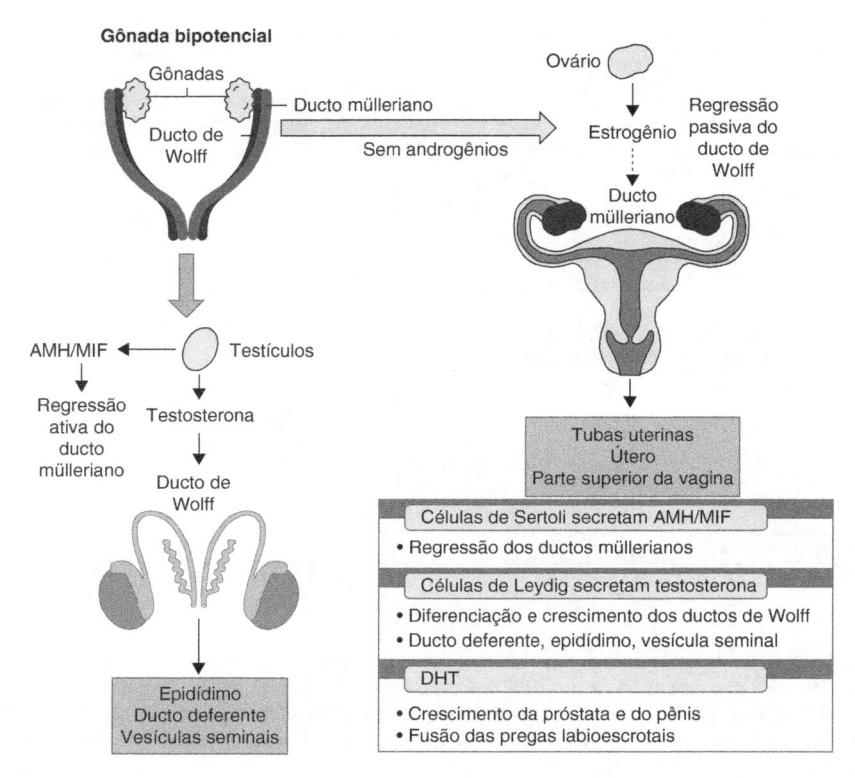

FIGURA 8-6. Fase pós-gonadal da diferenciação sexual. Esse processo depende exclusivamente de hormônios. A produção da testosterona e do hormônio antimülleriano (AMH) assegura o desenvolvimento masculino. O fator inibitório mülleriano (MIF) medeia a apoptose e a regressão dos ductos de Müller. Os ductos de Wolff remanescentes formam o ducto deferente, o epidídimo e a vesícula seminal. Esse processo depende basicamente da testosterona secretada pelas células de Leydig. A diferenciação da genitália masculina externa é regulada em particular pela ação da 5α-di-hidrotestosterona (DHT), sintetizada predominantemente pela testosterona redutase tipo 2. Após a virilização do sistema urogenital dependente de androgênios, os testículos migram de seu local de origem, próximo ao rim, para o escroto, um processo mediado pela testosterona e pelo peptídeo semelhante à insulina 3 (INSL3), um membro da família da relaxina.

- Determinação do destino da gônada bipotencial ou indiferenciada e, portanto, do **sexo gonadal**.
- Diferenciação das genitálias interna e externa masculina ou feminina, ou determinação do **sexo fenotípico**.

A determinação do sexo genético é mediada pela constituição cromossômica, que no indivíduo do sexo masculino normal é 46,XY. A diferenciação sexual subsequente é determinada por fatores genéticos. Vários genes sexuais específicos regulam a diferenciação gonadal e o desenvolvimento subsequente dos tratos reprodutores masculino ou feminino. Um dos primeiros genes envolvidos na diferenciação sexual é um gene situado no cromossomo Y, denominado *SRY* (região reguladora do sexo do Y, de *sex-regulating region of the Y*). O produto do gene *SRY* é uma proteína que estimula os tecidos gonadais neutros a sofrer diferenciação em testículos, estabelecendo, assim, o sexo gonadal. O *SRY* é necessário e suficiente para dar início à cascata do desenvolvimento masculino. Se houver mutação ou ausência do gene *SRY* no cromossomo Y, o embrião irá desenvolver-se em um indivíduo do sexo feminino.

Diferenciação sexual

O processo de diferenciação das gônadas masculinas no ser humano começa na sexta semana de gestação (ver Figura 8-5). O primeiro evento morfologicamente identificável consiste no desenvolvimento das células precursoras de Sertoli, que se agregam para formar os cordões seminíferos, os quais, a seguir, são infiltrados por células germinativas primordiais. No final da nona semana, o mesênquima que separa os cordões seminíferos dá origem às células intersticiais, que se diferenciam em células de Leydig secretoras de esteroides. Acredita-se que um hormônio derivado da placenta, a gonadotrofina coriônica humana (hCG), possa ser responsável pela ativação inicial das células de Leydig, visto que o início da produção de testosterona precede a secreção fetal de LH. Por conseguinte, o controle gonadotrófico da esteroidogênese testicular fetal é mediado, a princípio, pela hCG derivada da placenta e, posteriormente, pelo LH. O consequente aumento na produção fetal de testosterona estimula a proliferação das células de Leydig, aumenta a expressão das enzimas esteroidogênicas (em particular a 3β-hidroxiesteroide-desidrogenase e a 17α-hidroxilase) e aumenta a expressão do receptor de androgênios nos tecidos-alvo.

A fase pós-gonadal de diferenciação sexual ou diferenciação da genitália externa depende quase exclusivamente dos hormônios (ver Figuras 8-5 e 8-6).

Após a diferenciação das gônadas em testículos, a secreção de hormônios testiculares é suficiente para promover a masculinização do embrião. A produção de testosterona e de hormônio antimülleriano (AMH) ou MIF durante uma fase crítica no início da gestação assegura o desenvolvimento de um indivíduo do sexo masculino. Inicialmente, formam-se os ductos genitais internos masculinos (ductos mesonéfricos ou de Wolff) e femininos (ductos paramesonéfricos ou de Müller). No sexo feminino, os ductos mesonéfricos regridem e os ductos paramesonéfricos desenvolvem-se em tubas uterinas, útero e parte superior da vagina. No sexo masculino, a partir da oitava semana de gestação, o AMH medeia a regressão dos ductos paramesonéfricos ou de Müller. O AMH é um membro da família do TGF-β expresso nas células de Sertoli desde o início da diferenciação testicular até a puberdade. Ele se liga aos receptores de serina/treonina-quinase de AMH tipo 2 expressos no mesênquima circundante dos ductos de Müller, levando à apoptose e regressão dos ductos de Müller. O sistema de ductos mesonéfricos (ductos de Wolff) permanece e forma o ducto deferente, o epidídimo e as vesículas seminais (ver Figura 8-6). Esse processo depende principalmente da testosterona. No sexo feminino, na ausência de androgênios, os ductos de Wolff regridem, e os ductos de Müller são preservados do processo de apoptose, desenvolvendo-se em útero, tubas uterinas e vagina (ver Figura 8-6). Os estrogênios não parecem essenciais à diferenciação sexual normal em ambos os sexos, conforme observado pelo desenvolvimento genital normal que ocorre em indivíduos do sexo masculino com gene mutante do receptor de estrogênio ou com deficiência de aromatase. A diferenciação da genitália masculina externa é regulada principalmente pelas ações da DHT. Durante o período de desenvolvimento, conforme assinalado anteriormente, a expressão da α-redutase tipo 2 é maior que a da α-redutase tipo 1. A capacidade de conversão da testosterona em DHT é maior no caso da primeira isoenzima.

Após a regressão dos ductos de Müller e a virilização do sistema urogenital dependente da ação androgênica, os testículos migram de seu local de origem, próximo ao rim, para o escroto, constituindo o evento final de importância crítica na diferenciação sexual masculina. O processo em duas etapas de migração transabdominal, seguida de descida na bolsa escrotal extra-abdominal, completa a diferenciação sexual no sexo masculino durante o período final da gestação. A descida do testículo resulta da regressão do ligamento suspensor cranial, que conecta o testículo à parede do abdome pelo gubernáculo. A regressão desse ligamento, a migração transabdominal e a descida final do testículo no escroto são mediadas pela testosterona e pelo **peptídeo semelhante à insulina 3 (INSL3)**. Esse hormônio, também conhecido como hormônio de Leydig semelhante à insulina ou fator semelhante à relaxina, é um membro da família de hormônios peptídicos da insulina e do hormônio semelhante à insulina. Nos seres humanos, a ausência de descida completa do testículo no escroto (**criptorquidia**) constitui uma das anormalidades congênitas mais comuns, afetando cerca de 3% dos recém-nascidos do sexo masculino. A criptorquidia leva a uma redução da espermatogênese devido às temperaturas intra-abdominais mais altas do que aquelas encontradas no escroto. Se não for corrigida, pode levar à infertilidade e tem sido associada a um risco aumentado de tumores testiculares.

Maturação e função sexual

Puberdade — A puberdade refere-se à transição fisiológica entre a infância e a idade adulta, envolvendo o desenvolvimento das características sexuais secundárias e o estirão de crescimento puberal. O processo estende-se por um período de cerca de 4 anos, sendo desencadeado pelo aumento da secreção pulsátil de GnRH pelo hipotálamo, resultando em elevação dos níveis séricos de gonadotrofinas e, portanto, em aumento da secreção gonadal dos esteroides sexuais. O sistema hipotalâmico-hipofisário-gonadal é ativo durante o período neonatal, porém passa para um estado de dormência no período juvenil pré-puberal. Durante a fase inicial da puberdade, os níveis plasmáticos de LH aumentam principalmente durante o sono. Esses surtos associados ao sono ocorrem posteriormente durante todo o dia e medeiam ou resultam no aumento dos níveis circulantes de testosterona.

A puberdade é precedida pela adrenarca, um período caracterizado pelo aumento na produção de DHEA e de androstenediona pela suprarrenal em torno dos 6 a 8 anos de idade; a adrenarca não está associada à produção aumentada de hormônio adrenocorticotrófico ou de cortisol. As concentrações máximas de DHEA e de androstenediona são alcançadas no final da puberdade e no início da vida adulta. Durante esse estágio, observa-se alguma conversão dos androgênios de origem suprarrenal em testosterona, resultando em uma pequena elevação dos níveis circulantes de testosterona. O sinal que deflagra a suprarregulação (*upregulation*) da síntese de DHEA e de androstenediona não é conhecido.

O aumento na liberação pulsátil de GnRH é essencial para o início da puberdade. Entretanto, o mecanismo que controla o aumento puberal da liberação de GnRH ainda não foi elucidado. Foi constatado que a leptina, um hormônio secretado pelo tecido adiposo (ver Capítulo 10), desempenha um papel permissivo no momento da ativação do gerador de pulsos do GnRH. O aumento que ocorre na amplitude dos pulsos de GnRH desencadeia uma cascata de eventos, incluindo aumentos na amplitude dos pulsos de FSH e LH, seguidos de acentuado aumento na produção dos hormônios sexuais gonadais. O aumento na produção de esteroides gonadais durante a puberdade é acompanhado de aumento na amplitude dos pulsos secretores de hormônio do crescimento. Este último hormônio e os esteroides gonadais em conjunto são responsáveis pelo crescimento normal da puberdade. Durante o estirão de crescimento da adolescência, a velocidade de crescimento aumenta de uma taxa pré-puberal de 4 a 6 cm por ano para até 10 a 15 cm por ano. As alterações fisiológicas associadas à puberdade podem ser resumidas da seguinte maneira:

- Maturação das células de Leydig e início da espermatogênese
- Aumento dos testículos; escurecimento e enrugamento da pele do escroto
- Crescimento dos pelos púbicos a partir da base do pênis
- Aumento de tamanho do pênis
- Crescimento da próstata, das vesículas seminais e do epidídimo
- Crescimento dos pelos na face (bigode e barba) e nos membros, bem como regressão da linha de implantação do couro cabeludo
- Aumento da laringe, espessamento das cordas vocais e mudança da voz
- Aumento do crescimento linear
- Aumento da massa muscular e do hematócrito
- Aumento da libido e da potência sexual

Fertilidade e características sexuais secundárias

Espermatogênese

A espermatogênese refere-se ao processo de diferenciação contínua das células germinativas para a produção de espermatozoides (Figura 8-7). Ela começa por ocasião da puberdade, é compartimentalizada dentro da barreira hematotesticular e encontra-se principalmente sob a regulação do FSH. A espermatogênese envolve quatro processos básicos:

Proliferação das espermatogônias (células-tronco), dando origem aos espermatócitos (células diploides) – As espermatogônias revestem o tubo seminífero próximo à membrana basal. Surgem na puberdade pela proliferação dos gonócitos e derivam das células germinativas primordiais. Uma ou duas divisões das espermatogônias ocorrem para manter sua população no reservatório de células-tronco (ver Figura 8-7). Das células produzidas por essas divisões mitóticas, algumas espermatogônias permanecem no reservatório "em repouso", enquanto as outras proliferam várias vezes e sofrem 1 a 5 estágios de divisão e diferenciação. Após a última divisão, as células resultantes são denominadas *espermatócitos primários*. As espermatogônias "em repouso" ou primordiais permanecem em estado dormente por certo tempo e, a seguir, sofrem um novo ciclo de proliferação. Esses ciclos de divisões das espermatogônias ocorrem antes da conclusão da espermatogênese pela geração anterior de células, de modo que são observados múltiplos estágios do processo simultaneamente nos túbulos seminíferos. Tal superposição assegura uma população residual de espermatogônias que mantém a capacidade dos testículos de produzir espermatozoides de modo contínuo.

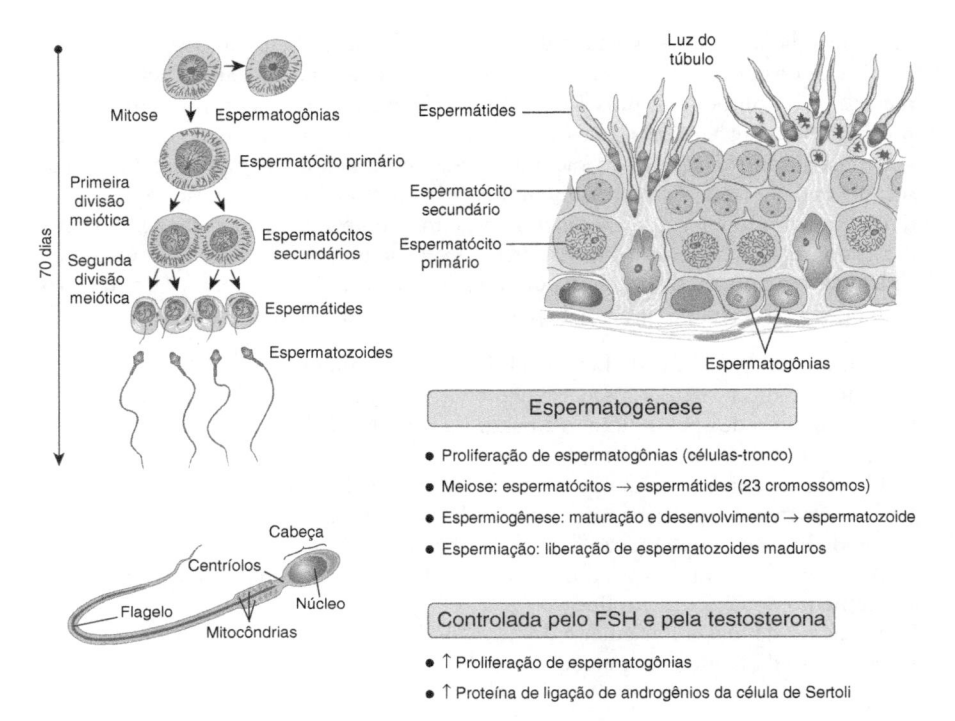

FIGURA 8-7. Representação esquemática de eventos essenciais na espermatogênese. O processo de espermatogênese envolve a proliferação (mitose) das espermatogônias, produzindo espermatócitos primários (células diploides; 46 cromossomos). Os espermatócitos sofrem duas divisões meióticas, produzindo espermátides, ou células haploides (23 cromossomos). As espermátides passam por um processo de maturação (espermiogênese), transformando-se em espermatozoides. Durante esta última fase, os espermatozoides adquirem os elementos essenciais para o desempenho de sua função (ver Tabela 8-3). Esse processo contínuo leva cerca de 70 dias. A qualquer momento, é possível identificar células em todas as etapas da espermatogênese nos testículos.

Meiose dos espermatócitos para a produção de espermátides (células haploides; 23 cromossomos) – Os espermatócitos primários sofrem duas divisões; a primeira divisão meiótica produz dois espermatócitos secundários. A divisão dos espermatócitos secundários completa a meiose e produz as espermátides.

Espermiogênese ou maturação e desenvolvimento das espermátides em espermatozoides (esperma) – Essa fase caracteriza-se por alterações nucleares e citoplasmáticas que produzem espermatozoides com elementos essenciais ao desempenho de sua função. Os principais eventos durante essa fase envolvem a condensação do material nuclear da espermátide, a formação do acrossoma, o reposicionamento da espermátide para possibilitar a formação e o alongamento das estruturas da cauda, a formação da espiral mitocondrial e a remoção do citoplasma estranho, resultando em espermatozoides. As características adquiridas durante essa etapa desempenham um importante papel na função dos espermatozoides, conforme resumido na Tabela 8-3.

TABELA 8-3. Eventos essenciais na espermiogênese e sua importância funcional na função dos espermatozoides

Evento-chave	Importância funcional
Condensação nuclear da cromatina	A cromatina haploide transporta os cromossomos X ou Y
Desenvolvimento do acrossoma	O acrossoma é uma grande vesícula secretora que recobre o núcleo na região apical da cabeça do espermatozoide e contém enzimas necessárias à penetração do espermatozoide no muco e à fertilização
Reposicionamento das espermátides; desenvolvimento e crescimento do flagelo	A estrutura microtubular fornece motilidade, possibilitando o deslocamento do espermatozoide (3 mm/min) pelo trato genital
Formação da bainha mitocondrial ao redor do flagelo	Fornece energia (ATP derivado da frutose) para o movimento flagelar

Espermiação – Trata-se do processo final de liberação dos espermatozoides maduros das células de Sertoli para a luz tubular.

Durante a espermatogênese, as células germinativas migram da região basal do túbulo seminífero para a adluminal no compartimento protegido pela barreira hematotesticular. A fase mitótica ocorre no compartimento basal, enquanto as fases meiótica e pós-meiótica são observadas no compartimento luminal. Os resultados globais da espermatogênese são os seguintes: proliferação celular e manutenção de uma população de reserva de células germinativas; redução no número de cromossomos e variação genética pela meiose; e produção de espermatozoides.

Regulação da espermatogênese

A espermatogênese depende da estimulação pelas gonadotrofinas e da produção de testosterona. O FSH estimula a proliferação e a atividade secretora das células de Sertoli, enquanto o LH estimula a síntese da testosterona. Por sua vez, a testosterona estimula a espermatogênese por eventos mediados por receptores nas células de Sertoli. A elevação da testosterona intratesticular induzida pelo LH desempenha um papel essencial na indução e na manutenção da espermatogênese pelas células de Sertoli. A testosterona produzida pelas células de Leydig é transportada até as células germinativas em desenvolvimento ligada à ABP. A ABP é produzida pelas células de Sertoli em resposta à estimulação do FSH e liberada no compartimento adluminal. A síntese de ABP requer que a célula de Sertoli esteja sob influência androgênica, ressaltando a importância da testosterona na função das células de Sertoli e a dependência dos mecanismos parácrinos de ação hormonal.

Efeitos anabólicos e metabólicos dos androgênios

No osso, o principal efeito fisiológico da testosterona consiste em diminuir a reabsorção óssea, aumentando o tempo de sobrevida e a proliferação dos osteoblastos.

A testosterona aumenta a formação óssea, a aposição periosteal de osso e a síntese de proteína e diminui a degradação das proteínas, exercendo um efeito anabólico geral no osso e no músculo esquelético. Grande parte da ação da testosterona sobre o osso resulta de sua aromatização a 17β-estradiol e ações mediadas pelo receptor de estrogênio. O estrogênio derivado da testosterona é um hormônio sexual de importância crítica no estirão de crescimento puberal, na maturação do esqueleto, no aumento da massa óssea máxima e na manutenção da massa óssea no adulto. Ele estimula a condrogênese na placa de crescimento das epífises, aumentando o crescimento linear puberal. Na puberdade, o estrogênio promove a maturação do esqueleto, bem como o fechamento progressivo e gradual da placa de crescimento das epífises e o término da condrogênese. No adulto, ele é importante para manter a constância da massa óssea por meio de seus efeitos sobre a remodelagem e a renovação ósseas.

A testosterona inibe a captação dos lipídeos e a atividade da lipoproteína lipase nos adipócitos, estimula a lipólise, aumentando o número de receptores β-adrenérgicos lipolíticos, e inibe a diferenciação das células precursoras dos adipócitos. Os andrôgenios estimulam o metabolismo em repouso e a oxidação dos lipídeos e intensificam o processamento da glicose, aumentando a expressão dos transportadores de glicose na membrana plasmática dos adipócitos.

Maturidade e senescência – A maturidade sexual é alcançada com cerca de 16 a 18 anos de idade. Durante esse estágio, a produção de espermatozoides é ótima, os níveis plasmáticos de gonadotrofinas são normais e as mudanças anatômicas sexuais estão, em sua maioria, concluídas. A partir dos 40 anos, observa-se um declínio gradual nos níveis circulantes de testosterona, seguido, aos 50 anos, de uma redução na produção de esperma e espermatozoides. Os níveis de testosterona em homens sadios declinam na ordem de 100 ng/dL por década, acompanhados de elevações da SHBG, resultando em diminuição global dos níveis de testosterona livre e biodisponível. Além disso, o envelhecimento está associado a diminuição da razão entre testosterona e estradiol, redução da frequência dos pulsos de LH, perda do ritmo diurno de secreção de testosterona e diminuição no acúmulo de esteroides 5α-reduzidos nos tecidos reprodutores. Essas alterações hormonais já se encontram estabelecidas aos 50 anos. Esse período de deficiência de androgênios é denominado *andropausa* e caracteriza-se por diminuição do desejo sexual e da capacidade erétil; fadiga e depressão; diminuição da atividade intelectual, da massa corporal magra, dos pelos corporais e da densidade mineral óssea; e aumento da gordura visceral e obesidade. Essas alterações fisiológicas relacionadas com a idade são causadas por uma diminuição na produção de testosterona, DHEA, androstenediona e hormônio do crescimento.

CONTROLES NEUROENDÓCRINO E VASCULAR DA EREÇÃO E DA EJACULAÇÃO

O processo fisiológico da reprodução humana envolve a fertilização de um óvulo maduro pela deposição de sêmen contendo espermatozoides na vagina da mulher. Esse evento exige a ereção do pênis e a ejaculação do sêmen contendo espermatozoides durante o coito. A ereção do pênis resulta do relaxamento do músculo liso corporal mediado por um reflexo espinal que envolve o processamento do sistema nervoso central e a integração de estímulos táteis, olfatórios, auditivos e mentais. A vasodilatação corporal permite um aumento do fluxo sanguíneo no corpo cavernoso. A contração concomitante dos músculos esqueléticos do períneo leva a um aumento temporário da pressão arterial nos corpos cavernosos acima da pressão arterial sistólica média, ajudando a aumentar a rigidez do pênis.

A vasodilatação dos corpos cavernosos e do corpo esponjoso é mediada pelo sistema nervoso parassimpático. As fibras parassimpáticas que inervam diretamente o músculo liso dos corpos eréteis e as células endoteliais sinusoidais liberam acetilcolina, estimulando a produção de óxido nítrico endotelial constitutivo (Figura 8-8). O óxido nítrico, que é produzido localmente nas células musculares lisas ou proveniente das células endoteliais adjacentes por difusão, constitui o principal mediador do relaxamento do músculo liso pela ativação da guanilato-ciclase e pela produção aumentada de monofosfato de guanosina cíclico (GMPc, de *cyclic guanosine monophosphate*). O GMPc em níveis aumentados media o relaxamento muscular principalmente pela ativação da proteína-quinase dependente de GMPc (PKG) e envolve diversos eventos moleculares, que culminam em redução da concentração intracelular de Ca^{2+} e da sensibilidade ao sistema contrátil ao Ca^{2+}. A inativação da GMPc-fosfodiesterase, a enzima que degrada o GMPc com o fármaco sildenafila, preserva o relaxamento do músculo liso e prolonga o período de ereção. Esse fármaco é usado comercialmente no tratamento da disfunção erétil.

A fase de ejaculação da resposta sexual consiste em dois processos sequenciais: a emissão e a ejaculação. A emissão refere-se à deposição de líquido seminal na parte posterior da uretra, um processo mediado pela contração simultânea da ampola do ducto deferente, das vesículas seminais e do músculo liso da próstata. O segundo processo é a ejaculação, que resulta na expulsão do líquido seminal da parte posterior da uretra pelo óstio externo da uretra. Esse processo controlado pela inervação simpática dos órgãos genitais ocorre em consequência de um arco reflexo da medula espinal. A detumescência peniana após a ejaculação e a manutenção do pênis flácido na ausência de excitação sexual são produzidas por vasoconstrição simpática dos corpos eréteis e contração do músculo liso desses corpos por fibras noradrenérgicas, de neuropeptídeo Y e de endotelina-1.

DOENÇAS DE EXCESSO OU DEFICIÊNCIA DE TESTOSTERONA

Hipergonadismo – O excesso de atividade androgênica na infância leva à puberdade precoce, definida pelo aparecimento das características sexuais secundárias masculinas antes dos nove anos de idade (ver Tabela 8-2). Os tumores hipotalâmicos, as mutações de ativação do receptor de LH, a hiperplasia suprarrenal congênita e os tumores produtores de androgênios constituem causas de virilização prematura. Podem-se identificar dois tipos de puberdade precoce: dependente e independente de gonadotrofinas.

Hipogonadismo – A diminuição na produção de testosterona, ou hipogonadismo, pode ser causada por distúrbios em nível hipotalâmico/hipofisário (hipogonadismo hipogonadotrófico ou secundário) ou por disfunção testicular (hipogonadismo hipergonadotrófico ou primário). O hipogonadismo hipogonadotrófico pode ser causado por anormalidades na secreção hipotalâmica de GnRH ou em sua ação,

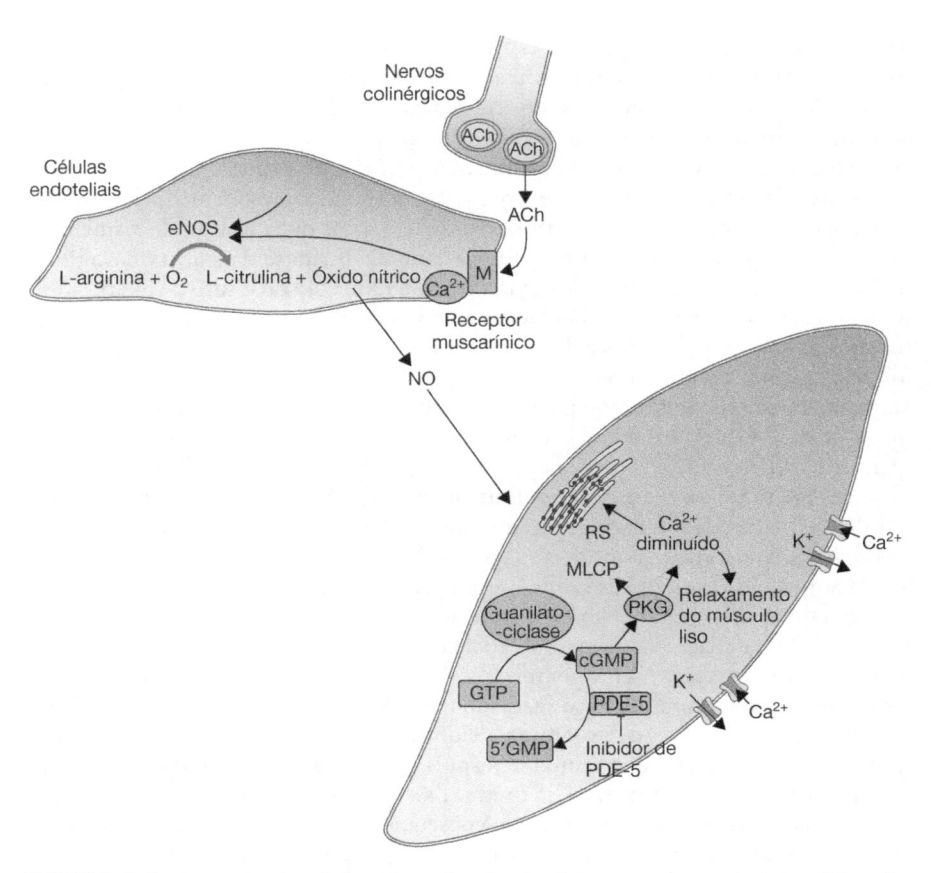

FIGURA 8-8. A ereção do pênis exige ativação do sistema nervoso parassimpático. As fibras parassimpáticas que inervam diretamente o músculo liso dos corpos eréteis e as células endoteliais sinusoidais liberam acetilcolina, estimulando a produção de óxido nítrico endotelial. O óxido nítrico (NO), que é produzido localmente nas células musculares lisas ou proveniente das células endoteliais adjacentes por difusão, constitui o principal mediador do relaxamento do músculo liso pela ativação da guanilato-ciclase e pela produção aumentada de monofosfato de guanosina cíclico (GMPc). Os mecanismos regulados pela via de sinalização NO/GMPc/PKG que leva ao relaxamento do músculo liso incluem redução das concentrações intracelulares de cálcio livre e dessensibilização dos elementos contráteis ao cálcio por meio de fosforilação da fosfatase da cadeia leve de miosina (MLCP). A inativação da GMPc-fosfodiesterase, a enzima que degrada o GMPc com o fármaco sildenafila, preserva o relaxamento do músculo liso e prolonga o período de ereção. eNOS, óxido nítrico endotelial; M, muscarínico; PDE-5, fosfodiesterase 5; RS, retículo sarcoplasmático.

associadas ao comprometimento na secreção de gonadotrofinas pela adeno-hipófise. Esse distúrbio pode resultar de defeitos genéticos, incluindo a síndrome de Kallmann; de hipoplasia suprarrenal; de mutações do receptor de GnRH, do LH ou das subunidades β do FSH; de tumores hipofisários (incluindo o prolactinoma); de traumatismo; ou de cirurgia.

A função testicular anormal na presença de níveis elevados de gonadotrofinas (hipogonadismo hipergonadotrófico ou primário) é causada por lesão testicular ou comprometimento no desenvolvimento dos testículos, que pode ser congênito ou adquirido após quimioterapia ou irradiação. As causas incluem criptorquidia, disgenesia gonadal, varicocele, defeitos enzimáticos na biossíntese da testosterona ou defeitos dos receptores de LH. A síndrome de Klinefelter constitui o distúrbio mais comum dos cromossomos sexuais, em que os indivíduos do sexo masculino afetados apresentam um cromossomo X adicional. Essa anormalidade genética resulta em hipogonadismo masculino, deficiência de androgênio e comprometimento da espermatogênese. A síndrome de Klinefelter constitui a causa genética mais comum de infertilidade nos seres humanos do sexo masculino. A hiperprolactinemia de qualquer etiologia resulta em disfunção tanto reprodutora quanto sexual, devido à inibição da liberação de GnRH pela prolactina, resultando em hipogonadismo hipogonadotrófico.

Apresentação clínica

O excesso de testosterona no indivíduo pré-púbere do sexo masculino está associado ao aparecimento de todas as alterações da puberdade em uma idade muito precoce. Essas alterações consistem em aumento do pênis e dos testículos; aparecimento dos pelos púbicos, axilares e faciais; ereções espontâneas; produção de espermatozoides; desenvolvimento de acne; e mudança da voz.

A deficiência de androgênios resulta em sintomas graves, que diferem de acordo com o momento de seu aparecimento. Quando ocorre no início da infância, resulta em baixa estatura, ausência de mudança da voz, distribuição feminina dos pelos secundários, anemia, músculos subdesenvolvidos e genitália com início tardio ou ausência da espermatogênese e da função sexual. A deficiência de androgênios no adulto, após o término do processo de virilização normal, leva a diminuição da densidade mineral óssea (massa óssea); redução da atividade da medula óssea, com o consequente desenvolvimento de anemia; alterações da composição corporal associadas a fraqueza e atrofia musculares; alterações do humor e da função cognitiva; e regressão da função sexual e da espermatogênese. No homem adulto, essa deficiência diminui as ereções noturnas e a libido.

Avaliação do hipogonadismo

A apresentação clínica do paciente pré-púbere com hipogonadismo caracteriza-se por pelos faciais, axilares e púbicos escassos, assim como pênis e testículos pequenos. Os baixos níveis plasmáticos de testosterona devem ser interpretados com os níveis de LH para diferenciar as formas de hipogonadismo hipo e hipergonadotrófico. À semelhança dos testes funcionais descritos para outros órgãos endócrinos, utiliza-se um teste de estimulação com injeção intravenosa de GnRH para determinar a resposta das gonadotrofinas e da testosterona em 25 e 40 minutos na avaliação da capacidade de reserva de gonadotrofinas da hipófise. Na ausência de resposta, pode-se utilizar um período prolongado (7 dias) de administração de GnRH para estimular ainda mais os gonadotrofos da adeno-hipófise. Nos adultos, indica-se também uma avaliação da fertilidade pelo exame do sêmen. A análise do sêmen é interpretada de acordo com os valores normais fornecidos na Tabela 8-4.

TABELA 8-4. Valores normais dos parâmetros do sêmen de acordo com a Organização Mundial da Saúde (1992)

Testes-padrão	
Volume	> 2 mL
pH	7,2-8,0
Concentração de espermatozoides	> 20 × 10^6 espermatozoides/mL
Contagem total dos espermatozoides	> 40 × 10^6 espermatozoides/ejaculado
Motilidade	> 50% com progressão para a frente (categorias a e b) ou > 25% com progressão rápida (categoria a) no decorrer de 60 minutos após a ejaculação
Morfologia	> 30% com forma normal
Vitalidade	> 75% ou mais vivos, isto é, excluindo o corante
Leucócitos	< 1 × 10^6/mL
Teste com imunoesferas	< 20% dos espermatozoides com partículas aderentes
Teste de reação de aglutinação mista	< 10% dos espermatozoides com partículas aderentes
Testes opcionais	
α-glicosidase (neutra)	> 20 mU por ejaculado
Zinco (total)	> 2,4 µmol por ejaculado
Ácido cítrico (total)	> 52 µmol por ejaculado
Fosfatase ácida (total)	> 200 U por ejaculado
Frutose (total)	> 13 µmol por ejaculado

CONCEITOS-CHAVE

1. As células de Leydig sintetizam testosterona. As células de Sertoli sustentam a espermatogênese e formam a barreira hematotesticular.

2. As principais funções dos testículos consistem na produção de testosterona e na espermatogênese.

3. A função testicular é regulada pelo LH e pelo FSH. A produção e a liberação de LH e FSH são estimuladas pelo GnRH do hipotálamo e inibidas por retroalimentação pelos hormônios gonadais.

SISTEMA REPRODUTOR MASCULINO

④ Os principais hormônios produzidos pelos testículos são a testosterona, o estradiol e a inibina.

⑤ A testosterona pode ser metabolizada em DHT, um androgênio mais potente, ou em 17β-estradiol, um estrogênio.

⑥ Os androgênios exercem seus efeitos fisiológicos por meio da modulação da transcrição gênica.

⑦ Três hormônios essenciais derivados dos testículos regulam o desenvolvimento sexual masculino: os androgênios, o AMH e o peptídeo semelhante à insulina 3.

QUESTÕES PARA ESTUDO

8-1. Um paciente de 20 anos de idade chega ao consultório queixando-se de crescimento contínuo, falta de desenvolvimento dos pelos faciais, bem como pênis e testículos de menor tamanho que os de seus colegas. Os valores laboratoriais consistem em testosterona total de 1 ng/mL e LH de 1,5 mU/mL. Os níveis de hormônio tireoestimulante e prolactina mostram-se normais. O paciente não tem história de uso de medicamentos, de substâncias ou doença. O teste de estimulação com GnRH durante um período de sete dias produz elevações dos níveis circulantes de LH. Neste caso, o crescimento contínuo é causado por:
   a. Aumento da produção de estrogênio.
   b. Diminuição da liberação de inibina.
   c. Diminuição da produção de testosterona.
   d. Diminuição da sensibilidade à estimulação do LH.

8-2. No paciente descrito anteriormente, foi observado que, além de apresentar uma estatura muito alta em comparação com adultos jovens de sua idade, os braços também são muito compridos. O excesso de altura e o comprimento excessivo dos braços em consequência do fechamento tardio das placas de crescimento das epífises são causados por:
   a. Aumento na formação de DHT.
   b. Diminuição da produção de DHEA pelas glândulas suprarrenais.
   c. Diminuição da produção de estradiol.
   d. Aumento da produção de estriol.

8-3. Um jogador de futebol universitário adquire análogos hormonais naturais *on-line* para aumentar a massa muscular. Depois de um ano de injeções desses análogos hormonais, a massa muscular aumenta de modo significativo, ele desenvolve acne e observa que as escleras apresentam uma coloração amarelada.

Uma consulta com o médico da equipe leva a um exame físico completo, que revela testículos de pequeno tamanho. Tendo casado recentemente, deseja conhecer seu estado de fertilidade, e os resultados revelam uma contagem de 10×10^6 espermatozoides/ejaculado. Qual é o mecanismo subjacente dessas manifestações?

 a. Níveis circulantes diminuídos de DHT.
 b. Supressão da liberação de FSH pela hipófise.
 c. Concentrações testiculares aumentadas de testosterona.
 d. Atividade aumentada da aromatase.

8-4. Um estudante de ensino médio de 15 anos de idade com peso abaixo do normal é levado pela família ao médico devido ao que parece ser um atraso no início da puberdade. O mecanismo subjacente mais provável para esse defeito é:

 a. Diminuição da atividade da aromatase.
 b. Aumento da produção de DHT.
 c. Diminuição da produção de leptina.
 d. Criptorquidia.

LEITURAS SUGERIDAS

Habert R, Lejeune H, Saenz JM. Origin, differentiation and regulation of fetal and adult Leydig cells. *Mol Cell Endocrinol.* 2001;179:47.

Hughes IA. Minireview: sex differentiation. *Endocrinology.* 2001;142:3281.

Kandeel FR, Koussa VK, Swerdloff RS. Male sexual function and its disorders: physiology, pathophysiology, clinical investigation, and treatment. *Endocr Rev.* 2001;22:342.

MacLaughlin DT, Teixeira J, Donahoe PK. Perspective: reproductive tract development—new discoveries and future directions. *Endocrinology.* 2001;142:2167.

Nef S, Parada LF. Hormones in male sexual development. *Genes Dev.* 2000;14:3075.

Simoni M, Gromoll J, Nieschlag E. The follicle-stimulating hormone receptor: biochemistry, molecular biology, physiology, and pathophysiology. *Endocr Rev.* 1977;18:739.

Welt C, Sidis Y, Keutmann H, Schneyer A. Activins, inhibins, and follistatins: from endocrinology to signaling. A paradigm for the new millennium. *Exp Biol Med.* 2002;227:724.

Sistema reprodutor feminino

9

OBJETIVOS

- Descrever a ovogênese, sua relação com a maturação folicular e o papel dos fatores hipofisários e ovarianos em sua regulação.
- Descrever o controle da função ovariana pelas gonadotrofinas.
- Relacionar os órgãos-alvo e as principais ações fisiológicas do estrogênio e da progesterona, assim como o modo pelo qual interagem entre si.
- Descrever os mecanismos celulares de ação dos estrogênios e da progesterona.
- Descrever os eventos endometriais (fases proliferativa e secretora) e ovarianos que ocorrem durante o ciclo menstrual e correlacioná-los com as alterações nos níveis sanguíneos dos hormônios hipofisários e ovarianos.
- Identificar as vias de transporte dos espermatozoides e do óvulo necessárias à fertilização e ao deslocamento do embrião até o útero.
- Descrever as principais funções endócrinas da placenta, particularmente no resgate do corpo lúteo e na manutenção da gravidez, bem como as interações entre a suprarrenal do feto e a placenta envolvidas na produção de estrogênios.
- Compreender as funções da ocitocina, da relaxina e das prostaglandinas na iniciação e na manutenção do parto.
- Explicar a regulação hormonal do desenvolvimento das glândulas mamárias durante a puberdade, a gravidez e a lactação, e descrever os mecanismos que controlam a produção e a secreção de leite.
- Explicar a base fisiológica dos efeitos dos métodos de contracepção com hormônios esteroides.
- Descrever as alterações relacionadas com a idade no sistema reprodutor feminino, incluindo os mecanismos responsáveis por essas mudanças no decorrer da vida, desde o desenvolvimento do feto até a velhice.

As principais funções do sistema reprodutor feminino consistem em produzir óvulos para a fertilização pelos espermatozoides e propiciar as condições apropriadas para a implantação do embrião, o crescimento e o desenvolvimento do feto e o nascimento. A regulação endócrina do sistema reprodutor é determinada pelo eixo hipotalâmico-hipofisário-ovariano. Os hormônios derivados dos ovários regulam o eixo hipotalâmico-hipofisário-gonadal em um padrão clássico de retroalimentação negativa. Durante o ciclo ovariano, um folículo selecionado é estimulado a crescer e se desenvolver, culminando na ovulação. Os remanescentes do folículo sofrem reorganização, produzindo o **corpo lúteo**, um órgão endócrino temporário que desempenha um papel fundamental na preparação e na manutenção dos estágios iniciais da gravidez. São observadas alterações concomitantes na morfologia e na função do endométrio durante o ciclo ovariano em preparação para a implantação de um óvulo fertilizado. Os hormônios ovarianos e placentários mantêm a gravidez e preparam a mama para a lactação. Este capítulo descreve os princípios básicos da complexa regulação neuroendócrina do eixo hipotalâmico-hipofisário-ovariano.

ANATOMIA FUNCIONAL

Os órgãos reprodutores femininos incluem os ovários, o útero e as tubas uterinas, bem como as mamas ou glândulas mamárias (Figura 9-1). Seu crescimento, desenvolvimento e função encontram-se sob regulação hormonal. Os ovários armazenam e liberam o óvulo e produzem os dois principais hormônios sexuais femininos: o estrogênio e a progesterona. Do ponto de vista funcional, os ovários consistem em um córtex externo, que contém folículos de diferentes tamanhos, e em uma medula interna, que contém tecido conectivo vascular e células hilares. O folículo primordial contém um ovócito primário circundado por células epiteliais (da pré-granulosa), separadas do estroma ovariano por uma membrana basal. Durante o desenvolvimento folicular, as células epiteliais diferenciam-se em células da **granulosa**, e uma camada de células do estroma ovariano transforma-se em células da **teca**. Os folículos maiores e mais maduros contêm um líquido albuminoso transparente e consistem em uma camada fibrovascular externa, ligada ao estroma circundante do ovário por uma rede de vasos sanguíneos, e em uma camada interna, constituída por várias camadas de células nucleadas (células da granulosa) ancoradas na zona pelúcida, um material eosinofílico rico em glicoproteínas circundando o ovócito. A zona pelúcida forma a coroa radiada, que, perto do momento da ovulação, é separada das células da granulosa e expelida com o ovócito. A formação dos folículos começa antes do nascimento, e seu desenvolvimento e maturação prosseguem de modo ininterrupto desde a puberdade até o final da vida reprodutiva da mulher, conforme discutido adiante.

O trato genital feminino deriva dos ductos de Müller (ver Capítulo 8; Figura 8-6) e compreende o útero, as tubas uterinas e a vagina (ver Figura 9-1). As tubas uterinas estendem-se a partir de cada um dos ângulos superiores do útero e são compostas pelo istmo, pela ampola e pelo infundíbulo, que se abre na cavidade abdominal, circundado pelas fímbrias ovarianas e fixado ao ovário (ver Figura 9-1). O revestimento epitelial das tubas uterinas possui células secretoras e ciliadas que contribuem para o movimento dos espermatozoides, auxiliando no processo de fertilização e facilitando o movimento do zigoto (óvulo fertilizado) até o útero para a implantação e o desenvolvimento do feto. Essas funções também são auxiliadas pela contração rítmica das paredes musculares lisas.

O útero é constituído de três camadas: as túnicas serosa, muscular e mucosa. A túnica muscular constitui a maior parte do útero e consiste em feixes de fibras musculares lisas, organizadas em camadas e misturadas com tecido conectivo frouxo, vasos sanguíneos, vasos linfáticos e nervos. A túnica mucosa, ou endométrio, é revestida por epitélio secretor ciliado colunar, que sofre ciclos de proliferação, diferenciação e degradação a cada 28 dias em sua preparação para a implantação de um

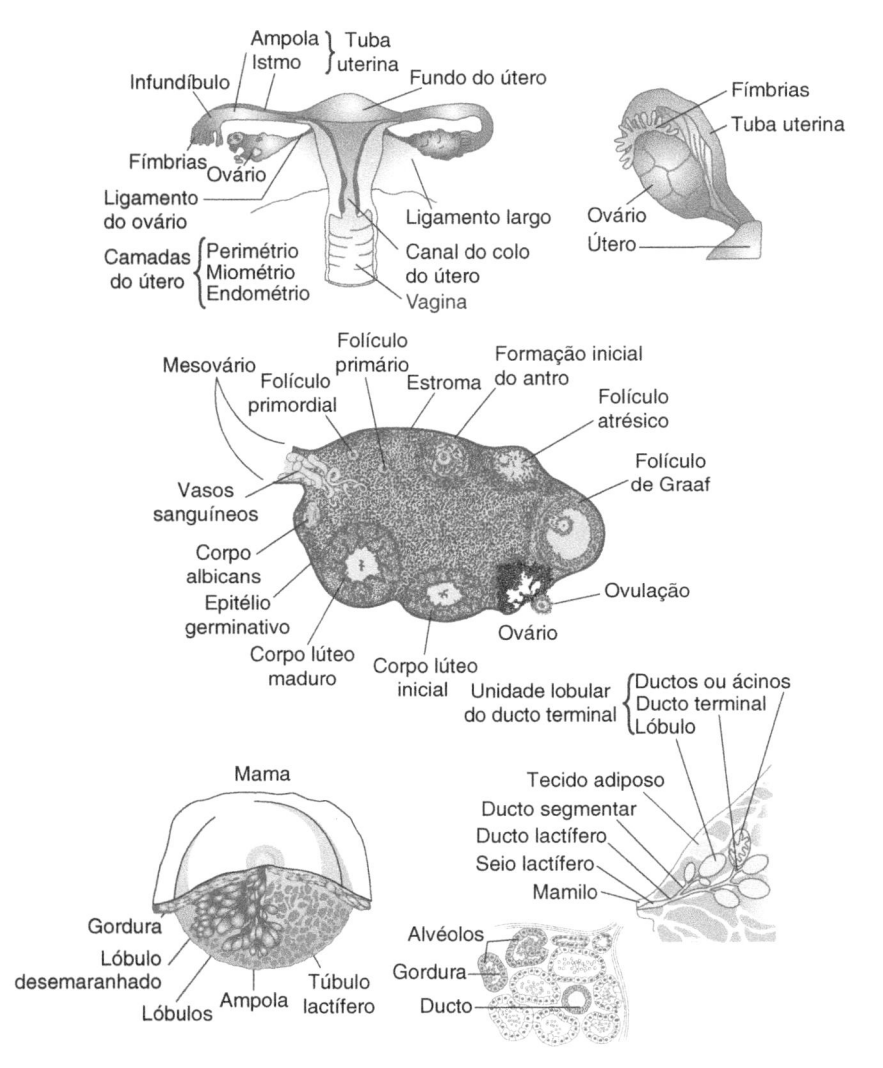

FIGURA 9-1. Anatomia funcional do trato reprodutor feminino. Os órgãos reprodutores femininos compreendem os ovários, o útero e as tubas uterinas, bem como as mamas ou glândulas mamárias. Os ovários consistem em um córtex externo que contém folículos de diferentes tamanhos e seus remanescentes que sofreram apoptose, inseridos no tecido conectivo. As tubas uterinas estendem-se a partir de cada um dos ângulos superiores do útero e consistem no istmo, na ampola e no infundíbulo, que se abre na cavidade abdominal, circundado pelas fímbrias ovarianas e fixado ao ovário. Os cílios do revestimento epitelial das tubas uterinas contribuem para o movimento dos espermatozoides, auxiliando na fertilização e facilitando o movimento do zigoto (óvulo fertilizado) até o útero para a implantação e o desenvolvimento do feto. A mama é organizada em lobos constituídos de lóbulos, conectados por tecido conectivo, vasos sanguíneos e ductos. Os lóbulos consistem em um grupo de alvéolos arredondados, que se abrem nos ductos lactíferos excretores e se unem para formar ductos maiores constituídos de fibras elásticas longitudinais e transversais. Esses ductos convergem para a aréola, sob a qual formam dilatações ampulares, que servem como reservatórios para o leite.

embrião. O suprimento sanguíneo arterial do trato reprodutor feminino é fornecido por ramos das artérias hipogástricas e ovarianas provenientes da parte abdominal da aorta. As veias correspondem às artérias e terminam nos plexos uterinos. Os nervos derivam dos plexos hipogástrico e ovariano, bem como do terceiro e do quarto nervos sacrais.

A mama consiste em tecido glandular organizado em lobos conectados por tecido fibroso, com depósitos de gordura interpostos entre os lobos (ver Figura 9-1). Os lobos mamários são constituídos de lóbulos conectados por tecido conectivo, vasos sanguíneos e ductos. Os lóbulos consistem em um grupo de alvéolos arredondados, que se abrem nos ductos lactíferos excretores e se unem para formar ductos maiores constituídos de fibras elásticas longitudinais e transversais. Esses ductos convergem para a aréola, sob a qual formam dilatações ampulares, que servem como reservatórios para o leite. O suprimento sanguíneo arterial da mama deriva dos ramos torácicos das artérias axilares, intercostais e mamárias internas. As veias drenam nas veias axilares e nas veias mamárias internas.

REGULAÇÃO DA FUNÇÃO OVARIANA PELAS GONADOTROFINAS

A liberação pulsátil do hormônio de liberação das gonadotrofinas (GnRH) pelo hipotálamo estimula a liberação hipofisária pulsátil do hormônio luteinizante (LH) e do hormônio folículo-estimulante (FSH). Conforme assinalado no Capítulo 8, a secreção de GnRH é regulada por dopamina, serotonina, β-endorfina e norepinefrina (noradrenalina). Tanto o FSH quanto o LH se ligam a receptores acoplados à proteína G, induzindo a ativação da subunidade Gα estimuladora (Gα_s), que leva à estimulação de eventos esteroidogênicos mediada pelo monofosfato de 3′,5′-adenosina cíclico (AMPc) (descritos nos Capítulos 6 e 8), culminando na produção ovariana de **estradiol** e **progesterona**, os dois principais hormônios envolvidos na regulação da função ovariana e no controle do ciclo reprodutivo (Figura 9-2). As variações na liberação pulsátil das gonadotrofinas resultam em uma resposta cíclica da função ovariana. Cada ciclo, cuja duração é de 28 dias, pode ser dividido em duas fases (folicular e lútea) de 14 dias cada uma.

Fase folicular – Durante a fase folicular, o FSH estimula o recrutamento e o crescimento dos folículos e a síntese de estrogênio. Antes da seleção do folículo para ovulação, as células da granulosa respondem apenas ao FSH. À medida que progride a maturação folicular, o acoplamento entre a estimulação dos receptores de FSH e a ativação da adenilato-ciclase torna-se cada vez mais eficiente, resultando em aumento uniforme na produção de AMPc. O acúmulo de AMPc induzido pelo FSH resulta em suprarregulação (*upregulation*) dos receptores de LH, permitindo ao LH atuar como substituto do FSH nas **células da granulosa**. Os baixos níveis de gonadotrofinas (particularmente do FSH) levam à morte das células da granulosa e à atresia folicular.

Fase lútea – Durante a fase lútea, o LH desencadeia a ovulação e a formação do **corpo lúteo**, bem como a produção de progesterona e estrogênio pelo corpo lúteo. A ativação dos receptores de LH nas células da teca estimula a produção de androstenediona, fornecendo o substrato para a conversão enzimática em 17β-estradiol mediada pela aromatase nas células da granulosa.

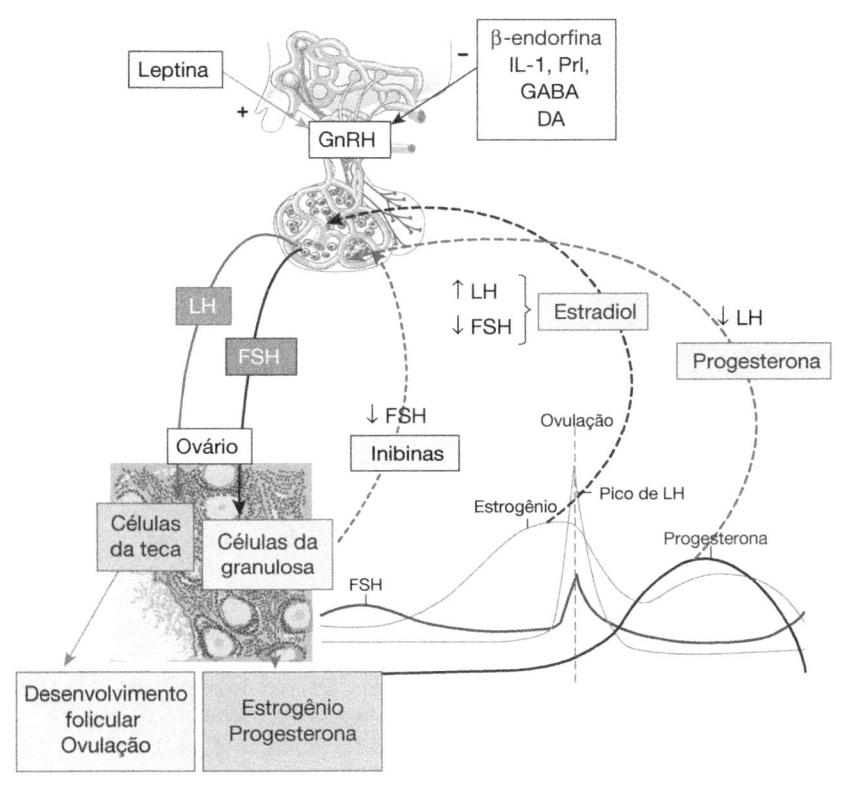

FIGURA 9-2. Eixo hipotalâmico-hipofisário-ovariano. A síntese e a liberação das gonadotrofinas, bem como sua expressão diferencial, são controladas por meio de retroalimentação tanto positiva quanto negativa pelos hormônios esteroides e peptídicos do ovário. Os hormônios ovarianos podem diminuir a liberação das gonadotrofinas ao modularem a frequência de pulsos do GnRH do hipotálamo e ao afetarem a capacidade do GnRH de estimular a secreção de gonadotrofinas pela própria hipófise. O estradiol aumenta a liberação do LH e inibe a do FSH, enquanto as inibinas A e B (hormônios glicoproteicos gonadais) reduzem a secreção de FSH. Após a ovulação, a produção de progesterona pelo ovário passa a predominar. A progesterona aumenta a atividade opioide do hipotálamo e diminui a secreção em pulso do GnRH, favorecendo a produção de FSH e diminuindo a liberação de LH. A inibina B atinge um pico no início da fase folicular, enquanto o pico da inibina A é observado na metade da fase lútea. A elevação dos níveis de inibina B na metade da fase folicular atua nos gonadotrofos hipofisários, compensando a sinalização da ativina e suprimindo a biossíntese do FSH da fase folicular inicial. O declínio da inibina A no final da fase lútea cria um ambiente em que os níveis de FSH podem novamente aumentar. IL-1, interleucina 1.

SÍNTESE DOS HORMÔNIOS OVARIANOS

A síntese ovariana dos hormônios esteroides (progesterona, estrogênio e testosterona) e dos hormônios peptídicos (inibinas) varia durante o ciclo ovariano. As taxas de produção e secreção dos principais hormônios esteroides do ovário estão resumidas na Tabela 9-1.

TABELA 9-1. Taxas de produção e secreção dos principais hormônios esteroides sexuais femininos

Hormônio	Taxas de produção/secreção (mg/dia)	
	Folicular	Lútea
Progesterona	2/1,7	25/24
Estradiol	0,09/0,08	0,25/0,24
Estrona	0,11/0,08	0,26/0,15
Androstenediona	3,2/2,8	NA
Testosterona	0,19/0,06	NA

NA, nenhuma alteração.

Estrogênio

A produção de estrogênio envolve as atividades enzimáticas coordenadas entre as **células da granulosa** e as **células da teca** do **folículo ovariano** (Figura 9-3). As células da teca expressam as enzimas necessárias para converter o colesterol em androgênios (principalmente androstenediona), porém carecem das enzimas necessárias à conversão dos androgênios em estradiol. As células da granulosa podem converter os androgênios em estradiol e produzir progesterona, porém são incapazes de sintetizar androgênios. Por conseguinte, os androgênios sintetizados pelas células da teca são aromatizados em estradiol pelas células da granulosa (ver Figura 9-3). Mais de 95% do estradiol circulante são secretados diretamente pelos ovários, com menor contribuição da conversão periférica da estrona em estradiol nas mulheres pré-menopáusicas. Todos os estrogênios (i.e., estradiol e estrona) provêm da conversão dos androgênios (i.e., androstenediona e testosterona) sintetizados nas glândulas suprarrenais ou nos ovários. Essa reação, que é catalisada pela aromatase, é irreversível e proporciona as diferenças sexuais entre homens e mulheres. A quantidade total de androgênio sintetizado e a porcentagem da quantidade que é convertida em estrogênio dependem do sexo do indivíduo. Para ilustrar essa diferença, o testículo produz aproximadamente 7.000 μg de testosterona por dia e converte um quarto de 1% em estradiol. O ovário produz aproximadamente 300 μg de testosterona por dia, porém converte 50% em estradiol. Os níveis desses dois hormônios variam durante o ciclo menstrual, com alguma elevação na produção de testosterona; entretanto, à medida que o folículo dominante se desenvolve, um maior aumento na porcentagem de testosterona é convertida em estrogênio. Assim, são criadas duas grandes diferenças no sistema. Em primeiro lugar, os homens produzem pelo menos 20 vezes mais androgênios que as mulheres. Em segundo lugar, essa diferença é amplificada pelo fato de que a porcentagem de androgênio convertida em estradiol nas mulheres é 200 vezes a dos homens.

Androgênios

Os androgênios femininos derivam das glândulas suprarrenais (deidroepiandrosterona e androstenediona), dos ovários (androstenediona e testosterona) e da conversão periférica da androstenediona e da deidroepiandrosterona em testosterona.

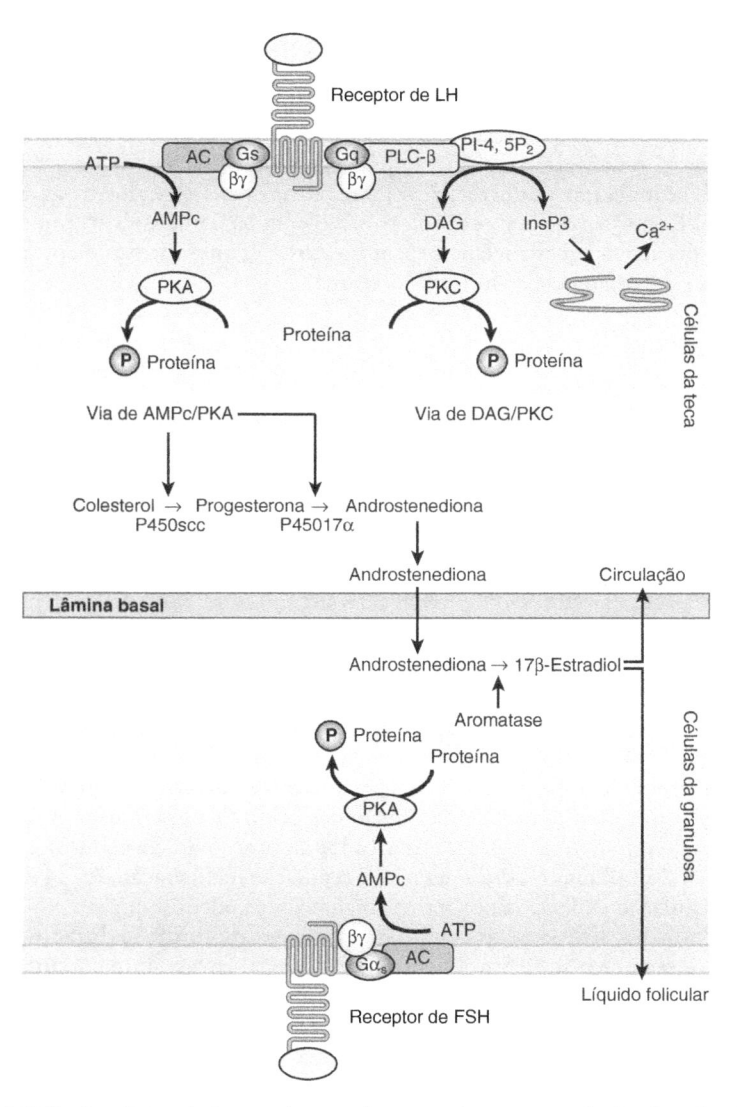

FIGURA 9-3. As células da teca e da granulosa coordenam a produção de estrogênio. A secreção de estradiol pelo folículo dominante exige uma cooperação entre as células da teca, que sintetizam androstenediona e testosterona, e as células da granulosa dos folículos maduros, que convertem os androgênios em estradiol e estrona. A síntese do androgênio nas células da teca resulta da atividade de três enzimas: enzima de clivagem da cadeia lateral do colesterol (P450scc), 17α-hidroxilase-liase (P450C17) e 3β-hidroxiesteroide-desidrogenase (3β-HSD). O LH induz a proteína reguladora aguda da esteroidogênese (StAR), que possibilita a entrada de colesterol nas mitocôndrias. Nas células da granulosa, a enzima 17β-hidroxiesteroide-desidrogenase transforma a androstenediona em testosterona nos folículos a partir do estágio primário (não mostrado). Nos folículos maduros, o FSH estimula a atividade da aromatase, que transforma a testosterona em 17β-estradiol. AC, adenilato-ciclase; DAG, diacilglicerol; $InsP_3$, 1,4,5-trifosfato de inositol; $PI-4,5P_2$, 4,5-bifosfato de fosfatidilinositol; PLC-β, fosfolipase Cβ.

A secreção de androgênios pelos ovários ocorre paralelamente à do estrogênio durante todo o ciclo menstrual, enquanto a produção suprarrenal de androgênios não flutua durante esse ciclo. A maior parte da testosterona circulante na mulher provém da conversão periférica da androstenediona pela 17β-hidroxiesteroide-desidrogenase. A conversão da testosterona em di-hidrotestosterona nos tecidos periféricos é limitada nas mulheres, devido aos níveis mais elevados da globulina de ligação dos hormônios sexuais em comparação com os homens, bem como à maior conversão periférica em estrogênio pela aromatase (ver anteriormente), protegendo a mulher da virilização pela di-hidrotestosterona.

Progesterona

O surto pré-ovulatório do LH resulta na luteinização das células da granulosa e da teca, alterando a via de esteroidogênese, de modo que a progesterona constitui o principal hormônio esteroide sintetizado após a luteinização. As alterações que levam à capacidade de produzir progesterona incluem expressão aumentada das enzimas envolvidas na conversão do colesterol em progesterona (complexo do citocromo P450 de clivagem da cadeia lateral do colesterol e 3β-hidroxiesteroide-desidrogenase) e expressão diminuída das enzimas que convertem a progesterona em estrogênios (17α-hidroxilase do citocromo P450 e aromatase do citocromo P450).

Inibinas, ativinas e folistatina

A produção de inibina pelas células da granulosa dos folículos maduros é regulada por FSH e LH e por fatores locais, como fatores do crescimento (epidérmico, transformador e semelhante à insulina) e hormônios (androstenediona, ativina e folistatina) de modo autócrino e parácrino. Na prática clínica, a inibina B é um bom marcador de função das células da granulosa sob o controle do FSH, enquanto a inibina A é um marcador da função do corpo lúteo sob o controle do LH. As inibinas contribuem para a regulação da liberação de LH e FSH por meio de regulação endócrina por retroalimentação na adeno-hipófise.

A produção de ativina pelas células da granulosa modifica-se durante a **foliculogênese**, e seus efeitos provavelmente limitam-se a uma ação parácrina sobre as células da granulosa. A ativina promove a proliferação das células da granulosa, leva a uma suprarregulação da expressão dos receptores de FSH sobre as células da granulosa e modula a esteroidogênese nas células da granulosa e da teca. No eixo hipofisário-ovariano, a ativina é um antagonista fisiológico da inibina e estimula especificamente a síntese e a secreção do FSH pela hipófise.

A proteína de ligação da ativina, a folistatina, é um produto das células da granulosa. Sua expressão basal aumenta com a diferenciação dessas células. Sua função consiste em neutralizar o efeito da ativina sobre a produção de esteroides. O papel endócrino fisiológico da folistatina não está totalmente elucidado, porém é provável que seus efeitos sejam autócrinos ou parácrinos sobre a esteroidogênese ovariana.

CICLO OVARIANO

O ciclo ovariano é dividido em fase folicular e fase lútea (Figura 9-4).

A fase folicular começa no primeiro dia do ciclo (o primeiro dia da menstruação) e corresponde ao crescimento e ao desenvolvimento de um folículo dominante.

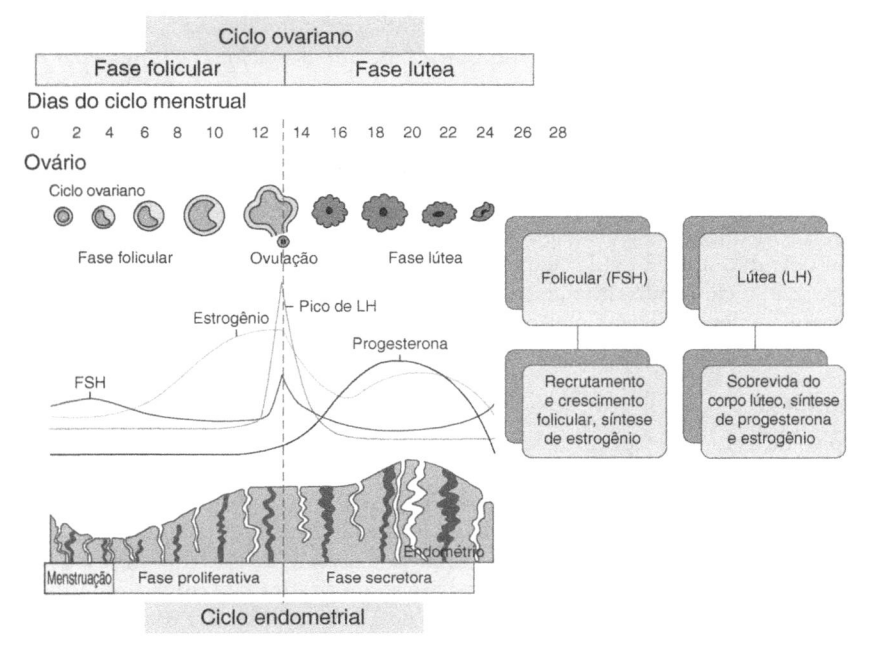

FIGURA 9-4. Eventos hormonais durante os ciclos ovariano e endometrial. As concentrações plasmáticas de inibinas, estrogênio, progesterona, LH e FSH durante o ciclo menstrual correspondem às alterações proliferativas e secretoras do endométrio e ao desenvolvimento folicular e à ovulação.

Em toda vida reprodutiva da mulher (desde a puberdade até a menopausa), um único ovócito maduro é produzido a cada mês. A maior parte dos ovócitos humanos (células germinativas) presentes durante o desenvolvimento uterino sofre apoptose ou morte celular programada. Apenas os folículos responsivos à estimulação do FSH (cerca de 350) entram no estágio final de desenvolvimento e progridem até a ovulação.

Regulação ovariana da liberação de gonadotrofinas

A liberação de gonadotrofinas é regulada por meio de retroalimentação negativa e positiva pelo estradiol, pela progesterona e pelas inibinas A e B. Tanto a progesterona quando o 17β-estradiol atuam no hipotálamo e na hipófise, enquanto as inibinas atuam no nível da hipófise (ver Figura 9-2). As contribuições desses hormônios ovarianos variam de acordo com o estágio do ciclo ovariano.

Fase folicular

Durante essa fase, o folículo dominante produz altas concentrações de 17β-estradiol e inibina B. Embora inicialmente o estradiol exerça um efeito de retroalimentação negativa sobre a liberação de FSH e LH, à medida que as concentrações de estradiol aumentam, no final da fase folicular, observa-se uma mudança de retroalimentação negativa para positiva. Os altos níveis de estradiol no hipotálamo e na hipófise levam a pulsos de baixa amplitude e alta frequência (a cada 90 minutos) de LH, resultando no pico de LH na metade do ciclo. A estimulação desse pico mediada pelo estradiol resulta de uma responsividade aumentada das células gonadotróficas ao GnRH (após exposição a níveis crescentes de estradiol), um aumento no número de receptores de GnRH e um pico de GnRH, desencadeado pelo efeito da elevação das concentrações de estradiol sobre o hipotálamo (ver Figuras 9-2 e 9-4). Os níveis de inibina B aumentam durante a fase folicular e diminuem imediatamente antes do pico do LH, com a ocorrência de um breve pico dois dias após a ovulação. Os níveis de inibina A aumentam na fase folicular tardia, alcançando uma concentração máxima no dia do pico de LH e FSH. A seguir, a concentração diminui brevemente antes de aumentar e alcançar um nível máximo durante a metade da fase lútea.

Fase lútea

O pico de LH na metade do ciclo induz a ovulação e a retomada da meiose e promove a formação e a sobrevida do corpo lúteo durante a fase lútea. Durante essa fase, as concentrações circulantes elevadas de progesterona (produzida pelo corpo lúteo) suprimem a frequência e a amplitude de liberação do LH, resultando em uma diminuição global do LH por meio de bloqueio dos picos de GnRH, infrarregulação (*downregulation*) da expressão dos receptores hipofisários de GnRH e diminuição da expressão gênica das subunidades α e β do LH e do FSH. Por conseguinte, a regulação da progesterona por retroalimentação negativa durante a fase lútea impede um segundo pico de LH. A acentuada supressão na frequência de pulsos de GnRH e LH obtida pelos níveis elevados de progesterona durante a fase lútea possibilita um enriquecimento das células gonadotróficas com FSH. Os níveis de inibina B permanecem baixos durante a fase lútea. A inibina A é secretada pelas células da granulosa durante a fase lútea, e a sua concentração diminui durante a regressão lútea sincronicamente com o estradiol e a progesterona, permanecendo baixa durante o início da fase folicular.

A não ser que o corpo lúteo seja estimulado pela gonadotrofina coriônica humana (hCG), um hormônio placentário (descrito adiante), ele regride. A regressão ou lise do corpo lúteo e a diminuição associada dos níveis de progesterona levam a um aumento na liberação de FSH no início do ciclo ovariano seguinte.

Ovogênese e formação do folículo dominante

Diferentemente do testículo fetal, o ovário fetal começa o desenvolvimento das células germinativas (ovogênese) no início da vida do feto. No início do desenvolvimento intrauterino (15 semanas), as células germinativas primordiais (ovogônias) proliferam-se e migram para a crista genital. Ao alcançarem o ovário fetal, algumas das ovogônias continuam sua proliferação mitótica, enquanto outras começam a sofrer apoptose (Figura 9-5). Algumas dessas ovogônias começam a meiose (porém sem completá-la) e transformam-se em ovócitos. Essas células possuem dois cromossomos X. Em torno de seis meses após o parto, todas as ovogônias já se transformaram em ovócitos. Por ocasião do nascimento ou próximo à sua ocorrência, o processo meiótico é interrompido na prófase da primeira divisão meiótica. Os ovócitos são detidos no estágio diplóteno da primeira prófase meiótica até que sejam recrutados para crescimento e maturação (pelo FSH), produzindo um óvulo,

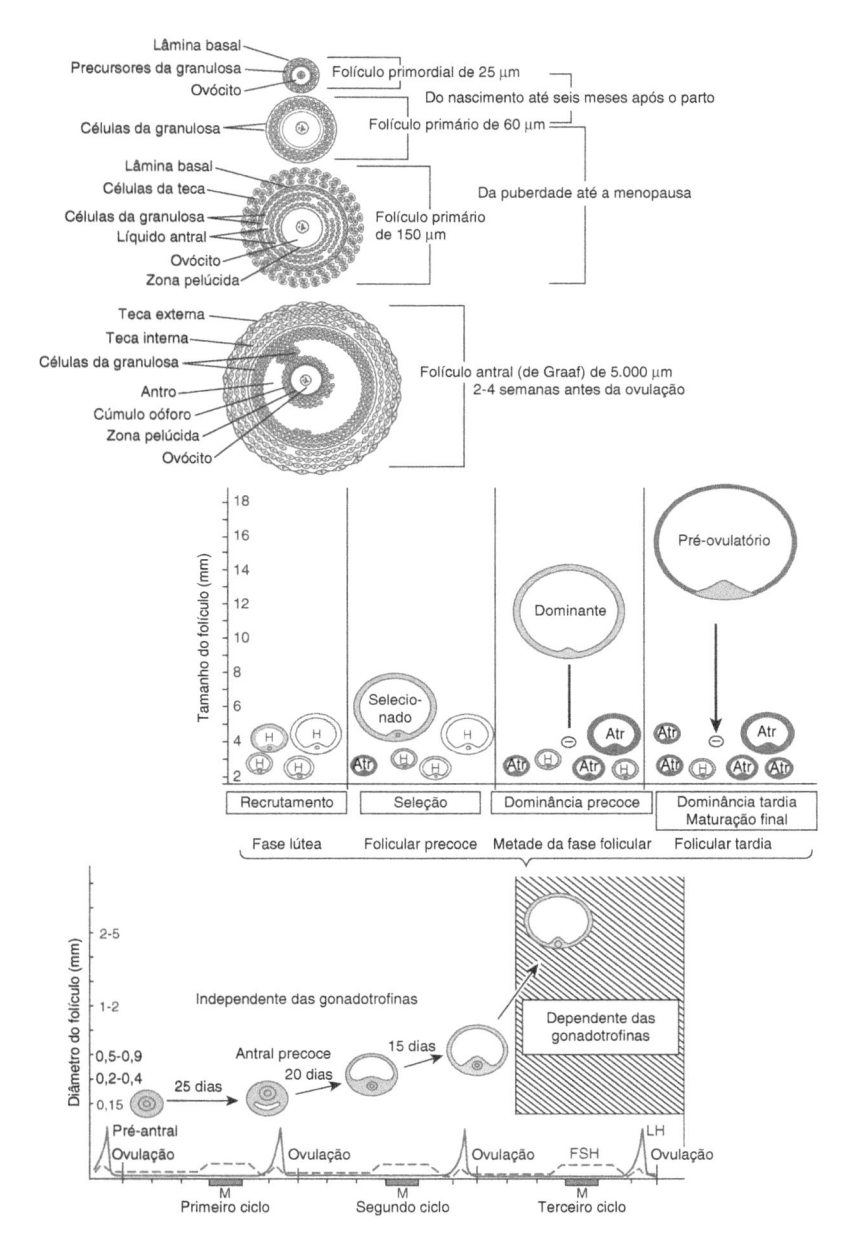

FIGURA 9-5. Crescimento e desenvolvimento dos folículos. A foliculogênese, ou formação do folículo dominante, consiste em dois estágios: o período independente das gonadotrofinas (pré-antral) e o período dependente das gonadotrofinas (antral ou de Graaf). O crescimento do folículo primordial até o estágio antral ocorre durante a vida fetal e a lactância e não depende das gonadotrofinas. A fase final de desenvolvimento do crescimento folicular, em que os folículos antrais são protegidos do processo de apoptose, começa cerca de 85 dias antes da ovulação. Um folículo dominante é recrutado na fase lútea do ciclo que precede a ovulação. Atr, atrésico.

ou sofram apoptose. Durante os primeiros dias de vida pós-natal, os ovócitos recrutam células foliculares somáticas que se organizam em determinado número de folículos primordiais "em repouso". Os folículos primordiais são constituídos de uma camada externa de células da granulosa e de um pequeno ovócito, ambos envolvidos em uma lâmina basal. O reservatório de folículos primordiais no ovário atinge seu número máximo com cerca de 20 semanas de idade gestacional e, a seguir, diminui de modo logarítmico durante a vida, até sua total depleção na menopausa. Quando se inicia a vida reprodutiva da mulher, restam menos de 10% dos folículos primordiais.

A foliculogênese, ou formação do folículo dominante, consiste em dois estágios: o período independente das gonadotrofinas (pré-antral) e o período dependente das gonadotrofinas (antral ou de Graaf). O crescimento folicular primordial até o estágio antral (até 0,2 mm) ocorre durante a vida fetal e a lactância e não depende das gonadotrofinas (ver Figura 9-5). Os folículos primários são formados quando as células epiteliais achatadas se tornam cuboides e sofrem mitose. A fase de crescimento do folículo antral caracteriza-se pela proliferação das células da granulosa, pela expressão dos receptores de FSH e dos hormônios esteroides e pela associação das células da teca com o folículo em crescimento e as células da granulosa, resultando na formação dos folículos secundários. Os folículos terciários são formados após a hipertrofia e o desenvolvimento das células da teca. O antro desses folículos contém líquido rico em estrogênio, e as células da teca começam a expressar receptores de FSH e LH. Os mecanismos que desencadeiam a iniciação do crescimento folicular ainda não estão totalmente elucidados, porém acredita-se que envolvam uma comunicação bidirecional entre as células germinativas e as células somáticas por meio de junções comunicantes e fatores parácrinos, incluindo citocinas e fatores de crescimento (fator de crescimento semelhante à insulina [IGF-1], fatores de crescimento da epiderme e dos fibroblastos, assim como interleucina 1β). Quando os folículos alcançam um tamanho de 2 a 5 mm, cerca de 50% passam para a fase de crescimento seletivo e são resgatados do processo de apoptose. Essa fase final de desenvolvimento do crescimento folicular começa aproximadamente 85 dias antes da ovulação (ver Figura 9-5).

Durante essa fase de crescimento dependente das gonadotrofinas, os folículos crescem de modo exponencial, e o FSH estimula a produção de estrogênio pelas células da granulosa, a formação do líquido folicular, a proliferação celular e a expressão dos receptores de LH no folículo dominante. A seleção de um folículo dominante é determinada pela sensibilidade à ação do FSH e modulada localmente pelo hormônio antimülleriano (AMH).

O AMH, ou substância inibidora mülleriana, que é discutido no Capítulo 8, relacionado com a diferenciação sexual do embrião masculino, é um fator de crescimento peptídico e membro da grande família de fatores transformadores do crescimento β, que inclui fatores de crescimento e de diferenciação. O AMH é expresso nas células da granulosa dos folículos primordiais recrutados e continua sendo expresso nos folículos em crescimento que foram recrutados do reservatório de folículos primordiais, mas que não foram selecionados para serem dominantes. Esse padrão de expressão sugere um importante papel na regulação tanto do número de folículos em crescimento quanto de sua seleção para ovulação. Como o número de folículos em crescimento está correlacionado com o tamanho do reservatório de folículos primordiais, um marcador como o AMH, que reflete todos os folículos que passaram pela fase de transição do reservatório de folículos primordiais para o reservatório de crescimento, foi proposto como bom marcador indireto da reserva ovariana. Os níveis de FSH e de inibina B também foram propostos como preditores da reserva ovariana. O tempo médio entre o desenvolvimento dos folículos primários e a ovulação é de 10 a 14 dias (ver Figura 9-5).

Durante o recrutamento folicular, o ovócito passa por uma fase de crescimento que leva à conclusão da primeira divisão meiótica. O reinício da meiose é mediado pelo pico de LH, na metade do ciclo. O LH atua sobre os folículos maduros, concluindo o programa de expressão gênica associado à foliculogênese. A transcrição dos genes que controlam a proliferação das células da granulosa (i.e., IGF-1, receptores de FSH e de estrogênio, ciclina D2) e dos que codificam as enzimas esteroidogênicas é rapidamente desativada por aumentos do AMPc intracelular mediados pelo LH. Além disso, o LH induz os genes envolvidos na ovulação (i.e., receptor de progesterona, cicloxigenase-2) e na luteinização (i.e., inibidores do ciclo celular, enzimas esteroidogênicas, fatores de transcrição e proteína-quinases). Nesse estágio, a síntese de RNA mensageiro (mRNA) praticamente cessa e só recomeça em 1 a 3 dias após a fertilização do ovo, quando as fases finais da meiose são concluídas. Ocorre a seleção de um folículo pré-ovulatório a cada ciclo, isto é, aproximadamente 350 vezes durante o tempo de vida reprodutiva da mulher.

Ovulação

O pico de LH induz ruptura folicular e ovulação, liberando o ovócito e a coroa radiada na cavidade peritoneal, próximo à abertura das tubas uterinas (Figura 9-6). A ruptura do folículo é um processo inflamatório que envolve a cicloxigenase-2, o ativador do plasminogênio e as metaloproteinases. O movimento ciliar na membrana mucosa das fímbrias auxilia o movimento do óvulo nas tubas uterinas. Durante todo o estágio pré-ovulatório, o ovócito, as células da granulosa e as células da teca adquirem características funcionais específicas: o ovócito torna-se competente para sofrer meiose; as células da granulosa adquirem a capacidade de produzir estrogênios e responder ao LH pelo receptor de LH; e as células da teca começam a sintetizar quantidades crescentes de androgênios que atuam como substratos para a enzima aromatase nas células da granulosa.

Formação do corpo lúteo

Após a ovulação, a reorganização do folículo leva à formação do corpo lúteo, composto por células pequenas (da teca) e grandes (da granulosa), fibroblastos, células endoteliais e células imunes. A ocorrência de uma pequena quantidade de sangramento na cavidade antral durante a ovulação leva à formação do corpo hemorrágico e à invasão por macrófagos e células mesenquimais, resultando em revascularização do corpo lúteo. O corpo lúteo, uma glândula endócrina temporária, continua produzindo e secretando progesterona e estradiol, desempenhando um papel-chave na regulação do tempo do ciclo ovariano, mantendo a gestação em seus estágios iniciais e suprimindo a liberação de LH e de FSH por meio da inibição da liberação de GnRH.

Se houver fertilização, o corpo lúteo continuará crescendo e funcionará durante os primeiros 2 a 3 meses de gestação. A regressão do corpo lúteo é impedida pela produção placentária de hCG durante o período gestacional inicial. A hCG estimula as células luteínicas da granulosa a produzir progesterona,

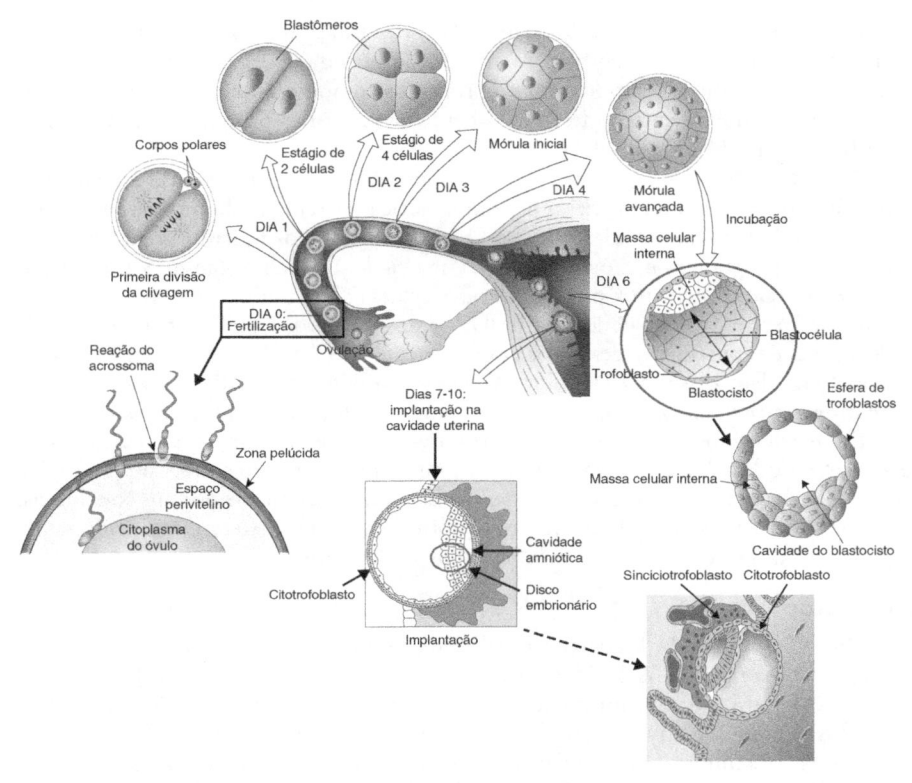

FIGURA 9-6. Fertilização, migração do embrião e implantação. O espermatozoide liga-se à zona pelúcida e sofre a reação do acrossoma com liberação de seu conteúdo de enzimas necessárias à penetração da zona pelúcida. Além disso, os grânulos corticais no óvulo liberam seus conteúdos, impedindo a fertilização de um óvulo por múltiplos espermatozoides. Quando o espermatozoide penetra na zona pelúcida e começa a entrar no espaço perivitelino, ocorre uma mudança de sua orientação original, com ligação firme do ápice de sua cabeça a uma posição equatorial ou lateral, resultando em fusão com a membrana plasmática do óvulo e formação do zigoto. Esse processo leva à conclusão da divisão meiótica e ao início das divisões mitóticas, enquanto o zigoto está sendo propelido pela tuba uterina pelos movimentos ciliares do epitélio e pelas contrações rítmicas das paredes musculares lisas. O embrião chega à cavidade uterina (onde ocorre a implantação) na forma de blastocisto, no quarto dia após a fertilização. A implantação ocorre nos dias 7 a 10 pós-fertilização. O trofoblasto é constituído por duas populações de células: um citotrofoblasto interno e um sinciciotrofoblasto invasivo externo. As células vilosas do citotrofoblasto estão totalmente separadas dos elementos maternos; as células trofoblásticas extravilosas são continuamente expostas aos tecidos maternos.

17-hidroxiprogesterona, estrogênio, inibina A e relaxina, um hormônio polipeptídico pertencente à família dos hormônios insulina/IGF. Durante a gravidez, a relaxina também é produzida pela placenta e regula a síntese e a liberação de metaloproteinases, mediadores do crescimento tecidual e do remodelamento (útero, glândula mamária, membranas fetais, canal do nascimento), na preparação para o nascimento e a lactação. Depois do primeiro trimestre de gravidez, o corpo lúteo regride lentamente à medida que a placenta assume a função de biossíntese hormonal para a manutenção da gestação.

Luteólise

A luteólise refere-se ao processo de lise ou regressão do corpo lúteo caso não ocorra fertilização em 1 a 2 dias após a ovulação. Ela marca e envolve um declínio inicial da secreção de progesterona (luteólise funcional), seguido de alterações na estrutura celular, levando à involução gradual do corpo lúteo (luteólise estrutural ou morfológica), com formação de uma pequena cicatriz de tecido conectivo conhecida como **corpo albicans**.

CICLO ENDOMETRIAL

O ciclo ovariano é acompanhado de crescimento cíclico e descamação do endométrio, controlados pelo estrogênio e pela progesterona (ver Figura 9-4). Podem-se identificar três fases distintas no endométrio durante o ciclo menstrual.

Fase proliferativa

A fase proliferativa corresponde à fase folicular do ovário (ver Figura 9-4). Caracteriza-se por proliferação das células epiteliais do endométrio induzida pelos estrogênios e suprarregulação da expressão dos receptores de estradiol e progesterona. A proliferação endometrial pré-ovulatória leva à hipertrofia relativa da mucosa uterina. Trata-se da fase inicial de maturação endometrial na preparação para a implantação do embrião.

Fase secretora

Essa fase corresponde à fase lútea do ovário e caracteriza-se pela diferenciação induzida pela progesterona das células epiteliais endometriais em células secretoras. Durante a fase secretora, observa-se um curto período bem-definido de receptividade do útero para a implantação do embrião (designado como "janela de implantação").

Fase menstrual

O período menstrual caracteriza-se por descamação do endométrio, em consequência da proteólise e da isquemia de sua camada superficial quando os níveis de estrogênio e progesterona declinam precipitadamente com a involução do corpo lúteo. As enzimas proteolíticas acumulam-se nos lisossomos delimitados com membrana durante a primeira metade do período pós-ovulatório. A integridade da membrana lisossomal é perdida com o declínio do estrogênio e da progesterona no dia 25, resultando na lise das células glandulares e estromais, bem como do endotélio vascular. A isquemia causada pela vasoconstrição dos vasos endometriais durante a fase inicial do período menstrual resulta na ruptura dos capilares, levando ao sangramento. Além disso, um aumento significativo da prostaglandina F2α na fase secretora final do endométrio estimula a liberação de hidrolases ácidas dos lisossomos e intensifica as contrações miometriais que auxiliam na expulsão do endométrio degenerado.

Fertilização

A fertilização refere-se à união das duas células germinativas, o óvulo e o espermatozoide, restabelecendo o número cromossômico e dando início ao desenvolvimento de um novo indivíduo. As etapas finais da ovogênese (e da espermatogênese) dos mamíferos preparam óvulos (e espermatozoides) para a fertilização. Na preparação para a ovulação, os ovócitos totalmente desenvolvidos sofrem "maturação meiótica", preparando-os para sua interação com o espermatozoide. Uma proporção muito baixa (cerca de 0,002%) dos espermatozoides depositados na vagina migra pelo trato reprodutor feminino até o local de fertilização na junção da ampola e do istmo das tubas uterinas (ver Figura 9-6). Durante essa trajetória, os espermatozoides sofrem ativação ou "capacitação", isto é, uma série de alterações na membrana plasmática do espermatozoide que aumentam sua afinidade pela zona pelúcida, permitindo que se liguem ao óvulo e sofram a reação do acrossoma. Nas tubas uterinas, o espermatozoide liga-se à zona pelúcida, levando à fusão das membranas plasmáticas do óvulo e do espermatozoide para formar uma única célula "ativada", o zigoto (ver Figura 9-6). Esse processo simples requer vários eventos.

Reação do acrossoma e penetração do espermatozoide na zona pelúcida do óvulo – A ligação do espermatozoide à zona pelúcida prepara-o para a iniciação da reação do acrossoma. Essa reação envolve a fusão do acrossoma com a membrana plasmática do espermatozoide e a exocitose de seu conteúdo enzimático (proteases e glicosidases), necessária para a penetração do espermatozoide. Durante ou após a reação do acrossoma, o espermatozoide que fertiliza o óvulo penetra através da zona pelúcida e funde-se com a membrana plasmática do óvulo. Nesse processo, ele se liga inicialmente ao óvulo por meio do ápice de sua cabeça, seguido de liberação da ligação da ponta da cabeça e ligação equatorial (paralela), possibilitando a incorporação da membrana acrossômica no citoplasma do óvulo, com a fusão das duas células.

Reação cortical e da zona – A fusão do espermatozoide com o óvulo desencadeia a segunda divisão meiótica do óvulo, levando à formação do ovócito maduro e do segundo corpúsculo polar. Além disso, essa fusão deflagra mecanismos que impedem a fertilização do óvulo por múltiplos espermatozoides, como a exocitose dos grânulos corticais (reação cortical) do ovócito, resultando em proteólise das glicoproteínas da zona pelúcida, bem como em ligação cruzada das proteínas, formando a barreira perivitelina. A fusão do espermatozoide e do óvulo reconstitui uma célula diploide, denominada zigoto.

Durante a migração do zigoto pelas tubas uterinas em direção ao local de implantação na cavidade uterina, a mitose produz uma **mórula** e, a seguir, um **blastocisto**. As células externas do blastocisto são as células **trofoblásticas**, que participam no processo de implantação e formam os componentes fetais da **placenta**.

Implantação

O embrião humano (blastocisto) penetra no útero três dias antes da implantação. Conforme assinalado anteriormente, a "janela de implantação" corresponde ao curto período de receptividade do endométrio para o embrião, entre os dias 20 e 24 do ciclo menstrual. Morfologicamente, o período ideal para a implantação caracteriza-se pela presença de epitélio colunar com microvilosidades e aumento na proliferação das células do estroma. A implantação envolve a indução da expressão de moléculas de adesão nas células endometriais por citocinas, seguida de invasão. A invasão requer a digestão enzimática da matriz extracelular com controle simultâneo da hemostasia e angiogênese dentro dos tecidos deciduais. Esses processos enzimáticos são mediados por proteinases, metaloproteinases, colagenases, gelatinases, estromelisinas, metalolastases e uroquinase. Tanto o crescimento do trofoblasto quanto a invasão são necessários para a implantação bem-sucedida do embrião e o desenvolvimento da placenta.

EFEITOS FISIOLÓGICOS DOS HORMÔNIOS OVARIANOS

Estrogênio

Síntese, transporte e metabolismo do estrogênio

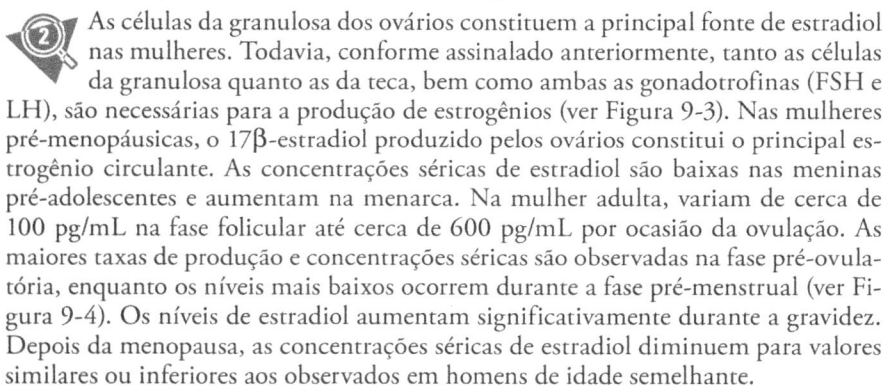

As células da granulosa dos ovários constituem a principal fonte de estradiol nas mulheres. Todavia, conforme assinalado anteriormente, tanto as células da granulosa quanto as da teca, bem como ambas as gonadotrofinas (FSH e LH), são necessárias para a produção de estrogênios (ver Figura 9-3). Nas mulheres pré-menopáusicas, o 17β-estradiol produzido pelos ovários constitui o principal estrogênio circulante. As concentrações séricas de estradiol são baixas nas meninas pré-adolescentes e aumentam na menarca. Na mulher adulta, variam de cerca de 100 pg/mL na fase folicular até cerca de 600 pg/mL por ocasião da ovulação. As maiores taxas de produção e concentrações séricas são observadas na fase pré-ovulatória, enquanto os níveis mais baixos ocorrem durante a fase pré-menstrual (ver Figura 9-4). Os níveis de estradiol aumentam significativamente durante a gravidez. Depois da menopausa, as concentrações séricas de estradiol diminuem para valores similares ou inferiores aos observados em homens de idade semelhante.

A maior parte do estradiol liberado no sangue circula ligada à globulina de ligação dos hormônios sexuais e à albumina, e apenas 2 a 3% circulam na forma livre. O estradiol (bem como a androstenediona) é convertido em estrona (um estrogênio fraco) nos tecidos periféricos (Figura 9-7). A estrona é convertida em estriol principalmente no fígado. Os estrogênios são metabolizados por sulfatação ou glicuronidação, e os conjugados são excretados na urina. Os estrogênios também podem ser metabolizados por meio de hidroxilação e metilação subsequente, formando catecol e metoxiestrogênios.

Efeitos (genômicos) mediados pelo receptor de estrogênio

Os receptores de estrogênio são membros da superfamília dos receptores de hormônios esteroides, que atuam como fatores de transcrição, alterando a expressão gênica após sua ativação (ver Figura 9-7). Foram identificados dois subtipos de receptores de estrogênio. Esses dois subtipos diferem em sua estrutura, são codificados por diferentes genes e mostram-se distintos quanto à sua distribuição tecidual. O receptor de estrogênio alfa (α) é considerado o receptor de estrogênio clássico. Ele é encontrado predominantemente no endométrio, nas células do câncer de mama e no estroma ovariano. O receptor de estrogênio beta (β) é encontrado predominantemente nas células da granulosa e em vários tecidos-alvo não reprodutivos, como o rim, a mucosa intestinal, o parênquima pulmonar, a medula óssea, o osso, o cérebro, as células endoteliais e a próstata.

Os receptores de estrogênio são, em sua maior parte, nucleares, mas também ocorrem no citoplasma. O processo de ligação hormônio-receptor e de transferência para o núcleo assemelha-se àquele usado pelos hormônios esteroides suprarrenais e pela testosterona.

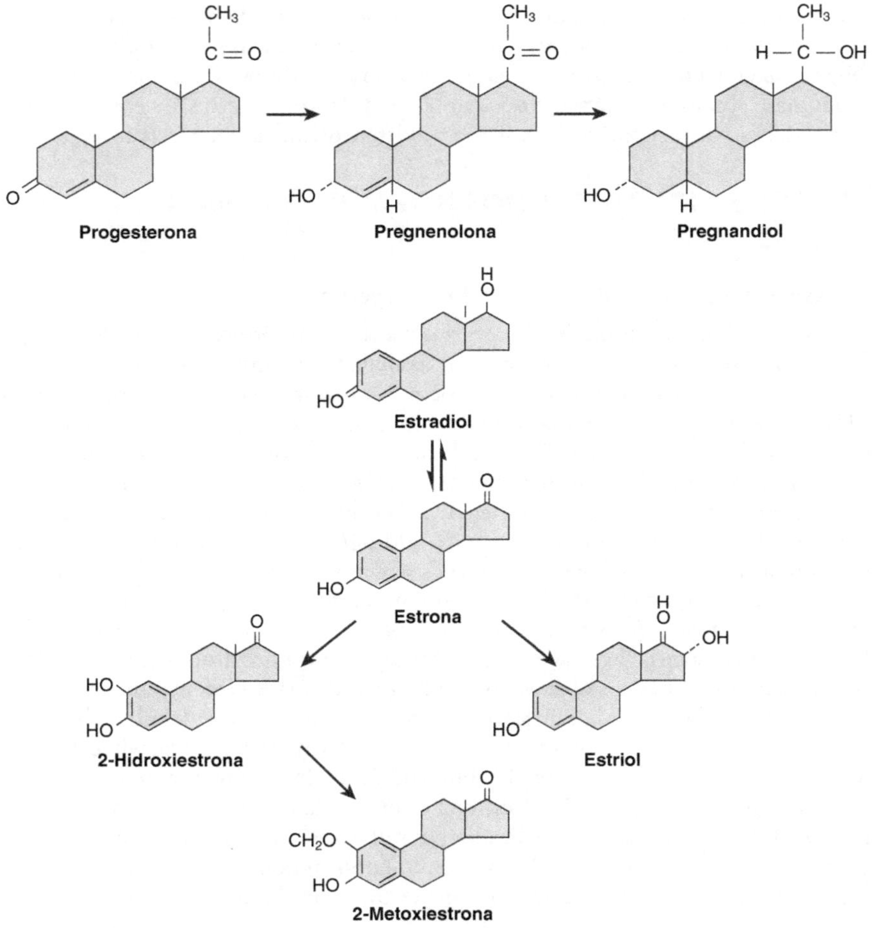

FIGURA 9-7. Destino metabólico da progesterona e do estrogênio. A progesterona e o estrogênio são degradados principalmente no fígado. O estradiol e a androstenediona são convertidos em estrona (um estrogênio fraco) nos tecidos periféricos. A estrona é convertida em estriol, principalmente no fígado. Os estrogênios são metabolizados por sulfatação ou glicuronidação, e os conjugados são excretados na urina. Os estrogênios também podem ser metabolizados por meio de hidroxilação e metilação subsequente, formando catecol e metoxiestrogênios (não mostrados).

Ações fisiológicas do estrogênio nos órgãos-alvo

Sistema reprodutor

Os estrogênios exercem múltiplos efeitos nos órgãos reprodutores (Figura 9-8).

Útero – Os estrogênios promovem a proliferação do endométrio, sensibilizam o músculo liso uterino aos efeitos da ocitocina, aumentando a expressão dos receptores de ocitocina e das proteínas contráteis, e aumentam a produção de muco cervical aquoso.

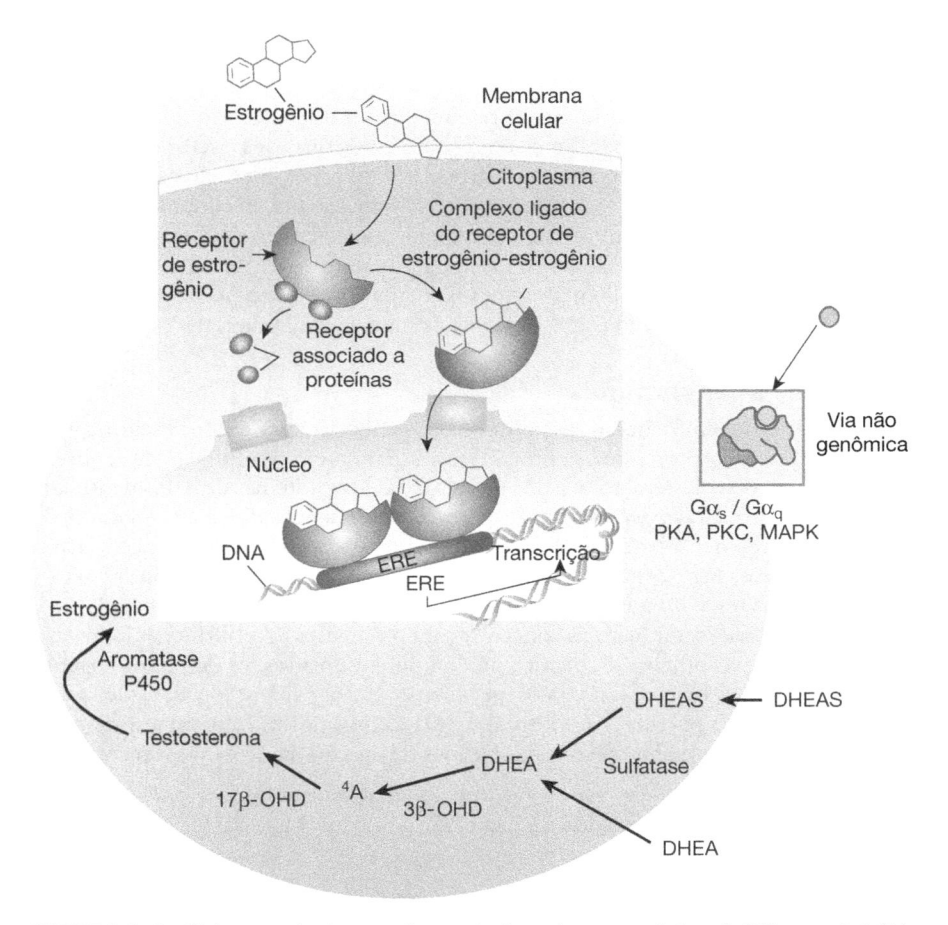

FIGURA 9-8. Efeitos genômicos e não genômicos dos estrogênios. O 17β-estradiol (E_2) sofre difusão para o interior da célula e liga-se ao receptor de estrogênio (ER) α ou β, formando homo ou heterodímeros. A ligação envolve a dissociação do receptor das proteínas chaperonas e a sua transferência para o núcleo, onde o complexo receptor-hormônio liga-se a elementos de resposta dos estrogênios, modulando a transcrição gênica (efeitos genômicos). Recentemente, foi constatado que os estrogênios também produzem efeitos rápidos que não necessitam de transcrição gênica. Esses mecanismos não genômicos envolvem a ativação de um ER localizado na membrana plasmática e ligado a sistemas de segundos mensageiros, produzindo respostas imediatas, bem como convergindo com a via genômica. A figura também mostra a síntese intrácrina de estrogênio extragonadal que prevalece durante a menopausa. O estradiol deriva da testosterona, da androstenediona (Δ^4A) e da deidroepiandrosterona (DHEA) ou do sulfato de DHEA (DHEAS). A DHEA dessulfatada é convertida em Δ^4A pela 3β-hidroxiesteroide-desidrogenase (3β-OHD), e a Δ^4A é transformada em testosterona pela 17β-hidroxiesteroide-desidrogenase (17β-OHD). A seguir, a testosterona pode ser convertida em estradiol ou em androstenediona, que, por sua vez, pode ser convertida em estrona e, a seguir, em estradiol pela isoenzima tipo I. Algumas das enzimas da família das isoenzimas da 17β-hidroxiesteroide-desidrogenase (p. ex., isoenzima tipo II) podem converter o estradiol em estrona, proporcionando, assim, outro mecanismo para a regulação da síntese e do metabolismo dos estrogênios. ERE, elemento de resposta ao estrogênio.

Ovário – Os estrogênios exercem poderosos efeitos mitóticos sobre as células da granulosa.

Mama – Os estrogênios estimulam o crescimento e a diferenciação do epitélio dos ductos, induzem a atividade mitótica das células cilíndricas dos ductos e estimulam o crescimento do tecido conectivo. A densidade dos receptores de estrogênio no tecido mamário é maior na fase folicular do ciclo menstrual, declinando depois da ovulação. Os estrogênios também podem afetar indiretamente o desenvolvimento da glândula mamária por meio da elevação da prolactina e da indução dos receptores de progesterona no epitélio mamário. Os efeitos dos estrogênios na promoção do crescimento foram implicados nos cânceres de mama e endometrial.

Outros sistemas corporais

Fígado – Os estrogênios afetam a expressão dos genes das apoproteínas e aumentam a expressão dos receptores de lipoproteínas, resultando em diminuição das concentrações séricas do colesterol total e do colesterol das lipoproteínas de baixa densidade (LDL, de *low-density lipoprotein*), aumento nos níveis séricos do colesterol das lipoproteínas de alta densidade (HDL, de *high-density lipoprotein*) e das concentrações de triglicerídeos, bem como redução das concentrações séricas da lipoproteína A. Os estrogênios regulam a expressão hepática dos genes envolvidos na coagulação e na fibrinólise. Eles diminuem as concentrações plasmáticas do fibrinogênio, da antitrombina III e da proteína S, bem como do inibidor do ativador do plasminogênio tipo 1 (PAI-1). Os níveis plasmáticos elevados de estrogênio estão associados a um aumento global no potencial de fibrinólise. Os estrogênios estimulam a síntese das proteínas de ligação de hormônios (globulinas de ligação da tiroxina e do cortisol).

Sistema nervoso central – Os estrogênios possuem ações neuroprotetoras, e seu declínio relacionado com a idade está associado a um declínio da função cognitiva (Figura 9-9).

Osso – De modo global, os efeitos dos estrogênios são antirreabsortivos. Eles promovem a maturação óssea e o fechamento das placas epifisárias nos ossos longos. Conservam a massa óssea ao suprimirem o remodelamento ósseo e manterem uma taxa equilibrada de formação e reabsorção ósseas. Afetam a geração, o tempo de sobrevida e a atividade funcional dos osteoclastos e dos osteoblastos. Promovem a síntese de osteoprotegerina, diminuem a formação e a atividade dos osteoclastos e aumentam a apoptose dos osteoclastos.

Efeitos não genômicos do estrogênio

Os efeitos rápidos dos estrogênios não podem ser explicados por um mecanismo de transcrição (não genômico) e resultam da ação estrogênica direta sobre as membranas celulares, mediada pelas formas dos receptores de estrogênio da membrana celular (ver Figura 9-7). Embora esses receptores ainda não estejam, em sua maior parte, caracterizados, acredita-se que sejam semelhantes a seus receptores correspondentes intracelulares. Exemplos de alguns dos efeitos não genômicos rápidos dos estrogênios incluem efeitos diretos sobre a vascularização e a ativação das vias de sinalização relacionadas com fatores de crescimento. O estrogênio pode causar vasodilatação em curto prazo por vias tanto dependentes quanto independentes do endotélio. O estrogênio diminui o tônus do músculo liso vascular por meio de

Útero: proliferação do endométrio
- Sensibilização à ocitocina: ↑ receptores de OT e proteínas contráteis
- Produção de muco cervical

Ovário: efeitos mitóticos sobre as células da granulosa
- ↑ Processo de diferenciação mediado pelo FSH

Mama: crescimento e diferenciação do epitélio dos ductos
- ↑ Receptores de progesterona das mamas

Fígado: modulação metabólica
- Expressão de genes das apoproteínas:
- ↑ Receptor de lipoproteínas e ↓ colesterol total e LDL ↑ HDL
- Regulação da expressão gênica da coagulação e fibrinólise
- ↓ Fibrinogênio, antitrombina III e PAI-1 e ↑ TBG e CBG

Sistema nervoso central: efeito neuroprotetor

Osso: efeito antirreabsortivo
- ↑ Maturação óssea, fechamento da placa epifisária
- ↓ Remodelamento ósseo, ↓ atividade dos osteoclastos

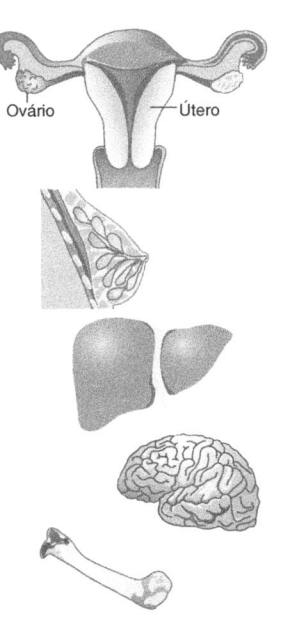

FIGURA 9-9. Efeitos sistêmicos dos estrogênios. Além de seus efeitos sobre os órgãos reprodutores, os estrogênios exercem efeitos neuroprotetores e diminuem as flutuações perimenopáusicas do humor nas mulheres. Eles são cardioprotetores, podem proteger contra o câncer de cólon e apresentam efeitos vasodilatadores. No fígado, os estrogênios estimulam a captação das lipoproteínas séricas e a produção dos fatores da coagulação. Eles protegem contra a perda óssea. Na pele, aumentam o turgor e a produção de colágeno e diminuem a profundidade das rugas.

aumento na formação e na liberação de óxido nítrico e prostaciclinas endoteliais. Os estrogênios inibem a apoptose das células endoteliais e promovem sua atividade angiogênica *in vitro* e podem proteger contra o desenvolvimento de aterosclerose. Em concentrações farmacológicas, o estrogênio inibe o influxo de cálcio extracelular para dentro das células musculares lisas vasculares por meio de um efeito sobre os canais de cálcio tipo L.

Os estrogênios promovem a rápida ativação das vias de sinalização relacionadas com fatores de crescimento por meio de cascatas de sinalização de proteína-quinases ativadas por mitógenos em diversos tecidos, incluindo os osteoblastos, as células endoteliais, os neurônios e as células do câncer de mama humano.

Progesterona

A progesterona é o hormônio ovariano predominante produzido na fase lútea. Ela é sintetizada por células tanto da teca quanto da granulosa do corpo lúteo em resposta à estimulação do LH. A maior parte da progesterona secretada circula ligada à albumina. O trato reprodutor e o eixo hipotalâmico-hipofisário constituem seus principais alvos. A degradação da progesterona assemelha-se à dos androgênios e dos estrogênios e ocorre principalmente no fígado.

Efeitos mediados pelo receptor de progesterona

A progesterona exerce a maior parte de seus efeitos pela regulação direta da transcrição gênica por meio de duas proteínas receptoras específicas de progesterona, denominadas *A* e *B*, localizadas em tecidos-alvo como a mama, o útero, o cérebro, o sistema nervoso central e o sistema cardiovascular. Essas proteínas receptoras de progesterona originam-se de um único gene e atuam como fatores de transcrição induzíveis por ligantes, regulando a expressão dos genes pela ligação a elementos de resposta da progesterona específicos no DNA (conforme descrito para os estrogênios e os hormônios esteroides suprarrenais). A expressão dos receptores de progesterona é suprarregulada pelos estrogênios e infrarregulada pela progesterona na maioria dos tecidos-alvo. Por conseguinte, a expressão desses receptores no útero aumenta durante a segunda metade do ciclo menstrual e diminui durante a fase lútea.

Em geral, a progesterona atua sobre o trato reprodutor, preparando-o para o início e a manutenção da gravidez. As principais funções fisiológicas da progesterona são mediadas no útero e no ovário. A progesterona diminui a atresia folicular, promove a maturação dos ovócitos, facilita a implantação e mantém a gestação por meio de estimulação do crescimento e da diferenciação do útero e supressão da contratilidade do miométrio. No cérebro, ela modula o comportamento sexual e regula a temperatura corporal. O aumento dos níveis de progesterona durante a fase lútea eleva a temperatura tanto central quanto da pele. Isso resulta em um padrão bifásico de temperatura central durante o ciclo menstrual, com temperatura mais alta na fase lútea do ciclo.

Ações fisiológicas da progesterona nos órgãos-alvo

Efeitos sobre o útero no início da gravidez – A progesterona induz a diferenciação do estroma, estimula as secreções glandulares e modula a proliferação cíclica durante o ciclo menstrual.

Ela induz a proliferação e a diferenciação das células uterinas no início da gravidez, produzindo um ambiente capaz de sustentar o desenvolvimento inicial do embrião.

Promoção e manutenção da implantação – A progesterona desempenha um importante papel na preparação do endométrio para a implantação de um ovo fertilizado e estimula a síntese das enzimas responsáveis pela lise da zona pelúcida.

Efeitos sobre a contratilidade do útero – A progesterona induz um estado de quiescência do miométrio (Figura 9-10). Vários mecanismos estão envolvidos, incluindo aumento do potencial de repouso da membrana e prevenção do acoplamento elétrico entre as células miometriais; diminuição do influxo de cálcio extracelular necessário para a contração por meio da infrarregulação da expressão gênica de subunidades dos canais de cálcio dependentes de voltagem; bloqueio da capacidade do estradiol de induzir a expressão de receptores α-adrenérgicos na membrana (a ativação α-adrenérgica provoca contrações); diminuição da síntese de prostaglandinas; aumento da inativação das prostaglandinas; e oposição aos efeitos estimuladores do estrogênio sobre a expressão da prostaglandina F2α endometrial. A progesterona mantém os níveis de relaxina, inibindo a contração miometrial espontânea ou induzida pelas prostaglandinas, e contribui para a manutenção da implantação e o início da gravidez, aumentando a estrutura do colágeno e a distensibilidade do útero.

SISTEMA REPRODUTOR FEMININO **239**

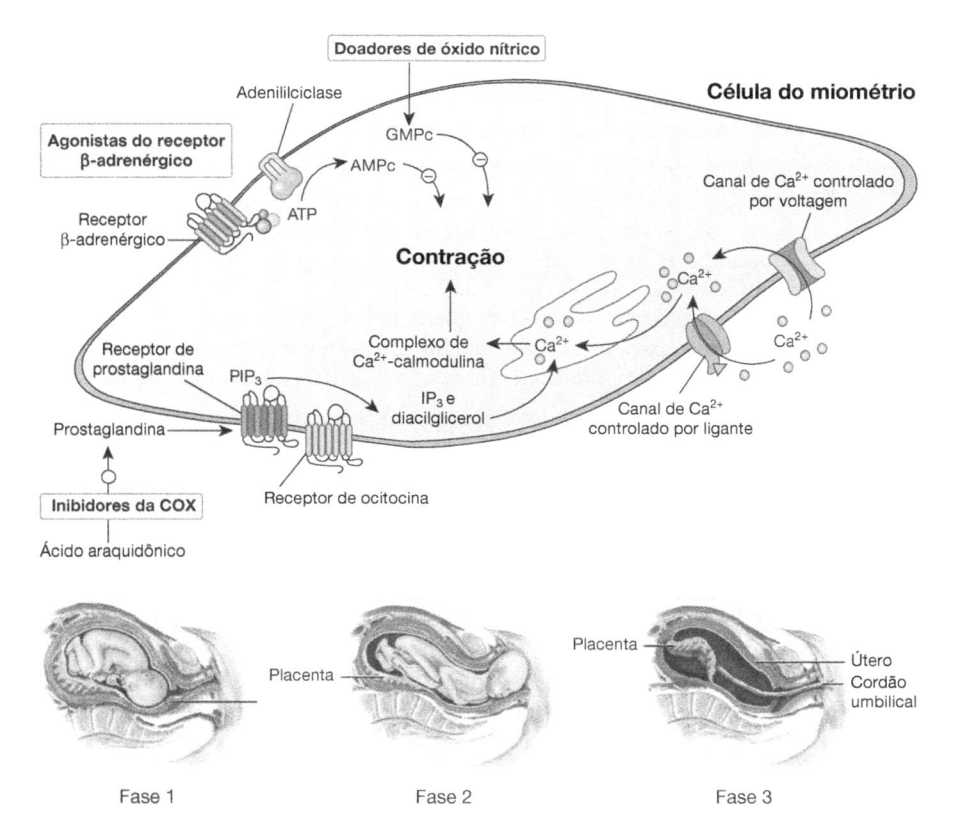

FIGURA 9-10. Contratilidade uterina e fases do parto. A contração do músculo liso é mediada pela ativação por Ca^{2+}-calmodulina da quinase das cadeias leves de miosina, a enzima que fosforila a cadeia leve de miosina. A contração uterina é estimulada pela prostaglandina F e pela ocitocina, sendo diminuída por vários agentes agonistas β-adrenérgicos, NO, relaxina e PGI_2. O mecanismo envolve um aumento do AMPc ou do GMPc. A indometacina inibe a síntese de prostaglandinas a partir do ácido araquidônico. Os agonistas β-adrenérgicos, a relaxina e a PGI_2 aumentam o AMPc intracelular. O AMPc ativa a PKA, que então fosforila a quinase da cadeia leve de miosina (MLCK) para reduzir sua capacidade de ligação à Ca-CAM, ou fosforila um sítio de ligação da membrana para o Ca^{2+}, que aumenta a ligação do Ca^{2+} e reduz as concentrações intracelulares livres de Ca^{2+}. Os outros fatores envolvidos na modulação da atividade do útero durante esse período são a prostaciclina, a relaxina, o CRH e o peptídeo relacionado com o paratormônio. Em geral, seus efeitos resultam do aumento nas concentrações intracelulares de AMPc ou de GMPc e da inibição da liberação intracelular do cálcio, com consequente redução da atividade da quinase da cadeia leve de miosina. O início do parto resulta da transição da fase quiescente para uma fase de ativação (fase 1). A fase 1 do parto está associada à ativação da função uterina por meio de distensão mecânica e ao aumento da contratilidade uterina mediada por hormônios e prostaglandinas. A fase 2 do parto consiste em um período de ativa contração uterina, que leva à expulsão do feto. A fase 3 do parto envolve a involução do útero após o nascimento do feto e delivramento da placenta, sendo principalmente produzida pelos efeitos da ocitocina. GMPc, monofosfato de guanosina cíclico; COX, cicloxigenase; IP_3, 1,4,5,-trifosfato de inositol; PIP_3, trifosfato de fosfatidilinositol.

No final da gravidez, a queda observada nos níveis de progesterona está associada a um aumento na atividade da prostaglandina-sintase e na produção de prostaglandina F2α (PGF2α), aumentando a contratilidade do útero. O antiprogestágeno mifepristona antagoniza todas as ações da progesterona sobre a síntese e o catabolismo das prostaglandinas, além de estimular a produção de prostaglandinas, produzindo, assim, efeitos abortivos.

Efeitos sobre a lactação – Na glândula mamária, a progesterona estimula o desenvolvimento lobular-alveolar na preparação para a secreção de leite. Ela antagoniza os efeitos da prolactina na metade até o final da gravidez, impedindo a síntese das proteínas do leite antes do parto. A súbita queda dos níveis circulantes de progesterona que ocorre com o parto está associada ao aumento concomitante na secreção de prolactina, à remoção da inibição da formação do leite e ao início da lactação.

Ações antiestrogênicas – A progesterona antagoniza a indução pelos estrogênios de muitos dos genes conhecidos responsivos aos hormônios. Esse efeito é mediado pela infrarregulação das concentrações citoplasmáticas e nucleares das proteínas receptoras de estrogênio, diminuindo, assim, a concentração de estrogênio ativo (e antagonizando a ação do receptor de estrogênio em nível molecular), em particular no útero.

Placenta

Estrutura e função fisiológica

A placenta origina-se de dois tipos principais de células que constituem a fonte dos principais hormônios placentários. A massa celular externa do blastocisto, o precursor do trofoblasto, entra em contato com o endométrio e sofre proliferação e penetração tecidual durante a implantação. O trofoblasto é constituído por duas populações de células: um citotrofoblasto interno e um sinciciotrofoblasto invasivo externo. O lado materno da placenta contém vilosidades coriônicas fetais que proporcionam uma extensa área de superfície para a troca de nutrientes e gases entre a circulação fetal e a materna. As vilosidades são recobertas por sinciciotrofoblasto multinucleado e células-tronco do trofoblasto, células de estroma e vasos sanguíneos. As células vilosas do citotrofoblasto estão totalmente separadas dos elementos maternos, com exceção de uma ou outra molécula que possa ser transportada através da placenta pelo sinciciotrofoblasto. Por outro lado, as células trofoblásticas extravilosas são continuamente expostas aos tecidos maternos. A camada média da placenta consiste em colunas de células citotrofoblásticas densamente agrupadas que atuam como suporte estrutural para as vilosidades subjacentes.

As funções fisiológicas da placenta podem ser classificadas da seguinte maneira:

- De sustentação, possibilitando a implantação do embrião no útero, bem como o transporte de nutrientes e oxigênio necessários ao crescimento fetal.
- Imunes, suprimindo o sistema imune local para impedir a rejeição imunológica do feto pela mãe.
- Endócrinas, incluindo a síntese, o transporte e o metabolismo dos hormônios para promover o crescimento e a sobrevida do feto.

A incapacidade da unidade placentária de desempenhar essas funções leva a múltiplas complicações da gravidez humana, como aborto, comprometimento do crescimento fetal e pré-eclâmpsia.

Função endócrina da placenta

A placenta produz citocinas, hormônios e fatores de crescimento que são essenciais para a regulação da unidade feto-materna. Além disso, ela expressa as enzimas envolvidas no metabolismo hormonal, desempenhando, assim, um importante papel na proteção do feto contra os androgênios derivados da suprarrenal materna, pela atividade da aromatase; contra os glicocorticoides, pela atividade da 11β-hidroxiesteroide-desidrogenase tipo II (ver Capítulo 6); e contra o hormônio tireoidiano, pela expressão da desiodinase III (ver Capítulo 4). Os principais hormônios placentários são os seguintes e estão resumidos na Tabela 9-2.

Gonadotrofina coriônica humana (hCG) – A hCG é uma glicoproteína heterodimérica pertencente à mesma família de hormônios do LH, do FSH e do hormônio tireoestimulante (TSH). Ela é sintetizada pelo sinciciotrofoblasto e liberada na circulação fetal e na materna. É conhecida como o hormônio da gravidez e constitui a base de alguns testes de gravidez. A hCG é detectada no soro em 6 a 8 dias após a implantação, e seus níveis alcançam um pico em 60 a 90 dias de gestação, declinando posteriormente. Ela exibe semelhança estrutural e funcional com o LH e exerce seus efeitos fisiológicos por meio de sua ligação aos receptores de LH. A principal função da hCG consiste em manter o corpo lúteo para assegurar a produção de progesterona até que ocorra a produção placentária. Além disso, ela desempenha um importante papel no desenvolvimento do feto por meio da regulação da síntese de testosterona pelas células

TABELA 9-2. Principais hormônios da placenta

Hormônio	Papéis fisiológicos	
	Materno	Fetal
Gonadotrofina coriônica humana (hCG)	Mantém o corpo lúteo e a síntese de estrogênio e progesterona. Estimula a liberação de hormônio tireoidiano	Regula a produção de testosterona pelas células de Leydig fetais
Lactogênio placentário humano (hPL)		Metabolismo intermediário
Hormônio do crescimento humano V (hGH-V)	Substitui o GH materno, regula o metabolismo intermediário	
Progesterona	Quiescência do útero, desenvolvimento alveolar das mamas, prevenção da produção de leite	
Estradiol	Crescimento do útero, sensibilização à ocitocina, crescimento e desenvolvimento do epitélio mamário, proliferação e crescimento dos lactotrofos	
Hormônio de liberação da corticotrofina (CRH)	Início do trabalho de parto	
Relaxina	Relaxamento e elasticidade do ligamento do útero	

de Leydig fetais (ver Capítulo 8). A regulação da liberação de hCG da placenta não está totalmente esclarecida, porém as evidências indicam que sua regulação parácrina envolve o GnRH derivado da placenta, a ativina e a inibina. Os níveis maternos de hCG fornecem um índice útil do estado funcional do trofoblasto (saúde da placenta).

Lactogênio placentário humano e hormônio do crescimento – A família de genes do hormônio do crescimento humano (hGH) e do lactogênio placentário humano (hPL, de *human placental lactogen*) é importante na regulação do metabolismo materno e fetal, bem como no crescimento e no desenvolvimento do feto. O hPL é sintetizado pelo sinciciotrofoblasto e secretado na circulação tanto materna quanto fetal depois de seis semanas de gestação. No feto, o hPL modula o desenvolvimento embrionário; regula o metabolismo intermediário; e estimula a produção de IGFs, insulina, hormônios adrenocorticais e surfactante pulmonar. Durante a gravidez, o hGH-V, uma variante do hormônio do crescimento (GH) expressa pela placenta, torna-se o GH predominante na mãe. Esse hormônio possui semelhança estrutural e funcional com o GH da hipófise (diferindo em 13 aminoácidos) e não é liberado no feto. A partir da 15ª à 20ª semana de gestação até o término da gravidez, o GH placentário substitui gradualmente o GH da hipófise materna, que se torna indetectável. O hGH-V estimula a produção de IGF-1 e modula o metabolismo intermediário materno, aumentando a disponibilidade de glicose e aminoácidos para o feto. O GH placentário não é detectável na circulação fetal e, por isso, não parece exercer um efeito direto sobre o crescimento do feto. Entretanto, acredita-se que seu papel fisiológico envolva a modulação do desenvolvimento da placenta por um mecanismo autócrino ou parácrino, devido à expressão dos receptores de GH pela placenta.

Progesterona – A principal fonte de progesterona durante a fase inicial da gravidez é o corpo lúteo, que está sob a regulação da hCG. Com cerca de oito semanas de gestação, a placenta (sinciciotrofoblasto) passa a constituir a principal fonte de progesterona, levando a níveis crescentes de progesterona materna, de 25 ng/mL durante a fase lútea a 150 ng/mL durante o último trimestre de gravidez. Como a placenta é incapaz de sintetizar colesterol a partir do acetato, o colesterol para a síntese placentária da progesterona provém das LDLs circulantes. As LDLs ligam-se ao receptor de LDL nas células trofoblásticas e sofrem endocitose; o colesterol é liberado e processado pela via hormonal esteroidogênica (ver Capítulo 6). Conforme assinalado anteriormente, a progesterona desempenha um importante papel na manutenção da quiescência do útero durante a gravidez, inibindo a síntese das prostaglandinas e modulando a resposta imune para preservar a gravidez.

Estrogênio – A principal fonte de estrogênio durante a fase inicial da gravidez (aproximadamente 8 semanas) é o corpo lúteo, posteriormente substituído pela placenta como fonte de produção. O principal estrogênio sintetizado pelas células sinciciotrofoblásticas da placenta é o estriol. A produção de estrogênio pela placenta requer uma interação coordenada entre as produções de hormônios esteroides pelas glândulas suprarrenais do feto e da mãe (unidade feto-placentária de biossíntese dos esteroides). A placenta carece de 17α-hidroxilase e de 17,20-desmolase, sendo, por isso, incapaz de converter a progesterona em estrogênio ou de produzir androgênios. Essa falta de produção placentária de androgênios protege o feto feminino da masculinização; a forte atividade da aromatase, que inativa os androgênios derivados das suprarrenais maternas e fetais, também contribui para essa proteção. Por conseguinte, os

SISTEMA REPRODUTOR FEMININO

Mãe — Acetato → Colesterol

Placenta:
Colesterol → Pregnenolona → Progesterona → Androstenediona → Testosterona → Estradiol
16α-OHDHEA → 16α-OH androstenediona → Estriol

Feto:
Pregnenolona → DHEA → 16α-OHDEAS

A placenta não pode:
- Converter acetato a colesterol
- Converter progesterona a estrogênio
- Fazer androgênios

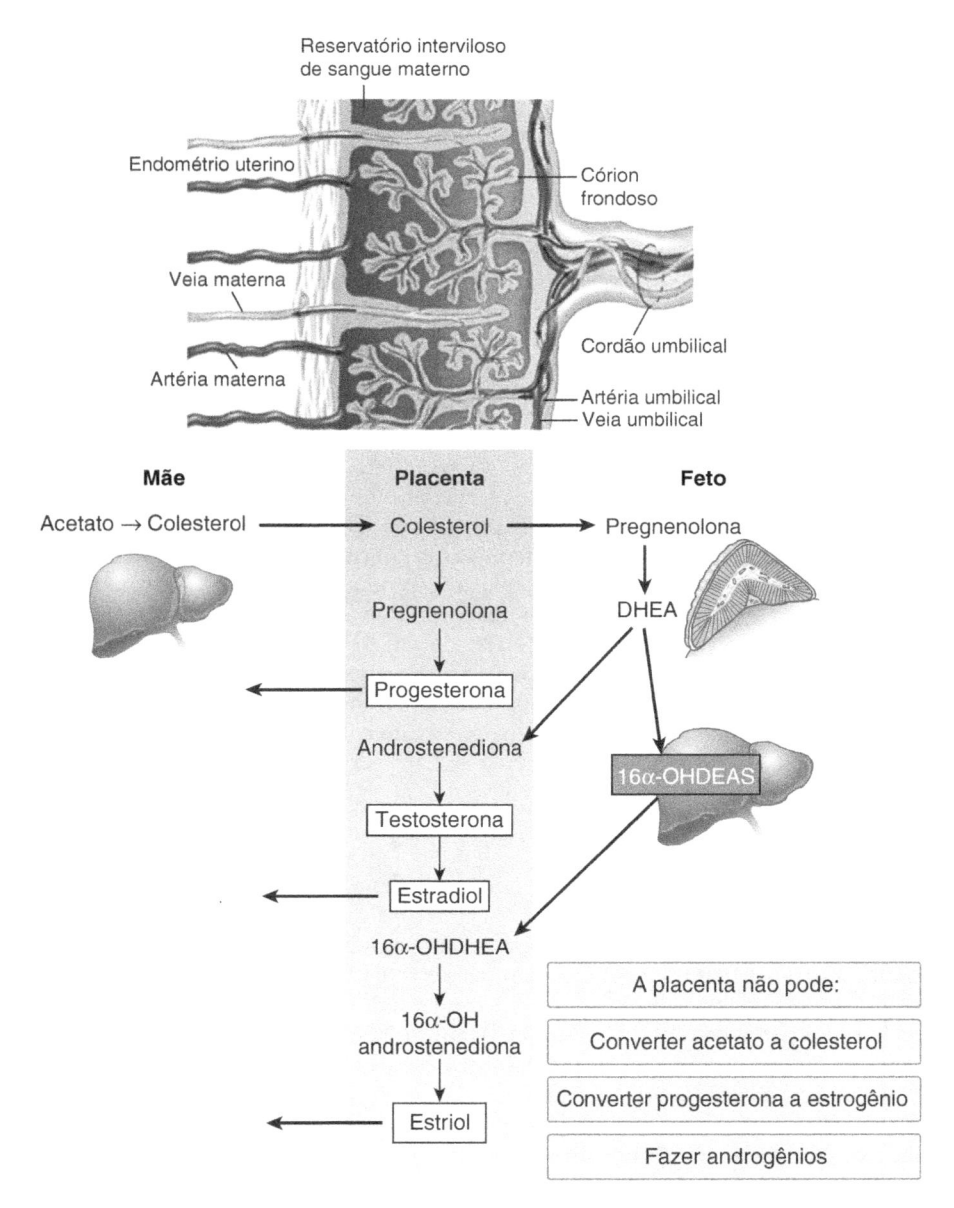

Rótulos da figura: Reservatório interviloso de sangue materno; Endométrio uterino; Veia materna; Artéria materna; Córion frondoso; Cordão umbilical; Artéria umbilical; Veia umbilical.

FIGURA 9-11. Síntese hormonal feto-placentária. A produção de estrogênio pela placenta requer uma interação coordenada entre as produções de hormônios esteroides pelas glândulas suprarrenais do feto e da mãe. A placenta carece de 17α-hidroxilase, sendo, por isso, incapaz de converter a progesterona em estrogênio ou de produzir androgênios. Os androgênios derivados das suprarrenais fetais (DHEAS) são necessários para a produção de 17β-estradiol e estrona. O estriol é sintetizado pela aromatização da 16α-hidroxiandrostenediona derivada do sulfato de 16α-hidroxiepiandrosterona (16α-OHDEAS) produzido pelo fígado fetal e dessulfatado na placenta; por sua vez, o sulfato de 16α-hidroxiepiandrosterona é derivado do DHEAS produzido na glândula suprarrenal do feto. 16α-OHDEA,16α-hidroxiepiandrosterona.

androgênios derivados das suprarrenais maternas e fetais (sulfato de deidroepiandrosterona [DHEAS]) são necessários para a produção de 17β-estradiol e estriol.

O estriol é sintetizado pela aromatização da 16α-hidroxiandrostenediona derivada do sulfato de 16α-hidroxiepiandrosterona produzido pelo fígado fetal e dessulfatado na placenta (Figura 9-11); o sulfato de 16α-hidroxiepiandrosterona é derivado do DHEAS produzido na glândula suprarrenal do feto. As enzimas envolvidas são a sulfatase placentária (desconjugação do DHEAS), a 3β-hidroxiesteroide-desidrogenase (conversão da pregnenolona em progesterona) e a aromatase. Os níveis plasmáticos e urinários de estriol aumentam significativamente durante toda a gestação. Os principais efeitos fisiológicos do estrogênio durante a gravidez incluem a estimulação do crescimento do útero, a síntese de prostaglandinas, o espessamento do epitélio vaginal, a sensibilização aos efeitos da ocitocina e o crescimento e desenvolvimento do epitélio mamário. Além disso, o aumento das concentrações de estrogênio durante a gravidez estimula a proliferação e o crescimento dos lactotrofos na adeno-hipófise da mãe.

Hormônio de liberação da corticotrofina – O hormônio de liberação da corticotrofina (CRH) é produzido pelas células do sinciciotrofoblasto e do trofoblasto da placenta. Sua estrutura e função assemelham-se às do CRH derivado do hipotálamo. A concentração do CRH aumenta de modo exponencial durante a gravidez e alcança um pico durante o trabalho de parto. A produção placentária de CRH tem sido associada à duração da gestação nos seres humanos. O CRH é secretado na circulação materna em grandes quantidades durante o terceiro trimestre de gestação e pode desempenhar um importante papel no início do trabalho de parto. Ele exerce várias funções dentro do ambiente intrauterino, como a indução da produção de prostaglandinas e a manutenção do fluxo sanguíneo placentário.

Gravidez e lactação

Controle hormonal do parto

A contratilidade do útero durante a gravidez e o parto pode ser dividida em pelo menos três fases distintas.

Durante a gravidez, o útero é mantido em um estado relativamente quiescente, em grande parte pelos efeitos da progesterona. Os outros fatores envolvidos na modulação da atividade do útero durante esse período são a prostaciclina, a relaxina, o CRH e o peptídeo relacionado com o paratormônio. Em geral, seus efeitos resultam de um aumento nas concentrações intracelulares de AMPc ou de monofosfato de guanosina cíclico (GMPc) e da inibição da liberação intracelular do cálcio, com consequente redução da atividade da quinase da cadeia leve de miosina. O início do parto resulta da transição da fase quiescente para uma fase de ativação (fase 1).

Fase 1 – Essa fase do parto está associada à ativação da função uterina e caracteriza-se pela liberação dos mecanismos inibidores envolvidos na manutenção do estado de quiescência do útero durante a gravidez e pela ativação dos fatores que promovem a atividade uterina. Esses fatores incluem o estiramento e a tensão do útero causados pelo feto totalmente desenvolvido, a ativação do eixo hipotalâmico-hipofisário-suprarrenal do feto e o aumento da síntese de prostaglandinas. O estiramento mecânico ou a preparação hormonal leva à suprarregulação da expressão gênica das proteínas que facilitam a contração muscular lisa, como as conexinas (os componentes essenciais das junções comunicantes), os receptores de prostaglandinas e de ocitocina e as proteínas dos canais iônicos.

Fase 2 – Essa fase do parto consiste em um período de ativa contração uterina, sendo estimulada pelas prostaglandinas, pela ocitocina e pelo CRH. As prostaglandinas, particularmente as produzidas nos tecidos intrauterinos, desempenham um papel fundamental no início e na progressão do trabalho de parto. Elas induzem a contratilidade do miométrio e ajudam a produzir as alterações associadas ao amolecimento cervical no início do trabalho de parto.

Fase 3 – Essa fase pós-parto envolve a involução do útero após o nascimento do feto e o delivramento da placenta, sendo decorrente principalmente dos efeitos da ocitocina.

Desenvolvimento da glândula mamária

O desenvolvimento das mamas representa um complexo programa de proliferação celular, diferenciação celular e morfogênese. A maior parte desse desenvolvimento ocorre no período pós-natal e envolve a ramificação e a extensão dos pontos de crescimento dos ductos e dos lóbulos secretores em um estroma de gordura. O desenvolvimento dos ductos na glândula mamária sustenta o estabelecimento das estruturas alveolares durante a gravidez, antes do início da lactogênese, sendo regulado pelas alterações associadas dos hormônios e dos fatores de crescimento essenciais durante os vários estágios reprodutores (Figura 9-12).

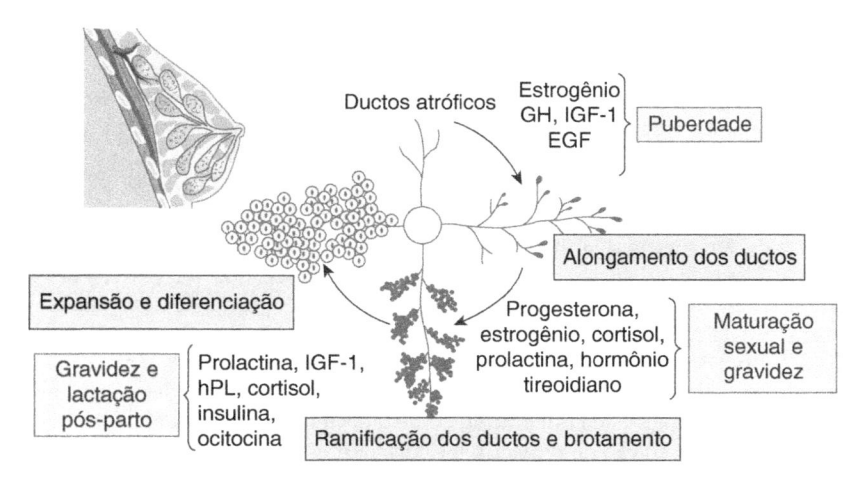

FIGURA 9-12. Regulação hormonal do desenvolvimento da mama e da lactogênese. O desenvolvimento da glândula mamária começa na puberdade, por meio das ações do estradiol e dos fatores de crescimento, sendo posteriormente regulado durante a gravidez pelos efeitos da prolactina e do lactogênio placentário humano (hPL). No decorrer de toda a gravidez, a progesterona inibe a lactogênese. Esse efeito inibidor é removido após o parto, quando os níveis de prolactina atuam sem qualquer inibição para estimular a lactogênese. Pelos reflexos neuroendócrinos, a sucção estimula a liberação de ocitocina pela neuro-hipófise, produzindo o reflexo de "ejeção" do leite. O alongamento dos ductos é mediado pelos estrogênios, pelo GH, pelo IGF-1 e pelo fator de crescimento da epiderme (EGF). A ramificação dos ductos e o brotamento alveolar são regulados pela progesterona, pela prolactina e pelo hormônio tireoidiano. A progesterona estimula a ramificação lateral dos ductos e o desenvolvimento dos alvéolos. A prolactina atua diretamente sobre o epitélio mamário, induzindo o desenvolvimento dos alvéolos. Tanto a progesterona quanto a prolactina atuam de modo sinérgico, estimulando a proliferação do epitélio ductal.

O alongamento dos ductos é mediado por estrogênios, GH, IGF-1 e fator de crescimento da epiderme. No início da puberdade, a produção de estrogênio estimula o processo de desenvolvimento da mama imatura, constituída por um mamilo, alguns elementos ductais pequenos e um coxim adiposo subjacente. O botão terminal dirige o crescimento, o alongamento e a ramificação dos ductos no coxim adiposo.

A ramificação dos ductos e o brotamento alveolar são influenciados pela progesterona, pela prolactina e pelo hormônio tireoidiano. A progesterona estimula a ramificação lateral dos ductos e o desenvolvimento dos alvéolos. A prolactina atua diretamente sobre o epitélio mamário, induzindo o desenvolvimento dos alvéolos. Tanto a progesterona quanto a prolactina atuam de modo sinérgico, estimulando a proliferação do epitélio ductal. Na mulher pós-puberal, durante a fase lútea, a progesterona estimula o brotamento das estruturas alveolares a partir dos ductos. Durante a gravidez, ocorre a elevação dos níveis de prolactina, progesterona e hPL, e as unidades lobulares dos ductos terminais sofrem expansão e diferenciação de sua função secretora.

O estágio de diferenciação da mama para uma função secretora em preparação para a lactogênese é denominado *estágio I da lactogênese*. Durante a gravidez, a progesterona, o estrogênio, a prolactina, o hPL e o GH atuam de modo sinérgico, preparando a mama para a lactação ao promoverem o desenvolvimento lóbulo-alveolar. Os níveis elevados de progesterona impedem a produção de leite durante esse período. Com a progressão da gravidez, os níveis circulantes de prolactina continuam aumentando. No terceiro trimestre, esses níveis aumentam em mais de 10 vezes. A elevação dos níveis de prolactina resulta do aumento dos lactotrofos induzido pelos estrogênios e da síntese de prolactina na adeno-hipófise durante a gravidez.

O segundo estágio (*estágio II da lactogênese*) é iniciado após o término da gravidez. A súbita queda dos níveis circulantes de progesterona que acompanha o parto, em associação ao aumento concomitante na secreção de prolactina, marca o início da lactação. A remoção da inibição da síntese da α-lactalbumina e da β-caseína pela diminuição da ação da progesterona permite que a prolactina, a insulina e os glicocorticoides estimulem a síntese das proteínas do leite. A produção contínua de leite é mantida pela secreção de prolactina pela adeno-hipófise (ver Capítulo 3) durante todo o período de lactação. A prolactina é o principal regulador da síntese das proteínas do leite, um processo que requer a presença de glicocorticoides e insulina. Os análogos farmacológicos da dopamina, como a bromocriptina, inibem a lactogênese pela inibição da liberação de prolactina. O desmame, ou cessação do período de lactação, é seguido de involução das unidades lobulares dos ductos terminais mediada pela apoptose das células alveolares e pelo remodelamento glandular, com o consequente retorno da mama a seu estado quiescente.

Controle hormonal da secreção e ejeção de leite

O início da produção adequada de leite durante o período pós-parto requer o desenvolvimento do epitélio mamário, a elevação persistente da prolactina no plasma (cerca de 200 ng/mL) e uma redução dos níveis circulantes de progesterona. A secreção de leite pelas glândulas mamárias é desencadeada pela estimulação de receptores táteis nos mamilos pela sucção (ver Capítulo 2). A ocitocina provoca a contração das células mioepiteliais dos ductos lactíferos, dos seios e dos alvéolos do tecido mamário. O processo imediato (30 segundos a 1 minuto) de fluxo de leite em resposta à sucção é denominado *reflexo de ejeção do leite* e persiste durante todo o período de lactação. A produção de leite aumenta nas primeiras 36 horas após o parto, de um volume de menos de 100 mL/dia para uma quantidade média de 500 mL/dia com cerca de quatro dias após o parto. A composição do leite também se modifica de modo considerável durante esse período.

ALTERAÇÕES DO SISTEMA REPRODUTOR FEMININO RELACIONADAS COM A IDADE

Puberdade

A puberdade na mulher é iniciada por pulsos noturnos de baixa amplitude de liberação de FSH, que aumentam as concentrações séricas de estradiol. O aumento na síntese e na secreção de estrogênio pelo ovário produz a maturação esquelética progressiva que, por fim, leva à fusão das epífises e ao término do crescimento linear. O início da puberdade provoca um rápido aumento da massa óssea, que se correlaciona com a idade óssea. O estágio inicial da puberdade (8 a 13 anos) nas meninas envolve o desenvolvimento das mamas, acompanhado do crescimento do ovário e dos folículos. Esse processo é seguido pelo crescimento dos pelos púbicos e axilares induzido pelos androgênios e estrogênios, bem como pelo início da menstruação (aproximadamente aos 13 anos), indicando uma produção suficiente de estrogênios para estimular a proliferação endometrial. Em geral, os primeiros ciclos são anovulatórios, tornando-se totalmente ovulatórios depois de 2 a 3 anos. Nas meninas, as concentrações séricas de leptina aumentam de modo acentuado à medida que progride o desenvolvimento puberal, e essa elevação nos níveis de leptina ocorre paralelamente com o aumento da massa de gordura corporal. Conforme assinalado no Capítulo 8, acredita-se que a leptina desempenhe um papel permissivo na iniciação da puberdade.

Menopausa

A menopausa refere-se à cessação permanente da menstruação em consequência da perda da atividade folicular ovariana. É precedida de um período perimenopáusico que começa quando surgem os primeiros sinais de menopausa iminente (i.e., irregularidade do sangramento menstrual e da frequência dos ciclos) e se estende por pelo menos um ano após o último período menstrual. Durante a transição da menopausa, as gonadotrofinas, o estradiol e a inibina exibem um acentuado grau de variabilidade em seus níveis circulantes. Em 1 a 2 anos após o último período menstrual ou início da menopausa, os níveis de FSH ficam acentuadamente elevados, os níveis de LH ficam moderadamente altos, e os níveis de estradiol e de inibina ficam baixos ou indetectáveis. As consequentes alterações ovarianas incluem fases foliculares curtas com ovulação precoce e insuficiência lútea, caracterizada por níveis mais baixos de progesterona secretada por períodos mais curtos em comparação com a fase lútea de mulheres mais jovens. Na pós-menopausa, a androstenediona da suprarrenal constitui a principal fonte de estrogênio, e observa-se uma queda moderada dos níveis séricos de testosterona.

A partir dos 36 anos, a apoptose dos folículos ovarianos torna-se acelerada, levando a um declínio contínuo na produção ovariana de estradiol (Figura 9-13). Essa perda da função ovariana resulta em uma perda de 90% do estradiol circulante; com frequência, as concentrações séricas de estradiol são inferiores a 20 pg/mL. Entretanto, a síntese extragonadal de estrogênio aumenta em função da idade e do

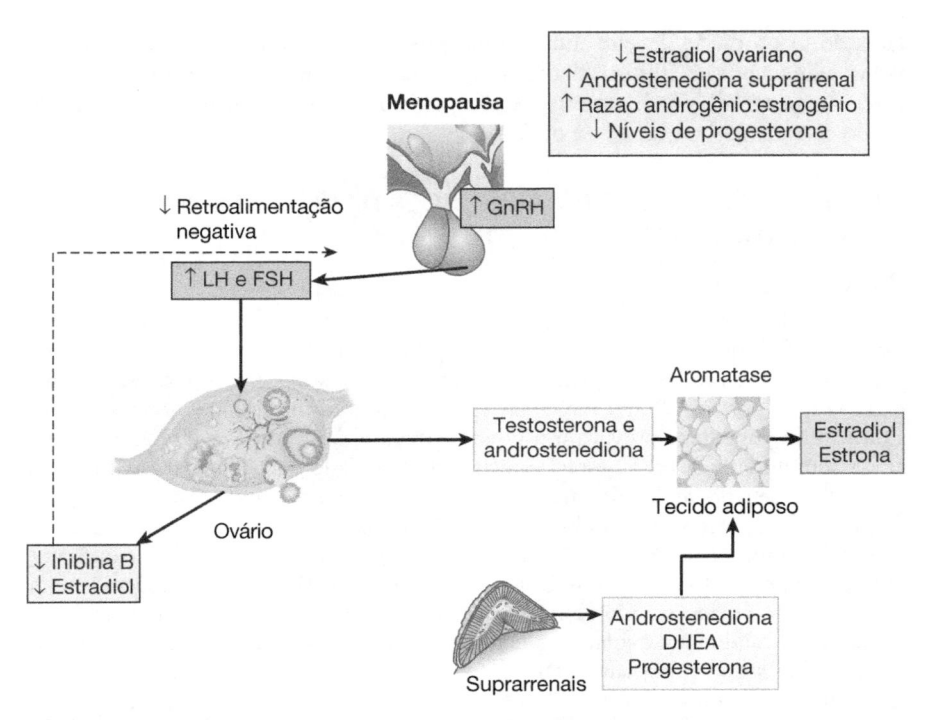

FIGURA 9-13. Alterações na produção de gonadotrofinas e hormônios ovarianos associadas ao envelhecimento. Os níveis mais baixos de inibina B e estradiol resultam no comprometimento da regulação da liberação das gonadotrofinas por retroalimentação negativa, aumentando o FSH e o LH. A produção de androstenediona e testosterona no início da menopausa prossegue, e observa-se alguma conversão em estradiol pela atividade da aromatase no tecido adiposo. A androstenediona derivada da suprarrenal é convertida em estrona, principalmente no tecido adiposo.

peso corporal, e a maior parte do estradiol é formada por conversão extragonadal da testosterona. O estrogênio predominante nas mulheres menopáusicas é a estrona, um estrogênio fraco produzido pela conversão da androstenediona pela aromatase.

O declínio da função ovariana associado ao período da perimenopausa também é responsável por um declínio precoce na liberação de inibina B (inibidor da secreção de FSH), com consequente aumento do FSH na fase folicular. Acredita-se que o declínio dos níveis séricos de inibina B possa refletir a diminuição relacionada com a idade da reserva de folículos ovarianos, que constitui a fonte primária da inibina B sérica. A elevação mais tardia do LH sérico durante a transição menopáusica deve-se à interrupção do desenvolvimento dos folículos ovarianos. A despeito de uma redução de 30% na frequência de pulsos de GnRH com a idade, observa-se um aumento na quantidade global de GnRH secretado. Os níveis de FSH aumentam gradualmente com a idade em mulheres que continuam a apresentar ciclos regulares. As consequências da perda da função ovariana durante a vida reprodutiva podem ser graves. Os sintomas consistem em ondas de calor, sudorese noturna, ressecamento vaginal e dispareunia (relação sexual dolorosa), perda da libido, perda da massa óssea com desenvolvimento subsequente de osteoporose e anormalidades da função cardiovascular, incluindo aumento considerável no risco de cardiopatia isquêmica. Conforme já assinalado, os estrogênios (como os androgênios) desempenham funções metabólicas gerais que não estão diretamente envolvidas nos processos reprodutivos. Consistem em ações sobre a função vascular, o metabolismo dos lipídeos e dos carboidratos, o osso e o cérebro. Nesses locais, a ação da aromatase pode produzir níveis locais elevados de estradiol, sem afetar de modo significativo os níveis circulantes. Os precursores dos esteroides C_{19} circulantes são substratos essenciais para a síntese dos estrogênios extragonadais. Os níveis desses precursores androgênicos declinam de modo acentuado com o avanço da idade nas mulheres. Acredita-se que isso contribua para o maior risco de diminuição da massa óssea e fraturas, bem como, possivelmente, para o declínio da função cognitiva nas mulheres em comparação com os homens.

CONTRACEPÇÃO E O SISTEMA REPRODUTOR FEMININO

As múltiplas etapas envolvidas na regulação da produção dos hormônios ovarianos, as consequentes modificações do endométrio e a regulação da motilidade uterina estão todas sob estrito controle, assegurando a ovulação, a fertilização, a implantação e a manutenção da gravidez. Múltiplas abordagens têm sido implementadas para a contracepção. Algumas das intervenções principais estão resumidas na Tabela 9-3.

Os anticoncepcionais orais combinados contêm estrogênio sintético (etinilestradiol ou mestranol) com um de vários progestágenos sintéticos. Eles produzem uma

TABELA 9-3. Principais métodos contraceptivos

Método	Mecanismo envolvido
Contraceptivos de esteroides	Combinação estrogênio-progestina: concentrações constantes durante um período de 21 dias, seguido de 7 dias de repouso Estrogênio-progestina fásico: concentrações variáveis durante o período de 21 dias e 7 dias de placebo Apenas progestina: dose diária e constante de progesterona
Dispositivos intrauterinos	Impedem a implantação do blastocisto ao alterarem o revestimento endometrial
	Alguns liberam progesterona, modificando o revestimento endometrial
Métodos de barreira: preservativos, espuma e diafragmas	Impedem a fertilização ao interferirem no acesso do espermatozoide à cavidade uterina ou destruírem o espermatozoide na cavidade vaginal
Esterilização	Interrompe cirurgicamente a continuidade das tubas uterinas, impedindo o acesso do óvulo fertilizado à cavidade uterina e a implantação
Abortivo	O antiprogestágeno mifepristona produz aumento na síntese da prostaglandina F2α, levando à expulsão do embrião
Ritmo	Baseia-se nas alterações da espessura do muco e da temperatura corporal durante o ciclo menstrual, indicando o período "seguro" para o ato sexual

variedade de efeitos sobre o trato reprodutor feminino. Seu principal modo de ação consiste na inibição da ovulação; tanto o estrogênio quanto o progestogênio inibem a capacidade do estrogênio de produzir o pico pré-ovulatório de LH. O grau de atividade folicular que ocorre durante o uso de anticoncepcionais orais depende do tipo e da dose do esteroide empregado. A dose de estrogênio utilizada nas preparações contraceptivas atuais tende a ser a quantidade mínima (20 μg de etinilestradiol) que irá suprimir o FSH de modo confiável, o suficiente para impedir o crescimento de um folículo ovulatório.

Os métodos naturais, como o método do ritmo, baseiam-se na identificação de um período para o ato sexual com menor probabilidade de fertilização, o que depende do conhecimento do tempo de sobrevida do óvulo (24 horas) e do espermatozoide (3 dias), bem como do intervalo entre a ovulação e a menstruação, que geralmente é constante (14 dias). O momento da ovulação é determinado pelo registro da temperatura central basal ou pelo uso de sensores dos níveis urinários de LH durante o ciclo. A probabilidade de concepção é maior durante a fase folicular ou pré-ovulatória, durante a ovulação e na fase pós-ovulatória imediata. Assim, para um ciclo típico de 28 a 30 dias, o período de abstinência situa-se aproximadamente nos dias 10 a 19 do ciclo menstrual.

DOENÇAS DA PRODUÇÃO EXCESSIVA E DA SECREÇÃO DEFICIENTE DOS HORMÔNIOS OVARIANOS

As alterações na função endócrina reprodutiva feminina têm múltiplas etiologias e produzem manifestações que incluem desde puberdade precoce até infertilidade, dependendo da idade de ocorrência. As mais frequentes consistem em anormalidades do ciclo menstrual, como ausência de menstruação (amenorreia) ou sangramento excessivo (metrorragia), e infertilidade. As anormalidades do desenvolvimento e da função dos ovários costumam ser causadas por disgenesia gonadal e, raramente, por defeitos na síntese dos esteroides ovarianos. Em geral, a produção aumentada de hormônios ovarianos pode ser decorrente de um aumento da liberação das gonadotrofinas (hipergonadismo hipergonadotrófico) associado a tumores, doenças inflamatórias cerebrais e lesão cranioencefálica, entre outras causas, ou resultar de um excesso de produção hormonal por tumores ovarianos. O hipergonadismo hipogonadotrófico pode ser causado por hiperplasia suprarrenal congênita, mutações ativadoras da subunidade α da proteína G_s e atividade excessiva da aromatase (a etapa enzimática final na síntese dos estrogênios). A diminuição na produção dos hormônios ovarianos pode ser genética (p. ex., mutações dos genes dos receptores de FSH e LH, mutação da subunidade β do FSH, deficiências enzimáticas) ou adquirida (p. ex., irradiação), apesar da liberação adequada das gonadotrofinas (hipogonadismo hipergonadotrófico). A produção diminuída de hormônios ovarianos devido a um comprometimento na liberação das gonadotrofinas (hipogonadismo hipogonadotrófico) é rara, podendo resultar de mutações do gene do receptor de GnRH, lesões da área hipotalâmica e outras causas. A síndrome do ovário policístico (SOP) é uma importante causa de infertilidade anovulatória que afeta 6 a 15% das mulheres em seus anos férteis. A fisiopatologia não é bem conhecida. A SOP caracteriza-se por oligomenorreia e/ou amenorreia, níveis elevados de androgênios e múltiplos cistos nos ovários, que são detectados na ultrassonografia. Com frequência, a SOP está associada a resistência à insulina e aumento da pulsatilidade do GnRH, com secreção elevada de LH.

CONCEITOS-CHAVE

1. A liberação das gonadotrofinas encontra-se sob regulação por retroalimentação negativa e positiva pelos hormônios esteroides e peptídicos ovarianos.

2. A síntese de estrogênios requer a regulação pelo LH e pelo FSH do metabolismo coordenado pelas células da granulosa e da teca do folículo ovariano.

3. O FSH estimula a síntese de estrogênios e o crescimento e a maturação dos folículos ovarianos.

4. O LH estimula a ovulação e a síntese de progesterona e estrogênio pelo corpo lúteo.

5. O corpo lúteo é um órgão endócrino temporário que desempenha um papel fundamental durante os estágios iniciais da gravidez.

6. O ciclo ovariano produz alterações cíclicas na produção de hormônios esteroides, que induzem alterações morfológicas e funcionais pronunciadas no endométrio, preparando-o para a implantação do embrião.

7. O estrogênio possui efeitos sistêmicos importantes que afetam o risco de doença cardiovascular, osteoporose e câncer endometrial e de mama.

8. A progesterona assegura o estado de quiescência do útero e impede a lactogênese durante a gravidez.

9. O desenvolvimento morfológico das glândulas mamárias ocorre durante a puberdade e é modificado funcionalmente durante a gravidez pela prolactina e pelo hPL, assegurando a lactogênese.

QUESTÕES PARA ESTUDO

9-1. Uma mulher de 30 anos de idade chega a seu consultório relatando falta de menstruação durante dois meses. A história indica períodos menstruais regulares no passado. Durante o exame físico, surge a suspeita de que ela possa estar grávida. Quais dos seguintes valores laboratoriais são compatíveis com esse diagnóstico?
   a. Progesterona plasmática baixa e LH alto.
   b. Prolactina elevada e níveis baixos de LH e progesterona.
   c. Estradiol urinário elevado e níveis baixos de progesterona.
   d. Nível urinário elevado de hCG e nível plasmático elevado de progesterona.

9-2. Uma mulher grávida de cinco meses é encaminhada a seu consultório com diagnóstico recente de hipertensão. Você está preocupado com um possível comprometimento fetal e placentário. Para avaliar a saúde do feto e da placenta, quais das seguintes dosagens hormonais são mais apropriadas?
   a. Estriol urinário e nível sérico de hCG.
   b. Níveis séricos de progesterona e prolactina.
   c. Níveis séricos de LH e hPL.
   d. Estriol urinário e progesterona sérica.

9-3. Uma mulher de 32 anos de idade queixa-se de amenorreia desde o parto de seu bebê, há 15 meses, apesar de não estar amamentando o filho. O parto foi complicado com hemorragia excessiva, exigindo a transfusão de 2,5 L de sangue. Além disso, ela apresentou fadiga e teve um ganho ponderal adicional de 4,5 kg desde o nascimento da criança. Os exames laboratoriais provavelmente irão revelar o seguinte:
   a. Nível sérico elevado de LH.
   b. Nível sérico normal de estradiol.
   c. Aumento da prolactina.
   d. Diminuição da T_3.
   e. Aumento do ACTH.

9-4. Uma mulher de 55 anos de idade parou de menstruar há cerca de três meses. Preocupada com a possibilidade de estar grávida, decidiu fazer um teste de gravidez. O resultado foi negativo. Qual das seguintes séries de resultados laboratoriais deverá confirmar que a mulher está na pós-menopausa?
   a. LH diminuído, FSH diminuído, estrogênio elevado.
   b. LH diminuído, FSH elevado, estrogênio diminuído.
   c. LH elevado, FSH diminuído, estrogênio diminuído.
   d. LH elevado, FSH elevado, estrogênio diminuído.
   e. LH elevado, FSH elevado, estrogênio elevado.

LEITURAS SUGERIDAS

Chabbert Buffet N, Djakoure C, Maitre SC, Bouchard P. Regulation of the human menstrual cycle. *Front Neuroendocrinol.* 1998;19:151.

Challis JR, Sloboda DM, Alfaidy N, et al. Prostaglandins and mechanisms of preterm birth. *Reproduction.* 2002;124:1.

Graham JD, Clarke CL. Physiological action of progesterone in target tissues. *Endocr Rev.* 1997;18:502.

Kaipia A, Hsueh AJW. Regulation of ovarian follicle atresia. *Annu Rev Physiol.* 1997;59:349.

McEwen BS. Invited review: estrogens effects on the brain: multiple sites and molecular mechanisms. *J Appl Physiol.* 2001;91:2785.

Mendelsohn ME, Karas RH. Mechanisms of disease: the protective effects of estrogen on the cardiovascular system. *N Engl J Med.* 1999;340:1801.

Neville MC, Morton J. Physiology and endocrine changes underlying human lactogenesis II. *J Nutr.* 2001;131:3005S.

Niswender GD, Juengel JL, Silva PJ, Rollyson MK, McIntush EW. Mechanisms controlling the function and life span of the corpus luteum. *Physiol Rev.* 2000;80:1.

Wassarman PM. Mammalian fertilization: molecular aspects of gamete adhesion, exocytosis, and fusion. *Cell.* 1999;96:175.

Integração endócrina do balanço energético e do equilíbrio eletrolítico

10

OBJETIVOS

- Identificar a faixa normal da concentração plasmática de glicose e a regulação hormonal de seu metabolismo, seu armazenamento e sua mobilização.
- Identificar as funções específicas da insulina, do glucagon, dos glicocorticoides, das catecolaminas, do hormônio do crescimento e do hormônio tireoidiano na regulação da utilização, do armazenamento e da mobilização dos substratos energéticos.
- Descrever a regulação hormonal do metabolismo dos substratos energéticos no estado pós-prandial e em jejum e compreender as consequências de sua desregulação.
- Identificar os mecanismos envolvidos na manutenção do balanço energético em longo prazo.
- Identificar a faixa normal da ingestão dietética de sódio, a sua distribuição corporal e as vias de excreção. Explicar as funções do hormônio antidiurético, da aldosterona, da angiotensina e do hormônio natriurético atrial na regulação do equilíbrio do sódio.
- Identificar a faixa normal da ingestão dietética de potássio, a sua distribuição corporal e as vias de excreção. Explicar a regulação hormonal da concentração plasmática de potássio, a distribuição e o equilíbrio nas condições clínicas agudas e crônicas.
- Identificar a faixa normal da ingestão dietética de cálcio, a sua distribuição corporal e as vias de excreção. Explicar a regulação hormonal da concentração plasmática de cálcio por reabsorção óssea, excreção renal e absorção intestinal.
- Identificar a faixa normal da ingestão dietética de fosfato, a sua distribuição corporal e as vias de excreção. Explicar a regulação hormonal da concentração plasmática de fosfato por troca com o osso, excreção renal e ingestão e absorção dietética.

No primeiro capítulo, foram delineadas várias das funções essenciais do sistema endócrino que mantêm a homeostasia. Os capítulos subsequentes descreveram os efeitos fisiológicos específicos de determinados hormônios, os mecanismos que regulam sua produção e sua liberação e as consequências de um excesso ou de uma deficiência isolada. Todavia, a discussão desse assunto não seria completa sem uma tentativa de integrar algumas das referidas ações na regulação global de determinadas funções. Embora uma descrição completa do controle integrativo da função fisiológica esteja além do objetivo deste livro, este capítulo reúne muitos dos conceitos já apresentados. Descreve como os diferentes braços do sistema neuroendócrino interagem para regular e manter as funções básicas, que incluem o balanço energético, o volume sanguíneo e a pressão arterial, bem como a preservação da densidade mineral óssea (DMO). Por fim, apresenta uma discussão integrada dos mecanismos neuroendócrinos envolvidos na mediação da resposta ao estresse.

REGULAÇÃO NEUROENDÓCRINA DO ARMAZENAMENTO, DA MOBILIZAÇÃO E DA UTILIZAÇÃO DA ENERGIA

A ingestão de uma refeição está diretamente relacionada com duas fases distintas que se alternam durante o dia na regulação do metabolismo energético. O **estado pós-prandial** reflete o **metabolismo anabólico** global, durante o qual a energia é armazenada na forma de compostos ricos em energia (trifosfato de adenosina [ATP] e fosfocreatinina), glicogênio, gordura e proteínas. A **fase de jejum ou catabólica** é o período durante o qual são utilizadas fontes endógenas de energia.

As fases anabólica e catabólica alternam-se para preservar um suprimento adequado de glicose ao cérebro, bem como uma quantidade de energia suficiente para manter as funções orgânicas, como a termorregulação (manutenção de uma temperatura central constante), a digestão dos alimentos e a atividade física. Os dois hormônios responsáveis pela manutenção desse equilíbrio são a insulina e o glucagon (ver Capítulo 7). Em particular, a razão entre esses dois hormônios desempenha um papel fundamental na regulação dinâmica do metabolismo dos substratos (resumido na Tabela 10-1). Todavia, vários outros hormônios já estabelecidos e alguns recentemente descobertos também participam na regulação do metabolismo energético em diferentes graus, de acordo com a idade, o sexo, o estado nutricional e as demandas metabólicas do indivíduo.

O sistema nervoso autônomo interage com o sistema endócrino na modulação do metabolismo da glicose e das gorduras. Por conseguinte, o sistema encontra-se, de fato, sob regulação neuroendócrina. O sistema nervoso autônomo exerce seus efeitos tanto direta quanto indiretamente. Por exemplo, a ativação do sistema

TABELA 10-1. Regulação dos processos metabólicos pela razão insulina/glucagon

Anabólico ↑ I:G	Processo metabólico	Catabólico ↓ I:G
↑	Síntese de glicogênio (fígado e músculo)	↓
↓	Degradação do glicogênio	↑
↓	Gliconeogênese	↑
↑	Síntese de triglicerídeos (hepatócitos e tecido adiposo)	↓
↑	Síntese de proteínas musculares	↓
↑	Lipogênese e formação de triglicerídeos	↓
↓	Lipólise	↑
↓	Oxidação dos ácidos graxos livres	↑
↓	Formação de corpos cetônicos	↑
↓	Proteólise muscular	↑

G, glucagon; I, insulina.

nervoso simpático pela liberação de norepinefrina (noradrenalina) estimula diretamente a glicogenólise do músculo esquelético e o débito hepático de glicose. Os efeitos indiretos do sistema nervoso autônomo são exemplificados pela ativação simpática da medula suprarrenal (ver Capítulo 6), estimulando a liberação de epinefrina (adrenalina). Por sua vez, a epinefrina estimula a liberação de glucagon e suprime a liberação de insulina pelo pâncreas, resultando em aumento da razão entre o glucagon e a insulina e aumento global da produção hepática de glicose. A epinefrina estimula a lipólise e a glicogenólise no tecido adiposo e no músculo esquelético, com contribuição de substratos (glicerol, alanina e ácidos graxos livres) para sustentar o aumento global na produção hepática de glicose.

Para simplificar a discussão sobre a regulação neuroendócrina do metabolismo dos substratos, é apresentado um breve resumo da regulação global dos substratos e dos principais hormônios envolvidos nos estados pós-prandial (anabólico) e em jejum (catabólico).

Regulação neuroendócrina do metabolismo energético durante o estado pós-prandial

Glicose

A regulação da glicose no sangue é efetuada por meio de interações entre os mecanismos autorreguladores hormonais, neurais e hepáticos. Conforme descrito em detalhe no Capítulo 7, os hormônios pancreáticos insulina e glucagon desempenham um papel fundamental no controle rigoroso dos níveis de glicemia. Após uma refeição (estado pós-prandial), em resposta ao aumento na liberação pancreática de insulina, a captação de glicose torna-se maior no músculo, no tecido adiposo e no leito hepatoesplâncnico; o débito hepático de glicose é suprimido, e ocorre aumento na síntese do glicogênio.

O processamento da glicose pelos tecidos sensíveis à insulina é inicialmente regulado por um aumento no transporte da glicose e na fosforilação das enzimas, levando à ativação da glicogênio-sintase, da fosfofrutoquinase e da piruvato-desidrogenase (ver Figura 7-5). A maior parte da glicose captada, estimulada pela insulina, é armazenada na forma de glicogênio. As alterações induzidas hormonalmente nas concentrações intracelulares de frutose-2,6-bifosfato desempenham um papel-chave no fluxo glicolítico do músculo e no fluxo tanto glicolítico quanto gliconeogênico no fígado.

Gordura

A maior parte da reserva energética do organismo é armazenada no tecido adiposo na forma de triglicerídeos. Durante os períodos de excesso ou abundância de calorias, a gordura é armazenada na forma de triacilglicerol nos adipócitos. O principal hormônio envolvido na lipogênese é a insulina, pela ativação das enzimas lipogênicas e glicolíticas. O hormônio do crescimento (GH; discutido no Capítulo 3) e a leptina (descrita adiante) opõem-se ao efeito da insulina, inibindo a lipogênese (Figura 10-1). O equilíbrio entre a lipogênese e a lipólise, seguido da oxidação dos ácidos graxos, é que determina o acúmulo global de gordura corporal.

Proteína

O reservatório corporal global de proteínas, bem como o de cada tecido, é determinado pelo equilíbrio entre a síntese e a degradação das proteínas (ver Figura 10-1). Por

256 CAPÍTULO 10

Lipogênese
↑ INS
↓ GH, leptina, T

Lipólise
↑ Epi, TH, T
↓ INS

Lipídeos

Síntese de proteínas
↑ GH, IGF-1, T, TH

Proteólise
↑ Glucagon, Cort, Epi

Proteína

Síntese de glicogênio
↑ INS

Glicogenólise
↑ Epi, Glucagon, TH

CHO

Importância para a saúde e a doença

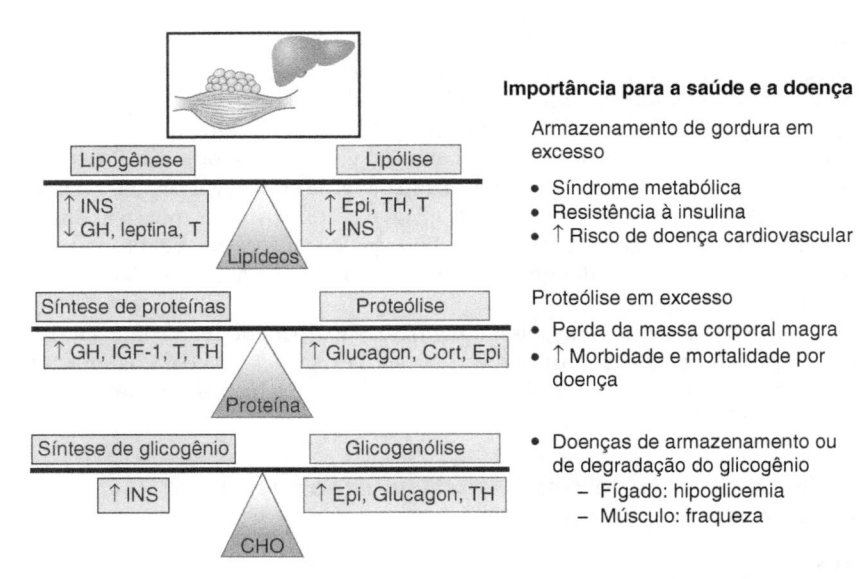

Armazenamento de gordura em excesso
- Síndrome metabólica
- Resistência à insulina
- ↑ Risco de doença cardiovascular

Proteólise em excesso
- Perda da massa corporal magra
- ↑ Morbidade e mortalidade por doença

- Doenças de armazenamento ou de degradação do glicogênio
  – Fígado: hipoglicemia
  – Músculo: fraqueza

FIGURA 10-1. Fatores hormonais que controlam as reservas e o equilíbrio dos lipídeos, das proteínas e dos carboidratos (CHO). As reservas adiposas, de proteína e de carboidratos (CHO na forma de glicogênio) resultam do equilíbrio entre a síntese e a degradação, sob a regulação hormonal da insulina (INS), do GH, da leptina, da testosterona (T), da epinefrina (Epi), do TH, do IGF-1 e do cortisol (Cort). O excesso, a deficiência ou o comprometimento da regulação das reservas de lipídeos, proteínas e carboidratos têm implicações diretas sobre a saúde e a doença, conforme ilustrado na figura.

sua vez, esses processos são regulados principalmente por interações entre mediadores hormonais, nutricionais, neurais e inflamatórios. Em nível hormonal, a regulação do metabolismo proteico encontra-se predominantemente sob a influência da insulina, do GH e do fator de crescimento semelhante à insulina 1 (IGF-1). No estado anabólico, a insulina atua principalmente pela inibição da proteólise, e o GH estimula a síntese proteica. O IGF-1 exerce efeitos antiproteolíticos durante o estado pós-absortivo, que passam a estimular a síntese de proteínas no estado pós-prandial, ou quando há suprimento de aminoácidos. O GH e a testosterona possuem importância particular durante o crescimento e o desenvolvimento, bem como na idade adulta e na velhice. Os hormônios tireoidianos também são necessários ao crescimento e ao desenvolvimento normais. Eles estimulam indiretamente o crescimento ósseo pelo aumento da secreção de GH e IGF-1, bem como diretamente pela ativação da transcrição gênica.

Regulação neuroendócrina do metabolismo energético durante o estado de jejum

Durante o estado pós-absortivo de jejum, o catabolismo das fontes energéticas armazenadas fornece a energia necessária às funções corporais. A quantidade total de energia produzida por unidade de tempo por um indivíduo é conhecida como **taxa metabólica**. A quantidade de energia consumida por um indivíduo em estado de vigília e em repouso, medida 12 a 14 horas após a última refeição, em temperatura corporal normal (ou termoneutra), é denominada **taxa metabólica basal** (TMB). A

TMB é a quantidade de energia necessária para manter a respiração, a atividade cerebral, a atividade enzimática e outras funções sem qualquer movimento físico do indivíduo. Qualquer desvio da condição basal, como alterações de temperatura corporal (febre ou hipotermia), nível de atividade do indivíduo (exercício físico ou sono) ou tempo decorrido desde a última refeição (pós-prandial ou em jejum), irá afetar a taxa metabólica. A TMB pode ser diretamente afetada por ação hormonal, em particular pelos hormônios tireoidianos, que aumentam a temperatura corporal e a atividade da Na^+/K^+-adenosina-trifosfatase (ATPase), resultando em elevação da TMB. No indivíduo sadio, a TMB atinge, em média, 2.000 kcal/dia. Por conseguinte, a quota dietética recomendada de calorias é obtida a partir da TMB, da idade, do sexo e do nível de atividade do indivíduo. A TMB pode ser estimada clinicamente pela determinação da quantidade de oxigênio consumido com o uso da calorimetria indireta.

Glicose

No estado pós-absortivo em repouso, a liberação de glicose do fígado pela glicogenólise e pela gliconeogênese constitui o principal processo regulado. Durante o jejum, a produção hepática de glicose aumenta, enquanto a utilização periférica de glicose é inibida. Inicialmente, o débito hepático de glicose provém da degradação das reservas hepáticas de glicogênio (máximo de 70-80 g nos seres humanos) por meio da glicogenólise. Depois de um jejum noturno, a glicogenólise fornece cerca de 50% do débito hepático global de glicose. À medida que ocorre depleção das reservas hepáticas de glicogênio durante um período prolongado de jejum (cerca de 60 horas), a contribuição da glicogenólise para o débito hepático de glicose torna-se insignificante, com predomínio da gliconeogênese hepática. A glicogenólise depende das atividades relativas da glicogênio-sintase e da fosforilase, sendo esta última mais importante (ver Figura 7-5). A gliconeogênese é regulada pelas atividades da frutose-1,6-difosfatase, da fosfoenolpiruvato-carboxiquinase, da piruvato-quinase e da piruvato-desidrogenase, bem como pela disponibilidade dos principais precursores gliconeogênicos, o lactato, o glicerol, a glutamina e a alanina.

Uma quantidade menor, porém significativa (cerca de 25%), da produção sistêmica de glicose no estado pós-absortivo provém da gliconeogênese renal. As células tubulares proximais produzem glicose em uma taxa semelhante à utilização da glicose pela medula renal. De modo global, o rim não constitui um produtor efetivo de glicose. Por conseguinte, no estado pós-absortivo, a homeostasia da glicemia resulta da regulação hormonal da glicogenólise, da gliconeogênese e da captação de glicose.

Gordura

A quantidade de energia armazenada na forma de triglicerídeos no tecido adiposo é considerável. Por exemplo, um adulto com 15 kg de gordura corporal tem energia suficiente para sustentar as necessidades energéticas globais do corpo (8,37 MJ; 2.000 kcal) por cerca de dois meses. Depois de uma noite de jejum, a maior parte das necessidades energéticas em repouso é fornecida pela oxidação dos ácidos graxos derivados do tecido adiposo. A lipólise no tecido adiposo depende, em sua maior parte, das concentrações de hormônios (a epinefrina estimula a lipólise, enquanto a insulina a inibe). Durante um período de privação aguda de energia ou de inanição prolongada, a lipólise mobiliza os triglicerídeos, fornecendo ácidos graxos não esterificados na forma de substratos energéticos para tecidos como músculo, coração e fígado e substratos para a síntese da glicose (glicerol) e das lipoproteínas (ácidos graxos livres) no fígado.

Diferentemente da maioria dos outros tecidos, o cérebro é incapaz de utilizar os ácidos graxos para a produção de energia quando há o comprometimento dos níveis de glicemia. Nessa situação, os corpos cetônicos (discutidos no Capítulo 7) fornecem ao cérebro uma fonte alternativa de energia, suprindo quase dois terços de suas necessidades energéticas durante períodos prolongados de jejum e inanição.

A liberação de glicerol e ácidos graxos livres do tecido adiposo encontra-se sob regulação negativa da insulina e é estimulada principalmente pelas catecolaminas (ver Capítulo 7). Durante o jejum, os níveis plasmáticos de insulina diminuem, enquanto os níveis plasmáticos de GH e de glucagon aumentam. À medida que se estende o período de jejum, ou, com mais frequência, durante períodos de deficiência aguda de glicose (hipoglicemia induzida por insulina) ou aumento das demandas de energia (como no exercício vigoroso), as catecolaminas desempenham um importante papel na estimulação da lipólise.

Proteína

Diferentemente da gordura e da glicose em excesso, que são armazenadas na forma de gordura e de glicogênio no tecido adiposo, no fígado e no músculo, não existe qualquer reservatório de armazenamento para as proteínas corporais. Por conseguinte, em condições catabólicas, as proteínas essenciais sofrem degradação. O glucagon, o cortisol e a epinefrina favorecem a degradação das proteínas musculares e a captação hepática dos aminoácidos, alguns dos quais podem ser utilizados para a gliconeogênese (ver Figura 10-1). Os efeitos do glucagon são predominantemente mediados pela captação hepática aumentada de aminoácidos. A epinefrina aumenta a produção do aminoácido gliconeogênico alanina pelo músculo e a sua captação pelo leito esplâncnico. Foi constatado que as alterações prolongadas nos processos de síntese ou de degradação das proteínas (ou ambos) que levam a uma perda da massa corporal magra aumentam a morbidade e a mortalidade de várias doenças, incluindo câncer e síndrome da imunodeficiência adquirida (Aids).

Efeitos dos hormônios contrarreguladores

Glucagon

O glucagon desempenha um papel primário no metabolismo energético. Esse hormônio estimula principalmente a glicogenólise hepática, bem como a gliconeogênese, resultando em aumento global do débito hepático de glicose.

Hormônio do crescimento e cortisol

O GH e o cortisol facilitam a produção de glicose e limitam sua utilização, porém nenhum deles desempenha um papel de importância crítica na resposta contrarreguladora aguda a um episódio hipoglicêmico. Seus efeitos não são imediatos (surgem em cerca de seis horas); por conseguinte, estão envolvidos principalmente na defesa contra a hipoglicemia prolongada. O cortisol contribui para a regulação do suprimento de substratos gliconeogênicos por meio de efeitos permissivos sobre a ação lipolítica das catecolaminas e do GH no tecido adiposo e sobre a ação glicogenolítica das catecolaminas no músculo esquelético. Além disso, induz a expressão dos genes das enzimas hepáticas, necessária para um aumento da taxa de gliconeogênese, e exerce efeitos permissivos sobre a estimulação da gliconeogênese no fígado pelo glucagon e pela epinefrina.

Epinefrina

A epinefrina estimula a glicogenólise hepática, bem como as gliconeogêneses hepática e renal, mobilizando, em grande parte, os precursores gliconeogênicos, como o lactato, a alanina, a glutamina e o glicerol, a partir das reservas do tecido adiposo e dos músculos. A epinefrina também limita a utilização da glicose pelos tecidos sensíveis à insulina. Ela ajuda a aumentar o débito hepático de glicose e, com o glucagon, atua em poucos minutos para aumentar as concentrações plasmáticas de glicose.

A ativação aumentada do sistema nervoso simpático e a liberação associada da epinefrina e da norepinefrina suprimem a liberação pancreática de insulina e estimulam a liberação de glucagon, resultando em aumento da razão entre glucagon e insulina. Por conseguinte, a estimulação da glicogenólise e a inibição da síntese de glicogênio pelo glucagon e pela epinefrina, bem como a glicogenólise hepática estimulada pelo glucagon, prosseguem livremente.

Regulação neuroendócrina do metabolismo energético durante condições extremas

Contrarregulação à hipoglicemia

É mais fácil compreender a contribuição da ativação do sistema nervoso autônomo quando descrita no contexto da hipoglicemia aguda e grave. Devido às vantagens bem-definidas do controle glicêmico na prevenção da lesão orgânica em pacientes com diabetes, a regulação estrita dos níveis plasmáticos de glicose é indicada e recomendada nessa população de pacientes. Entretanto, o problema mais prevalente associado ao controle estrito da glicemia consiste no desenvolvimento de hipoglicemia induzida por insulina. A diminuição das concentrações plasmáticas de glicose (hipoglicemia) dentro ou abaixo da faixa fisiológica de concentração pós-absortiva de cerca de 70 a 110 mg/dL (3,9-6,1 mmol/L) desencadeia a ativação de uma resposta neuroendócrina contrarreguladora. A hipoglicemia aguda induzida por insulina aumenta a atividade neuronal no núcleo do trato solitário e nos glicossensores hipotalâmicos laterais, resultando em aumento da atividade simpática.

O aumento da atividade simpática suprime a liberação de insulina pelo pâncreas e estimula a liberação de glucagon e de epinefrina, resultando em aumento do débito hepático de glicose. A liberação adicional de GH e de cortisol também contribui para o aumento do débito hepático de glicose e para a supressão da captação tecidual de glicose, em parte por meio de um aumento na oxidação dos ácidos graxos teciduais. À medida que os níveis plasmáticos de glicose são restabelecidos, os sensores periféricos de glicose na veia porta, no intestino delgado e no fígado diminuem suas descargas. Esse sinal aferente é transmitido ao hipotálamo e ao núcleo solitário no bulbo oblongo pelo nervo vago, transmitindo a informação sobre os níveis periféricos prevalecentes de glicose. O hipotálamo integra esses sinais e desencadeia uma resposta apropriada pela inibição da atividade nervosa hepática e suprarrenal, com consequente liberação diminuída de catecolaminas da medula suprarrenal, removendo a inibição da liberação pancreática de insulina e possibilitando, assim, a indução da secreção pancreática de insulina pela hiperglicemia. Por conseguinte, nesse sistema, a glicose atua como sinal de retroalimentação, contribuindo para a integração dos mecanismos neuroendócrinos que regulam sua homeostasia.

Regulação do metabolismo da energia durante o exercício

A resposta neuroendócrina ao exercício é direcionada para suprir as demandas energéticas aumentadas do músculo ativo e consiste em ativação do sistema nervoso simpático, liberação de GH, ativação do eixo hipotalâmico-hipofisário-suprarrenal, com consequente liberação de catecolaminas e cortisol, supressão da liberação de insulina e estimulação da liberação de glucagon (Figura 10-2). Essa resposta neuroendócrina estimula a lipólise, bem como as glicogenólises hepática e muscular, levando ao aumento dos ácidos graxos livres, à mobilização de substratos gliconeogênicos e ao débito hepático de glicose (devido a um aumento da gliconeogênese e da glicogenólise). Tanto a glicogenólise hepática quanto a do músculo esquelético são estimuladas pelo aumento na liberação de catecolaminas. Entretanto, como o músculo carece de glicose-6-fosfatase, a glicose-6-fosfato produzida pela glicogenólise muscular é oxidada nas células musculares ou liberada na circulação na forma de lactato. O fígado recebe, então, o lactato em concentrações aumentadas, que é utilizado na gliconeogênese hepática. A glicogenólise hepática predomina durante o exercício intenso, porém a gliconeogênese contribui de modo considerável para o aumento do débito hepático de glicose durante o exercício prolongado, à medida que as reservas hepáticas de glicogênio declinam e o suprimento de precursores gliconeogênicos aumenta. Com o aumento da intensidade do exercício, de leve para moderado e intenso, a seleção dos substratos energéticos, que a princípio depende dos lipídeos, passa a depender dos carboidratos. A contribuição do GH e do cortisol é apenas mínima para a elevação do débito hepático de glicose induzida pelo exercício.

O músculo esquelético constitui o principal local de oxidação dos ácidos graxos, e os triacilgliceróis endógenos representam uma importante fonte de energia tanto em repouso quanto durante o exercício de intensidade baixa a moderada. Durante o exercício de intensidade moderada, a lipólise aumenta cerca de três vezes, principalmente devido a um aumento da estimulação β-adrenérgica, resultando em liberação aumentada de glicerol (usado como substrato gliconeogênico hepático) e de ácidos graxos na circulação. O aumento no fluxo sanguíneo do tecido adiposo e do músculo facilita o suprimento de ácidos graxos ao músculo esquelético para oxidação. Em conjunto, a diminuição dos níveis de insulina e o aumento da estimulação simpática resultam em aumento da lipólise e da oxidação dos triacilgliceróis, que atuam como principal substrato energético do músculo. Com o aumento da intensidade do exercício, a oxidação da gordura aumenta ainda mais, até a intensidade de exercício atingir cerca de 65% do consumo de oxigênio máximo (VO_2 máx). Uma vez ultrapassado esse ponto, a velocidade de oxidação da gordura declina, mais provavelmente devido ao suprimento reduzido de ácidos graxos do tecido adiposo para o músculo.

A contribuição da oxidação dos aminoácidos para o consumo energético total é insignificante durante o exercício intenso de curta duração e responde por 3 a 6% do ATP total suprido durante o exercício prolongado nos seres humanos. Embora não seja quantitativamente importante em termos de suprimento energético, o metabolismo intermediário de vários aminoácidos, de modo notável o glutamato, a alanina e os aminoácidos de cadeia ramificada, influencia a disponibilidade de intermediários do ciclo do ácido tricarboxílico. O exercício dinâmico sustentado estimula a oxidação dos ácidos graxos, principalmente dos aminoácidos de cadeia ramificada, e a produção de amônia de modo proporcional à intensidade do exercício. Se o exercício for intenso o suficiente, irá provocar uma perda efetiva de proteína muscular (em consequência de diminuição da síntese de proteínas, aumento da degradação, ou ambos); alguns dos aminoácidos são oxidados na forma de energia, enquanto o restante fornece substrato para a gliconeogênese.

INTEGRAÇÃO ENDÓCRINA DO BALANÇO ENERGÉTICO E DO EQUILÍBRIO... 261

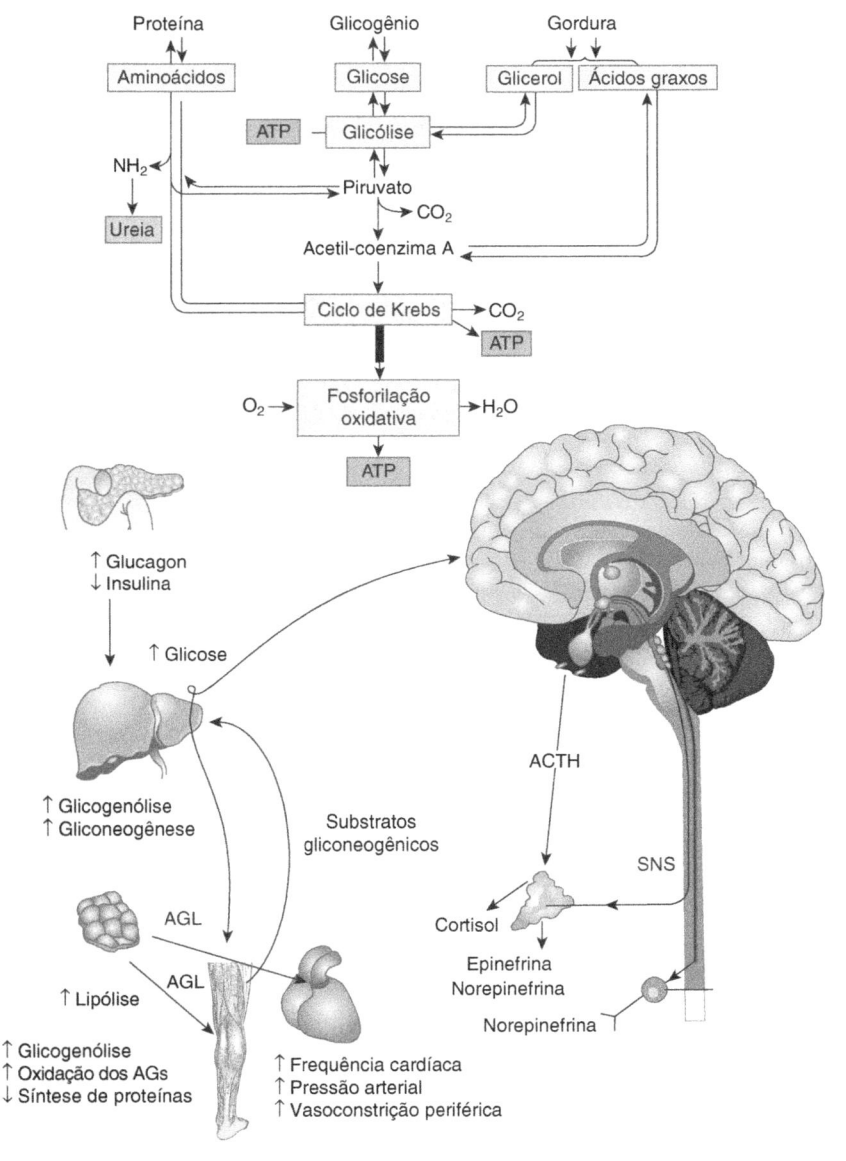

FIGURA 10-2. Resposta neuroendócrina ao exercício. As principais vias ativadas pelo estresse são o eixo HHSR e o sistema nervoso simpático (SNS), resultando em liberação aumentada de CRH, AVP, catecolaminas, endorfinas e GH. Na periferia, a produção e a liberação aumentadas de cortisol, glucagon e catecolaminas e a liberação suprimida de insulina favorecem uma resposta catabólica global. A estimulação da glicogenólise e da gliconeogênese hepáticas, da glicogenólise muscular e da lipólise do tecido adiposo assegura a produção e a mobilização das reservas energéticas para suprir as demandas metabólicas aumentadas do indivíduo. As funções reprodutoras e de crescimento são inibidas, conservando, assim, a energia para sustentar os processos fundamentais que asseguram a sobrevida do indivíduo. AGs, ácidos graxos; AGL, ácido graxo livre.

Manutenção do balanço energético e do armazenamento de gordura em longo prazo

Os mecanismos neuroendócrinos envolvidos na manutenção do balanço energético foram descritos anteriormente. Além disso, foi também delineada a regulação hormonal das duas principais reservas de energia no organismo – o glicogênio hepático e os triglicerídeos do tecido adiposo. A transição equilibrada do estado anabólico para o estado de jejum e o consumo energético adequado correspondente ao nível de atividade física do indivíduo asseguram a disponibilidade de reservas adequadas de energia para aumentos de curta duração nas demandas metabólicas, como os descritos para o exercício. Qualquer desequilíbrio no aporte ou no consumo de energia leva a um de dois extremos: perda da massa corporal magra ou síndrome consuntiva, em decorrência de um estado catabólico global; ou obesidade, em consequência de uma combinação de excesso de aporte calórico e atividade física diminuída. As principais características dessas duas condições são descritas a seguir.

Estado catabólico

Quando o período de jejum é prolongado, passando para um estado de inanição, ou em condições de demandas aumentadas de substratos energéticos, a contribuição dos hormônios contrarreguladores cortisol, epinefrina, norepinefrina e glucagon torna-se evidente, favorecendo os efeitos catabólicos globais. Durante essas condições, os efeitos da insulina são praticamente abolidos. Devido aos efeitos anabólicos importantes da insulina, pode-se concluir que as respostas metabólicas que predominam são as que levam ao catabolismo da energia armazenada (glicogenólise, lipólise) e dos tecidos magros (proteólise muscular), com consequente perda da massa corporal magra ou emaciação. É importante assinalar que o metabolismo energético pode ser levado a um estado semelhante à inanição, não apenas pela interrupção da ingestão de alimentos, no sentido clássico da inanição, mas também durante condições de estresse, como as produzidas por intervenção cirúrgica, câncer, infecção grave, sepse, queimaduras e lesão traumática. Nessas condições, outros fatores, como as citocinas inflamatórias (p. ex., fator de necrose tumoral [TNF, de *tumor necrosis factor*], interleucinas 1 e 6), interagem com mediadores da resposta neuroendócrina. Além disso, a produção de GH, de IGF-1 e das respectivas proteínas de ligação torna-se desregulada, contribuindo também para a ausência de processos anabólicos e o predomínio das respostas catabólicas. De modo global, a liberação aumentada dos hormônios do estresse e das citocinas pró-inflamatórias e o comprometimento na liberação e na ação da insulina e dos fatores de crescimento, em associação a uma alteração na liberação dos androgênios, resultam em uma resposta catabólica global, que afeta o fígado, o tecido adiposo, o músculo e, em circunstâncias extremas, os tecidos viscerais. O impacto deletério da perda da massa corporal magra para a sobrevida do paciente à doença ressalta a relevância da compreensão dos mecanismos hormonais envolvidos na regulação do metabolismo energético e a sua importância no tratamento do paciente em estado crítico.

Obesidade

A obesidade é definida como um aumento significativo acima do peso ideal (o peso que prolonga ao máximo a expectativa de vida). O aumento do índice de massa corporal (IMC), um indicador de adiposidade ou acúmulo de gordura que acompanha a obesidade, tornou-se um importante problema de saúde nos países desenvolvidos. Observa-se uma redução da expectativa de vida quando o IMC aumenta de modo

TABELA 10-2. Classificação do excesso de peso de acordo com a Organização Mundial da Saúde (OMS)

IMC (kg/m²)*	Definição	Classificação da OMS
< 18,5	Magro	
18,5-24,9	Sadio ou normal	
25,0-29,9	Excesso de peso	Excesso de peso de grau 1
30,0-39,9	Obeso	Excesso de peso de grau 2
≥ 40,0	Obeso mórbido	Excesso de peso de grau 3

*O IMC é definido como a massa em quilogramas dividida pelo quadrado da altura em metros.

significativo acima do nível ideal. A obesidade está associada a um risco aumentado de diabetes, dislipidemia, hipertensão, cardiopatia e câncer. Mais de um terço da população dos Estados Unidos é considerada obesa, de acordo com a definição da Organização Mundial da Saúde (Tabela 10-2).

O peso corporal e o excesso de ganho ponderal que leva à obesidade são determinados por interações entre fatores genéticos, ambientais e psicossociais que afetam os mediadores fisiológicos do aporte e do consumo de energia, vários dos quais pertencem ao sistema endócrino. A alteração do equilíbrio entre aporte e gasto de energia leva ao excesso de ganho ponderal e à obesidade. O consumo de energia por um indivíduo pode ocorrer na forma de trabalho (atividade física) ou produção de calor (termogênese), que podem ser afetados pela temperatura ambiental, pela dieta e pelo sistema neuroendócrino (catecolaminas e hormônio tireoidiano). O desacoplamento da produção de ATP da respiração mitocondrial dissipa o calor e afeta a eficiência com que o organismo utiliza os substratos energéticos. A expressão das proteínas envolvidas nesse processo (proteína 1 de desacoplamento, expressa no tecido adiposo marrom, e proteína 3 de desacoplamento, expressa no músculo esquelético) é modulada pelas catecolaminas, pelos hormônios tireoidianos e pela leptina. Na atualidade, existem estudos em andamento para estabelecer suas funções na regulação da TMB e no desenvolvimento da obesidade.

O papel da genética foi demonstrado de modo convincente na predisposição de um indivíduo à obesidade. Foram identificados genes de suscetibilidade que aumentam o risco de desenvolvimento da obesidade, e sua relevância foi constatada em estudos em que pares de gêmeos foram expostos a períodos de balanço energético positivo e negativo. As diferenças na taxa de ganho ponderal, a proporção do ganho de peso e os locais de deposição de gordura mostraram maior semelhança dentro dos pares do que entre os pares, indicando uma estreita relação genética. Embora não se tenha demonstrado uma correlação clara entre o consumo de energia e o ganho de peso, o aumento da atividade física, que representa 20 a 50% do consumo total de energia, foi ativamente promovido como abordagem para a prevenção da obesidade e a melhora da responsividade à insulina. Acredita-se também que os fatores ambientais possam trazer à tona tendências genéticas à obesidade.

Dentro do contexto da fisiologia endócrina, é importante assinalar que a responsividade aos hormônios que regulam a lipólise varia de acordo com a distribuição dos depósitos de gordura. A resposta lipolítica à norepinefrina é maior no tecido adiposo abdominal do que nos tecidos adiposo glúteo ou femoral em ambos os sexos. A liberação exagerada de ácidos graxos livres dos adipócitos abdominais diretamente no sistema porta, o aumento da gliconeogênese hepática e da liberação hepática da glicose e a hiperinsulinemia constituem características de pacientes com obesidade na parte superior do corpo. As propriedades endócrinas dos diferentes coxins gordurosos podem ser mais importantes do que sua localização anatômica. A gravidade das complicações clínicas está mais estreitamente relacionada com a distribuição da gordura corporal, sendo maior nos indivíduos com obesidade na parte superior do corpo, em comparação com aqueles que apresentam excesso de gordura corporal total. A deposição diferencial de gordura que leva à obesidade na parte superior do corpo ou à obesidade abdominal se reflete em uma elevada razão da circunferência de cintura-quadril, um índice utilizado para prever os riscos associados ao acúmulo de gordura. A presença de obesidade visceral, resistência à insulina, dislipidemia e hipertensão é coletivamente denominada **síndrome metabólica** ou **síndrome X**.

O excesso de aporte energético em relação à energia consumida pelo organismo leva ao acúmulo de gordura. A própria massa de gordura é determinada pelo equilíbrio entre degradação (lipólise) e síntese (lipogênese) (ver Figura 10-1). O sistema nervoso simpático constitui o principal estimulador da lipólise, levando a uma diminuição das reservas de gordura, em particular quando as demandas energéticas do indivíduo estão aumentadas. Quando o aporte ultrapassa a utilização de energia, ocorre a lipogênese no fígado e no tecido adiposo. A lipogênese é influenciada por dieta (aumentada por dietas ricas em carboidratos) e hormônios (principalmente GH, insulina e leptina) por meio de modificação dos fatores de transcrição (p. ex., receptor γ ativado por proliferador de peroxissomos [PPAR-γ, de *peroxisome proliferator-activated receptor* γ]). Os principais hormônios envolvidos no armazenamento de gordura são a insulina (que estimula a lipogênese), o GH e a leptina (que diminuem a lipogênese). O fator de transcrição PPAR, o alvo dos fármacos tiazolidinedionas sensibilizadores da insulina (ver Capítulo 7), afeta a transcrição gênica de várias enzimas envolvidas no metabolismo da glicose e da gordura, participando também na diferenciação dos pré-adipócitos em adipócitos maduros. Os outros hormônios envolvidos na regulação das reservas de gordura corporal incluem a testosterona, a deidroepiandrosterona e o hormônio tireoidiano.

Regulação da ingestão de energia

A regulação do aporte de energia é mediada por diversos fatores. A integração central dos sinais periféricos, incluindo os mediados por mecanorreceptores e quimiorreceptores, sinaliza a presença e a densidade energética do alimento no trato gastrintestinal. Os sensores hipotalâmicos de glicose monitoram as flutuações nas concentrações circulantes de glicose. Os hormônios sinalizam a liberação central dos peptídeos que regulam o apetite e a saciedade. Os dois hormônios identificados como fatores cruciais na regulação em longo prazo do balanço energético são a insulina (ver Capítulo 7) e a **leptina**, o produto do gene *ob* (discutido adiante). Ambos os hormônios são liberados proporcionalmente à gordura corporal, sendo transportados no cérebro, onde modulam a expressão dos neuropeptídeos hipotalâmicos que comprovadamente regulam o comportamento alimentar e o peso corporal, resultando em inibição da ingestão de alimento e aumento do consumo de energia. Embora a liberação de insulina esteja diretamente correlacionada com as refeições, a da leptina não tem correlação com a ingestão de alimento, mas reflete a massa de gordura corporal.

Integração hipotalâmica

O hipotálamo recebe a inervação de diversas áreas, notavelmente do núcleo do trato solitário (NTS) e da área postrema do tronco encefálico. Essas áreas transmitem muitos sinais neurais e hormonais provenientes do trato gastrintestinal. Os receptores de estiramento mecânico percebem o estiramento do estômago e de outras áreas do intestino e esses sinais são integrados pelo hipotálamo. Além disso, vários hormônios contribuem para a regulação da saciedade. O principal hormônio associado ao controle da saciedade é o peptídeo **colecistoquinina** (**CCK**). A CCK é liberada pelo duodeno em resposta à presença de lipídeos ou proteínas na luz intestinal (ver Figura 10-2). Esse hormônio atua por meio de receptores sensoriais locais no duodeno que enviam sinais ao cérebro sobre o conteúdo nutricional do intestino. A **grelina** é um hormônio produzido pelas células enteroendócrinas do estômago e, em menor grau, pela hipófise e pelo hipotálamo. Os níveis circulantes de grelina diminuem durante as refeições e são mais elevados em jejum. Os níveis de grelina são baixos nos indivíduos obesos e altos em indivíduos que consomem dietas de baixa caloria, envolvidos em exercícios vigorosos crônicos ou com anorexia por câncer ou anorexia nervosa. A grelina é um potente secretagogo do GH e estimulante do apetite. O **peptídeo semelhante ao glucagon 1** (**GLP-1**), que é liberado das células enteroendócrinas, suprime o apetite. A leptina liberada do tecido adiposo (descrito adiante) também suprime o apetite. O NTS também transmite informações do paladar ao hipotálamo e a outros centros. Outros sinais relativos a odor, visão e memória do alimento, bem como o contexto social em que esse alimento é ingerido, também são integrados e podem influenciar o aporte de energia pela modulação da descarga do hipotálamo. A integração desses sinais resulta na ativação da expressão gênica dos mediadores implicados na regulação da saciedade e no desenvolvimento da obesidade. Esses genes controlam a termogênese (proteínas de desacoplamento), a síntese de hormônios (grelina, leptina, CCK e adiponectina) e a disponibilidade de neurotransmissores (**neuropeptídeo Y**), conforme resumido na Tabela 10-3.

As contribuições relativas desses mediadores para a regulação do aporte calórico, do consumo de energia, do peso corporal e da massa de gordura ainda não estão totalmente elucidadas. Entretanto, descobertas recentes e importantes, como a função secretora do tecido adiposo, forneceram novos conhecimentos sobre os fatores potenciais capazes de contribuir para a obesidade.

Funções endócrinas do tecido adiposo

O tecido adiposo é o principal local de armazenamento do excesso de energia. O tecido adiposo também apresenta características de um órgão endócrino, liberando vários fatores específicos de adipócitos, conhecidos como adipocinas, que participam de uma complexa rede que regula a homeostasia energética, o metabolismo da glicose e dos lipídeos, a homeostasia vascular, a resposta imune e até mesmo a reprodução. Entre os hormônios identificados que são produzidos pelo tecido adiposo estão a leptina, as citocinas (TNF-α, interleucina 6), a adipsina e a proteína de estimulação da acilação, o angiotensinogênio, o inibidor do ativador do plasminogênio 1 (PAI-1), a adiponectina, a resistina e os hormônios esteroides (ver Tabela 10-3). A secreção de quase todos esses hormônios e citocinas é desregulada por excesso ou deficiência na massa de tecido adiposo, sugerindo que estejam envolvidos na fisiopatologia tanto da obesidade quanto da caquexia.

Leptina

A leptina é um hormônio peptídico produzido predominantemente no tecido adiposo. Acredita-se que atue como indicador das reservas energéticas (lipostato) e

TABELA 10-3. Mediadores implicados na regulação do balanço energético

Mediador	Regulação e efeito-alvo
Trato gastrintestinal	
Colecistoquinina	Liberada no duodeno durante a refeição. Estimula o nervo vago que se projeta para o NTS e transmite sinais dentro do hipotálamo para induzir a saciedade.
Grelina	Produzida principalmente pelo estômago. Os níveis aumentam antes e diminuem depois de uma refeição. Estimula a liberação do hormônio do crescimento; aumenta a ingestão de alimento. De forma geral, tem ação antileptina. Os níveis plasmáticos estão baixos em pacientes obesos.
PYY_{3-36}	Membro da família do NPY, liberado na porção distal do intestino delgado e no cólon em resposta à presença de alimento. Os níveis sanguíneos permanecem elevados entre as refeições. Diminui a ingestão de alimento.
GLP-1	Peptídeo produzido nas células intestinais em resposta a concentrações elevadas de glicose no lúmen intestinal. Amplifica a liberação de insulina das células β induzida pela glicose.
Tecido adiposo	
Adiponectina (AdipoQ)	Aumenta a sensibilidade à insulina e a oxidação tecidual da gordura, resultando em níveis diminuídos de ácidos graxos circulantes e redução do conteúdo intramiocelular e hepático de triglicerídeos. Níveis diminuídos em pacientes obesos; os níveis plasmáticos correlacionam-se de modo negativo com os triglicerídeos.
Proteína de estimulação da acilação	Estimula a síntese de triglicerídeos nos adipócitos, resultando em depuração pós-prandial mais rápida dos lipídeos. Estimula a translocação dos transportadores de glicose para a superfície celular.
Leptina	Secretada pelas células adiposas de modo proporcional às reservas de gordura. Atua sobre os neurônios hipotalâmicos, diminuindo a ingestão de alimento. A leptina é necessária para o amadurecimento do eixo reprodutivo.
Resistina	Hormônio peptídico induzido durante a adipogênese. Antagoniza a ação da insulina.
Hipotálamo	
NPY	Produzido por neurônios hipotalâmicos que expressam o AgRP. Sua liberação encontra-se sob a regulação da leptina, da insulina e do cortisol. Estimula a ingestão de alimento pelo receptor de NPY5.
α-MSH	Produto da POMC no subgrupo de neurônios hipotalâmicos sob a regulação da leptina. Diminui a ingestão de alimento pelos receptores de melanocortina-4 no hipotálamo.
CART	Peptídeo produzido pelos neurônios hipotalâmicos que expressam POMC, estimulado pela leptina e pelas anfetaminas. Diminui a ingestão de alimento.
AgRP	Liberado dos neurônios hipotalâmicos que expressam o NPY. Inibe os receptores neuronais de melanocortina-4 e aumenta a ingestão de alimento.
Orexinas (A e B)	Produzidas por neurônios na área perifornical do hipotálamo lateral. Reguladas pela glicose, pela leptina, pelo NPY e pelos neurônios da POMC. As orexinas estimulam a ingestão de alimento.

AdipoQ, proteína relacionada com o complemento do adipócito de 30 kDa; AgRP, peptídeo relacionado com agouti; CART, transcrito regulado por cocaína e anfetamina; NPY, neuropeptídeo Y; PYY, polipeptídeo YY.

modulador do balanço energético. Os efeitos específicos da leptina sobre o metabolismo dos lipídeos são os seguintes:

- Diminuição das reservas de gordura.
- Aumento do gasto de energia mediado pelo sistema simpático.
- Aumento na expressão das proteínas de desacoplamento.
- Diminuição no conteúdo de triglicerídeos por um aumento na oxidação dos ácidos graxos.
- Diminuição na atividade e na expressão da esterificação e das enzimas lipogênicas.
- Diminuição na atividade lipogênica da insulina, favorecendo a lipólise.

A liberação de leptina na circulação é pulsátil. As concentrações plasmáticas seguem um ritmo circadiano, sendo mais altas entre a meia-noite e as primeiras horas da manhã e mais baixas próximo ao meio-dia até metade da tarde. Essas alterações nas concentrações plasmáticas de leptina não são influenciadas pela ingestão de alimento, nem pelos aumentos na concentração de insulina circulante induzidos por uma refeição. O efeito global da leptina consiste em causar depleção das reservas de gordura e promover a magreza por um sistema regulador por retroalimentação. Nessa alça de retroalimentação, a leptina atua como sensor que monitora o nível das reservas energéticas (massa de tecido adiposo). O sinal é recebido e integrado pelos neurônios hipotalâmicos, e uma resposta efetora, que mais provavelmente envolva a modulação dos centros do apetite e a atividade do sistema nervoso simpático, regula os dois principais determinantes do balanço energético: aporte e gasto.

Os efeitos da leptina são mediados pelo receptor de leptina, localizado em todo o sistema nervoso central e nos tecidos periféricos. A ligação da leptina a seu receptor ativa a transcrição gênica em neurônios hipotalâmicos, resultando na expressão reduzida de dois neuropeptídeos orexigênicos (que induzem a ingestão de alimento), o neuropeptídeo Y (NPY) e o neuropeptídeo relacionado com agouti (AgRP), bem como na expressão aumentada de dois peptídeos anorexigênicos, o hormônio α-melanócito-estimulante (α-MSH) e o transcrito regulado por cocaína e anfetamina (CART). Por conseguinte, a inibição da ingestão de alimento induzida pela leptina resulta tanto da supressão dos neuropeptídeos orexigênicos quanto da indução dos neuropeptídeos anorexigênicos (Figura 10-3).

O papel da leptina nos seres humanos parece consistir, em sua maior parte, em adaptação a um baixo aporte energético, mais do que em um freio contra o consumo excessivo e o desenvolvimento da obesidade. As concentrações de leptina diminuem durante o jejum e com dietas de restrição energética, independentemente das alterações da gordura corporal, estimulando um aumento da ingestão de alimento antes da ocorrência de depleção das reservas energéticas corporais. Como não há elevação dos níveis de leptina em resposta a refeições individuais, não se considera que atue como sinal de saciedade relacionado com as refeições. Por fim, é notável assinalar que os indivíduos obesos apresentam concentrações plasmáticas elevadas de leptina que não resultam na redução esperada da ingestão de alimento e no aumento do gasto energético, sugerindo que a obesidade pode estar relacionada com uma resistência à leptina, e não com sua deficiência.

A deficiência congênita de leptina é uma doença autossômica recessiva rara que resulta da ocorrência de mutações no gene da leptina. Os indivíduos acometidos apresentam obesidade acentuada, principalmente devido ao aumento da ingestão de alimento (hiperfagia) e à liberação inadequada do hormônio de liberação das

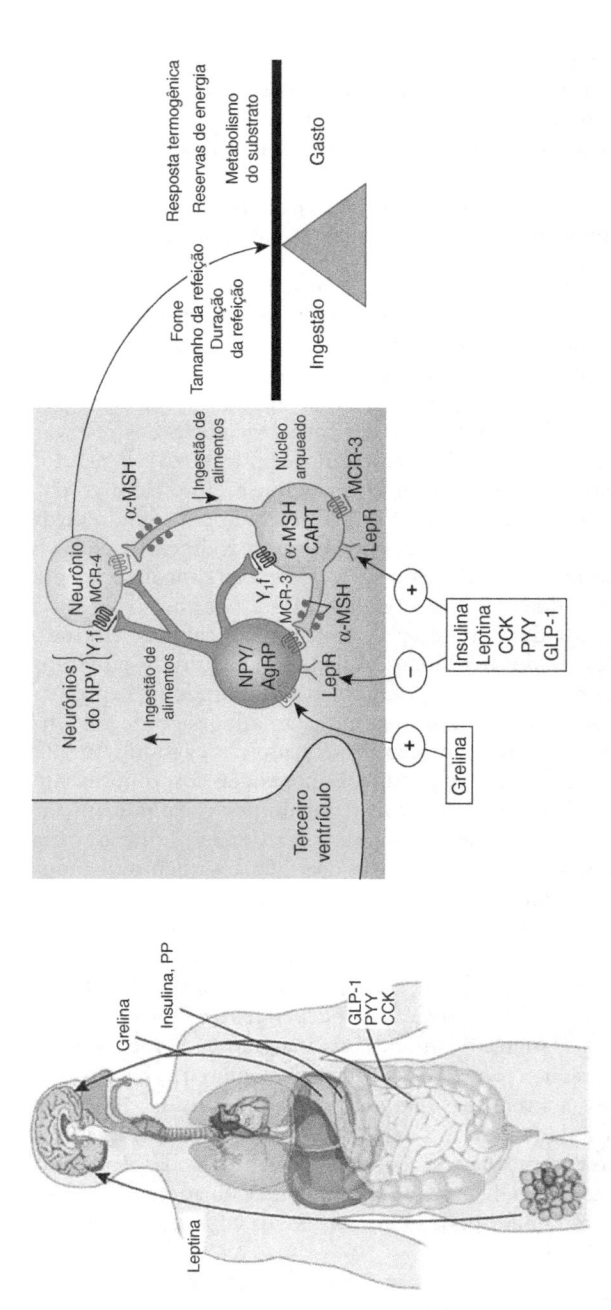

FIGURA 10-3. Integração hipotalâmica do aporte de energia. O hipotálamo recebe inervação de diversas áreas, notavelmente o NTS e a área postrema do tronco encefálico, que transmitem muitos sinais neurais e hormonais provenientes do trato gastrintestinal, como os sinais mecânicos, indicando o estiramento do estômago e de outras áreas do intestino, e os sinais hormonais, como a colecistoquinina, indicando a presença de alimento no intestino. Outros sinais relacionados com o olfato, a visão e a memória do alimento, bem como o contexto social em que esse alimento é ingerido, também são integrados e podem influenciar o aporte de energia ao modularem a descarga do hipotálamo. Os hormônios também alteram a expressão dos genes hipotalâmicos, resultando em modulação do aporte de energia. A leptina e a insulina diminuem o apetite pela inibição da produção do neuropeptídeo Y (NPY) e da proteína relacionada com agouti (AgRP), enquanto estimulam os neurônios produtores de melanocortina na região do núcleo arqueado do hipotálamo. O NPY e a AgRP estimulam a ingestão de alimento, enquanto as melanocortinas a inibem. A grelina estimula o apetite pela ativação dos neurônios que expressam NPY/AgRP. O PYY_{3-36}, liberado pelo cólon, inibe esses neurônios e diminui transitoriamente o apetite. A integração desses sinais resulta na ativação da expressão gênica dos mediadores implicados na mediação da saciedade, no controle da termogênese e no consumo da energia. CART, transcrito regulado por cocaína e anfetamina; NPV, núcleo paraventricular; PYY, polipeptídeo YY.

gonadotrofinas (GnRH), manifestando hipogonadismo hipogonadotrófico, que se caracteriza pela incapacidade de atingir a puberdade, incluindo ausência do estirão do crescimento, das características sexuais secundárias e da menarca.

As citocinas pró-inflamatórias contribuem para o desenvolvimento da resistência à insulina nos indivíduos obesos. O TNF produzido pelo tecido adiposo resulta em insensibilidade à insulina tanto indireta quanto diretamente. Indiretamente, o TNF estimula a produção dos hormônios do estresse. Diretamente, ele diminui a fosforilação em tirosina do substrato do receptor de insulina 1 (IRS-1) induzida pela insulina e a sua associação aos mediadores distais de sinalização (trifosfato de fosfatidilinositol--quinase), além de inibir o PPAR. Os níveis de interleucina-6 (IL-6) estão elevados no diabetes tipo 2 e exibem uma correlação positiva com a massa corporal e as concentrações plasmáticas de ácidos graxos livres. Uma quantidade significativa (1/3) de IL-6 plasmática é produzida por células da fração vascular estromal do tecido adiposo. A IL-6 inibe a via de sinalização da insulina por meio de suprarregulação da expressão de SOCS3, que, por sua vez, afeta o receptor de insulina induzido pela insulina e a fosforilação de IRS-1 nos hepatócitos e nas células do músculo esquelético. Os papéis das citocinas inflamatórias sistêmicas e locais na regulação do metabolismo intermediário e na regulação da massa adiposa estão sendo intensamente investigados.

A adiponectina é uma adipocina e um regulador fundamental da sensibilidade à insulina e da inflamação tecidual. A adiponectina melhora a sensibilidade à insulina hepática, aumenta a oxidação de substratos energéticos (por meio de suprarregulação da atividade da proteína-quinase ativada pelo monofosfato de adenosina [AMPK]) e diminui a inflamação vascular. A secreção e os níveis circulantes de adiponectina são inversamente proporcionais ao conteúdo de gordura corporal. A adiponectina circula no soro na forma de vários multímeros, desde trímeros de baixo peso molecular até dodecâmeros de alto peso molecular (HMW). Os níveis estão reduzidos em indivíduos com diabetes melito, síndrome metabólica e doença arterial coronariana. A adiponectina antagoniza os efeitos das citocinas pró-inflamatórias, como TNF-α. A adiponectina liga-se aos receptores AdipoR1 e AdipoR2 que estão distribuídos por todo corpo. O AdipoR1 é mais altamente expresso no músculo esquelético e exerce uma ação proeminente na ativação da AMPK e, portanto, na promoção da oxidação dos lipídeos. O AdipoR2 é mais altamente expresso no fígado, onde promove a sensibilidade à insulina e diminui a esteatose por meio da ativação da AMPK e do aumento da atividade do ligante alfa do receptor ativado por proliferador de peroxissomos.

EQUILÍBRIO ELETROLÍTICO

Regulação do equilíbrio de sódio

O sódio é o principal eletrólito que regula o líquido extracelular (LEC) e a osmolaridade do corpo. Ele é um mineral essencial, cuja presença é necessária para a integridade de múltiplas funções orgânicas, em particular pela regulação do equilíbrio hídrico e, em última análise, pela regulação da pressão arterial. É fundamental para manter a hidratação, o equilíbrio hídrico, o equilíbrio osmótico, o volume plasmático e o equilíbrio acidobásico, bem como para preservar os impulsos nervosos e a contração muscular. A concentração de sódio determina a tonicidade do LEC, que reflete o equilíbrio entre o sódio e a água no LEC. A osmolaridade (i.e., a quantidade de solutos por unidade de volume) dos líquidos corporais é estritamente regulada por um equilíbrio entre a ingestão e a excreção de sódio e de água. A ocorrência de uma variação extrema na osmolaridade provoca a contração ou a tumefação das células, lesionando ou destruindo a estrutura celular e comprometendo a função celular normal.

A regulação da concentração extracelular de Na^+ controla a distribuição da água entre o LEC e o líquido intracelular (LIC) e mantém o volume celular, assegurando uma função fisiológica normal. O sódio é mantido no LEC pela ação da Na^+/K^+-ATPase, enquanto a água atravessa as membranas celulares por intermédio das aquaporinas de expressão ubíqua (mantendo a isotonicidade do LIC e do LEC). O equilíbrio hídrico é mantido igualando a quantidade de água consumida nos alimentos e nas bebidas (e gerada pelo metabolismo) com o volume de água excretada. A ingestão de água é regulada pela estimulação da sede e do desejo de sal pelo sistema nervoso central, enquanto sua excreção é regulada principalmente por hormônios nos rins. Ocorre uma perda adicional de água (1 L/dia) por meio da pele, dos pulmões e das fezes.

A *massa* global de Na^+ encontra-se sob a regulação da aldosterona, enquanto a sua *concentração* plasmática é regulada pelo hormônio antidiurético (ADH). Por conseguinte, a presença de baixas concentrações de Na^+ não significa necessariamente que a massa total de Na^+ esteja baixa. Na insuficiência cardíaca crônica, a osmolaridade pode estar baixa; contudo, a massa de Na^+ pode se mostrar alta devido ao excesso de água e Na^+ no LEC, com maiores aumentos na água corporal total do que na massa de Na^+.

Ingestão, distribuição e excreção de sódio

As concentrações de sódio alcançam, em média, 140 mmol/L no plasma e 10 mmol/L no meio intracelular. A concentração de sódio nas secreções intestinais e no suor assemelha-se à do LIC (10-50 mmol/L). As concentrações de sódio e o volume intravascular são controlados fisiologicamente de modo paralelo. Para certa quantidade de água corporal total, o volume intravascular é determinado pelas concentrações de sódio, que controlam a distribuição entre o LIC e o LEC.

A ingestão mínima de sódio recomendada é de 500 mg/dia, porém essa quantidade é notavelmente ultrapassada na dieta média nos Estados Unidos (média de 4-5 g/dia). Uma colher de chá de sal contém cerca de 6 g de cloreto de sódio (2,3 mg de sódio). Em geral, a ingestão de sódio é considerada não regulada; entretanto, existem áreas específicas do hipotálamo envolvidas no apetite pelo sal, embora sua fisiologia ainda não esteja totalmente elucidada.

O equilíbrio do sódio é mantido principalmente pela regulação hormonal de sua excreção renal. A perda fecal é pequena (0,8-8 mmol/dia), mesmo quando a ingestão de sódio se encontra elevada. A perda cutânea é pequena, exceto em condições de sudorese excessiva. A ocorrência de pequenas alterações na porcentagem de reabsorção renal de sódio provoca uma acentuada alteração na quantidade excretada. A quantidade total de carga filtrada de sódio (cerca de 25.200 mmol/dia) é igual à taxa de filtração glomerular (180 L/dia) multiplicada pelas concentrações plasmáticas de sódio (140 mmol/L). Por conseguinte, para manter um equilíbrio do sódio com uma ingestão dietética de 150 mmol/dia, é necessário que haja a absorção de uma quantidade total de 25.050 mmol (i.e., 99,4% da carga filtrada). Cerca de 60 a 70% do sódio filtrado são reabsorvidos no túbulo proximal. Outros 20 a 30% do sódio filtrado são reabsorvidos no ramo ascendente da alça de Henle. A reabsorção de sódio no ramo ascendente espesso ocorre por meio da via paracelular (ao longo de um gradiente elétrico) e, em parte, pelo cotransportador de $Na^+,K^+,2Cl^-$ (NKCC2) situado na superfície apical. Por conseguinte, ocorre uma reabsorção obrigatória significativa (80-95%) do sódio filtrado no túbulo renal antes de alcançar o túbulo distal, impedindo, assim, grandes perdas renais de sódio. A maior parte do sódio remanescente (5-10%) é reabsorvida no túbulo distal e no ducto coletor. É nesse local que ocorre a regulação mais precisa da excreção de sódio pela aldosterona (ver Capítulo 6).

Regulação hormonal do sódio e do equilíbrio hídrico

O sistema que controla a água corporal total é um mecanismo homeostático de retroalimentação negativa, cujos principais efetores consistem na sensação de sede e no ADH. Dois estímulos regulam o sistema: a tonicidade do LEC pelos osmorreceptores e o volume intravascular pelo estiramento ou pelos barorreceptores. Conforme discutido no Capítulo 3, o sistema atua principalmente para manter o volume intravascular e, em menor grau, para manter a tonicidade. A sede é estimulada por um aumento da tonicidade (uma alteração de 1-2% é suficiente para provocar a sensação de sede) e por reduções do volume do LEC. A ingestão de água é inibida pela hipotonicidade e pela expansão do volume do LEC.

A súbita ocorrência de uma redução do volume sanguíneo é percebida por mecanorreceptores existentes no ventrículo esquerdo, no seio carotídeo, no arco da aorta e nas arteríolas aferentes renais (Figura 10-4; ver Figura 2-7). Esses mecanorreceptores

Controle neuroendócrino do volume sanguíneo

Fonte	Mediador	Alvo e resposta
Hipotálamo	AVP	Reabsorção renal de H₂O Vasoconstrição
Córtex suprarrenal	Aldosterona	Reabsorção renal de Na
SNS e medula suprarrenal	Epinefrina e norepinefrina	Liberação renal de renina Vasoconstrição
Angiotensinogênio hepático	Angiotensina II	Vasoconstrição

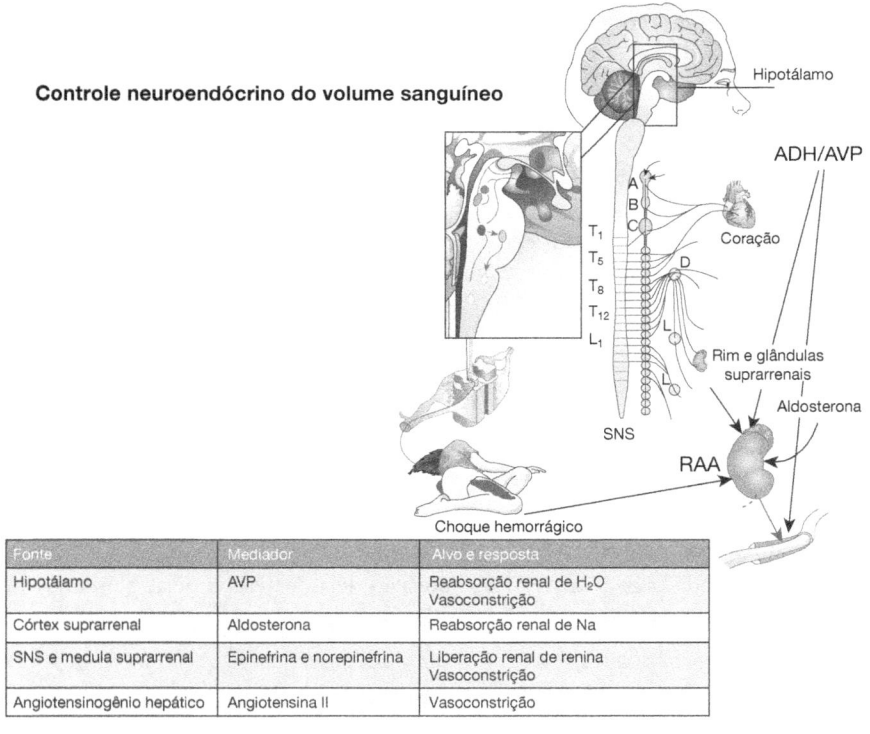

FIGURA 10-4. Controle neuroendócrino do volume sanguíneo. A súbita ocorrência de uma redução do volume sanguíneo é percebida por mecanorreceptores no ventrículo esquerdo, no seio carotídeo, no arco da aorta e nas arteríolas aferentes renais, desencadeando aumento da descarga simpática do sistema nervoso central, ativação do sistema renina-angiotensina--aldosterona (RAA) e liberação não osmótica de AVP, bem como estimulação da sensação de sede. A redução da pressão de perfusão renal e da taxa de filtração glomerular estimula a liberação de renina, a enzima responsável pela conversão do angiotensinogênio em angiotensina I (convertida, mais tarde, em angiotensina II pela enzima conversora de angiotensina [ECA]). A angiotensina II, a aldosterona e o ADH produzem vasoconstrição, venoconstrição e retenção renal de Na$^+$ e água. SNS, sistema nervoso simpático.

respondem a uma diminuição do estiramento em consequência de reduções da pressão arterial sistêmica, do volume sistólico, da perfusão renal ou da resistência vascular periférica, desencadeando aumento na descarga simpática do sistema nervoso central, ativação do sistema renina-angiotensina-aldosterona e liberação não osmótica de arginina (arginina vasopressina [AVP] ou ADH), bem como estimulação da sede. A pressão arterial baixa resulta em diminuição da pressão de perfusão renal e menor taxa de filtração glomerular e liberação de renina. A renina é uma enzima sintetizada nas células justaglomerulares do rim que cliva o angiotensinogênio (um peptídeo produzido pelo fígado) em angiotensina I, a qual, mais tarde, é convertida em angiotensina II pela enzima conversora de angiotensina. Esse sistema renina-angiotensina faz parte de um sistema de retroalimentação extremamente poderoso para o controle em longo prazo da pressão arterial e da homeostasia do volume. Em conjunto, a angiotensina II, a aldosterona e o ADH produzem vasoconstrição e retenção renal de Na^+ e água.

Hormônio antidiurético – O ADH controla diretamente a excreção de água pelos rins (ver Capítulo 2). A secreção de ADH e a sede compensatória são estimuladas pelos osmorreceptores do hipotálamo e pela estimulação diminuída dos receptores de estiramento aórticos e carotídeos. A liberação de ADH é inibida por um aumento no estiramento dos mecanorreceptores (receptores de estiramento) nos átrios do coração. O ADH estimula a inserção das aquaporinas na membrana celular, aumenta a reabsorção de água nos ductos coletores e concentra a urina excretada.

Angiotensina II – A angiotensina II produz elevação da pressão arterial por vários mecanismos, como vasoconstrição direta; potencialização da atividade do sistema nervoso simpático em nível tanto central quanto periférico; estimulação da síntese e da liberação da aldosterona, com consequente reabsorção de sódio pelo rim (ver Capítulo 6); estimulação da liberação de ADH e aumento da retenção de água; e constrição intrarrenal das arteríolas eferentes e aferentes. Devido à eficiência do sistema renina-angiotensina na regulação da pressão arterial, o bloqueio do sistema com inibidores da enzima conversora de angiotensina oferece uma poderosa ferramenta terapêutica em doenças como a hipertensão e a insuficiência cardíaca congestiva.

Aldosterona – A aldosterona aumenta a reabsorção de sódio e a excreção de potássio no túbulo distal e no ducto coletor do néfron, desempenhando um papel fundamental na determinação da massa corporal total de Na^+ e, portanto, na regulação em longo prazo da pressão arterial. A liberação de aldosterona pelas glândulas suprarrenais encontra-se sob regulação positiva da angiotensina II.

Peptídeo natriurético atrial (ANP, de atrial natriuretic peptide) – O ANP é um peptídeo de 28 aminoácidos, sintetizado principalmente nas células atriais do coração e liberado em resposta ao estiramento atrial por meio de canais iônicos mecanossensíveis. Ocorre aumento da liberação de ANP por expansão do volume, imersão do corpo em água até o pescoço, mudança da posição ereta para o decúbito dorsal, exercício e estimulação simpática. O ANP liga-se a receptores transmembrana com domínios citoplasmáticos que consistem em guanilil-ciclases. Os efeitos do ANP consistem em aumento da taxa de filtração glomerular e redução da reabsorção tubular proximal de sódio, com consequente aumento da natriurese. Outros efeitos do ANP incluem vasodilatação e inibição da liberação de renina, aldosterona e AVP.

A integridade da circulação arterial, determinada pelo débito cardíaco e pela resistência vascular periférica, constitui o principal determinante da excreção renal de sódio e de água na saúde e na doença. Especificamente, uma diminuição primária do débito cardíaco ou a ocorrência de vasodilatação arterial produzem enchimento arterial deficiente, resultando na ativação de reflexos neuro-humorais que estimulam a retenção de sódio e de água. Normalmente, a excreção de sódio e de água é paralela à ingestão de sódio e de água, de modo que um aumento do volume plasmático ou sanguíneo está associado a um aumento na excreção renal de sódio e de água. O aumento do volume sanguíneo resulta em diurese de pressão e natriurese de pressão (perda de água e de sódio), normalizando o volume sanguíneo.

Anormalidades no equilíbrio de sódio e de água

As anormalidades no equilíbrio de sódio e de água podem ser classificadas em quatro categorias. O excesso de Na^+ caracteriza-se pela expansão do volume de LEC e, com frequência, por um baixo volume sanguíneo efetivo (i.e., insuficiência cardíaca, hipoalbuminemia, insuficiência renal). O déficit de Na^+ caracteriza-se por redução do volume de LEC. O excesso de água é causado pela ingestão excessiva ou pela liberação aumentada de ADH e manifesta-se por hiponatremia e hipo-osmolaridade. O déficit de água é causado pela falta de ingestão ou pelas perdas excessivas (renais e não renais) e manifesta-se por hipernatremia e hiperosmolaridade.

Regulação do equilíbrio de potássio

O potássio é o cátion mais abundante do corpo e o principal eletrólito intracelular. A maior parte do potássio (98%) no corpo é sequestrada no interior das células. A razão entre o potássio extracelular e o intracelular (1:10) constitui o principal determinante do potencial de membrana em repouso e é mantida por uma Na^+/K^+-ATPase. Os níveis séricos de potássio variam de 3,6 a 5,0 mmol/L. A ocorrência de pequenas perdas (1%, ou 35 mmol) do conteúdo corporal total de potássio pode comprometer seriamente o delicado equilíbrio entre o potássio intracelular e o extracelular, podendo resultar em profundas alterações fisiológicas. Todavia, a hipopotassemia (níveis séricos inferiores a 3,6 mmol/L) não é necessariamente sinônimo de deficiência corporal total de potássio, visto que apenas uma pequena porcentagem das reservas corporais totais se encontra no LEC. As manifestações de hipopotassemia incluem fraqueza muscular generalizada, íleo paralítico e arritmias cardíacas.

Ingestão, distribuição e excreção do potássio

As necessidades diárias mínimas de potássio são de cerca de 1.600 a 2.000 mg (40-50 mmol ou mEq). Na dieta ocidental, a ingestão diária de potássio é de cerca de 80 a 120 mmol. Apenas uma pequena fração (10%) é excretada pelo trato gastrintestinal. A excreção ocorre, em sua maior parte, pelos rins, que são responsáveis por 90% das perdas diárias de potássio. Por conseguinte, o rim é responsável pela homeostasia em longo prazo do potássio, bem como pela regulação das concentrações séricas de potássio. Em curto prazo, o potássio sérico também é regulado pelo deslocamento do potássio entre o LIC e o LEC. Essa regulação de curto prazo do potássio sérico é controlada principalmente pela insulina e pelas catecolaminas por meio de regulação da distribuição transcelular de potássio. O potássio dietético, que sofre rápida absorção pelo intestino, aumenta transitoriamente os níveis séricos de potássio. A liberação de insulina e catecolaminas durante uma refeição desloca rapidamente o potássio para o interior das células.

A excreção renal de potássio é estritamente regulada e é determinada principalmente por eventos além da porção inicial do túbulo distal, onde podem ocorrer reabsorção ou secreção de K^+. O K^+ filtrado (cerca de 700-800 mmol/dia) é reabsorvido, em grande parte, pelos segmentos proximais do néfron, como os túbulos contornados proximais e o ramo espesso da alça de Henle. Apenas cerca de 10% do K^+ filtrado alcançam o túbulo contornado distal. A excreção de K^+ ocorre principalmente no túbulo contornado distal e no ducto coletor, sendo mediada em especial pelos canais de K^+ da membrana apical nas células principais. A excreção de K^+ está estreita porém indiretamente acoplada à reabsorção de sódio por meio do canal de sódio sensível à amilorida e sob a regulação da aldosterona. A reabsorção aumentada de sódio aumenta a secreção de potássio, enquanto a reabsorção diminuída de sódio a reduz. Qualquer condição capaz de diminuir a atividade dos canais renais de K^+ resulta em hiperpotassemia (p. ex., administração de amilorida ou deficiência de aldosterona), enquanto o aumento da atividade resulta em hipopotassemia (p. ex., aldosteronismo primário ou síndrome de Liddle; ver Capítulo 6). Como os rins representam os principais reguladores da homeostasia do K^+, a ocorrência de disfunção renal resulta de níveis séricos anormais de K^+.

O potássio contribui para a regulação de seu equilíbrio por meio da estimulação da secreção de aldosterona pelas células da zona glomerulosa do córtex suprarrenal (Figura 10-5). A angiotensina II, liberada em resposta à ativação do sistema renina-angiotensina, também estimula a liberação de aldosterona. A aldosterona intensifica a secreção renal e colônica de K^+, promovendo a perda de K^+ na urina e nas fezes. Não ocorre hiperpotassemia duradoura em indivíduos com a função renal normal, a despeito de aumentos acentuados na ingestão de potássio, devido a uma alteração adaptativa na secreção tubular distal de K^+, de modo que a ingestão é igualada por um aumento rápido e equivalente na excreção de K^+. Os mecanismos envolvidos na adaptação crônica a níveis elevados de K^+ incluem alterações na condutância apical de K^+ e Na^+ e na atividade da bomba Na^+/K^+-ATPase da membrana basolateral, bem como aumento da excreção de K^+ por néfron para igualar seu aporte.

Regulação hormonal do equilíbrio do potássio

As reservas corporais totais de potássio e sua distribuição celular no corpo são estreitamente reguladas por hormônios-chave.

Aldosterona – A aldosterona constitui o principal regulador das reservas corporais de potássio por meio de seu efeito sobre a excreção renal de potássio. Ela aumenta a síntese e a atividade de Na^+/K^+-ATPase na membrana basolateral do túbulo distal, promovendo a troca de Na^+ citosólico por K^+. O resultado global consiste em aumento da reabsorção de Na^+ e da excreção de K^+.

Insulina – A insulina estimula a entrada de K^+ no interior da célula pela ativação do antiportador de Na^+/H^+ eletroneutro, resultando em influxo de Na^+. A elevação de Na^+ intracelular produzida pela insulina desencadeia a ativação da Na^+/K^+-ATPase eletrogênica, que expulsa o Na^+ da célula em troca de K^+. O tratamento dos pacientes portadores de cetoacidose diabética com altas doses de insulina produz um influxo significativo de K^+ para o interior das células, que pode resultar em hipopotassemia, manifestada por alterações no eletrocardiograma.

Catecolaminas – As catecolaminas (estimulação dos receptores β-adrenérgicos) aumentam a captação celular de K^+ ao estimularem a Na^+/K^+-ATPase da membrana

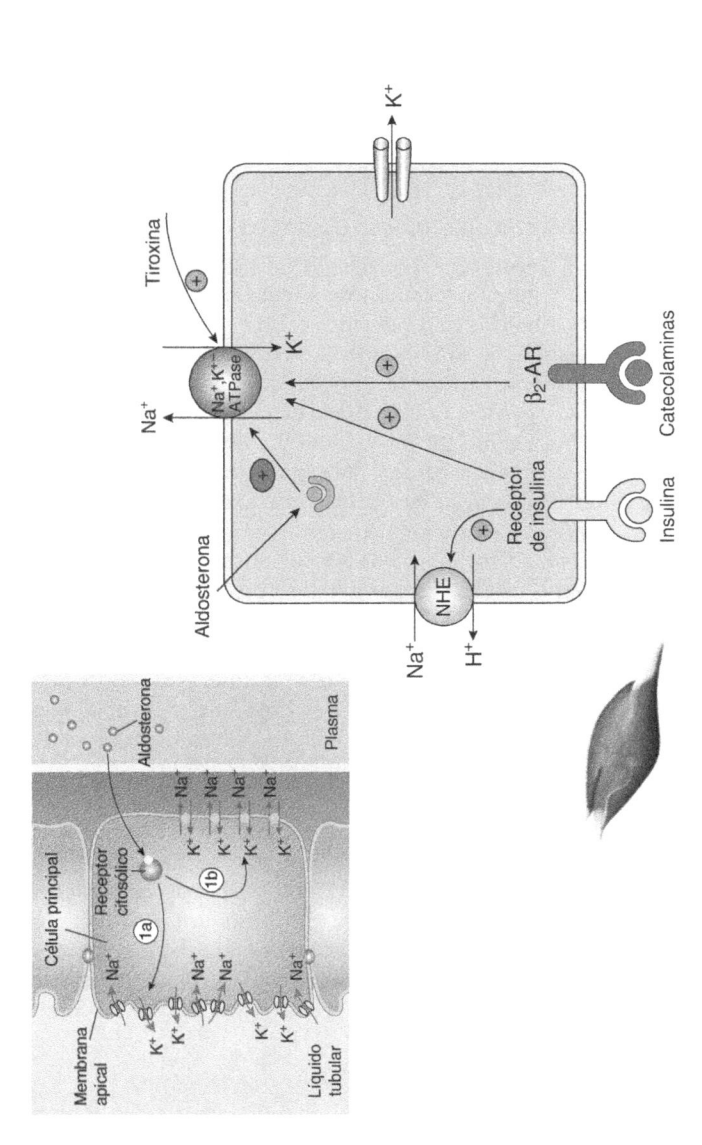

FIGURA 10-5. Regulação endócrina da homeostasia do potássio. O aumento na concentração de potássio no líquido extracelular estimula a secreção de aldosterona, enquanto a diminuição do potássio a inibe. A aldosterona promove a excreção de potássio por seus efeitos sobre a Na^+/K^+-adenosina-trifosfatase (ATPase) e os canais epiteliais de sódio e potássio nas células dos ductos coletores. A angiotensina II exerce um efeito sinérgico sobre a estimulação da produção de aldosterona induzida pela hiperpotassemia. A insulina estimula a entrada de K^+ no interior da célula por meio da ativação do antiportador de Na^+/H^+ eletroneutro. A elevação de Na^+ intracelular produzida pela insulina desencadeia a ativação da Na^+/K^+-ATPase eletrogênica, que expulsa o Na^+ da célula em troca de K^+. As catecolaminas (estimulação dos receptores β-adrenérgicos) aumentam a captação celular de potássio ao estimularem a Na^+/K^+-ATPase da membrana celular. A estimulação do receptor α-adrenérgico desloca o K^+ para fora da célula. (Reproduzida com permissão de Suki WN, Massry SG: *Therapy of renal diseases and related disorders*, 3rd ed. Boston: Springer; 1997.)

celular. Indiretamente, estimulam a glicogenólise, resultando em elevação das concentrações plasmáticas de glicose, liberação de insulina do pâncreas e efeitos mediados pela insulina sobre a redistribuição do K^+. A estimulação do receptor α-adrenérgico desloca o K^+ para fora das células e também pode afetar a distribuição do K^+ pela inibição da liberação pancreática de insulina.

Tanto a insulina quanto as catecolaminas são estimuladas pela ingestão de alimentos ricos em glicose e K^+, mantendo a homeostasia do K^+ a despeito de uma grande ingestão dietética. Esses hormônios são essenciais ao deslocamento do K^+ principalmente para o compartimento intracelular do fígado e das células musculares estriadas.

Regulação acidobásica e osmolar da distribuição do potássio

A homeostasia intracelular do K^+ também é afetada por alterações do equilíbrio acidobásico e da osmolaridade. A súbita ocorrência de alterações na osmolaridade plasmática determina uma redistribuição da água entre o LIC e o LEC. Esse movimento de água para fora da célula cria um fenômeno de dragagem por solvente, extraindo o K^+ da célula e, portanto, aumentando os níveis séricos de K^+. De forma semelhante, a acidose metabólica, causada por uma perda de bicarbonato ou por um ganho na concentração de íons hidrogênio [H^+], leva ao deslocamento de K^+ através das membranas celulares e ao desenvolvimento de hiperpotassemia. Entretanto, a integridade da função renal e a estimulação da liberação de aldosterona corrigem rapidamente esse desequilíbrio. Esses exemplos não significam necessariamente a ocorrência de alterações efetivas do K^+ corporal. Por outro lado, na cetoacidose diabética, observa-se uma perda efetiva de K^+ do corpo devido à diurese osmótica, apesar das elevações nas concentrações de K^+ do LEC (hiperpotassemia), em razão da deficiência de insulina. Após tratamento agressivo com insulina, a hipopotassemia torna-se aparente. São observados efeitos opostos durante a alcalose. Na alcalose metabólica, o excesso de bicarbonato provoca uma queda de H^+ no LEC, resultando na entrada de Na^+ no interior celular em troca de H^+. O Na^+ é bombeado para fora da célula pela Na^+/K^+-ATPase em troca da entrada de K^+ no interior celular, provocando deslocamento de K^+ para dentro das células.

A concentração sérica baixa de K^+ (hipopotassemia; menos de 3,6 mmol/L) talvez constitua a anormalidade eletrolítica mais comum encontrada na prática clínica. A hipopotassemia quase sempre resulta da depleção de K^+ induzida por perdas anormais de líquido (i.e., vômitos, diarreia colônica, sudorese profusa, uso de diuréticos ou aspiração nasogástrica). Os pacientes apresentam fraqueza muscular e alterações no eletrocardiograma. Mais raramente, ocorre hipopotassemia em consequência de um desvio abrupto do K^+ do LEC para o interior das células, com frequência como efeito de fármacos prescritos.

Regulação do equilíbrio do cálcio

As concentrações séricas de cálcio são estreitamente reguladas, e suas concentrações são mantidas constantes em 8,8 a 10,3 mg/dL (equivalentes a 2,2-2,6 mmol/L ou 4,4-5,2 mEq/L). O cálcio responde por 1 a 2% do peso corporal no adulto, sendo a maioria (99%) encontrada nos ossos e nos dentes. Ele ajuda a manter o potencial elétrico da membrana celular e está envolvido nos mecanismos de sinalização, na atividade enzimática, na cascata da coagulação, na liberação de neurotransmissores e na comunicação intercelular. Devido a essas ações e outras funções fundamentais, sua regulação estrita é importante na prevenção de doenças como osteoporose, hipertensão e doenças renal e cardíaca.

Ingestão, distribuição e excreção do cálcio

A ingestão recomendada de cálcio varia de acordo com a idade, o sexo e a fase reprodutora. Recomenda-se uma maior ingestão para crianças, adolescentes, gestantes e mães durante a lactação, mulheres pós-menopáusicas e indivíduos idosos (1.200-1.500 mg/dia) do que para adultos sadios com até 65 anos (1.000 mg/dia). Foi estabelecida uma correlação positiva entre o aporte de proteína e o cálcio urinário. Essa relação pode explicar a necessidade aparentemente maior de cálcio da dieta nos países desenvolvidos em comparação com os subdesenvolvidos. O catabolismo da proteína dietética gera íons amônio e sulfatos dos aminoácidos que contêm enxofre, levando à acidificação do plasma. Essa diminuição do pH desencadeia a reabsorção óssea para o suprimento de tampões, como citrato e carbonato, com consequente liberação de cálcio na circulação, resultando em calciúria.

Regulação hormonal do equilíbrio do cálcio

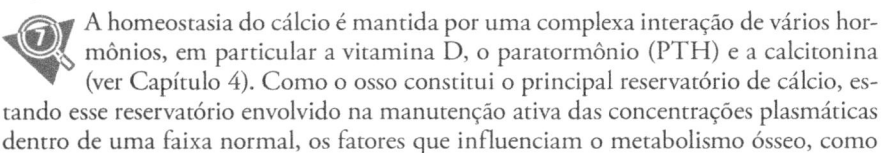

A homeostasia do cálcio é mantida por uma complexa interação de vários hormônios, em particular a vitamina D, o paratormônio (PTH) e a calcitonina (ver Capítulo 4). Como o osso constitui o principal reservatório de cálcio, estando esse reservatório envolvido na manutenção ativa das concentrações plasmáticas dentro de uma faixa normal, os fatores que influenciam o metabolismo ósseo, como estrogênio, fatores de crescimento, glicocorticoides, hormônio tireoidiano e citocinas, também contribuem de modo significativo para o controle metabólico global das reservas de Ca^{2+}. Todavia, é importante ressaltar que o cálcio "livre" no soro se encontra sob estreita regulação hormonal, principalmente pelo PTH.

Paratormônio – O PTH ativa a 1α-hidroxilase, a enzima que converte a 25-hidroxivitamina D na forma ativa da 1,25-di-hidroxivitamina D (1,25[OH]$_2$D). Ele também estimula a reabsorção renal de cálcio e o remodelamento ósseo.

Vitamina D – A 1,25(OH)$_2$D aumenta a absorção do Ca^{2+} dietético no intestino delgado, bem como a atividade dos osteoblastos, resultando em estimulação da reabsorção mediada pelos osteoclastos. A vitamina D desempenha um importante papel na diferenciação do promielócito no precursor osteoclástico e no osteoclasto maduro por meio do fator de diferenciação dos osteoclastos gerado pelos osteoblastos (ver Capítulo 5). Esses efeitos da vitamina D sobre a reabsorção óssea acoplada à formação óssea como parte do processo de remodelagem do osso resultam em mobilização do cálcio do esqueleto para o compartimento plasmático. Tanto o PTH quanto a vitamina D são necessários para a atuação desse sistema. No túbulo renal distal, o PTH e a vitamina D atuam em conjunto para produzir uma reabsorção praticamente completa de carga filtrada de cálcio. Essas fontes de cálcio produzem uma elevação do cálcio sérico, que, por inibição das glândulas paratireoides por retroalimentação, diminui a secreção de PTH (ver Capítulo 5).

Calcitonina – A calcitonina contrapõe-se aos efeitos do PTH e da vitamina D. Ela impede o desenvolvimento de hipercalcemia pela inibição direta da atividade dos osteoclastos, reduzindo, assim, a mobilização do cálcio e a sua liberação do esqueleto.

Regulação hormonal do equilíbrio de fosfato

O fósforo na forma de fosfato ($H_2PO_4^-$) responde por mais de 50% da massa mineral óssea. Os osteoblastos são peculiares em relação aos outros tipos de células, visto que criam um represamento mineral (cálcio-fosfato) na matriz óssea após terem sido depositados. Esse represamento causa a depleção de cálcio e fosfato do LEC ao redor dos osteoblastos, e, se a concentração local de fósforo cair para valores muito baixos, os osteoblastos tornam-se deficientes em fósforo. Em todo o corpo, o fósforo é encontrado como componente de ácidos nucleicos, fosfolipídeos, moléculas de sinalização (1,4,5-trifosfato de inositol, 4,5-bifosfato de fosfatidilinositol) e cofatores envolvidos no metabolismo energético celular (ATP, trifosfato de guanosina) e desempenha inúmeros papéis vitais na função celular. Os alimentos, seja de origem vegetal ou animal, contêm, em sua maioria, quantidades relativamente abundantes de fosfatos. As dietas balanceadas normais fornecem de 800 a 1.500 mg de fósforo por dia. O esqueleto contém 85% do fósforo corporal, e o restante encontra-se distribuído pelo LEC e pelo LIC (0,5-0,8 g). O fósforo extracelular total (cerca de 12 mg/dL é encontrado em uma forma ionizada e em uma forma não ionizada (8,5 mg/dL encontram-se na forma orgânica, e 3,5 mg/dL, na forma inorgânica). A forma inorgânica pode estar ionizada ou livre (50%); complexada com Ca^{2+}, Mg^{2+} e Na^+ (35%); ou ligada às proteínas (15%).

A homeostasia do fosfato é mantida por absorção intestinal, excreção renal, equilíbrio da troca de fosfato intracelular e extracelular e sua regulação hormonal. Em virtude de seu papel fundamental nas funções fisiológicas que necessitam de energia, a concentração extracelular de fosfato é mantida dentro de uma estreita faixa, principalmente pela regulação da excreção urinária. Quando a função renal está comprometida, a excreção diminuída de fosfato pelo rim leva à hiperfosfatemia e à estimulação da liberação de PTH pelas glândulas paratireoides (Figura 10-6).

Após absorção intestinal da dieta, a maior parte do fosfato sofre excreção urinária. Em condições fisiológicas normais, a excreção urinária de fosfato corresponde aproximadamente à ingestão de fosfato e à sua absorção da porção superior do intestino delgado. As alterações nas concentrações extracelulares de fosfato levam a um rápido ajuste na excreção renal e a ajustes mais lentos e menos regulados em sua absorção intestinal. Em condições fisiológicas normais, cerca de 80 a 90% da carga filtrada de fosfato são reabsorvidos principalmente nos túbulos proximais, com maiores taxas de reabsorção nos segmentos iniciais. A baixa ingestão dietética de fosfato pode levar a uma reabsorção de quase 100% do fosfato filtrado, enquanto uma alta ingestão dietética diminui a reabsorção tubular proximal.

A excreção de fosfato pelo rim é estimulada pelo PTH por meio de inibição da atividade de cotransporte de Na^+/PO_4^{2-} na borda em escova. A reabsorção de fosfato no túbulo proximal também pode ser diminuída pelo fator de crescimento do fibroblasto 23 (FGF23), um peptídeo produzido nos osteoblastos e nos osteócitos. O FGF23 suprime a 1-hidroxilase responsável pela síntese de $1,25(OH)_2D$ e diminui a reabsorção renal de fosfato por meio da redução da expressão dos cotransportadores de fosfato de sódio no rim e no intestino. A produção do FGF23 é estimulada pela $1,25(OH)_2D$ e por níveis elevados de fosfato. Anormalidades do FGF23 estão associadas a doenças genéticas como raquitismo hipofosfatêmico autossômico dominante.

A reabsorção renal de fosfato é aumentada pela vitamina D e pela insulina por meio da estimulação do cotransporte de Na^+/PO_4^{2-} na borda em escova e da inibição

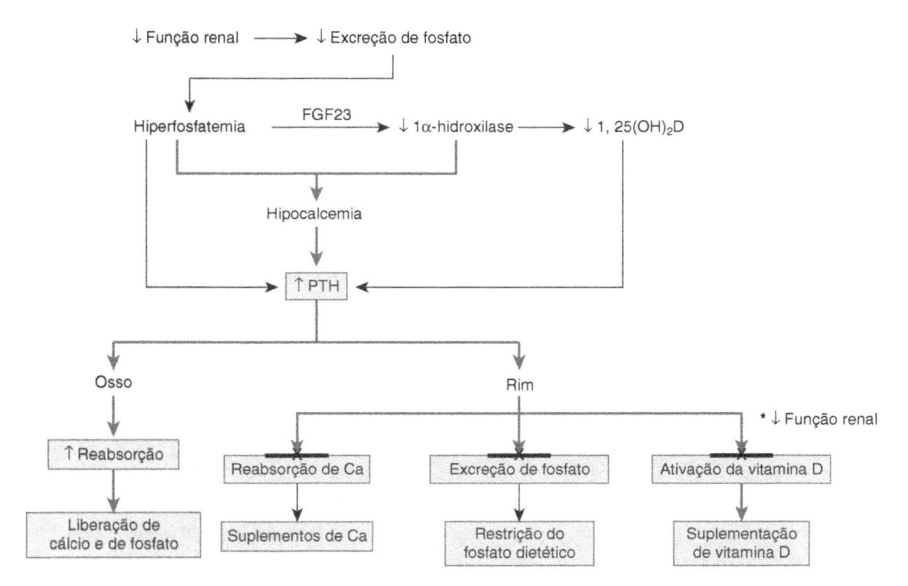

FIGURA 10-6. Equilíbrio do fosfato na insuficiência renal crônica. Quando ocorre comprometimento da função renal, a excreção diminuída de fosfato pelo rim leva ao desenvolvimento de hiperfosfatemia. A hiperfosfatemia estimula a liberação de PTH pela glândula paratireoide, bem como a liberação do fator de crescimento dos fibroblastos 23 (FGF23), que, por sua vez, suprime a atividade da 1α-hidroxilase e a ativação da vitamina D. A diminuição da 1,25(OH)$_2$D também possibilita a liberação aumentada de PTH. O PTH estimula a reabsorção óssea e a liberação de fosfato de cálcio. Devido ao comprometimento da função renal, o PTH é incapaz de estimular a reabsorção de cálcio, a excreção de fosfato ou a ativação da vitamina D. O tratamento desses pacientes exige suplementação com cálcio, controle da ingestão dietética de fosfato e suplementação de vitamina D.

da ação fosfatúrica do PTH. A vitamina D também regula a absorção intestinal de Na$^+$/PO$_4^{2-}$ na borda em escova da parte superior do intestino delgado. Por conseguinte, o PTH promove a excreção de fosfato, enquanto a vitamina D e a insulina promovem sua reabsorção renal e sua absorção intestinal. A deficiência de vitamina D resulta em excreção renal aumentada de fosfato e diminuição da absorção intestinal de fosfato e Ca^{2+}, levando a grave perda de Ca^{2+} e fosfato do osso (o principal local das reservas de ambos os minerais) devido à atividade aumentada do PTH, resultando em perda do mineral ósseo e desenvolvimento de osteomalácia. Essa situação diferencia-se da osteoporose induzida pela deficiência de Ca^{2+}.

REGULAÇÃO NEUROENDÓCRINA DA RESPOSTA AO ESTRESSE

As alterações no ambiente ou no hospedeiro que exigem adaptação envolvem a interação sincronizada de praticamente todos os aspectos descritos da função neuroendócrina. O processo de adaptação a uma agressão biológica, psicossocial ou ambiental do hospedeiro é conhecido como resposta ao estresse; no contexto agudo, também é denominado resposta de "luta ou fuga". Tornou-se evidente que, na vida moderna, essa resposta ao estresse pode ser crônica, com um custo significativo para a saúde do indivíduo. Esse desgaste da adaptação crônica a fatores estressantes diários constitui a carga alostática do indivíduo; é a homeostasia crônica "patológica" pela qual obtemos uma estabilidade à custa de um bem-estar psicossocial e físico.

A ativação crônica dos mecanismos que restabelecem a homeostasia resulta em respostas excessivas e, em alguns casos, inadequadas, que alteram, em última análise, a função de praticamente todos os sistemas orgânicos (p. ex., hipertensão, distúrbios autoimunes, síndrome metabólica) (Figura 10-7). Muitos dos efeitos desse estado descontrolado são mediados pela ativação crônica do eixo hipotalâmico-hipofisário-suprarrenal (HHSR) e do sistema nervoso simpático, produzindo alterações pronunciadas da função endócrina, como as seguintes.

Inibição da função reprodutora — A liberação aumentada do hormônio de liberação da corticotrofina (CRH) e da β-endorfina suprime a liberação de GnRH direta e indiretamente pela liberação de glicocorticoides. Os glicocorticoides elevados suprimem a liberação do GnRH, do hormônio luteinizante e do hormônio folículo-estimulante e produzem a resistência das gônadas às gonadotrofinas. Essa supressão da função gonadal torna-se evidente em pacientes com anorexia nervosa e atletas extremos.

Inibição do eixo GH-IGF-1 — A ativação crônica do eixo HHSR suprime a liberação de GH e inibe os efeitos do IGF-1 nos tecidos-alvo.

Supressão da função da tireoide — O CRH e o cortisol suprimem a produção de hormônio tireoestimulante e inibem a atividade da 5′-desiodinase periférica, levando à síndrome do eutireoidiano doente.

Desregulação do metabolismo dos substratos energéticos — A ocorrência de um aumento das catecolaminas estimula a lipólise e diminui a síntese dos triglicerídeos no tecido adiposo branco. No fígado, os níveis aumentados de epinefrina estimulam a glicogenólise hepática e, com os níveis elevados de cortisol, aumentam o débito hepático de glicose. Os níveis elevados de cortisol em decorrência da ativação do eixo HHSR aumentam a gliconeogênese, produzem resistência à insulina nos tecidos periféricos, inibem a ação lipolítica do GH e inibem a ativação óssea dos osteoblastos (remodelagem) pelos esteroides sexuais. Isso leva ao aumento da adiposidade visceral, bem como à perda da DMO e da massa corporal magra. Esse aspecto da resposta ao estresse pode ser de particular importância no tratamento de pacientes diabéticos durante períodos estressantes, como cirurgia ou infecção.

Alterações da resposta imune — A elevação significativa dos níveis circulantes de cortisol afeta praticamente todos os aspectos da resposta imune, incluindo produção de citocinas, tráfego e recrutamento dos leucócitos e produção de quimiocinas. De modo global, os glicocorticoides exercem um efeito anti-inflamatório e aumentam o risco de infecções. O CRH pode exercer efeitos pró-inflamatórios diretos sobre as células do sistema imune. A ativação do sistema nervoso autônomo também afeta a resposta imune por efeitos sobre a desmarginação dos neutrófilos e a produção de citocinas.

A ativação em curto prazo desses mecanismos de resposta ao estresse assegura uma disponibilidade de substratos energéticos para atender às demandas metabólicas aumentadas do indivíduo. Entretanto, a duração prolongada e a magnitude

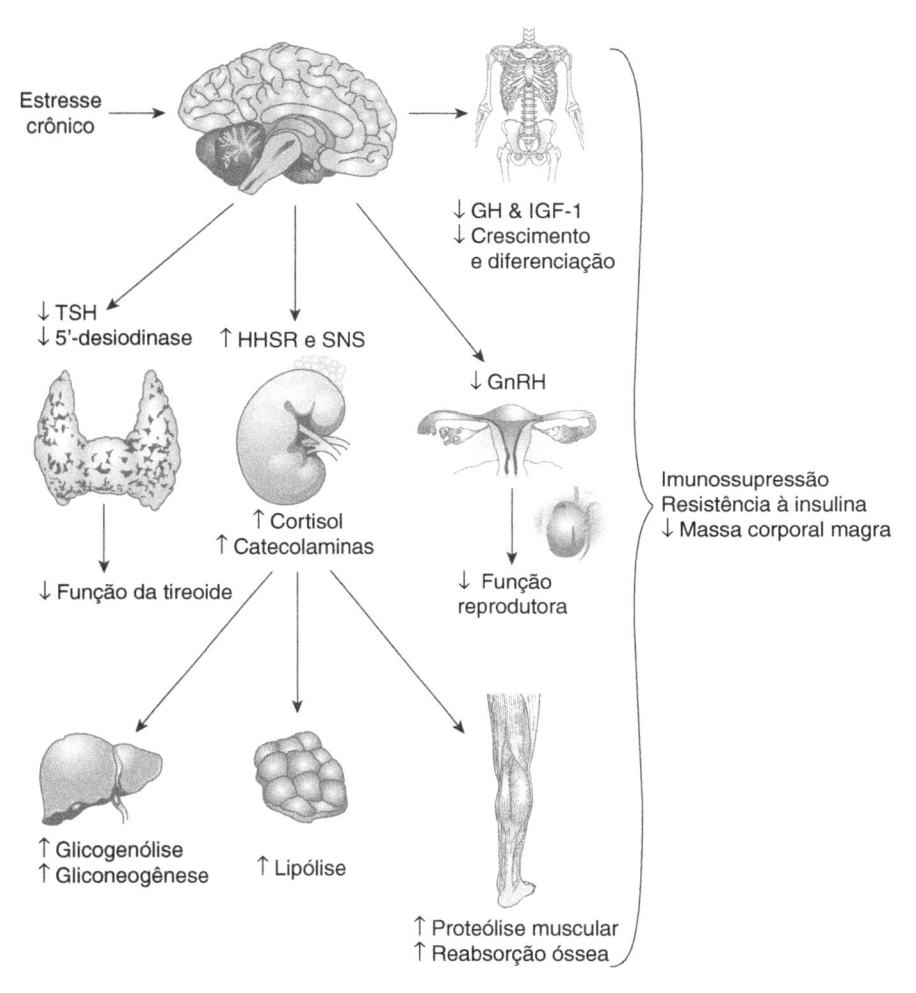

FIGURA 10-7. A ativação crônica dos mecanismos que restauram a homeostasia resulta em alterações na função de praticamente todos os sistemas de órgãos. A ativação em curto prazo desses mecanismos de resposta ao estresse assegura uma disponibilidade de substratos energéticos para atender às demandas metabólicas aumentadas do indivíduo. Entretanto, a duração prolongada e a magnitude acentuada dessas atividades levam à erosão da massa corporal magra e à lesão tecidual. SNS, sistema nervoso simpático.

acentuada dessas atividades levam à erosão da massa corporal magra e à lesão tecidual. Todavia, a atividade comprometida ou a falta de responsividade do eixo HHSR e do sistema nervoso autônomo também podem ser deletérias, como no caso dos pacientes criticamente doentes. Por conseguinte, a regulação global das respostas neuroendócrinas que mediam as funções fisiológicas envolvidas na manutenção e no restabelecimento da homeostasia é de suma importância não apenas na saúde, mas também em determinadas situações, como doença, traumatismo, cirurgia ou jejum.

CONCEITOS-CHAVE

1. A mobilização, a utilização e o armazenamento dos substratos energéticos encontram-se sob regulação neuroendócrina.

2. O glicogênio hepático e os triglicerídeos do tecido adiposo constituem os principais locais de armazenamento de energia.

3. O sistema nervoso central integra a resposta contrarreguladora a reduções agudas na disponibilidade de substratos energéticos.

4. A regulação do equilíbrio de sódio determina o controle do volume sanguíneo e da pressão arterial.

5. O rim é responsável pela homeostasia em longo prazo do potássio e pelas concentrações séricas de potássio.

6. A insulina e as catecolaminas regulam a distribuição celular do potássio.

7. Os níveis séricos de cálcio são estritamente regulados por efeitos mediados por hormônios sobre o osso.

8. O fosfato é regulado principalmente por efeitos sobre a excreção renal.

QUESTÕES PARA ESTUDO

10-1. Qual das seguintes respostas neuroendócrinas contribui para suprir as demandas energéticas aumentadas durante o exercício?
   a. Estimulação da síntese hepática do glicogênio pelo glucagon.
   b. Estimulação da glicogenólise hepática pela epinefrina.
   c. Estimulação da liberação de insulina induzida pela norepinefrina.
   d. Inibição da gliconeogênese pelo cortisol.

10-2. Qual dos seguintes processos ocorre imediatamente após uma refeição balanceada?
   a. Supressão da liberação de insulina pelo pâncreas.
   b. Aumento na captação de glicose pelo músculo e pelo tecido adiposo.
   c. Aumento da glicogenólise hepática.
   d. Supressão da lipogênese.

10-3. A ativação do sistema renina-angiotensina-aldosterona durante a perda de volume intravascular efetivo resulta em todos os seguintes efeitos, exceto:
   a. Aumento da retenção renal de sódio e líquido.
   b. Potencialização da atividade do sistema nervoso simpático.
   c. Venodilatação periférica.
   d. Aumento da liberação de ADH.

10-4. A regulação do conteúdo corporal e da distribuição do K^+ pode ser afetada por todos os seguintes processos, exceto:
   a. Aumento da excreção de K^+ induzida pela aldosterona.
   b. Estimulação do efluxo intracelular de K^+ pela insulina.
   c. Estimulação β-adrenérgica da Na^+/K^+-ATPase da membrana celular.
   d. Alterações súbitas da osmolaridade plasmática.

10-5. Os mecanismos envolvidos na regulação do equilíbrio do fosfato inorgânico (Pi) incluem:
   a. Estimulação da excreção de Pi pelo PTH.
   b. Diminuição da reabsorção tubular proximal pela vitamina D.
   c. Supressão da reabsorção tubular proximal de Pi pela insulina.
   d. Inibição da absorção intestinal de Pi pela vitamina D.

LEITURAS SUGERIDAS

Ahima RS, Flier JS. Leptin. *Annu Rev Physiol*. 2000;62:413.

Friedman JM. Obesity in the new millennium. *Nature*. 2000;404:632.

Frühbeck G, Gómez-Ambrosi J, Muruzábal FJ, Burell MA. The adipocyte: a model for integration of endocrine and metabolic signaling in energy metabolism regulation. *Am J Physiol Endocrinol Metab*. 2001;280:E827.

Gennari F. Current concepts: hypokalemia. *N Engl J Med*. 1998;339:451.

Habib KE, Gold PW, Chrousos GP. Neuroendocrinology of stress. *Endocrinol Metab Clin North Am*. 2001;30:695.

Havel PJ. Peripheral signals conveying metabolic information to the brain: short-term and long-term regulation of food intake and energy homeostasis. *Exp Biol Med*. 2001;226:963.

Hillebrand JJ, de Wied D, Adan RA.Neuropeptides, food intake and body weight regulation: a hypothalamic focus. *Peptides*. 2002;23:2283.

Kojima M, Kangawa K. Ghrelin: structure and function. *Physiol Rev*. 2005;85:495.

Jequier E. Leptin signaling, adiposity, and energy balance. *Ann N Y Acad Sci*. 2002;967:379.

Kopelman PG. Obesity as a medical problem. *Nature*. 2000;404:635.

Liu Z, Barrett EJ. Human protein metabolism: its measurement and regulation. *Am J Physiol Endocrinol Metab*. 2002;283:E1105.

Margetic S, Gazzola C, Pegg GG, Hill RA. Leptin: a review of its peripheral actions and interactions. *Int J Obes Relat Metab Disord*. 2002;26:1407.

Mora S, Pessin JE. An adipocentric view of signaling and intracellular trafficking. *Diabetes Metab Res Rev*. 2002;18:345.

Tsao TS, Lodish HF, Fruebis J. ACRP30, a new hormone controlling fat and glucose metabolism. *Eur J Pharmacol*. 2002;440:213.

Wilding JPH. Neuropeptides and appetite control. *Diabet Med*. 2002;19:619.

Apêndice: valores normais dos parâmetros metabólicos e das provas de função endócrina

TABELA A. Valores séricos e plasmáticos

Hormônio	Tempo/condição da amostra	Valor ou faixa normal SI (unidades tradicionais)
ACTH	8h00	< 18 pmol/L (< 80 pg/mL)
Aldosterona	8h00	< 220 pmol/L (< 8 ng/dL)
Potássio		3,5-5,0 mmol/L (3,5-5,0 mEq/L)
Angiotensina II	8h00	10-30 nmol/L (10-30 pg/mL)
Arginina vasopressina	Aporte de líquido aleatório	1,5-5,6 pmol/L (1,5-6 ng/L)
Osmolaridade plasmática		285-295 mOsmol/L
Sódio		136-145 mmol/L (136-145 mEq/L)
Cortisol	8h00	140-690 nmol/L (5-25 µg/dL)
	16h00	80-330 nmol/L (3-12 µg/dL)
DHEA		7-31 nmol/L (2-9 µg/L)
DHEAS		1,3-6,7 µmol/L (500-2.500 µg/L)
17-hidroxiprogesterona	Mulheres	
	Folicular	0,6-3 nmol/L (0,20-1 µg/L)
	Lútea	1,5-10,6 nmol/L (0,5-3,5 µg/L)
	Homens	0,2-9 nmol/L (0,06-3 µg/L)
Cálcio	Soro	2,2-2,6 mmol/L (9-10,5 mg/dL)
Fósforo	Inorgânico	1,0-1,4 mmol/L (3-4,5 mg/dL)
Vitamina D		40-160 pmol/L (16-65 pg/mL)
Calcitonina		< 50 ng/mL (< 50 pg/mL)
Glucagon		50-100 ng/mL (50-100 pg/mL)
Insulina	Jejum durante a noite	43-186 pmol/L (6-26 µU/mL)
Glicose	Jejum durante a noite	4,2-6,4 mmol/L (75-115 mg/dL)
β-OH butirato		< 300 µmol/L (< 3 mg/dL)
Lactato	Plasma venoso	0,6-1,7 mmol/L (5-15 mg/dL)
Ácidos graxos	Livres	180 mg/L (< 18 mg/dL)

(Continua)

TABELA A. Valores séricos e plasmáticos (*Continuação*)

Hormônio	Tempo/condição da amostra	Valor ou faixa normal SI (unidades tradicionais)
Androstenediona	Mulheres	3,5-7,0 nmol/L (1-2 ng/mL)
	Homens	3,0-5,0 nmol/L (0,8-1,3 ng/mL)
Estradiol	Mulheres	70-220 pmol/L (20-60 pg/mL)
	Homens	< 180 pmol/L (50 pg/mL)
Progesterona	Mulheres	
	Pico lúteo	> 16 nmol/L (75 ng/mL)
	Homens, meninas pré-púberes, mulheres na pós-menopausa	< 6 nmol/L (< 2 ng/mL)
Testosterona	Mulheres	< 3,5 nmol/L (< 1 ng/mL)
	Homens	10-35 nmol/L (3-10 ng/mL)
	Meninos e meninas pré-púberes	0,17-0,7 nmol/L (0,05-0,2 ng/mL)
FSH	Mulheres (idade reprodutiva)	5-20 UI/L (5-20 mUI/mL)
	Pico ovulatório	12-30 UI/L (12-30 mUI/mL)
	Mulheres na pós-menopausa	12-30 UI/L (12-30 mUI/mL)
	Homens maduros	5-20 UI/L (5-20 mUI/mL)
LH	Mulheres (idade reprodutiva)	5-25 UI/L (5-25 mUI/mL)
	Pico ovulatório	25-100 UI/L (25-100 mUI/mL)
	Mulheres na pós-menopausa	> 50 UI/L (> 50 mUI/mL)
	Homens maduros	5-20 UI/L (5-20 mUI/mL)
β-hCG	Homens e mulheres não grávidas	< 3 UI/L
Ocitocina	Aleatório	1-4 pmol/L (1,25-5 pg/mL)
	Pico ovulatório	4-8 pmol/L (5-10 ng/mL)
Prolactina		2-15 µg/L (2-15 ng/mL)
GH	Após 100 g de glicose VO	< 5 µg/L (< 5 ng/mL)
TSH		0,4-5 mU/L (0,4-5 µU/mL)
Tiroxina (T$_4$)		64-154 nmol/L (5-12 µg/dL)
Tri-iodotironina (T$_3$)		1,1-2,9 nmol/L (70-190 ng/dL)
T$_3$ reversa		0,15-0,61 nmol/L (10-40 ng/dL)
Captação de resina de T$_3$		25-35%

VO, por via oral.
SI: Sistema Internacional de Unidades.

Conversões:

$$\text{mmol/L} = \frac{\text{mg/dL} \times 10}{\text{peso atômico}}$$

$$\text{mg/dL} = \frac{\text{mmol/L} \times \text{peso atômico}}{10}$$

TABELA B. Níveis urinários

Hormônio ou metabólito	Quantidade excretada
Aldosterona	14-53 nmol/dia (5-19 µg/dia)
Cortisol livre	55-275 nmol/dia (20-100 µg/dia)
17-hidroxicorticosteroides	5,5-28 µg/dia (2-10 mg/dia)
17-cetosteroides	Homens: 24-88 µmol/dia (7-25 mg/dia)
	Mulheres: 14-52 µmol/dia (4-15 mg/dia)
Catecolaminas livres	< 590 nmol/dia (< 100 µg/dia)
Epinefrina	< 275 nmol/dia (< 50 µg/dia)
Metanefrinas	< 7 µmol/dia (< 1,3 mg/dia)
Ácido vanilmandélico (VMA)	< 40 µmol/dia (< 8 mg/dia)

Respostas das questões para estudo

CAPÍTULO 1

1-1. (b) Os hormônios ligam-se a receptores específicos em suas células-alvo. Os hormônios lipossolúveis ligam-se a receptores intracelulares. A ligação do hormônio a proteínas de ligação aumenta sua meia-vida. Os hormônios peptídicos ligam-se a receptores de membrana celular. Os hormônios tireoidianos são os únicos hormônios não esteroides que se ligam a receptores intracelulares. Eles são transportados para dentro da célula.

1-2. (e) As alterações nos níveis plasmáticos de minerais e nutrientes (p. ex., cálcio ou glicose) afetam a liberação de hormônios. Os tumores hipofisários podem resultar em produção hormonal deficiente ou excessiva. Voos transatlânticos podem interferir nos ritmos circadianos, alterando a liberação de hormônios. O exercício vigoroso (como no treinamento para as Olimpíadas) está associado a uma diminuição na liberação de GnRH.

1-3. (d) Os hormônios podem inibir sua própria liberação por meio de um mecanismo autócrino. O substrato regulado por um hormônio (p. ex., cálcio ou glicose) regula diretamente a liberação de insulina e paratormônio. A regulação por retroalimentação negativa pode ocorrer em nível do órgão que libera o hormônio, na hipófise ou no hipotálamo. A inibição por retroalimentação pode ser exercida por nutrientes (cálcio) e hormônios (cortisol).

1-4. (c) A estrutura do hormônio determina a localização de seu receptor. Esse grande peptídeo glicosilado não pode atravessar a membrana plasmática, então irá se ligar a um receptor de membrana celular. Ele provavelmente irá sofrer degradação, portanto não será excretado em sua forma intacta na urina. Os hormônios não se ligam diretamente à adenilato-ciclase. Eles se ligam a receptores que se acoplam com diversos mecanismos de sinalização.

1-5. (d) A resposta à ligação de um hormônio a um receptor acoplado à proteína G é determinada pela subunidade alfa. A ligação de um hormônio a um receptor acoplado a uma $G\alpha_s$ resultará em ativação da adenilato-ciclase e aumento do AMPc. A ligação a uma $G\alpha_q$ resultará em estimulação da fosfolipase C. A ligação de um hormônio ao GPCR não produz ativação da tirosina-quinase. A ligação a canais regulados por ligantes produz alterações no fluxo de Na.

CAPÍTULO 2

2-1. (b) O débito urinário é 10 vezes maior do que o normal (1,5 L/dia). Esse paciente sofreu traumatismo cranioencefálico que provocou a ruptura do eixo hipotalâmico-neuro-hipofisário. O grande volume de urina resulta da liberação diminuída de AVP e da diminuição da reabsorção de água (diabetes insípido neurogênico). Os níveis séricos de sódio e a osmolaridade plasmática estarão elevados devido à perda excessiva de água.

2-2. (b) O grande volume de urina diluída (baixo nível de sódio e osmolalidade baixa) corresponde à descrição da apresentação clínica desse paciente.

2-3. (c) O problema desse paciente está mais provavelmente associado a uma diminuição da reabsorção de água livre devido à falta de inserção da aquaporina 2 estimuladora de AVP na membrana luminal do ducto coletor. Os baixos níveis de AVP refletem a baixa produção e liberação de AVP. Sem uma estimulação adequada do receptor mediada pela AVP, não há razão para se esperar a liberação urinária aumentada de AMPc. Nada sugere que haja aumento da reabsorção de sódio nesse paciente.

2-4. (c) Durante toda a gestação, as alterações uterinas tornam o tecido mais responsivo à estimulação dos receptores de ocitocina. Isso resulta de síntese aumentada de prostaglandinas, diminuição da expressão dos receptores β-adrenérgicos, aumento da formação de junções comunicantes e expressão aumentada dos receptores de ocitocina. Essas alterações resultam do aumento dos níveis de estrogênio durante a gravidez.

2-5. (d) Esse paciente apresenta baixos níveis de sódio e diagnóstico diferencial de síndrome de SIADH. A SIADH consiste na liberação excessiva e inapropriada de hormônio antidiurético apesar da ausência de sinal fisiológico (aumento da osmolaridade ou diminuição do volume sanguíneo). Esse indivíduo terá um baixo volume de urina muito concentrada.

CAPÍTULO 3

3-1. (b) Esse paciente apresenta anormalidades visuais e aumento da sela turca, sugerindo aumento da hipófise. É importante lembrar a estreita relação anatômica da glândula com o quiasma óptico. A queixa de diminuição da libido nos últimos 6 a 9 meses sugere diminuição da testosterona, que, por sua vez, resulta de produção excessiva de prolactina, que suprime a liberação do GnRH. Não há sinais de problemas de equilíbrio hídrico. Também não há indicações de alteração na produção de glicocorticoides (nenhuma alteração dos níveis de glicose) ou na liberação de hormônio do crescimento (nenhuma anormalidade metabólica ou no crescimento dos tecidos moles). A liberação aumentada de LH resultaria em aumento da produção de testosterona, o que não estaria associado a uma diminuição da libido.

3-2. (c) Trata-se de uma mulher jovem em idade fértil que apresenta problemas visuais e infertilidade. Esse quadro provavelmente está associado a níveis elevados de prolactina. Não há qualquer outra indicação de anormalidade da função endócrina.

3-3. (b) Pode-se esperar que a laceração da eminência mediana provoque ruptura da circulação porta hipotalâmico-hipofisária, diminuindo a liberação de GHRH e, em consequência, de IGF-1. Deve-se esperar que a liberação diminuída de dopamina na adeno-hipófise resulte em aumento da prolactina em decorrência da remoção do tônus inibitório dos lactotrofos. O PTH não é controlado pelo hipotálamo e, portanto, não deve ocorrer qualquer alteração em seus níveis.

3-4. (c) O GH exerce seus efeitos mais importantes sobre o crescimento longitudinal durante a infância. O crescimento intrauterino é modestamente afetado por níveis diminuídos de GH. De modo semelhante, o ganho de peso no início da vida pós-natal não depende da ação do GH. A hiperglicemia e o comprometimento da tolerância à glicose, bem como a voz mais grave, constituem manifestações da liberação excessiva de GH na vida adulta.

3-5. (e) A subunidade α do FSH é idêntica à do TSH. É a subunidade β que confere ao hormônio sua especificidade. Por conseguinte, um hormônio recombinante terá os efeitos atribuídos à subunidade β do TSH. Assim, a atividade do simportador de Na/I, a síntese de tireoglobulina e a liberação de T_4 devem aumentar, porém sem afetar a luteólise ou a ovulação.

CAPÍTULO 4

4-1. (c) A apresentação clínica dessa paciente é compatível com hipertireoidismo (inquietação, nervosismo, insônia, taquicardia, tremores e mãos quentes e úmidas) associado ao bócio (aumento da glândula tireoide). Você espera obter um nível elevado de T_3, níveis baixos ou normais de rT_3 (a forma menos ativa do hormônio) e um nível muito baixo de TSH, devido à inibição por retroalimentação negativa.

4-2. (c) A cintilografia com iodo radioativo revelou uma concentração maior de iodo radioativo, visto que se trata de uma glândula em que todas as etapas da síntese de hormônio tireoidiano estão totalmente estimuladas. Os títulos séricos positivos de TSI confirmam uma estimulação constante do receptor de TSH. O receptor de TSH é um GPCR que se acopla com a adenilato-ciclase, resultando em aumento do AMPc com estimulação. Não deve haver qualquer alteração nos níveis de proteína de ligação dos hormônios tireoidianos, nem infrarregulação do simportador de Na/I. A ação aumentada do hormônio tireoidiano não resulta de aumento da desiodação da T_4 em T_3 no fígado.

4-3. (d) Esse paciente procura uma clínica rural com queixa de fadiga, constipação intestinal, letargia e intolerância ao frio. Todos esses sintomas são sugestivos de redução da função da tireoide. Ele segue uma dieta com baixo teor de sal e tem uma alimentação predominantemente vegetariana, com água obtida de um poço local. Tudo isso sugere um baixo teor de iodeto na dieta. A massa aumentada de crescimento lento no pescoço, com a história, é compatível com hipotireoidismo causado por consumo diminuído de iodo na dieta e, consequentemente, diminuição da concentração de iodo nas células foliculares.

4-4. (c) A apresentação clínica dessa paciente é compatível com hipertireoidismo (inquietação, nervosismo, insônia, taquicardia, tremores e mãos quentes e úmidas). O aumento da glândula tireoide em uma paciente com hipertireoidismo é altamente sugestivo de doença de Graves. Você deve esperar obter um nível elevado de T_3, um nível baixo ou normal de rT_3 (a rT_3 está aumentada na presença de doença crônica ou privação nutricional), supressão do TSH (devido à retroalimentação negativa) e títulos aumentados de imunoglobulina estimulante da tireoide circulante.

CAPÍTULO 5

5-1. (b) O fator precipitante nesse paciente jovem e saudável nos demais aspectos é a desidratação. Ele apresenta níveis elevados de PTH (provavelmente um problema que já existia). O nível elevado de PTH está associado a um aumento da reabsorção óssea, resultando em níveis séricos aumentados de cálcio (e consequentemente de cálcio filtrado), que, com a desidratação, levaram à formação de cálculos renais (motivo da dor e da presença de sangue na urina quando os eliminou). Você deve esperar um baixo nível sérico de Pi, visto que o PTH promove a excreção de Pi. Os níveis elevados de PTH estimulariam a síntese de vitamina D e, portanto, a absorção intestinal de cálcio. A excreção urinária de cálcio provavelmente reflete um processo de reabsorção que foi sobrepujado pelo excesso de cálcio filtrado. Deve-se esperar que o aumento da reabsorção e do remodelamento ósseos esteja associado a um aumento dos níveis séricos de fosfatase alcalina.

5-2. (d) Esse paciente apresenta uma produção excessiva de PTH, que não é mais controlada por níveis plasmáticos elevados de cálcio. Por conseguinte, há uma perda da regulação da liberação de PTH por retroalimentação negativa. Esse paciente provavelmente apresenta aumento da liberação de calcitonina. O PTH promove o recrutamento e a diferenciação dos pré-osteoclastos, e não a apoptose dos osteoclastos. A atividade da 24-hidroxilase (nos rins) seria responsiva aos níveis elevados de cálcio, mas não a da 25-hidroxilase (no fígado).

5-3. (a) Essa paciente idosa apresenta uma história de neoplasia maligna com metástases para o osso. Espera-se que a reabsorção óssea esteja elevada. Isso explica por que os níveis de PTH estão baixos (suprimidos pelo nível elevado de cálcio). O fosfato está elevado, visto que ele é liberado durante a reabsorção óssea com o cálcio. Os níveis de fosfatase alcalina aumentam durante a reabsorção óssea.

5-4. (c) A hipercalcemia da neoplasia maligna é causada por um aumento do peptídeo relacionado com o PTH, e não pelo próprio PTH.

5-5. (d) A maior parte do Ca^{2+} ligado às proteínas está ligada à albumina, e essa interação é sensível a mudanças do pH sanguíneo. A acidose resulta em diminuição da ligação do Ca^{2+} às proteínas e aumento do Ca^{2+} "livre" ou ionizado no plasma. A alcalose resulta em aumento da ligação do Ca^{2+} e diminuição do Ca^{2+} ionizado no plasma. A hiperventilação leva ao desenvolvimento de alcalose respiratória e, por sua vez, a uma redução do cálcio ionizado. Por exemplo, o canal de Na^+ regulado por voltagem depende da concentração extracelular de Ca^{2+}. A manutenção de níveis estáveis de Ca^{2+} é de importância crítica para a função fisiológica normal. As concentrações plasmáticas diminuídas de Ca^{2+} reduzem o limiar de voltagem para a descarga do potencial de ação, resultando em hiperexcitabilidade neuromuscular. Isso pode resultar em dormência e formigamento das pontas dos dedos das mãos, dos dedos dos pés e da região perioral, ou em câimbras musculares.

5-6. (c) As estratégias médicas para o tratamento da osteoporose incluem apoptose dos osteoclastos mediada por bisfosfonatos, supressão da atividade dos osteoclastos pela calcitonina, aumento da diferenciação dos osteoblastos por moduladores seletivos dos receptores de estrogênio e aumento da absorção intestinal de Ca^{2+} (mas não de sua secreção) mediada pela vitamina D.

CAPÍTULO 6

6-1. (a) Esse indivíduo apresenta manifestações clínicas de excesso de cortisol, o qual diminui no teste de supressão com dexametasona, sugerindo que a fonte de estimulação para a produção de cortisol se encontra no eixo HHSR. A produção elevada de cortisol indica que não houve destruição do córtex suprarrenal. O problema não é congênito; foi identificado com 49 anos de idade. A produção de ACTH no pulmão é improvável, visto que respondeu ao teste de supressão com dexametasona. Todas as manifestações clínicas do paciente refletem um aumento do cortisol, e não da aldosterona.

6-2. (c) A apresentação dessa paciente sugere elevação do cortisol, manifestada por ganho de peso e níveis elevados de glicose, porém com todos os outros parâmetros dentro da faixa normal. A elevação da pressão arterial pode ser causada por um aumento de atividade mineralocorticoide em consequência do excesso de cortisol. A paciente tem menstruações normais, excluindo a probabilidade de prolactinoma como causa. O carcinoma de pulmão metastático tende a estar associado a uma perda, e não a um ganho de peso. O consumo excessivo de alcaçuz estaria associado a níveis séricos mais elevados de sódio (que estão normais nessa paciente). A doença de Graves é altamente improvável, visto que a paciente não apresenta qualquer manifestação clínica de excesso da função da tireoide; ela tem ganho de peso e hiperglicemia.

6-3. (d) A ocorrência de cefaleias episódicas, associadas a uma pressão arterial elevada, com todos os outros parâmetros dentro da faixa normal, sugere um aumento da liberação de catecolaminas, mais provavelmente por feocromocitoma. Isso também é sugerido pela massa suprarrenal que, em resposta à manipulação, libera catecolaminas (elevação da pressão arterial durante a cirurgia). Esse paciente provavelmente teve um aumento das catecolaminas livres ou metabólitos na urina.

6-4. (d) Nesse caso, o paciente apresenta pressão arterial elevada, níveis altos de sódio e níveis baixos de potássio. Isso sugere um aumento da atividade da aldosterona e exclui a probabilidade de feocromocitoma como causa da hipertensão. Os valores de renina estão baixos, de modo que a produção de aldosterona não é secundária à estimulação da angiotensina II. Esse paciente não relatou o uso de medicação, excluindo, assim, a síndrome de Cushing iatrogênica. Os níveis plasmáticos de glicose estão normais, razão pela qual não se espera qualquer aumento do cortisol, excluindo a possibilidade de adenoma hipofisário. A deficiência de 21-hidroxilase resultaria em diminuição da atividade mineralocorticoide. A apresentação clínica do paciente pode ser explicada por um adenoma suprarrenal produzindo aldosterona em excesso.

CAPÍTULO 7

7-1. (c) A hipoglicemia induzida por insulina pode ser causada pela autoadministração de insulina (em uma tentativa de suicídio) ou pela liberação excessiva de insulina por um insulinoma. No caso de um insulinoma, o peptídeo C é liberado em uma razão de 1:1 com a insulina. A medição dos níveis de peptídeo C refletirá a produção endógena aumentada de insulina.

7-2. (e) Trata-se de uma apresentação clínica de coma não cetótico hiperosmolar hiperglicêmico. Isso é mais frequentemente observado no diabetes tipo 2.

7-3. (b) Trata-se de uma apresentação clínica de hiperglicemia (mais provavelmente porque a paciente é diabética e teve uma infecção recente que desencadeou uma resposta de estresse, contribuindo para a hiperglicemia). A paciente está desidratada e provavelmente irá apresentar um aumento da osmolaridade plasmática devido à hiperglicemia.

7-4. (c) A bomba de insulina deixou de funcionar em um indivíduo que depende da insulina para o controle da glicemia. É provável que o paciente apresente hiperglicemia, devido à falta de insulina. Os níveis de glucagon provavelmente estarão baixos, em razão da hiperglicemia. Na ausência de insulina, a degradação de glicogênio prossegue sem qualquer oposição. A cetoacidose diabética constitui uma complicação mais frequente em pacientes com diabetes tipo 1. A falta de insulina resulta em aumento dos níveis circulantes de ácidos graxos livres e aminoácidos gliconeogênicos. Esse aumento ultrapassa a capacidade de sua utilização metabólica pelo fígado, levando ao acúmulo de corpos cetônicos no sangue (cetoacidose diabética) e à sua excreção na urina. A cetoacidose diabética é desencadeada por infecções, interrupção da insulina ou uso de insulina inadequado, diabetes de início recente (não tratado) e outros eventos, como o estresse associado à cirurgia.

CAPÍTULO 8

8-1. (c) A apresentação desse paciente jovem com níveis diminuídos de testosterona explica por que ele não desenvolveu as características sexuais secundárias normais para sua idade. O aumento na produção de estradiol teria levado ao fechamento das epífises.

8-2. (c) A estatura muito alta e o comprimento excessivo dos braços em consequência do fechamento tardio das placas de crescimento das epífises são causados pela produção diminuída de estradiol no osso.

8-3. (b) Os testículos de pequeno tamanho em um homem que faz uso de análogos hormonais para aumentar a massa muscular (presumivelmente análogos de androgênios) devem estar associados a uma retroalimentação negativa no hipotálamo e na hipófise, resultando em diminuição do hormônio FSH e do LH. O FSH é responsável pelo crescimento dos túbulos seminíferos e, portanto, pelo tamanho dos testículos e pela espermatogênese.

8-4. (c) A leptina liberada pelo tecido adiposo é um fator permissivo para o início da puberdade. Os esquemas de exercícios vigorosos ou a desnutrição que levam a uma diminuição da massa de gordura estão associados a um início tardio da puberdade.

CAPÍTULO 9

9-1. (d) A hCG é o hormônio da gravidez e deve estar elevada com dois meses de gestação. Os níveis de progesterona também estarão elevados devido à produção combinada pelo corpo lúteo e pela placenta.

9-2. (a) O estriol é um reflexo da saúde da unidade feto-placentária, visto que sua síntese requer a síntese do precursor pela mãe e o metabolismo pela placenta e pelo feto. Os níveis maternos de hCG constituem um índice útil do estado funcional do trofoblasto (saúde da placenta).

9-3. (d) Essa apresentação clínica de sangramento excessivo após o parto, associada a outras manifestações sugestivas de deficiência hormonal adicional (fadiga, ganho ponderal), é compatível com uma grave redução da perfusão na eminência mediana, resultando em diminuição da função adeno-hipofisária causada por isquemia. Os baixos níveis de T_3 seriam resultado da liberação diminuída de TSH pela adeno-hipófise. O esperado seria uma diminuição do LH, do FSH (e, consequentemente, do estrogênio) e do ACTH, enquanto a prolactina pode estar baixa ou normal (dependendo da extensão da lesão celular).

9-4. (d) As alterações da menopausa nas mulheres resultam da diminuição da função ovariana, da diminuição do estrogênio e da remoção da retroalimentação negativa, levando a um aumento na produção e na liberação do LH e do FSH.

CAPÍTULO 10

10-1. (b) As demandas energéticas aumentadas durante o exercício são supridas pela estimulação neuroendócrina da glicogenólise e pela inibição simpática da liberação de insulina. O glucagon estimula a gliconeogênese (mas não a síntese de glicogênio), enquanto o cortisol facilita (não inibe) a gliconeogênese.

10-2. (b) Imediatamente após uma refeição balanceada, ocorre aumento da liberação de insulina, resultando em aumento do transporte de glicose no tecido adiposo e no músculo esquelético. O aumento dos níveis de insulina suprime a glicogenólise e estimula a lipogênese.

10-3. (d) A ativação do sistema renina-angiotensina-aldosterona durante a perda de volume intravascular efetivo resulta em aumento da retenção renal de sódio e líquido pela reabsorção aumentada de Na e água, potencialização da atividade do sistema nervoso simpático, constrição venosa (contração do músculo liso vascular mediada pela angiotensina) e aumento da liberação de ADH em resposta ao volume sanguíneo diminuído (que é aumentado pela angiotensina).

10-4. (b) A regulação do conteúdo corporal e da distribuição do K^+ é afetada pelo aumento da excreção de K^+ induzido pela aldosterona, em troca de Na; pela insulina, em estimulação direta do influxo (e não efluxo) intracelular de K^+ por meio da ativação do antiportador de Na/H; pela estimulação do receptor α-adrenérgico, produzindo um desvio de K^+ para fora da célula; e pelas alterações súbitas na osmolaridade plasmática. Alterações súbitas na osmolaridade plasmática promovem a redistribuição de água entre o LIC e o LEC. Esse movimento de água para fora da célula cria um fenômeno de dragagem por solvente, extraindo o K^+ da célula e, portanto, aumentando os níveis séricos de K^+.

10-5. (a) O PTH é o principal fator na regulação do equilíbrio do Pi, principalmente por meio de sua excreção renal.

Índice

Os números de páginas seguidos por *f* e *t* indicam figuras e tabelas, respectivamente.

A

ABP. *Ver* Proteína de ligação dos androgênios (ABP)
Absorciometria por raios X de dupla energia (DEXA), 125
AC. *Ver* Adenilato-ciclase (AC)
Acetilcolina, 15, 17*f*
Ácido homovanílico (HVA), 158
Ácido lisofosfatídico, 12
Ácido vanililmandélico (VMA), 158
Ácinos, 167
Ações antiestrogênicas da progesterona, 240
Acrossoma, reação do, 232
ACTH. *Ver* Hormônio adrenocorticotrófico (ACTH)
Adenilato-ciclase (AC), 9, 10, 12, 38
Adeno-hipófise, 49. *Ver também* Hipófise anterior
Adenoma hipofisário, 69-70
Adenomas hipofisários produtores de hormônios, 69-70
Adenomas secretores de TSH, 93
ADH. *Ver* Hormônio antidiurético (ADH)
Adipócitos, 8, 76
Adrenalina. *Ver* Epinefrina (adrenalina)
Aferentes viscerais, 31
Afinidade, 7, 8
AG. *Ver* Aparelho de Golgi (AG)
Água, equilíbrio de
  anormalidades, 273
  hormônio antidiurético (ADH), 272
  regulação hormonal, 271-273, 271*f*
Aldosterona, 2*f*, 14*f*, 18*f*, 272, 274
Aldosterona-sintase, 136
Alfa-adrenérgicos, receptores, 158-159, 159*t*
Alvo da rapamicina em mamíferos (mTOR), 177
AMH. *Ver* Hormônio antimülleriano (AMH)
Amilina, 182
Aminas, 3
Aminoácidos
  hormônios derivados, 5
AMPc. *Ver* Monofosfato de 3′,5′-adenosina cíclico (AMPc)
Androgênios. *Ver* Androgênios suprarrenais
Androgênios femininos, 222, 224
Androgênios suprarrenais, 134, 142
  androgênios femininos, 222, 224
  doenças, 154
  efeitos fisiológicos, 148
  metabolismo, 142
  síntese, 135*f*, 136, 142
Andropausa, 210
Angiotensina II, 272
ANP. *Ver* Peptídeo natriurético atrial (ANP)
Anticorpos, níveis na doença tireoidiana, 96
Aparelho de Golgi (AG), 32, 33*f*
Apoptose, 34
Aquaporinas (AQP2), 38, 40*t*
Arginina vasopressina (AVP), 2*f*, 9, 28, 30, 32, 33*f*, 34, 36*t*, 38
  controle da liberação, 41-43, 42*f*
  distúrbios da produção, 44-45
  efeitos fisiológicos, 38-41, 39*f*, 40*t*, 41*f*
  efeitos vasoconstritores, mecanismo celular, 38-41, 39*f*
  equilíbrio hídrico, 272
  receptores, 38
  síntese e processamento, 33*f*
Armazenamento de energia, regulação neuroendócrina, 254-255
Aromatase, 199
Aspiração com agulha fina, 96
Ativinas, 199, 224
Autócrina, 6
  sinalização, 5*f*

AVP. *Ver* Arginina vasopressina (AVP)
AVP e conservação de água, 38-41, 39f
AVP e efeitos vasoconstritores, 38-41, 41f

B

Barreira "hematotesticular", 192
Biguanidas, diabetes e, 184-185
Bisfosfonatos, osteoporose e, 126
Blastocisto, 232
Bócio, 92

C

Ca^{2+}
  influxo de, 10
  paratormônio e reabsorção, 106-107, 107f
Calbindina-D_{28K}, 107-108
Cálcio
  citosólico, 113
  distribuição plasmática, 114, 114f
  equilíbrio, 116f
    ingestão, distribuição e excreção, 277
    regulação hormonal, 277
    homeostasia (*Ver* Cálcio, homeostasia do)
  reguladores, 121t
Cálcio, homeostasia do, 113-126, 114f, 277
  avaliação, 124t
  intestino e, 115
  osso, 115
  papel da calcitonina, 119-121
  papel da vitamina D, 117-119
  regulação hormonal, 115-117
  rins e, 115
Cálcio citosólico, 114
Cálcio intracelular (citosólico), 114
Calcitonina, 77, 101, 116
  doença, 120-121
  efeitos celulares, 120
  na homeostasia do cálcio, 119-121, 277
  osteoporose e, 125
  receptores, 120
Calcitriol, 117
Calmodulina, 12, 37f
Canais epiteliais de Na⁺ (CENa), 147f
Canais iônicos regulados por ligantes, 9
Catabólica, fase, 254, 262
Catecolaminas, 8, 10
  doenças, 162
  efeitos celulares, 158-160
  efeitos fisiológicos, 161

equilíbrio de potássio, 276
liberação, 157-158
química e biossíntese, 155, 156f, 157f
transporte e metabolismo, 158
Catecol-*O*-metiltransferase (COMT), 155, 157f, 158
CBG. *Ver* Globulina de ligação do cortisol (CBG)
Células C, 76, 77
Células parafoliculares ou C, 76, 77
CENa. *Ver* Canais epiteliais de Na⁺ (CENa)
Cérebro, efeitos do hormônio tireoidiano no, 90
Cetoacidose diabética, 185-187, 186t
Cetogênese, 180, 181f
CGRPs. *Ver* Peptídeos relacionados com o gene da calcitonina (CGRPs)
Choque hemorrágico, 38
Chvostek, sinal de, 127
Ciclo endometrial, 225f
  fase menstrual, 231
  fase proliferativa, 231
  fase secretora, 231
  fertilização, 230f, 232
  implantação, 232-233
Ciclo ovariano, 224-231, 225f
  fase folicular, 225-226
  fase lútea, 226
  formação do corpo lúteo, 229-230
  luteólise, 231
  oogênese, 226-229, 227f
  ovulação, 229, 230f
Cintilografia da tireoide, 96f, 97
Colecistoquinina (CCK), 265
Colesterol, 134
Coma hiperosmolar hiperglicêmico, 187
COMT. *Ver* Catecol-*O*-metiltransferase (COMT)
"Conjugado acidolábil", 141
Contracepção, 249-250, 249t
Contracorrente, mecanismo de, 40-41
Contratilidade do útero, 238-240, 239f
Controle neural da liberação hormonal, 15, 17f
Copeptina, 32
Corpo albicans, 231
Corpo cavernoso, 192, 194
Corpo esponjoso, 192
Corpo lúteo, 217-218, 220, 229-230

Córtex, glândula suprarrenal, 132-133, 132f.
  Ver também Suprarrenais, glândulas
  androgênios, 136, 142, 148
  glicocorticoides, 136, 137-139, 144-145, 146t
  mineralocorticoides, 136, 140-142, 145-148, 147f
  zona fasciculada, 134
  zona glomerulosa, 134
  zona reticular, 134
Corticotrofos, 51
Cortisol, 2f, 6, 8, 16f, 21, 22, 31
  deficiência, 6
  metabolismo energético, 258
CREB. Ver Proteína de ligação ao elemento de resposta ao monofosfato de 3′,5′-adenosina cíclico (CREB)
CRF. Ver Fator de liberação da corticotrofina (CRF)
CRH. Ver Hormônio de liberação da corticotrofina (CRH)
Criptorquidia, 206

D

DAG. Ver Diacilglicerol (DAG)
Degradação lisossomal, 7
Deidroepiandrosterona (DHEA), 133, 142
Densidade mineral óssea (DMO), 125
Desiodinase, 86-87, 86f
Desiodinase tipo I (D1), 86-87
Desiodinase tipo II (D2), 79, 87
Desiodinase tipo III (D3), 87
Dessensibilização, 13
Detumescência peniana, 211
DEXA. Ver Absorciometria por raios X de dupla energia (DEXA)
Dexametasona, teste de supressão, 162
DHEA. Ver Deidroepiandrosterona (DHEA)
DI. Ver Diabetes insípido (DI)
DI neurogênico, 44
Diabetes
  avaliação clínica, 184
  complicações, 185-187
  diabetes melito, 182-183
  diabetes tipo 2, 183
  tratamento, 184-185
Diabetes de início juvenil, 182-183
Diabetes insípido (DI), 34, 38
  diagnóstico diferencial, 44-45
  neurogênico, 44
  renal (nefrogênico), 44
Diabetes melito, 182-183
Diabetes tipo 2, 183
Diacilglicerol (DAG), 9f, 10, 78
1,2-Diacilglicerol, 37
Diencéfalo, 26
Diferenciação sexual, 203f, 204f, 205-206
5α-Di-hidrotestosterona (DHT), 197f, 199, 200f, 202t
Diurese, 31
DMO. Ver Densidade mineral óssea (DMO)
Dopa-descarboxilase, 155
Dopamina, 30, 155
Dopamina β-hidroxilase, 155
Dosagens dinâmicas da secreção hormonal, 22-23
  dosagens de receptores hormonais, 23
  testes de estímulo, 22-23
  testes de supressão, 22
Ductos müllerianos, 203, 218

E

ECA. Ver Enzima conversora de angiotensina (ECA)
Efeitos genômicos do hormônio tireoidiano, 87
Efeitos não genômicos do hormônio tireoidiano, 87
Eixo hipotalâmico-hipofisário-gonadal, 195f
Eixo hipotalâmico-hipofisário-ovariano, 217, 218, 221f
Eixo hipotalâmico-hipofisário-suprarrenal (HHSR), 137, 138f
Eixo hipotalâmico-hipofisário-tireoidiano, 76f, 77, 79
  avaliação, 95-97
Ejaculação, 210-211, 212f
Eminência mediana, 26-27
Emissão (fase da ejaculação), 211
Endocitose, 13, 82f
β-endorfina, 57f-58f, 59
Energia, regulação da ingestão de, 264
Envelhecimento, sistema reprodutivo e, 247-249, 248f
Enzima conversora de angiotensina (ECA), 140
Epinefrina (adrenalina), 2f, 15, 155, 259
Equilíbrio de energia, manutenção

estado catabólico, 262
grelina, 265
integração hipotalâmica, 264-265, 266t, 268f
leptina, 265, 267
longo prazo, 262
obesidade, 262-264
regulação da ingestão de energia, 264
tecido adiposo, funções endócrinas, 265, 266t
Equilíbrio dinâmico, 6
Equilíbrio eletrolítico
  equilíbrio de água
    anormalidades, 273
    hormônio antidiurético (ADH), 272
    regulação hormonal, 271-273, 271f
  equilíbrio de cálcio
    ingestão, distribuição e excreção, 277
    regulação hormonal, 277
  equilíbrio de fosfato, 278-279, 279f
  equilíbrio de potássio
    ingestão, distribuição e excreção, 273-274
    regulação acidobásica e osmolar, 276
    regulação hormonal, 274, 275f, 276
  equilíbrio de sódio
    aldosterona, 272
    angiotensina II, 272
    anormalidades, 273
    ingestão, distribuição e excreção, 270
    peptídeo natriurético atrial (ANP), 272-273
    regulação, 269-270, 271-273, 271f
Ereção do pênis, 210-211, 212f
ERK. Ver Quinase receptora extracelular (ERK)
Escape, fenômeno de, 153
Escore T, 125
Escore Z, 125
Esfingosina-1-fosfato, 12
Especificidade, 8
Esperma, produção, 192, 194t
Espermátides, 208
Espermatócitos primários, 207
Espermatogênese, 207-209
  eventos importantes, 207-208, 208f, 209t
  regulação, 209
Espermatogônia, 192
Espermiação, 209

Esteroides, hormônios, 5
  androgênios, 136, 142
  efeitos celulares em órgãos-alvo, 142-143
  glicocorticoides, 136, 137-139
  mineralocorticoides, 136, 140-142
  receptores, 143, 144f
  síntese, 135f
Estradiol, 3, 199, 200f, 220
  ações específicas, 202t
  aumento mediado, 18
  conversão de testosterona em, 199-201, 200f
Estresse, regulação da resposta neuroendócrina, 279-281, 281f
Estriol, 242
Estrogênio, 222, 224, 233-237, 242, 243f, 244
  efeitos genômicos, 233, 234f
  efeitos não genômicos, 236-237
  no sistema reprodutor, 234, 235f
  receptores, 233
  síntese, transporte e metabolismo, 225f, 233, 234f
  terapia de reposição, 125-126
Etapa limitadora de velocidade, 134
Eutireóideo, 92
Eutireoidiano doente, síndrome do, 93
Exercícios
  metabolismo energético durante, 260, 261f
  saúde óssea e, 126
Exocitose, 3, 4f, 32, 33f

F

Fase folicular, 220, 225-226
Fase lútea, 220, 226
Fase menstrual, 231
Fase proliferativa, 225f, 231
Fase secretora, 231
Fator de crescimento de fibroblasto 23 (FGF23), 108
Fator de crescimento semelhante à insulina 1 (IGF-1), 3, 60, 61f, 65-67
  efeitos fisiológicos, 66
  IGFBPs, 65
  metabolismo ósseo, 121
  receptores, 66-67
  regulação, 65
Fator de diferenciação dos osteoclastos (FDO), 108
Fator de liberação da corticotrofina (CRF), 138f

Fator de transcrição, 12
Fator de troca de nucleotídeo guanina Rho (RhoGEF), 12
Fator inibitório mülleriano, 202, 203f, 204
FDO. *Ver* Fator de diferenciação dos osteoclastos (FDO)
Feniletanolamina *N*-metiltransferase, 155
Feocromocitomas, 155, 162
Feocromócitos, 155
Fertilização, 230f, 232
FGF23. *Ver* Fator de crescimento de fibroblasto 23 (FGF23)
Fibroblastos, 76
Fígado
　efeitos do GH, 61f, 64
　efeitos do hormônio tireoidiano, 90
　estrogênio e, 236, 237f
Folículo ovariano, 222, 223f
Foliculogênese, 224
Folículos da tireoide, 77, 80
Folistatina, 224
Fosfatidilinositol-3-quinase (PI₃K), 173, 174f
Fosfato, equilíbrio de, 278-279, 279f
Fosfato inorgânico (Pi), PTH e reabsorção do, 108, 109f
Fosfolipase C (PLC), 9f, 10, 12, 37
Fosforilação, 12
FSH. *Ver* Hormônio folículo-estimulante (FSH)
Função endócrina, avaliação da, 20-23, 20f
　dosagens de receptores hormonais, 23
　dosagens hormonais, 21
　　interpretação, 21-22, 22t
　testes de estímulo, 22-23
　testes de supressão, 23
Função endócrina anormal, 8
Função gonadal, 198-202
　estradiol, 199, 200f
　inibina, 198-199
　regulação de gonadotrofinas, 194-197
　testosterona, 198
Função reprodutiva
　efeitos dos hormônios tireoidianos sobre, 90

G

Gα, subunidade, 10
Gestação
　lactação e, 244-247
　metabolismo ósseo e, 123

　ocitocina e útero durante, 34-38
　parto, 239f, 244-245
GH. *Ver* Hormônio do crescimento (GH)
GHRH. *Ver* Hormônio de liberação do hormônio do crescimento (GHRH)
Glândula endócrina, 3, 18f
Glândula mamária, desenvolvimento da, 245-246, 245f
Glândula pineal, 28f, 31
Glândula tireoide, 76f
　anatomia funcional, 75-76
　folículos da tireoide, 77
　metabolismo do iodo, 78, 79f, 80, 81f, 82-83, 82f
　suprimento sanguíneo e nervoso, 77
Glicocorticoides, hormônios, 133
　doenças, 148-152
　efeitos fisiológicos, 144-145, 146t
　metabolismo, 137, 139
　síntese, 136, 137, 138f
Glicoproteínas, 2, 4, 52, 52-55, 53f, 56t
　gonadotrofinas, 54-55, 55f, 56t
　hormônio tireoestimulante, 53
Glicose, 255, 257
Globulina de ligação do cortisol (CBG), 137
Globulina de ligação dos hormônios sexuais (SHBG), 199
Glucagon, 2f, 9f, 15, 18f, 168, 177-180
　efeitos fisiológicos, 178
　liberação, 15
　metabolismo energético, 258
　receptor, 178, 179f
　regulação da liberação, 178
　síntese, 177-178
Glucagonomas, 182
GLUT 4, 175t, 176
GnRH. *Ver* Hormônio de liberação das gonadotrofinas (GnRH)
Gonadotrofina coriônica humana (hCG), 4, 241
Gonadotrofos, 51
Gordura, 255, 256f, 257-258
GPCRs. *Ver* Receptores acoplados à proteína G (GPCRs)
Granulosa, células da, 218, 220, 222, 223f
Graves, doença de, 80, 90, 93
Grelina, 60, 265
GTP. *Ver* Trifosfato de guanosina (GTP)

H

Hashimoto, tireoidite de, 90, 94
hCG. *Ver* Gonadotrofina coriônica humana (hCG)
Henle, alça de, 38, 41
HHSR. *Ver* Eixo hipotalâmico-hipofisário--suprarrenal (HHSR)
17-Hidroxicorticosteroides, 139
3β-Hidroxiesteroide-desidrogenase, 136
11β-Hidroxiesteroide-desidrogenase, 139, 144f
11β-Hidroxiesteroide-desidrogenase tipo II, 139, 143, 144f
1α-Hidroxilase, 105
11β-Hidroxilase, 136
17α-Hidroxilase, 136
21-Hidroxilase, 136
25-Hidroxivitamina D [25(OH)D], 117
Hipergonadismo, 211
Hiperparatireoidismo
   primário, 126
   secundário, 127
Hipertireoidismo, 90, 91t, 92-93
   adenomas secretores de TSH, 93
   doença de Graves, 80, 90, 93
Hipófise
   hipófise anterior (*Ver* Hipófise anterior)
   hipófise posterior, 25, 26f, 27, 29, 32-45
   hipotálamo e, 25, 26f (*Ver também* Hipotálamo)
Hipófise anterior, 6, 15, 18, 25, 27f, 29, 30t
   anatomia funcional, 49, 51
   avaliação da função, 70
      medições concomitantes para avaliar a integridade, 71t
   controle hipotalâmico, 51-52
   doenças
      adenomas hipofisários produtores de hormônios, 69-70
      hipopituitarismo, 70
      insensibilidade ao hormônio do crescimento, 70
   hormônios, 52-69
      classificação, 53f
      fator de crescimento semelhante à insulina, 65-67
      GH (*Ver* Hormônio do crescimento [GH])
      glicoproteínas, 3, 4, 52, 52-55, 56t
      natureza cíclica, 52
      POMC, 55-59
      prolactina, 67-69
   suprimento sanguíneo, 26f
Hipófise posterior, 25, 26f, 27, 29, 32
   hormônios, 32-45
      AVP, 39f, 40t, 41-45, 41f, 42f (*Ver também* Arginina vasopressina [AVP])
      neurofisinas, 34
      ocitocina (*Ver* Ocitocina)
Hipoglicemia, 185, 259
Hipogonadismo, 211-213, 213
Hipoparatireoidismo, 127
Hipopituitarismo, 70
Hipopotassemia, 276
Hipotálamo, 2f, 15
   anatomia funcional, 26-32
   glândula hipófise e, 25, 26f (*Ver também* Hipófise)
   hormônios hipofisiotróficos, 25, 27f, 29, 30t
   neuropeptídeos hipotalâmicos, 29-30
   núcleos hipotalâmicos, 27-29
   regulação da liberação hormonal, 30-32
   suprimento sanguíneo, 29
   visão geral, 25, 26f
Hipotireóideo, 92
Hipotireoidismo, 90-92, 91t
   primário, 92
   secundário, 92
Homeostasia, 1, 25, 31
Hormônio adrenocorticotrófico (ACTH), 2f, 3, 6, 9f, 10, 15, 23, 30, 31, 32, 50f, 51, 56-58, 133, 137
Hormônio antidiurético (ADH). *Ver* Arginina vasopressina (AVP)
Hormônio antimülleriano (AMH), 205
Hormônio de liberação da corticotrofina (CRH), 29, 31, 32, 37, 244
   teste de estímulo, 163
Hormônio de liberação da tireotrofina (TRH), 30, 75, 76f
Hormônio de liberação das gonadotrofinas (GnRH), 191, 196, 220
Hormônio de liberação do hormônio do crescimento (GHRH), 29, 60
Hormônio de liberação do hormônio luteinizante (LHRH), 30
Hormônio do crescimento (GH), 9f, 10, 16f, 30, 50f, 51, 53f, 242

ÍNDICE   **301**

efeitos em órgãos-alvo, 63
efeitos fisiológicos, 61*f*, 63
insensibilidade, 70
metabolismo energético, 258
receptores, 57*f*, 63
regulação da liberação, 60, 62*t*
sono e, 52
Hormônio folículo-estimulante (FSH), 2*f*, 4,
    9*f*, 30, 50*f*, 51, 53*f*, 194-196, 220
Hormônio luteinizante (LH), 2, 4, 9, 18, 30,
    51, 53*f*, 194-196, 220
Hormônio melanócito-estimulante, 58-59,
    59*f*
Hormônio tireoestimulante (TSH), 4, 30,
    50*f*, 51, 53-54, 53*f*, 75, 76*f*, 83
  níveis, 95
  regulação, 77-79, 79*f*
Hormônio(s), 2, 3
  alterações na resposta biológica, 20
  degradação lisossomal, 7
  derivados de aminoácidos, 5
  efeito biológico, 5-6
  efeitos celulares, 7-8
  esteroides, 5
  estrutura química, 3
  hipófise posterior, 32-45
  interpretação dos níveis, 21-22, 22*t*
  liberação
    controle hormonal, 15, 18, 18*f*, 19*f*
    controle neural, 15, 17*f*
    hipotálamo e, 30-32
    luz e, 28*f*, 31
    ocitocina, 36-37
    padrões, 16*f*
    regulação por nutrientes e íons, 19-20
    ruptura, 32
  mecanismos de ação, 5*f*, 6
  meia-vida, 3
  níveis urinários, 287*t*
  proteína/peptídeo, 3-4
  receptores (*Ver também* Receptores)
    complexos, 9
    dosagens, 23
    e transdução de sinal, 8-14
    regulação, 13
  receptores de membrana celular, 8-9
  regulação de retroalimentação negativa, 18
  taxa de depuração metabólica, 6-7
  transformação metabólica, 7

transporte, 6-7
valores plasmáticos, 285*t*-286*t*
valores séricos, 285*t*-286*t*
Hormônios, dosagens de, 21
  dosagens de receptores hormonais, 23
  interpretação, 21-22, 22*t*
  testes de estímulo, 22
  testes de supressão, 23
Hormônios hipofisários
  efeitos dos hormônios tireoidianos sobre, 90
Hormônios hipofisiotróficos, 25, 27*f*, 29, 30*t*
Hormônios ovarianos
  androgênios femininos, 222
  ativinas, 224
  doenças por excesso/deficiência, 250
  efeitos fisiológicos, 233-247
  estrogênio, 222
  folistatina, 224
  inibinas, 224
  progesterona, 224
  síntese, 221-224, 222*t*
Hormônios peptídeos, 3-4, 4*f*
Hormônios tireoidianos, 2*f*, 3, 5, 8
  doenças, 91*t*
    anormalidades no metabolismo do iodo,
      93-94
    hipertireoidismo, 92-93
    hipotireoidismo, 90-92
    níveis de anticorpos, 96
    nódulos, 96-97, 96*f*
    síndrome do eutireoidiano doente, 93
    tireoidite, 94-95
  efeitos biológicos, 87-88
  efeitos celulares, 88*f*, 89
  efeitos específicos em órgãos, 89-90
  eixo hipotalâmico-hipofisário-tireoidiano,
    76*f*, 77, 79, 95-97
  metabolismo, 85-87, 86*f*
    desiodinases, 85-87, 86*f*
  níveis, 95
  receptores, 88-89
  regulação, 77-79, 79*f*, 83-84, 84*t*
  síntese, 80, 81*f*-82*f*
  transporte e liberação tecidual, 84-85
Hormônios tróficos, 49, 50*f*
hPL. *Ver* Lactogênio placentário humano
  (hPL)
HSL. *Ver* Lipase sensível a hormônio (HSL)
HVA. *Ver* Ácido homovanílico (HVA)

I

IGF-1. *Ver* Fator de crescimento semelhante à insulina 1 (IGF-1)
IGFBPs. *Ver* Proteínas ligadoras do fator de crescimento semelhante à insulina (IGFBPs)
Implantação, 232-233
Infância, metabolismo ósseo e, 123
Infrarregulação (*downregulation*) de receptores, 13
Inibidores da α-glicosidase, diabetes e, 185
Inibidores do transportador de glicose, 185
Inibinas, 197-199, 224
Insulina, 2*f*, 3, 12, 15, 19, 21, 168-177, 274
  efeitos de longo prazo, 177
  efeitos fisiológicos, 172, 173*t*
  efeitos iniciais, 175-176
  efeitos intermediários, 176-177
  liberação, 168-170, 169*f*
    regulação, 15, 18*f*, 170-172, 171*f*
  receptor, 173-175, 174*f*
Insulina, substrato do receptor, 173
Integração hipotalâmica, ingestão de energia e, 264-265, 266*t*, 268*f*
Intestino na homeostasia do cálcio, 115
Intrácrino, 6
Involução uterina, 34
Iodo, metabolismo do
  anormalidades, 93-94
  célula folicular tireoidiana, 78, 79*f*, 80, 81*f*, 83-84, 82*f*

J

Jejum, metabolismo energético no estado de, 254, 256-258
  glicose, 257
  gordura, 257-258
  proteína, 258

L

Lactação
  desenvolvimento da glândula mamária, 245-246, 245*f*
  gestação e, 244-247
  mamas durante, 34, 35*f*
  metabolismo ósseo e, 123
  progesterona e, 240
  reflexo de ejeção do leite, 245*f*, 246
  secreção e ejeção de leite, 246-247

Lactogênese, 246
  estágio I, 246
  estágio II, 246
Lactogênio placentário humano (hPL), 242
Lactotrofos, 51
Langerhans, ilhotas de, 168
Laron, síndrome de, 70
Leptina, 3, 264, 265, 267
Leydig, células de, 192, 193*f*
LH. *Ver* Hormônio luteinizante (LH)
LHRH. *Ver* Hormônio de liberação do hormônio luteinizante (LHRH)
Ligação, proteínas de, 6
Linfócitos, 76
Lipase sensível a hormônio (HSL), 64
Lipólise, 64
Luteólise, 231
Luz, secreção hormonal e, 28*f*, 31, 52

M

Mácula densa, 140
Malonilcoenzima A (malonil-CoA), 177
Mamas. *Ver também* Lactação
  anatomia, 219*f*
  estrogênio e, 236
  lactação, ocitocina e, 34, 35*f*
  progesterona e, 240
MAPK. *Ver* Proteína-quinase ativada por mitógeno (MAPK)
Maturidade sexual, 210
MCT. *Ver* Transportador de monocarboxilato (MCT)
Medula, glândulas suprarrenais, 132, 132*f*, 133. *Ver também* Glândulas suprarrenais; Catecolaminas
  hormônios da medula suprarrenal, 154-163
Meia-vida, 6
Meio interno, 1
Melatonina, 28*f*, 31
Menopausa
  alterações no sistema reprodutor, 247-249, 248*f*
  metabolismo ósseo e, 124, 124*t*
Metabolismo
  efeitos do GH sobre, 61*f*, 64
Metabolismo anabólico, 254
Metabolismo energético, regulação neuroendócrina
  durante hipoglicemia, 259

durante o estado de jejum, 256-258
durante o exercício, 260, 261f
efeitos hormonais contrarreguladores, 258-259
glicose, 255
gordura, 255, 256f
proteínas, 255-256, 256f
Metabólitos, níveis urinários, 287t
Metirapona, teste de estímulo, 162-163
Mineralocorticoides, hormônios 133
   doenças, 152-154
   efeitos fisiológicos, 145-148, 147f
   metabolismo, 141
   síntese, 136, 140
MIT. *Ver* Tirosina monoiodada (MIT)
MLCK. *Ver* Quinase da cadeia leve de miosina (MLCK)
Moduladores seletivos dos receptores de estrogênio (MSREs), 126
Monofosfato de 3′,5′-adenosina cíclico (AMPc), 9f, 10, 38, 40, 106, 195
Mórula, 232
MSREs. *Ver* Moduladores seletivos dos receptores de estrogênio (MSREs)
mTOR. *Ver* Alvo da rapamicina em mamíferos (mTOR)
Músculo esquelético
   efeitos do GH, 61f, 64

N

Neoplasia endócrina múltipla tipo 1 (NEM1), 182
Neuroendócrino, 2f, 3, 17f
Neurofisina, 2, 32
Neurofisinas, 34
Neuro-hipófise. *Ver* Hipófise posterior
Neuro-hormonais (neurônios), 28
Neurônios magnocelulares, 26f, 27f, 28-29, 32, 33f, 34, 42f, 43
Neurônios parvocelulares, 26f, 27f, 28, 29
Neurônios sensores de glicose, 31
Neuropeptídeo Y, 265
Neuropeptídeos hipotalâmicos, 29-30, 51-52
Neurotransmissores, 3, 15, 17f, 31
Nódulos tireoidianos, 96-97, 96f
Norepinefrina (noradrenalina), 155
NPV. *Ver* Núcleos paraventriculares (NPV)
NSO. *Ver* Núcleos supraópticos

NTCP. *Ver* Polipeptídeo cotransportador de taurocolato de sódio (NTCP)
Núcleo pré-óptico mediano, 31
Núcleo supraquiasmático, 28f, 31, 52
Núcleos hipotalâmicos, 27-29
Núcleos paraventriculares (NPV), 26f, 27f, 32, 35f, 36, 76f
Núcleos supraópticos (NSO), 26f, 27f, 28, 32, 35f, 36

O

OATP. *Ver* Polipeptídeo transportador de ânions orgânicos (OATP)
Obesidade, 262-264
Ocitocina, 28, 30
   controle da liberação, 36-37
   distúrbios da produção, 37-38
   efeitos fisiológicos, 34-36, 35f, 36t
      mamas em fase de lactação, 34, 35f, 246
      útero, 34-36
   receptores, 37, 37f
   síntese e processamento, 32, 33f, 34
Organificação do iodo, 82
Órgão subfornical, 31
Órgão vascular da lâmina terminal, 31
Órgãos endócrinos, 15, 18f, 19f, 22t
   amilina, 182
   anatomia funcional, 167-168
   doenças
      diabetes melito, 182-183
      diabetes tipo 2, 183
      resistência à insulina, 183-184
      tumores produtores de hormônio, 182
   glucagon, 177-180
   insulina, 168-177
Órgãos-alvo, 3
   efeitos celulares das catecolaminas, 158-160
   efeitos celulares de hormônios esteroides, 142-143
   efeitos da insulina, 175-177
   efeitos do glucagon, 179-180, 180t
   efeitos fisiológicos/metabolismo da vitamina D, 118f
   paratormônio, 105-106
Osmolaridade plasmática, liberação de AVP e, 41-43, 42f
Osmorreceptores, 31, 42

Osso
  densidade, 125
  efeitos do GH sobre, 61f, 63-64
  efeitos do hormônio tireoidiano sobre, 89
  efeitos do PTH sobre, 109-111, 109f, 111-113, 112f
  estrogênio e, 236, 237f
  metabolismo
    avaliação, 124t
    fatores na regulação, 121t
    parâmetros usados para a avaliação, 124t
    regulação hormonal, 122-125
  na homeostasia do cálcio, 115
  osteoblastos, 111
  osteócitos, 111
  osteoclastos, 111
Osso cortical, 110
Osso trabecular, 110
Osteoblastos, 111
Osteócitos, 111
Osteoclastos, 111, 112f
Osteomalacia, 119
Osteoporose, 121
  prevenção, 125-126
Osteoprotegerina, 112f, 113
  ligante da, 108, 111
Ovários
  anatomia, 219f
  ciclo ovariano, 224-231, 225f
  estrogênio, 236
  hormônios (Ver Hormônios ovarianos)
Ovogênese, 226-229, 227f
Ovulação, 229, 230f

P

Pâncreas endócrino
  polipeptídeo pancreático, 181
  somatostatina, 180-181
  visão geral, 167
Parácrina, 6
  sinalização, 5-6
Paratormônio (PTH), 101
  anatomia funcional, 102
  avaliação clínica de anormalidades, 128
  avaliação da função, 124t
  biossíntese e transporte, 102-105
  doenças
    hiperparatireoidismo primário, 126-127
    hiperparatireoidismo secundário, 126
    hipoparatireoidismo, 127
    pseudo-hipoparatireoidismo, 127-128
  efeitos celulares, 106-108, 107f, 109f, 110f
  homeostasia do cálcio e (Ver Cálcio, homeostasia do)
  mobilização do Ca^{2+} ósseo, 109-111, 110f
  na reabsorção renal de Ca^{2+}, 106-107, 107f
  órgãos-alvo, 105-106
  osteoporose e, 125
  PTHR1, 106
  reabsorção óssea, 111-113, 112f
  reabsorção renal de fosfato inorgânico (Pi), 108, 109f
  regulação da retroalimentação negativa, 102f
Paratormônio, 2f, 18f, 19, 21
Parto
  controle hormonal, 244-245
  fases, 239f, 244-245
Pedículo hipofisário, 27
Pedículo infundibular, 27
Peptídeo C, 168
Peptídeo natriurético atrial (ANP), 272-273
Peptídeo relacionado com o PTH (PTHrP), 106
Peptídeo semelhante à insulina 3 (INSL3), 206
Peptídeo semelhante ao glucagon, 185
Peptídeo semelhante ao glucagon 1 (GLP-1), 265
Peptídeos relacionados com o gene da calcitonina (CGRPs), 120
Peróxido de hidrogênio, 82
Pertecnetato marcado radioativamente ($^{99m}TcO_4$), 80
Pinealócitos, 28f
Placenta, 232
  estrutura e função fisiológica, 240
  função endócrina, 241-244
  hormônios, 241t
PLC. Ver Fosfolipase C (PLC)
Plexo secundário, 29
Polidipsia, 183
Polifagia, 183
Polipeptídeo cotransportador de taurocolato de sódio (NTCP), 88
Polipeptídeo pancreático, 168, 181
Polipeptídeo transportador de ânions orgânicos (OATP), 88

Poliúria, 183
POMC. *Ver* Pró-opiomelanocortina (POMC)
Pós-prandial, estado, 254
Potássio, equilíbrio de
　ingestão, distribuição e excreção, 273-274
　regulação acidobásica e osmolar, 276
　regulação hormonal, 274, 275*f*, 276
Pré-pró-hormônios, 3, 4*f*, 33*f*
Progesterona, 220, 224, 237-240, 242
　ações fisiológicas, 238-240, 239*f*
　efeitos mediados por receptores, 238
Proinsulina, 168
Prolactina, 2*f*, 10, 11*f*, 30, 50*f*, 51, 52, 53*f*, 67-69
　efeitos fisiológicos, 66*f*, 69
　regulação da liberação, 66*f*, 67-69
Prolactinomas, 69
Pró-opiomelanocortina (POMC), 31, 52, 53*f*, 55-60, 137
　β-endorfina, 57*f*-58*f*, 59
　hormônio adrenocorticotrófico, 56-58
　hormônio melanócito-estimulante, 58-59, 59*f*
Proteína, 255-256, 256*f*, 258
Proteína de ligação ao elemento de resposta ao monofosfato de 3′,5′-adenosina cíclico (CREB), 12, 60
Proteína de ligação dos androgênios (ABP), 199
Proteína reguladora aguda de esteroides (StAR), 134
Proteína-quinase ativada por mitógeno (MAPK)
　via, 173-174, 174*f*, 177
Proteínas de ligação plasmáticas, 139
Proteínas G, 10
　ativação, 9*f*, 10
　interação de enzimas com, 10
Proteínas ligadoras do fator de crescimento semelhante à insulina (IGFBPs), 65
Pseudo-hipoparatireoidismo, 127-128
PTH. *Ver* Paratormônio (PTH)
PTHR1. *Ver* Receptor de paratormônio 1 (PTHR1)
PTHrP. *Ver* Peptídeo relacionado com o PTH (PTHrP)
Puberdade, 206-207, 247
　metabolismo ósseo e, 123

Quinase da cadeia leve de miosina (MLCK), 37*f*
Quinase receptora extracelular (ERK), 177

R

RANKL. *Ver* Receptor ativador do ligante do fator nuclear κβ (RANKL)
Raquitismo, 119
Reabsorção de água, AVP e, 39-41
Reações de fase I, hormônios, 7
Reações de fase II, hormônios, 7
Receptor ativador do ligante do fator nuclear κβ (RANKL), 108, 111-113, 112*f*
Receptor de citocinas de classe 1, 10, 11*f*
Receptor de paratormônio 1 (PTHR1), 106
Receptor do hormônio tireoestimulante (TSHR), 82*f*
Receptores
　arginina vasopressina (AVP), 38
　calcitonina, 120
　dessensibilização, 13
　estrogênio, 233
　glucagon, 178, 179*f*
　hormônio do crescimento, 57*f*, 63
　hormônios esteroides, 143, 144*f*
　IGF, 66-67
　infrarregulação (*downregulation*), 13
　insulina, 173-175, 174*f*
　membrana celular, 8-12
　ocitocina, 37, 37*f*
　progesterona, 237-238
　proteínas, 8, 9*f*
　regulação da atividade de proteínas intracelulares, 10-12
　reserva, 8
　suprarregulação (*upregulation*), 13
Receptores acoplados à proteína G (GPCRs), 9*f*, 10, 12, 29, 38, 52
Receptores adrenérgicos
　beta, 159-160, 160*f*
　receptores adrenérgicos, 158-159, 159*t*
　regulação, 161
Receptores de membrana celular, 8-12
Receptores intracelulares, 8, 12-13, 14*f*
Receptores β-adrenérgicos, 159-160, 160*f*
Rede do testículo, 192, 193*f*
5α-Redutase, 197*f*, 199, 200*f*
Reflexo de ejeção do leite, 245*f*, 246

Regulação de nutrientes, liberação hormonal, 19-20
Regulação por íons, liberação hormonal, 19-20
Resistência à insulina, 183-184
Resistência ao hormônio tireoidiano, 90, 92
Resposta ao hormônio, elementos de, 88f
Resposta imune, estresse e, 280-281
Retroalimentação, mecanismos de, 31, 79
  negativa, 19, 31, 79, 102f
  positiva, 19, 31
Retroalimentação negativa, 19, 31, 79, 102f
Retroalimentação positiva, 19, 31
RhoGEF. *Ver* Fator de troca de nucleotídeo guanina Rho (RhoGEF)
Rins
  na homeostasia do cálcio, 115
Ritmos circadianos, hormônios e, 28f, 31, 52

S

SAL. *Ver* Subunidade acidolábil (SAL)
Sede, 31, 43
Sêmen, parâmetros, 214t
Senescência, 210
Sepse, 38
Sertoli, células de, 192, 193f, 209
Sexo, determinação do, 203-205
Sexo fenotípico, 204
Sexo genético, 203
Sexo gonadal, 204
SHBG. *Ver* Globulina de ligação dos hormônios sexuais (SHBG)
SIADH. *Ver* Síndrome de secreção inapropriada de hormônio antidiurético (SIADH)
Simportador de Na$^+$/I$^-$, 80, 81f, 83, 94, 96
Síndrome de secreção inapropriada de hormônio antidiurético (SIADH), 44, 45
Síndrome do ovário policístico (SOP), 250
Síndrome metabólica, 264
Síndrome X, 264
Sistema cardiovascular
  efeitos do hormônio tireoidiano sobre, 89
Sistema fotoneuroendócrino, 28f
Sistema imune
  efeitos do GH sobre, 64
Sistema nervoso central (SNC)
  efeitos do GH sobre, 61f, 64
  estrogênio sobre, 236, 237f

Sistema renina-angiotensina-aldosterona, 140, 141f
Sistema reprodutor. *Ver* Sistema reprodutor feminino; Sistema reprodutor masculino
Sistema reprodutor feminino. *Ver também* Sistema reprodutor masculino
  alterações relacionadas com a idade, 247-249
  anatomia funcional, 218-220
  ciclo endometrial, 231-233 (*Ver* Ciclo endometrial)
  ciclo ovariano, 224-231 (*Ver também* Ciclo ovariano)
  contracepção, 249-250, 249t
  eixo hipotalâmico-hipofisário-ovariano, 217, 218, 221f
  função ovariana, regulação de gonadotrofinas, 220, 221f
  hormônios ovarianos
    androgênios femininos, 222, 224
    ativinas, 224
    doenças por excesso/deficiência, 250
    efeitos fisiológicos, 233-247
    estrogênio, 222, 233-237
    folistatina, 224
    inibinas, 224
    progesterona, 224, 237-240
    síntese, 221-224, 222t
  placenta, 232, 240-244, 241t
Sistema reprodutor masculino. *Ver também* Sistema reprodutor feminino
  anatomia funcional, 192-194, 193f, 194t
  androgênios, efeitos fisiológicos
  determinação do sexo, 203-205
  diferenciação sexual, 205-206
  efeitos anabólicos e metabólicos, 209-210
  espermatogênese, 207-209
  maturação e função sexual, 206-207
  eixo hipotalâmico-hipofisário-gonadal, 195f
  ereção/ejaculação
    controle neuroendócrino e vascular, 210-211, 212f
  excesso/deficiência de testosterona, doenças por
    apresentação clínica, 213
    hipergonadismo, 211
    hipogonadismo, 211-213
  função gonadal, 198-202
  regulação de gonadotrofinas, 194-198

produção espermática, 192, 194*t*
suprimento sanguíneo, 194
Sistemas de segundos mensageiros, 9*f*
SOCS. *Ver* Supressores da sinalização de citocinas
Sódio, equilíbrio de
  aldosterona, 272
  angiotensina II, 272
  anormalidades, 273
  ingestão, distribuição e excreção, 270
  peptídeo natriurético atrial (ANP), 272-273
  regulação, 269-270, 271-273, 271*f*
Somatostatina, 30, 60-62, 168, 180-181
Somatotrofos, 51
Sono e secreção hormonal, 52
SOP. *Ver* Síndrome do ovário policístico (SOP)
StAR. *Ver* Proteína reguladora aguda de esteroides (StAR)
STATs. *Ver* Transdutores de sinais e ativadores de proteínas de transcrição (STATs)
Subunidade acidolábil (SAL), 65
Subunidades bg, 10
Sulfonilureias, 184
Superfamília dos receptores de esteroides, 12, 14*f*
Suprarregulação (*upregulation*) de receptores, 13
Suprarrenais, glândulas
  anatomia e zonalidade funcionais, 132-134, 132*f*, 133*f*
  córtex, 132-133, 132*f*
    zona fasciculada, 134
    zona glomerulosa, 134
    zona reticular, 134
  hormônios da medula suprarrenal, 154-163
    catecolaminas (*Ver* Catecolaminas)
  hormônios do córtex suprarrenal
    androgênios, 136, 142, 148
    efeitos específicos, 144-148
    glicocorticoides, 136, 137-139, 144-145, 146*t*
    mineralocorticoides, 136, 140-142, 145-148, 147*f*
    química e biossíntese, 134-136, 135*f*
    regulação da síntese, 136-142

    síntese dos hormônios esteroides da suprarrenal, 135*f*
  hormônios, 133*f*
  medula, 132, 132*f*, 133
  suprimento sanguíneo, 133-134
  visão geral, 131
Supressores da sinalização de citocinas (SOCS), 63

T

T_3 reversa (rT_3), 85, 86*f*, 96
Taxa de depuração metabólica, 6-7, 7*f*
Taxa metabólica, 256
Taxa metabólica basal (TMB), 256
Teca, células da, 218, 222, 223*f*
Tecido adiposo
  efeitos do GH sobre, 61*f*, 64
  efeitos do hormônio tireoidiano sobre, 90
  funções endócrinas, 265, 266*t*
Testes de estímulo, 22
Testes de supressão, 22
Testosterona, 192
  ações específicas, 201-202, 202*t*
  biossíntese, 198, 197*f*
  conversão em estradiol, 199-201, 200*f*
  doenças por excesso/deficiência
    apresentação clínica, 213
    hipergonadismo, 211
    hipogonadismo, 211-213, 214*t*
  efeitos fisiológicos
    desenvolvimento e diferenciação sexual, 202-207
    efeitos anabólicos e metabólicos, 209-210
    fertilidade e características sexuais secundárias, 207-209
  em 5α-di-hidrotestosterona (DHT), 197*f*, 201
  metabolismo, 197*f*, 199
Tetraiodotironina (T_4), 76*f*, 79, 81*f*-82*f*, 83-84, 93, 95
Tiazolidinedionas, 185
Tireoglobulina (T_g), 77, 80, 81*f*
Tireoidite, 80, 94
Tireoidite aguda, 94
Tireoidite autoimune, 94
Tireoidite crônica, 94-95
Tireoidite linfocítica crônica, 94
Tireoperoxidase, 82, 83

Tireotrofos, 51
Tirosina (Janus) quinase (JAK2), 10, 11f, 63
Tirosina di-iodada (DIT), 81, 83
Tirosina monoiodada (MIT), 81f, 83
Tirosina-hidroxilase, 155
Tirosina-quinases, 12
TMB. *Ver* Taxa metabólica basal (TMB)
Trabalho de parto, ocitocina e, 34-36
Transdutores de sinais e ativadores de proteínas de transcrição (STATs), 63
Transdutores neuroendócrinos, 28f
Transportador de monocarboxilato (MCT), 88
Transporte dos hormônios, 6-7
Trato hipotalâmico-hipofisário, 28
TRH. *Ver* Hormônio de liberação da tireotrofina (TRH)
Trifosfato de guanosina (GTP), 10
Trifosfato de inositol (IP$_3$), 12, 37, 78
Tri-iodotironina (T$_3$), 76f, 79, 81f-82f, 83-84, 93, 95
Trofoblastos, 233
Trombina, 12
Tromboxano A2, 12
TSH. *Ver* Hormônio tireoestimulante (TSH)
TSHR. *Ver* Receptor do hormônio tireoestimulante (TSHR)
Tuba uterina, 219f
Túbulos retos, 192, 193f

U

Ultrassonografia da tireoide, 96
Útero
  anatomia, 219f
  durante a gestação, 34-36
  estrogênio e, 234, 236
  progesterona e contratilidade, 238-240, 239f

V

V$_1$R, 38
V$_2$R, 38
V$_3$R, 38
Vasopressina. *Ver* Arginina vasopressina (AVP)
Veias porta, 26f, 29
Veias porta hipofisárias longas, 27f, 29
Vesículas neurossecretoras, 32, 33f
Vitamina D, 5, 101
  análogos, 126
  efeitos celulares, 118-119, 118f
  na homeostasia do cálcio, 117-119, 277
  níveis anormais, 119
  síntese e ativação, 117, 118f
VMA. *Ver* Ácido vanililmandélico (VMA)
Volume sanguíneo
  liberação de AVP e, 42f, 42
  liberação de renina e, 140, 141f

W

Wolff, ducto de, 201, 202t
Wolff-Chaikoff, efeito de, 83

Z

Zigoto, 219f
Zona fasciculada, 134
Zona glomerulosa, 134
Zona pelúcida, 232
Zona reticular, 134